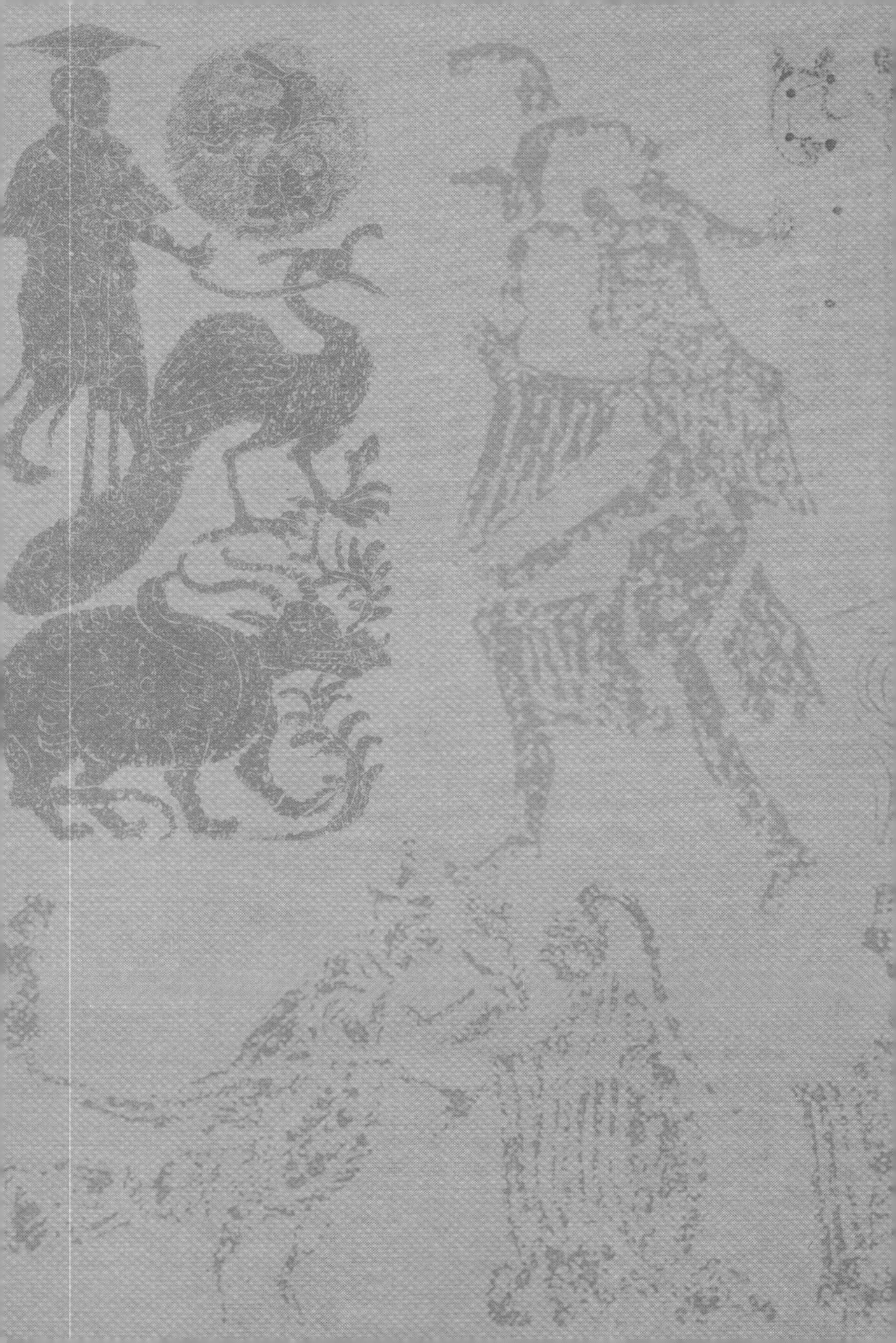

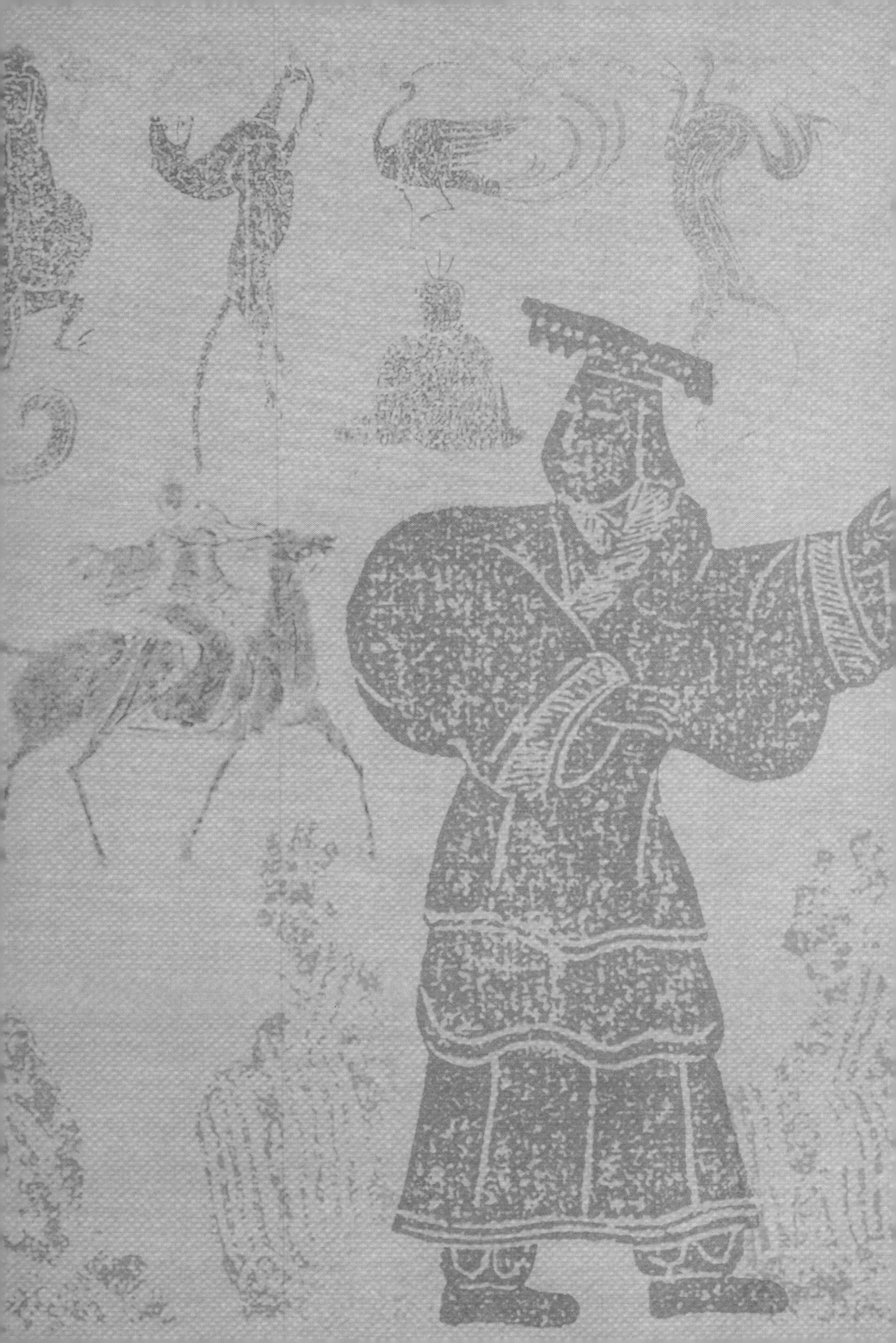

中国古医籍整理丛书

山居本草

清·程履新　撰

李文华　刘珊珊　王春燕　校注

中国中医药出版社

·北　京·

图书在版编目（CIP）数据

山居本草/（清）程履新撰；李文华，刘珊珊，王春燕校注．—北京：中国中医药出版社，2017.12

（中国古医籍整理丛书）

ISBN 978－7－5132－4619－4

Ⅰ．①山…　Ⅱ．①程…　②李…　③刘…　④王…　Ⅲ．①本草—中国—清代　Ⅳ．①R281.3

中国版本图书馆 CIP 数据核字（2017）第 287880 号

中国中医药出版社出版

北京市朝阳区北三环东路 28 号易亨大厦 16 层

邮政编码　100013

传真　010 64405750

廊坊市三友印务装订有限公司印刷

各地新华书店经销

*

开本 710×1000　1/16　印张 53.5　字数 528 千字

2017 年 12 月第 1 版　2017 年 12 月第 1 次印刷

书　号　ISBN 978－7－5132－4619－4

*

定价　168.00 元

网址　www.cptcm.com

社长热线　010 64405720

购书热线　010 64065415　010 64065413

微信服务号　zgzyycbs

书店网址　csln.net/qksd/

官方微博　http://e.weibo.com/cptcm

淘宝天猫网址　http://zgzyycbs.tmall.com

国家中医药管理局
中医药古籍保护与利用能力建设项目
组织工作委员会

主 任 委 员 王国强

副 主 任 委 员 王志勇 李大宁

执行主任委员 曹洪欣 苏钢强 王国辰 欧阳兵

执行副主任委员 李 昱 武 东 李秀明 张成博

委 员

各省市项目组分管领导和主要专家

（山东省）武继彪 欧阳兵 张成博 贾青顺

（江苏省）吴勉华 周仲瑛 段金廒 胡 烈

（上海市）张怀琼 季 光 严世芸 段逸山

（福建省）阮诗玮 陈立典 李灿东 纪立金

（浙江省）徐伟伟 范永升 柴可群 盛增秀

（陕西省）黄立勋 呼 燕 魏少阳 苏荣彪

（河南省）夏祖昌 刘文第 韩新峰 许敬生

（辽宁省）杨关林 康廷国 石 岩 李德新

（四川省）杨殿兴 梁繁荣 余曙光 张 毅

各项目组负责人

王振国（山东省） 王旭东（江苏省） 张如青（上海市）

李灿东（福建省） 陈勇毅（浙江省） 焦振廉（陕西省）

蔡永敏（河南省） 鞠宝兆（辽宁省） 和中浚（四川省）

项目专家组

顾　问　马继兴　张灿玾　李经纬

组　长　余瀛鳌

成　员　李致忠　钱超尘　段逸山　严世芸　鲁兆麟
郑金生　林端宜　欧阳兵　高文柱　柳长华
王振国　王旭东　崔　蒙　严季澜　黄龙祥
陈勇毅　张志清

项目办公室（组织工作委员会办公室）

主　任　王振国　王思成

副主任　王振宇　刘群峰　陈榕虎　杨振宁　朱毓梅
刘更生　华中健

成　员　陈丽娜　邱　岳　王　庆　王　鹏　王春燕
郭瑞华　宋咏梅　周　扬　范　磊　张永泰
罗海鹰　王　爽　王　捷　贺晓路　熊智波

秘　书　张丰聪

前言

中医药古籍是传承中华优秀文化的重要载体，也是中医学传承数千年的知识宝库，凝聚着中华民族特有的精神价值、思维方法、生命理论和医疗经验，不仅对于传承中医学术具有重要的历史价值，更是现代中医药科技创新和学术进步的源头和根基。保护和利用好中医药古籍，是弘扬中国优秀传统文化、传承中医学术的必由之路，事关中医药事业发展全局。

1949 年以来，在政府的大力支持和推动下，开展了系统的中医药古籍整理研究。1958 年，国务院科学规划委员会古籍整理出版规划小组在北京成立，负责指导全国的古籍整理出版工作。1982 年，国务院古籍整理出版规划小组召开全国古籍整理出版规划会议，制定了《古籍整理出版规划（1982—1990）》，卫生部先后下达了两批 200 余种中医古籍整理任务，掀起了中医古籍整理研究的新高潮，对中医文化与学术的弘扬、传承和发展，发挥了极其重要的作用，产生了不可估量的深远影响。

2007 年《国务院办公厅关于进一步加强古籍保护工作的意见》明确提出进一步加强古籍整理、出版和研究利用，以及

"保护为主、抢救第一、合理利用、加强管理"的方针。2009年《国务院关于扶持和促进中医药事业发展的若干意见》指出，要"开展中医药古籍普查登记，建立综合信息数据库和珍贵古籍名录，加强整理、出版、研究和利用"。《中医药创新发展规划纲要（2006—2020）》强调继承与创新并重，推动中医药传承与创新发展。

2003~2010年，国家财政多次立项支持中国中医科学院开展针对性中医药古籍抢救保护工作，在中国中医科学院图书馆设立全国唯一的行业古籍保护中心，影印抢救濒危珍本、孤本中医古籍1640余种；整理发布《中国中医古籍总目》；遴选351种孤本收入《中医古籍孤本大全》影印出版；开展了海外中医古籍目录调研和孤本回归工作，收集了11个国家和2个地区137个图书馆的240余种书目，基本摸清流失海外的中医古籍现状，确定国内失传的中医药古籍共有220种，复制出版海外所藏中医药古籍133种。2010年，国家财政部、国家中医药管理局设立"中医药古籍保护与利用能力建设项目"，资助整理400余种中医药古籍，并着眼于加强中医药古籍保护和研究机构建设，培养中医古籍整理研究的后备人才，全面提高中医药古籍保护与利用能力。

在此，国家中医药管理局成立了中医药古籍保护和利用专家组和项目办公室，专家组负责项目指导、咨询、质量把关，项目办公室负责实施过程的统筹协调。专家组成员对古籍整理研究具有丰富的经验，有的专家从事古籍整理研究长达70余年，深知中医药古籍整理研究的重要性、艰巨性与复杂性，履行职责认真务实。专家组从书目确定、版本选择、点校、注释等各方面，为项目实施提供了强有力的专业指导。老一辈专家的学术水平和智慧，是项目成功的重要保证。项目承担单位山东中医药大学、南京中医药大学、上海中医药大学、福建中医药大学、浙江省中医药研究院、陕西省中医药研究院、河南省中医药研究院、辽宁中医药大学、成都中医药大学及所在省市中医药管理部门精心组织，充分发挥区域间互补协作的优势，并得到承担项目出版工作的中国中医药出版社大力配合，全面推进中医药古籍保护与利用网络体系的构建和人才队伍建设，使一批有志于中医学术传承与古籍整理工作的人才凝聚在一起，研究队伍日益壮大，研究水平不断提高。

本着“抢救、保护、发掘、利用”的理念，该项目重点选择近60年未曾出版的重要古医籍，综合考虑所选古籍的保护价值、学术价值和实用价值。400余种中医药古籍涵盖了医经、基础理论、诊法、伤寒金匮、温病、本草、方书、内科、外科、女科、儿科、伤科、眼科、咽喉口齿、针灸推拿、养生、医案医话医论、医史、临证综合等门类，跨越唐、宋、金元、明以迄清末。全部古籍均按照项目办公室组织完成的行业标准《中医古籍整理规范》及《中医药古籍整理细则》进行整理校注，绝大多数中医药古籍是第一次校注出版，一批孤本、稿本、抄本更是首次整理面世。对一些重要学术问题的研究成果，则集中收录于各书的“校注说明”或“校注后记”中。

“既出书又出人”是本项目追求的目标。近年来，中医药古籍整理工作形势严峻，老一辈逐渐退出，新一代普遍存在整理研究古籍的经验不足、专业思想不坚定等问题，使中医古籍整理面临人才流失严重、青黄不接的局面。通过本项目实施，搭建平台，完善机制，培养队伍，提升能力，经过近5年的建设，锻炼了一批优秀人才，老中青三代齐聚一堂，有效地稳定了研究队伍，为中医药古籍整理工作的开展和中医文化与学术的传承提供必备的知识和人才储备。

本项目的实施与《中国古医籍整理丛书》的出版，对于加强中医药古籍文献研究队伍建设、建立古籍研究平台，提高古籍整理水平均具有积极的推动作用，对弘扬我国优秀传统文化，推进中医药继承创新，进一步发挥中医药服务民众的养生保健与防病治病作用将产生深远影响。

第九届、第十届全国人大常委会副委员长许嘉璐先生，国家卫生计生委副主任、国家中医药管理局局长、中华中医药学会会长王国强先生，我国著名医史文献专家、中国中医科学院马继兴先生在百忙之中为丛书作序，我们深表敬意和感谢。

由于参与校注整理工作的人员较多，水平不一，诸多方面尚未臻完善，希望专家、读者不吝赐教。

国家中医药管理局中医药古籍保护与利用能力建设项目办公室

二〇一四年十二月

许序

“中医”之名立，迄今不逾百年，所以冠以“中”字者，以别于“洋”与“西”也。慎思之，明辨之，斯名之出，无奈耳，或亦时人不甘泯没而特标其犹在之举也。

前此，祖传医术（今世方称为“学”）绵延数千载，救民无数；华夏屡遭时疫，皆仰之以度困厄。中华民族之未如印第安遭染殖民者所携疾病而族灭者，中医之功也。

医兴则国兴，国强则医强。百年运衰，岂但国土肢解，五千年文明亦不得全，非遭泯灭，即蒙冤扭曲。西方医学以其捷便速效，始则为传教之利器，继则以“科学”之冕畅行于中华。中医虽为内外所夹击，斥之为蒙昧，为伪医，然四亿同胞衣食不保，得获西医之益者甚寡，中医犹为人民之所赖。虽然，中国医学日益陵替，乃不可免，势使之然也。呜呼！覆巢之下安有完卵？

嗣后，国家新生，中医旋即得以重振，与西医并举，探寻结合之路。今也，中华诸多文化，自民俗、礼仪、工艺、戏曲、历史、文学，以至伦理、信仰，皆渐复起，中国医学之兴乃属必然。

迄今中医犹为国家医疗系统之辅，城市尤甚。何哉？盖一则西医赖声、光、电技术而于20世纪发展极速，中医则难见其进。二则国人惊羡西医之“立竿见影”，遂以为其事事胜于中医。然西医已自觉将入绝境：其若干医法正负效应相若，甚或负远逾于正；研究医理者，渐知人乃一整体，心、身非如中世纪所认定为二对立物，且人体亦非宇宙之中心，仅为其一小单位，与宇宙万象万物息息相关。认识至此，其已向中国医学之理念“靠拢”矣，虽彼未必知中国医学何如也。唯其不知中国医理何如，纯由其实践而有所悟，益以证中国之认识人体不为伪，亦不为玄虚。然国人知此趋向者，几人？

国医欲再现宋明清高峰，成国中主流医学，则一须继承，一须创新。继承则必深研原典，激清汰浊，复吸纳西医及我藏、蒙、维、回、苗、彝诸民族医术之精华；创新之道，在于今之科技，既用其器，亦参照其道，反思己之医理，审问之，笃行之，深化之，普及之，于普及中认知人体及环境古今之异，以建成当代国医理论。欲达于斯境，或需百年欤？予恐西医既已醒悟，若加力吸收中医精粹，促中医西医深度结合，形成21世纪之新医学，届时“制高点”将在何方？国人于此转折之机，能不忧虑而奋力乎？

予所谓深研之原典，非指一二习见之书、千古权威之作；就医界整体言之，所传所承自应为医籍之全部。盖后世名医所著，乃其秉诸前人所述，总结终生行医用药经验所得，自当已成今世、后世之要籍。

盛世修典，信然。盖典籍得修，方可言传言承。虽前此50余载已启医籍整理、出版之役，惜旋即中辍。阅20载再兴整理、出版之潮，世所罕见之要籍千余部陆续问世，洋洋大观。

今复有“中医药古籍保护与利用能力建设”之工程，集九省市专家，历经五载，董理出版自唐迄清医籍，都400余种，凡中医之基础医理、伤寒、温病及各科诊治、医案医话、推拿本草，俱涵盖之。

噫！璐既知此，能不胜其悦乎？汇集刻印医籍，自古有之，然孰与今世之盛且精也！自今而后，中国医家及患者，得览斯典，当于前人益敬而畏之矣。中华民族之屡经灾难而益蕃，乃至未来之永续，端赖之也，自今以往岂可不后出转精乎？典籍既蜂出矣，余则有望于来者。

谨序。

第九届、十届全国人大常委会副委员长

许嘉璐

二〇一四年冬

王 序

中医学是中华民族在长期生产生活实践中，在与疾病作斗争中逐步形成并不断丰富发展的医学科学，是中国古代科学的瑰宝，为中华民族的繁衍昌盛作出了巨大贡献，对世界文明进步产生了积极影响。时至今日，中医学作为我国医学的特色和重要医药卫生资源，与西医学相互补充、相互促进、协调发展，共同担负着维护和促进人民健康的任务，已成为我国医药卫生事业的重要特征和显著优势。

中医药古籍在存世的中华古籍中占有相当重要的比重，不仅是中医学术传承数千年最为重要的知识载体，也是中医为中华民族繁衍昌盛发挥重要作用的历史见证。中医药典籍不仅承载着中医的学术经验，而且蕴含着中华民族优秀的思想文化，凝聚着中华民族的聪明智慧，是祖先留给我们的宝贵物质财富和精神财富。加强对中医药古籍的保护与利用，既是中医学发展的需要，也是传承中华文化的迫切要求，更是历史赋予我们的责任。

2010 年，国家中医药管理局启动了中医药古籍保护与利用能力建设项目。这既是传承中医药的重要工程，也是弘扬优秀民族文化的重要举措，不仅能够全面推进中医药的有效继承和创新发展，为维护人民健康做出贡献，也能够彰显中华民族的璀璨文化，为实现中华民族伟大复兴的中国梦作出贡献。

相信这项工作一定能造福当今，嘉惠后世，福泽绵长。

国家卫生和计划生育委员会副主任

国家中医药管理局局长

中华中医药学会会长

王国强

二〇一四年十二月

马 序

新中国成立以来，党和国家高度重视中医药事业发展，重视古籍的保护、整理和研究工作。自1958年始，国务院先后成立了三届古籍整理出版规划小组，分别由齐燕铭、李一氓、匡亚明担任组长，主持制订了《整理和出版古籍十年规划(1962—1972)》《古籍整理出版规划（1982—1990)》《中国古籍整理出版十年规划和“八五”计划（1991—2000)》等，而第三次规划中医药古籍整理即纳入其中。1982年9月，卫生部下发《1982—1990年中医古籍整理出版规划》，1983年1月，中医古籍整理出版办公室正式成立，保证了中医古籍整理出版规划的实施。2002年2月，《国家古籍整理出版“十五”(2001—2005）重点规划》经新闻出版署和全国古籍整理出版规划领导小组批准，颁布实施。其后，又陆续制定了国家古籍整理出版“十一五”和“十二五”重点规划。国家财政多次立项支持中国中医科学院开展针对性中医药古籍抢救保护工作，文化部在中国中医科学院图书馆专门设立全国唯一的行业古籍保护中心，国家先后投入中医药古籍保护专项经费超过3000万元，影印抢救濒危珍、善、孤本中医古籍1640余种，开展了海外中医古籍目录调研和孤本回归工作。2010年，国家财政部、国家中医药管理局安排国家公共卫生专项资金，设立了“中医药古籍保护与利用能力建设项目”，这是继1982~1986年第一批、第二批重要中医药古籍整理之后的又一次大规模古籍整理工程，重点整理新中国成立后未曾出版的重要古籍，目标是形成并普及规范的通行本、传世本。

为保证项目的顺利实施，项目组特别成立了专家组，承担咨询和技术指导，以及古籍出版之前的审定工作。专家组中的许多成员虽逾古稀之年，但老骥伏枥，孜孜不倦，不仅对项目进行宏观指导和质量把关，更重要的是通过古籍整理，以老带新，言传身教，培养一批中医药古籍整理研究的后备人才，促进了中医药古籍保护和研究机构建设，全面提升了我国中医药古籍保护与利用能力。

作为项目组顾问之一，我深感中医药古籍保护、抢救与整理工作的重要性和紧迫性，也深知传承中医药古籍整理经验任重而道远。令人欣慰的是，在项目实施过程中，我看到了老中青三代的紧密衔接，看到了大家的坚持和努力，看到了年轻一代的成长。相信中医药古籍整理工作的将来会越来越好，中医药学的发展会越来越好。

欣喜之余，以是为序。

中国中医科学院研究员

马继兴

二〇一四年十二月

校注说明

《山居本草》六卷，程履新撰。程履新，字德基，明末清初安徽省休宁人。程氏于人一身之内，一家之中，与山林、园圃、陂泽之物，蔬果菊艾之类，逐一探讨，见有取之甚易，制之无难而皆可以治危病，起痼疾者，于至贱之中，每建非常之效者，均予以汇集，著成集养生与本草相结合的综合性本草著作《山居本草》。

本书前有引文，简述《神农本草经》以降历代本草类书籍（共38部）的主要内容，分析论证了它们之间的源流关系并给予简要评价。正文计六卷。卷一身部，卷二至卷六上，收录常见药物593种，附品720种，合计1313种，加身部20种，共计1333种。所列每药均记其正名、别名、鉴别、炮制、性味、功能主治、用法、宜忌、附方等。卷六下为药物总论，总集考订前贤论药之说，订为规范，并列有“辨药八法”及从《药品化义》节引的“用药十八法”。

《山居本草》存世版本不多，今仅存清康熙三十五年丙子（1696）高氏刻本，藏于上海图书馆，本次整理以此为底本，以《黄帝内经》《遵生八笺》《本草纲目》等为他校本。

主要校注原则如下：

1. 采用简体字横排，并加标点。

2. 凡底本中俗字、书刊匠字、异体字，予以径改，不出注。

3. 对底本中的古字、通假字，于首见处出注说明。底本中避讳字，不影响文义者不改，影响文义者改正，并出校说明。

4. 凡底本中有明显脱误衍倒之处，信而有征者，予以改正，并出校记。无明显证据者，出校存疑。本书引《本草纲目》之文，明显有误者，据《本草纲目》改。若非明显脱误衍倒，则不作改动，出注说明。

5. 对于“已”“巳”等易混字予以径改，不出注。

6. 书中药物字形不规范者，除药物异名外，均以规范字律齐。

7. 书中许多病名常有多种写法及称谓，为保留原貌，今不作统一。

8. 底本每卷卷首题有“新安程履新德基甫述”；另卷一题有“钱塘陈培昌武威甫校 三韩熊启胤明卿甫校”，卷二题有“弟咸新德充甫校”，卷三题有“弟恒新立方甫校 男光绪梅壑甫光经通五甫校”，卷四题有“孙存仁伯荣甫存义叔宜甫校 孙存忠叔良甫存恕叔平甫校”，卷五题有“孙存礼季和甫存信季成甫校 孙存述季行甫存最季旃甫校”，卷六题有“曾孙彦辅近垣甫彦弼台垣甫校”，今删。

9. 古人引书多用简称，有简称同而实非一书者，出注说明。

10. 将原文中表示上下文的“左”“右”径改为“下”“上”。

11. 底本每卷卷首均有本卷所载药物目录，今删。

序

尝论天下之理，深寓于浅，高本于卑，道固然也。故布帛菽粟，非有异致也，而推之为民生日用之大经；伦纪纲常，非有奇行也，而极之为万世不磨之正典。然则博古穷理之士，又何必探奇索隐为哉？吾乡程德基先生，博极群书，精明医理，先成《易简方论》一书，既已登长桑之堂，洞隔垣之照矣。而今复就人一身之内，一家之中，以及山林、园圃、陂泽之物，逐一探讨，见有取之甚易、制之无难，而皆可以治危病、起痼疾，喟然叹曰：昌黎公所言，洵不谬哉。赤箭、青芝，牛溲、马勃，天地间无一可弃之物。因纂集各方，录成一帙，名曰《山居本草》。就正于镇台高大人之前，大人曰：程子之隐德大矣。此书一成，则田间牧竖与山野耕夫，皆得取其眼前之物，以救一切危难之症。民无夭札，人登仁寿，天下之望救于此书者，岂容一刻缓哉！遂赠以刻资，立付剞劂。是书也，先生著之，大人成之，其救人活命之恩，不与天地并垂不朽乎？

先生少游京师，以刀圭之神见重于王侯公卿，一时车骑盈门，指挥如意，而先生不屑留也。迨后随督师进剿凯旋，议叙授郡司马之职，而先生不乐就也。雅尚严子陵、林君复气节，一琴一鹤，娱老烟霞。是先生志在山水，而今以山居名篇，犹之马季长好音而赋长笛，杨子云乐道而草太玄，此物此志也。言山居，而城市庙堂同之矣；言本草，而丹砂皮角概之矣。其为物也，浅而易得；其奏效也，速而且神。则先生利济之功，不更出长沙玄晏上哉？

康熙丙子孟夏上浣同里弟孙清题于韶阳官舍

山居本草引

昔在神农，辟《本草》四卷，药分三品，计三百六十五种，以应周天之数，察寒热温平，分君臣佐使，救生民之夭枉，实医药之鼻祖也。《帝王世纪》云：黄帝时，岐伯天师尝味草木，定《本草经》，造医方以疗众疾。桐君有《采药录》二卷。伊挚有《汤液本草》三卷。魏华佗弟子吴普著《吴氏本草》一卷。李当之集《李氏药录》三卷。六朝陶弘景，字通明，隐勾曲山，号华阳隐居，增汉魏两晋以来名医所用药三百六十五种，并为七卷，谓之《名医别录》，进上梁武帝。帝每咨访之，称“山中宰相”云。北齐徐之才，增饰《雷公药对》，凡二卷，使古籍流传，亦其力也。刘宋时，雷敩著《炮炙论》，胡洽居士重加定述，凡三百种，为上、中、下三卷，其性味、炮炙、熬煮、修制之法，类多古奥，殆别成一家者欤。唐高宗命司空英国公李勣等，修陶隐居所著《神农本草经》，增为七卷，世谓之《英公唐本草》，颇有增益。显庆中，右监门长史苏恭重加订注，帝复命太尉赵国公长孙无忌等二十二人，与恭详定，增药一百一十四种，分为玉石、草木、人、兽、禽、虫、鱼、果、米谷、菜、有名未用十一部，凡二十卷，目录一卷，别为药图二十五卷，图经七卷，共五十三卷，世谓《唐新本草》。自谓《本经》虽缺，有验必书，别录虽存，无稽必正，良有以也。正字甄权有《药性本草》，孙真人有《千金食治》，同州刺史孟诜著《食疗本草》，张鼎又补其不足者八十九种，并旧为二百二十七条，凡三卷。开元中，三元县尉陈藏器，以《神农本经》虽有陶、苏补集之说，然沉遗尚多，故别为序例一卷、拾遗一卷、解分三卷，总曰《本草拾遗》，而世或讥其怪僻，不知古今隐显亦异。辟虺雷、海马、胡豆之类，皆隐于昔而用于今；仰天皮、灯花、败扇之类，皆所常用者，非此书收藏，何从稽考乎？肃、代时，李珣著《海药本草》，独详于偏方，亦不可缺也。李含光、甄立言、殷子严、萧炳皆有《本草音义》，非初学之所藉乎？南唐陪戎副尉、剑州医学助教陈士良，辑《食性本草》十卷，总集淮南王、崔浩、竺喧等《食经》及《膳馐养疗》、昝殷《食医心鉴》、娄居中《食治通说》、陈直《奉亲养老》诸书，皆祖食医之意也。蜀主孟昶命翰林学士韩保升等，取《唐本草》参校，增补注释，别为《图经》，凡二十卷，世谓之《蜀本草》，其图说药物形象，详于陶、苏矣。宋太祖开宝六年，命尚药奉御刘翰、道士马志等九人，取唐、蜀《本草》详校，仍取陈藏器《拾遗》诸书相参，刊正别名，增药一百三十三种，马志为之注解，翰林学士卢多逊等刊正。七年，复诏志等重定，学士李昉等看详，凡《神农》者白字，名医所传者墨字，别之，并目录共二十一卷，如败鼓皮移附于兽皮，胡桐泪改从于木类，或讨源于别本，或传效于医家，下采众议，几欲聚腋成裘矣。仁宗嘉祐二年，诏光禄卿掌禹锡、祠部郎中林亿诸医官等，同修本草，新补八十二种，新定一十七种，通计一千八十二条，谓之《嘉祐补注本草》，共二十卷，校修之功勤矣。仁宗又诏天下郡县，图上所产药物，用唐永徽故事，专命太常博士苏颂撰述，凡二十一卷，谓之《图经本草》，考证详明。徽宗大观二年，蜀医唐慎微取《嘉祐补注本草》及《图经本草》、《陈藏器本草》、孟诜《食疗本草》，旧本所遗者五百余种，附入各部，并增五种，仍采《雷公炮炙》及《唐本草》、《食疗》、陈藏器诸说收未尽者，附于各条之后。又采古今单方，并经史百家之书有关药物者，亦附之，共三十一卷，名《证类本草》，上之朝廷，改名《大观本草》。政和中，复命医官曹孝忠较正刊行，故又谓之《政和本草》。开宝中，日华子大明序集《诸家本草》，所用药各以寒、温、性、味，花、实、虫、兽为类，其言功用甚悉。政和中，医官通直郎寇宗奭，以《补注图经》及《图经》二书，参考事实，核其情理，援引辨正，名《本草衍义》，宜东垣、丹溪所尊信也。金易州张元素，言“古方新病，各不相能”，乃自成家法，辨药性之气味、阴阳、厚薄、升降、浮沉、补泻、六气、十二经及随症用药之法，力为主治秘诀、心法要旨，谓之《珍珠囊》。元李东垣祖之，增以用药、凡例、诸经、向导、纲要、活法，而著《用药法象》。王好古著《汤液本草》二卷，取诸本草及张长沙、成无己、张洁古、李东垣之书，间附己意。朱丹溪因寇氏《衍义》之义而推衍之，名《本草衍义补遗》，近二百种，多所发明。明洪武时，山阴徐彦纯，取张洁古、李东垣、王海藏、朱丹溪、成无己数宗之说，著《本草发挥》三卷。周定王因念旱涝民饥，咨访野老田夫，得草木之根、苗、花、实可备荒者四百四十种，图其形状，著其出产、苗、叶、花、实、性味、食法，凡四卷，详明可据也。宣德中，宁献王取崔昉《外丹本草》《造化指南》《宝藏论》《丹台录》诸集，成《庚辛玉册》二卷，盖丹炉升炼之术也。弘治中，礼部郎中王纶，取本草常用药器及洁古、东垣、丹溪所论序例略节，著《本草集要》八卷。正德时，九江知府汪颖撰《食物本草》二卷，京口宁原因之作《食鉴本草》。嘉靖中，祁门汪机集《本草会编》二十卷，陈嘉谟集《本草蒙筌》十二卷，创成对语，以便记诵，颇有发明，便于初学。楚蕲李时珍，搜罗百代，采访四方，岁历三十稔，书考八百余家，著成《本草纲目》五十二卷，计旧本一千五百一十八种，今增药三百七十四种，列为十六部，部各分类，类凡六十，标名为纲，列事为目，诚集大成者也。噫！本草一书，圣帝明王倡之于前，贤臣名医续之于后，可谓详明精粹，蔑以加矣！凡有病者，对症检药，应无不瘳，然而有效、有不效者，何耶？岂前贤有不详欤？抑古今风气有不相同欤？谚云：读书三年，无病不医；行医三年，无药可用。抑又何耶？盖缘徒知议药之功，而不知议病之实；徒知治病之末，而未常究致病之本也。自其常而论之，《神农》三百六十五种，已不为少；就其变而论之，虽《纲目》一千八百九十二种，尚有所未足焉。夫天地不虚生一物，生一物必有一物之用。故有是病，必有是药；病千万变，药亦千万变；病无穷，药亦无穷也。常观内典，文殊令善财采药，善财遍观大地，无不是药者，拈一茎草，度与文殊。殊示众曰：此药能杀人，亦能活人。夫大地无不是药，而所拈才一茎耳。人知药能活人，不知能杀人，知能杀、能活，不知活之为杀、杀之为活。了是义者，然后可活人于无量。世有流水长者子，咨秘法于大医，善知四大增损，遍至国内，号于众曰：我是医师，遇诸病苦，软言慰谕，闻者欢喜，病即除瘥。夫软言慰众，欢喜愈病，此不载方书，从何指授？抑岂颛颛，药物见效者耶？故病有以药治者，有不以药治者；有以治治之者。有不以治而治之者。古哲云与其病后能服药，不如病前能自防；与其病前能自防，不如无病能自养也。古人喻用药如用兵。夫兵，凶器也；战，危事也。每诵“一将功成万骨枯”之句，不寒而栗矣。努力廊庙慎佳兵，其仁人之言也。夫常见人有自少至老，康健安宁，从无疾病，终身不知药为何物者，又何藉尚于本草也耶？正如尧舜成康之世，雍雍熙熙，击壤而歌，民不知兵甲为何用者，又何尚于孙吴韬略也哉？《内经》曰：恬淡虚无，真气从之。精神内守，病安从来。岂复有七情之伤，六淫之感乎？惟其不然，以酒为浆，以妄为常，骄奢淫欲，贪嗔痴狂，日夜攻伐，自取灭亡。八苦交煎，始求药方，草木无灵，觅诸金石，金石不应，异丹遍尝，是皆不求其本之过也。孟子曰：万物皆备于我矣。人为万物之灵，心为人身之主，主明则众安，主不明则十二官危。心生，种种病生；心安，种种病安。古哲云：心病还将心药医。又岂草木金石之所能代治哉？伤于曲蘖者，断酒方瘥；纵于淫荡者，戒欲许安；窒于忧郁者，潇洒方起。若不原其情而求其本，虽坐扁鹊于堂，无有裨也。《内经》曰忧伤脾、喜胜忧之类，皆以所胜治之。所谓五脏自相平也，一脏不平，所胜平之，无烦草木金石矣。奈何病者延医，每不实告其情，医者诊视，又不详审其本，姑求之，姑应之，盲以对盲。幸而中，则邀以为功；不幸而不中，朝钱暮李，以至于危。莫知所由，可不哀哉？更有索隐炫奇者曰：吾方从海上异人传，此药自外国遐方至。病者急于求愈，每每试之，所谓试病，非治病也。予窃痛之。常思天地父母养育此身，岂愿此身有病苦哉？无奈苟名苟利之徒，贪嗔痴妄，弃天褻天，亡其所自，及至困苦呻吟，呼天呼母，噬脐无及矣！予亦过来中人，遍历艰辛，今老矣，痛定思痛，将心医心，不辞苦口，不避俚俗，只为中乘说法，应知见笑大方，谓此拙老，又添蛇足，知我罪我，一任高明。

一集身部。《易》曰：近取诸身。以灵心治蠢心，以戒治贪，以定治嗔，以慧治痴，取古贤之唾余，作时人之冰鉴。倘触目而有警，或动中而醒悟，庶不负老拙之苦衷，少助迁善自新之万一耳。内附坐功却病之法、起居饮食之宜、养老延年之方，识者鉴之。

二集谷部。《内经》曰：脉细，皮寒，气少，泄利前后，饮食不入，此谓五虚。浆粥入胃，泄注止，则虚者活，益知谷之补人也，重于他物矣。《素问》云五谷为养，麻、麦、稷、黍、豆，以配肝、心、脾、肺、肾。其中各有真味，每为厚味、酱醋所掩，而真味隐矣。圣人有言，人莫不饮食也，鲜能知味也，可不哀哉？若知五谷真味，饭蔬饮水，皆有自得之乐，无烦贪求矣。

三集菜部。《素问》云五菜为充，所以辅佐谷气，疏通壅滞也。古者三农生九谷，场圃艺草，以备饥馑，菜固不止于五而已。夫阴之所生，本在五味；阴之五宫，伤在五味。谨和五味，脏腑以通，气血以流，骨正筋柔，腠理以密，可以长久。是以《内则》有训，食医有方，菜之于人，补非小也，安可不详为剖晰？

四集果部。《素问》云五果为助，五果者，以五味、五色应五脏，李、杏、桃、栗、枣是矣。《礼记·内则》列果品，菱、椇、榛、瓜之类。《周官》职方氏辨五地之物，山林宜皂物，柞栗之属。川泽宜膏物，菱芡之属。丘陵宜核物，梅李之属。甸师掌野果蓏，场人树果蓏珍异之物，以时藏之。观此，则果蓏之土产常异、性味良毒，岂可纵嗜欲而不知物理乎？

五集竹木花卉部。兹惟取寻常，处处家家所有，易得之花卉竹木。不易得者，不敢集焉。今人每喜奇而厌常，舍近而图远，殊不知至贱之中，常建非常之效者，往往珍异之品，反有误服而致疾者，不可不察也。且家园之中，收采得时，取贮有法，习见可信，如熟用僮仆，可择而使者耳。譬之初交之人，信其一偏之词，未常经惯，一误则无所解，且奈之何哉？如一菊也，服之可以长生；一艾也，用当可除百病。顾收采用舍何如耳？若七年之病，求三年之艾，苟为不蓄，吾未如之何也矣。

六集水火土金部。人非水火不能活，不可一日缺者也。第水有雨露霜雪，河海泉井。流止寒温，气之所钟既异；甘淡咸苦，味之所入不同。是以昔人分别九州水土，以辨人之美恶寿夭。盖水为万化之源，土为万物之母。饮资于水，食资于土。饮食者，人之命脉也，而营卫赖之，故曰：水去则营竭，谷去则卫亡。然则水之性味，尤慎疾卫生者之所潜心也。昔太古燧人氏，上观下察，钻木取火，教民熟食，使无腹疾。尧命祝融以掌火政；《周官》司烜氏以燧取明火于日，鉴取明水于月，以供祭祀；司爟氏掌火之政令，四时变国火，以救时疾。《曲礼》云：圣王用水火金木，饮食必时。则古先圣王之于火、政、天、人之间，用心亦切矣，而后世慢之何哉？至于土者，五行之主，坤之体也。具五色而以黄为正色，具五味而以甘为正味。是以《禹贡》辨九州之土色，《周官》辨十有二壤之土性。盖其为德，至柔而刚，至静有常，兼五行，生万物，而不与其能，坤之德其至矣哉。在人则脾胃应之，故诸土入药，皆取其裨助戊己之功也。若夫金银，则山居罕有，然铜青铁锈亦可治病。今取数种，以备五行之全耳。以上诸物，皆寻常日用之物，第不可日用而不知其故。格物君子，又岂仅知而已哉？

以上数集，已足养生却病，不集禽兽虫鱼者，恐伤生也。总集统治之法者，盖疾病虽繁，而其要着，只有三因，内惟七情，外止六淫，不内不外，跌扑损伤数种而已。予述《易简方论》，已详言之，此集只以日用寻常之物，足以养生却病，并可以治寻常易识之病耳。七情皆由心动，一正心，而诸病安矣。如姜可治寒，苏可散风，扁豆叶可治暑火，酒可治湿，蜜可治燥，水可治火之类。第须自问其受病之原，而自治之，又何难哉？老拙无能，聊作自了汉，就食山居，偶尔集成，姑命曰《山居本草》云。

白岳云深叟程履新识于汉川岐阳瓜圃

目录

卷三上

卷三下

卷四上

卷四下

卷五上

卷五下

卷六上

卷六下

卷一上

身部上[①]

夫身者，父母生之，天地成之，原至重也。苟能尊养此身，则位天地，育万物。为圣为贤，成仙成佛，皆是此身为之，可不慎重乎哉？惟世人不知自重其身，纵性肆欲，靡所不为，枉生七尺之躯，甘受六贼之害，上之可以戕吾性，次之可以损吾身，甘为下愚，甘为夭折，醉生梦死，不知愧悔，可不哀哉？试思此身，幸而为中华人，幸而为男子身，又幸而读圣贤之书，观圣贤之事，皆百千万劫所难遭遇者也。若不亟思猛省，希圣希贤，如入宝山而空手回矣，岂不大可惜乎？故余今者欲成治疾之书，先明尊身之道，或集圣贤经传，或述古今格言，使人知治病于已病之后，孰若治病于未病之前也。尤恐未尽其说，更附以坐功却病之法、起居饮食之宜、养老延年之方，所谓行远自迩，登高自卑之意，惟高明采择焉。

《易》曰：乾道成男，坤道成女。又曰：近取诸身。又曰：大人者，与天地合其德，日月合其明，四时合其序，鬼神合其吉凶，先天而天不违，后天而奉天时。天且不违，而况于人乎？况于鬼神乎？

孔子曰：人之生也直，顺理而归于自然也。

《大学》曰：自天子以至于庶人，壹是皆以修身为本。重修身也。

---

① 身部上：原作“身部”，据卷一下“身部下”改。

《中庸》曰：天命之谓性，率性之谓道。致中和，天地位，万物育，明性命之本原，出于天而不可易，其实体备于己而不可离也。推至诚之道，则可以赞天地之化育，而与天地参矣。

孟子曰：万物皆备于我矣。反身而诚，乐莫大焉。强恕而行，求仁莫近焉。

《混元述禀篇》曰：人生于天地之间，禀二气之和，冠万物之首，居最灵之位，总五行之英，参于三才，与天地并德，贵矣哉。

《内观经》曰：天地构精，阴阳布化。一月为胞，精血凝也；二月为胎，形兆胚也；三月阳神为三魂，动以生也；四月阴灵为七魄，静镇形也；五月五行分五脏，以安神也；六月六律定六腑，用滋灵也；七月七精开七窍，通光明也；八月八景神具，降真灵也；九月宫室罗布，以定精也；十月气血满足，万象成也。元和哺饲，时不停也；太乙居脑，总众神也；司命处心，纳生气也；桃康住脐，保精根也；无英居左，制三魂也；白元居右，拘七魄也；所以周身，神不空也。神投股壳之中，性具方寸之内，倏为赤子，倏为大人。不虑而知者，是良知也；不学而能者，是良能也。良知良能，完完淳淳，扩而充之，明德自明。无奈火宅，孽焰腾腾，妄曰予智，陷落红尘，逐逐七情，失其本心。太上有言，上德不德，下德执德，执着之者，不明道德。众生所以不得真道者，为有妄心。既有妄心，则惊其神；既惊其神，即着万物；既着万物，则生贪求；既生贪求，只是烦恼。烦恼妄想，忧苦身心，便遭浊辱，流浪生死，常沉苦海，永失真道。真常之道，悟者自得，得悟道者，常清净矣。

《灵枢·本神篇》曰：天之在我者，德也；地之在我者，气也。德流气薄而生者也。理赋于天者，德也；形成于地者，气也。天絪缊，德下流而气上薄，人乃生焉。故生之来谓之精，来者所从来也。生之来，即有生之初也。阴阳二气，各有其精。精者，即天一生水，地六成之，为五行之最初，故万物初生，其来皆水。《易》曰：男女媾精，万物化生是也。**两精相搏谓之神**，两精者，阴阳也；相搏者，交媾也。《易》曰：天数五，地数五，五位相得，而各有合。周子曰：二五之精，妙合而凝，即两精相搏也。神者，至灵至变，无形无象，奈何得之精搏之后乎。《天元纪大论》曰：阴阳不测之谓神。《易》曰：知变化之道者，其知神之所为乎？神者，即虚极之本，生天生地者也。弥满乾坤，无之非是。故《易》曰：神无方，即天之所以为天，地之所以为地者也。二五妙合之后，宛然小天地矣，故云。**随神往来者谓之魂，并精而出入者谓之魄**，阳神曰魂，阴神曰魄。人之生也，以气养形，以形摄气。气之神曰魂，形之灵曰魄。生则魂载于魄，魄检其魂；死则魂归于天，魄归于地。魂喻诸火，魄喻诸镜。火有光焰，物来便烧；镜虽照见，不能烧物。夫人梦有动作，身常静定，动者魂之用，静者魄之体也。夫精为阴，神为阳，魂为阳，魄为阴，故随神往来，并精出入，各从其类也。**所以任物者谓之心**，神虽藏于心，神无形而体虚，心有形而任物。君主之官，万物皆任也。**心有所忆谓之意**，心已起而未有定属者，意也。**意之所存谓之志**，意已决而确然不变者，志也。**因志而存变谓之思**，志虽定而反复计度者，思也。**因思而远慕谓之虑**，思之不已，必远有所慕。忧疑展转者，虑也。**因虑而处物谓之智**。虑而后动，处事灵巧者，智也。五者各归所主之脏，而总统于心，故诸脏为臣使，而心为君主也。

《上古天真论》曰：**夫上古圣人之教下也，皆谓之虚邪贼风，避之有时**，教下者，教民避害也。风从冲后来者，伤人者也，谓之虚邪贼风。如月建在子，风从南来，对冲之火反胜也；月建在卯，风从西来，对冲之金克木也；月建在午，风从北来，对冲之水克火也；月建在①酉，风从东来，对冲之木反胜也。必审其方，随时令而避之也。**恬憺虚无，真气从之，精神内守，病安从来？**恬者，内无所营；憺者，外无所逐；虚无者，虚极静笃，即恬憺之极，臻于自然也。真气从之者，曹真人所谓“神是性兮气是命，神不外弛气自定”。张虚静曰：神一出便收来，神返身中气自回。又曰：人能常清静，天地悉皆归，真一之气皆来从我矣。精无妄伤，神无妄动，故曰内守。如是之人，邪岂能犯，病安从来乎？**有真人者，提挈天地，把握阴阳，呼吸精气，独立守神，肌肉若一，**真，天真也，不假修为，故曰真人。心同太极，德契两仪。提挈，把握也。全真之人，呼接天根，吸接地脉，精化为气也，独立守神，气化为神也。精气皆化，独有神存，故曰独立。肌肉若一者，神远虚无，虽有肌肉，而体同虚空也。仙家所谓抱光守一，又曰了得一，万事毕，即形与神俱之义也。**故能寿敝天地，无有终时，此其道生。**天地有质，劫满必敝。真人之寿，前乎无始，后乎无终，天地有敝，吾寿无终矣。此非恋恋于形生，盖形神俱妙，与道合真，故曰此其道生者，明非形生也。**有至人者，淳德全道，和于阴阳，调于四时，**至者，以修为而至者也；淳者，厚也。德厚道全，不愆于阴阳，不逆于四时，庶几奉若天时者矣。**去世离俗，积精全神。**去世离俗，藏形隐迹也。积精全神者，炼精化气，炼气化神也。**游行天地之间，视听八远之外。**全神之后，便能出隐显之神，故游行天地之间；尘纷不乱，便能彻耳目之障，故视听八远之外。**此盖益其寿命而强者也，亦归于真人。**前之真人，则曰道生；此言至人，则曰寿命。曰强，但能全形而已。亦归于真人者，言若能炼神还虚，亦可同于真人，此全以修为而至者也。**有圣人者，处天地之和，从八风之理。**圣者，大而化之，亦人中之超类者，与天地

---

① 在：原字漫漶，据文义补。

合德，四时合序，故能处天地之和，而气赖以养，从八风之理，而邪弗能伤也。八风者，《灵枢·九宫八风篇》云风从所居之乡来者，为实风，主生长，养万物；从其冲后来者，为虚风，伤人者也，主杀主害。从南方来，名曰大弱风；从西南方来，名曰谋风；从西方来，名曰刚风；从西北方来，名曰折风；从北方来，名曰大刚风；从东北方来，名曰凶风；从东方来，名曰婴儿风；从东南方来，名曰弱风。**适嗜欲于世俗之间，无恚嗔之心，行不欲离于世，被服章，举不欲观于俗。**食饮有节，起居有常，适嗜欲也。摄情归性，无恚嗔也。和光混俗，不离世也。被服章者，《皋陶谟》曰：天命有德，五服五章哉。圣人之心，不磷不淄，虽和光混俗，而未尝观效于俗也。**外不劳形于事，内无思想之患，以恬愉为务，以自得为功，形体不敝，精神不散，亦可以百数。**外不劳形，则身安；内无思想，则神静。恬愉者，调伏七情也；自得者，素位而行，无人不自得也。如是者，形不受贼，精神不越，而寿可百矣。**有贤人者，法则天地，象似日月，辨列星辰，逆从阴阳，分别四时。**贤人者，精于医道者也。法天地阴阳之理，行针砭药石之术，智者能调五脏，斯人是已。**将从上古合同于道，亦可使益寿而有极时。**将从者，有志慕古，未能与之同其归也，合同于道者，医道通仙道也。调摄营卫，培益本元，勿干天地之和，自无夭札之患，故曰亦可益寿。亦者，次别上文之圣人也。有极时者，天癸数穷，形体衰惫，针砭药石，无可致力矣。真人者，无为而成；至人者，有为而至。圣人治未病，贤人治已病。修诣虽殊，尊生则一也。按有物浑成，先天地生，强名曰道，无迹象之可泥，岂形质之能几？白玉蟾所以有四大一身皆属阴，不知何物是阳精之说也。返本还元，湛然常寂，名之曰道。积精全神，益寿强命，名之曰术。《文始经》云"忘精神而超生，见精神而益生"是也。忘精神者，虚极静笃，精自然化气，气自然化神，神自然还虚也；见精神者，虚静以为本，火符以为用，炼精成气，炼气成神，炼神还虚也。嗟，吾人处不停之运，操必化之躯，生寄死归，谁能获免？贪求者忘殆，自弃者失时，即有一二盲修瞎炼，皆以身内为工夫。独不闻《胎息经》云：胎从伏气中结，气从有胎中息。气入身来谓之生，神去离形谓之死。知神气者，可以长生。气有先天、后天之别。后天者，呼吸往来之气也；先天者，无形无象，生天生地，生人生物者也。康节云：乾遇巽时观月窟，地逢雷处见天根。天根月窟闲来往，三十六宫都是春。真既醉于先天之说也。惜乎下手无诀，讹传错教，妄以两目为月窟，阳事为天根，令人捧腹。若得诀行持，不过一时辰许，先天祖气忽然来归，鼻管如迎风之状，不假呼吸施为，不事闭气数息，特须一言抉破，可以万古长存。若非福分深长，鲜不闻而起谤，甚有俗医笑其迂妄，不知医道通仙，自古记之，亦在乎人而已矣。**天气清静，光明者也**，静当作净，清阳之气净而不杂，天之体也。居上而不亢，下济而光明，天之用也。**藏德不止，故不下也**。藏德者，藏其高明而不肯自以为高明也；不止者，健运不息也。惟藏而不止，虽下降而实未之下，曷常损其居上之尊乎，故曰不下也。**天明则日月不明，邪害空窍**。惟天藏德，不自为用，故日月显明以襄造化，使天不藏德而自露其光明，则日月无以藉之生明，大明见者，小明灭矣。此喻身中元本不藏，发皇于外，明中空而邪凑也。**阳气者闭塞，地气者冒明**。天气自用，则孤阳上亢而闭塞乎阴气，地气隔绝而冒蔽乎光明矣。**云雾不精，则上应白露不下**，地气上为云雾，天气下为雨露。上下痞隔，则地气不升，而云雾不得输精于上；天气不降，而雨露不得施布于下。人身上焦如雾，膻中气化，则通调水道，下输膀胱。气化不及州都，则水道不通，犹之白露不降矣。**交通不表，万物命故不施，不施则名木多死**。独阳不生，独阴不成。若上下不交，则阴阳乖而生道息，不能表见于万物之命，故生化不施而名木多死。**恶气**

不发，风雨不节，白露不下，则菀藁不荣。恶气不发，浊气不散也；风雨不节，气候乖乱也；白露不下，阴精不降也。即不表不施之义也。菀藁不荣，言草木抑菀枯藁，不能发荣，即名木多死之义也。上文言天地不交，此则专言天气不降也。**贼风数至，暴雨数起，天地四时不相保，与道相失，则未央绝灭**。阴阳不和，贼风暴雨，数为侵侮，生长收藏，不保其常①，失阴阳惨舒自然之道矣。央，中半也。未及中半而早已绝灭矣。**惟圣人从之，故身无奇病，万物不失，生气不竭**。从之者，法天地四时也。存神葆真，以从其藏德；勇猛精勤，以从其不止；收视返听，以从其不自明；通任会督，以从其阴阳之升降，则合乎常经。尚安得有奇病？万物不失，与时偕行，生气满乾坤也。不竭者，无未央绝灭之患也。愚按：四时者，阴阳之行也；刑德者，四时之合也。春凋秋荣，冬雷夏雪，刑德易节，贼气至而灾矣。德始于春，长于夏；刑始于秋，流于冬。刑德不失，四时如一；刑德离乡，时乃逆行。故不知奉若天时，非尊生之典也。是以《天真论》曰调于四时，又曰分别四时。四气者，天地之恒经；调神者，修炼之要则。故春夏养阳，秋冬养阴，以从其根。根者，人本于天，天本于道，道本自然。此皆治未病之方，养生者所切亟也。

《阴阳应象论》曰：**能知七损八益，则二者可调，不知用此，则早衰之节也**。二者阴阳也。七者少阳之数，八为少阴之数。七损者，阳消也；八益者，阴长也。阴阳者，生杀之本始。生从乎阳，阳惧其消也；杀从乎阴，阴惧其长也。能知七损八益，察其消长之机，用其扶抑之术，则阳常盛而阴不乘，二者可以调和。常体春夏之令，永获少壮之强，是真把握阴阳者矣。不知用此，则未央而衰，用者，作用也。如复卦一阳生，圣人喜之，则曰不远复，无祇悔，元吉；姤

① 常：原作“长”，据《内经知要》上卷改。

卦一阴生，圣人恶之，则曰系于金柅，贞吉，有攸往，见凶，羸豕孚蹢躅。此即仙家进阳火、退阴符之妙用也。朱紫阳曰：老子言治人事天莫若啬。夫惟啬是谓早服，早服是谓重积德。早服者，言能啬则不远，而复便在此也。重积德，言先有所积，而复养以啬，是又加积之也。此身未有所损，而又加以啬养，是谓早服而生积。若损而后养，仅足以补其所损，不得谓之重积矣。知此，则七阳将损，八阴将益，便早为之所。阳气不伤，阴用不张。庶调燮阴阳，造化在手之神用也。华元化曰：阳者，生之本；阴者，死之基。阴宜常损，阳宜常益。顺阳者生，顺阴者灭。此语可作七损八益注疏。**年四十而阴气自半也，起居衰矣。**二十为少阳，三十为壮阳。东垣云：行年五十以上，降气多而升气少。降者阴也，升者阳也。由是则四十之时，正升阳之气与降阴之气相半，阳胜阴则强，阴胜阳则衰。阴阳相半，衰兆见矣。**年五十，体重，耳目不聪明矣。**阳气者，轻而善运；阴气者，重而难舒。五十阴盛，故体重也。阳主通达，阴主闭塞，故耳不聪；阳为显明，阴为幽暗，故目不明。**年六十，阴痿，气大衰，九窍不利，下虚上实，涕泣俱出矣。**阳气大衰，所以阴痿也。九窍不利者，阳气不充，不能运化也。下虚者，少火虚也；上实者，阴乘阳也。涕泣俱出，阳衰不能摄也。**故曰：知之则强，不知则老，**知七损八益而调之则强；不知则阴渐长而衰老。**故同出而异名耳。**同出者，阴与阳也；异名者，强与老也。**智者察同，愚者察异，**智者洞①明阴阳之故，故曰察同；愚者徒知强老之形，故曰察异。**愚者不足，智者有余。有余则耳目聪明，身体轻强，老者复壮，壮者益治。**愚者阴长，日就衰削，故不足；智者阳生，日居强盛，故有余。有余则聪明轻健，虽既老而复同于壮。壮者益治，即老子早服重积之说也。**是以**

---

① 洞：原作“调”，据《内经知要》上卷改。

圣人为无为之事，乐恬憺之能，无为者，自然之道也；恬憺者，清静之乐也。老子之无为而无不为，庄子之乐全得大是也。**从欲快志于虚无之守，故寿命无穷，与天地终**。从欲者，如孔子之从心所欲也；快志，即《大学》之自慊也。至虚极，守静笃，虚无之守也。天下之受伤者，实也，有也。与虚无同体，不受坏矣。故寿命无穷，与天地终。愚按：阳者轻清而无象，阴者重浊而有形。长生之术必曰虚无，得全于阳也。故仙真之用，在阴尽阳纯。仙真之号曰纯阳、全阳，皆以阳为要也。《中和集》云：大修行人，分阴未尽则不仙；一切凡人，分阳未尽则不死。明乎此，而七损八益灼然不疑矣。

《遗篇·刺法论》曰：**肾有久病者，可以寅时面向南，净神不乱思，闭气不息七遍，以引颈咽气顺之，如咽甚硬物，如此七遍后，饵舌下津无数**。肾为水脏，以肺金为母。肺金主气，咽气者，母来顾子之法也。咽津者，同类相亲之道也。人生于寅，寅为阳旺之会，阳极于午，午为向明之方。神不乱思者，心似太虚，静定凝一也。闭气不息者，止其呼吸，气极则微微吐出，不令闻声。七遍者，阳数也。引颈者，伸之使直，气易下也。如咽甚硬物者，极力咽之，汩汩有声，以意用力送至丹田气海。气为水母，气足则精自旺也。饵舌下津者，为命门在两肾之间，上通心肺，开窍于舌下，以生津液。古人制活字，从水从舌者，言舌水可以活人也；舌字从千从口，言千口水成活也。津与肾水，原是一家，咽归下极，重来相会，既济之道也。《仙经》曰：气是添年药，津为续命芝。世上漫忙兼漫走，不知求我更求谁？气为水母，水为命根，勤而行之可以长生。《悟真篇》曰：咽津纳气是人行，有药方能造化生。炉内若无真种子，犹将水火煮空铛。此言虚极静笃，精养灵根，气养神，真种子也。

《灵兰秘典论》曰：**心者，君主之官也，神明出焉**。心者，一身之主，故为君主之官。其藏神，其位南，有离明之象，故曰神明出焉。**肺者，相傅之官，治节出焉。**位高近君，犹之宰辅，故为相傅之官。肺主气，气调则脏腑诸官听其节制，无所不治，故曰治节出焉。**肝者，将军之官，谋虑出焉。**肝为震卦，壮勇而急，故为将军之官。肝为东方龙神，龙善变化，故为谋虑出焉。**胆者，中正之官，决断出焉。**胆性刚直，为中正之官。刚直者，善决断，肝虽勇急，非胆不断也。**膻中者，臣使之官，喜乐出焉。**《胀论》云：膻中者，心主之官城也。贴近君主，故称臣使。脏腑之官，莫非王臣，此独泛言臣，又言使者，使令之臣，如内待也。按十二脏内有膻中而无胞络，十二经内有胞络而无膻中，乃知膻中即胞络也。况喜笑属火，此云喜乐出焉，其配心君之府，较若列眉矣。**脾胃者，仓廪之官，五味出焉。**胃司纳受，脾司运化，皆为仓廪之官。五味入胃，脾实转输，故曰五味出焉。**大肠者，传道之官，变化出焉。**大肠居小肠之下，主出糟粕，是名变化传导。**小肠者，受盛之官，化物出焉。**小肠居胃之下，受盛胃之水谷而分清浊，水液渗于前，糟粕归于后，故曰化物。**肾者，作强之官，伎巧出焉。**肾处北方而主骨，宜为作强之官，水能化生万物，故曰伎巧出焉。**三焦者，决渎之官，水道出焉。**上焦如雾，中焦如沤，下焦如渎，三焦气治，则水道疏通，故名决渎之官。**膀胱者，州都之官，津液藏焉，气化则能出矣。**膀胱位居卑下，故名州都之官。《经》曰：水谷循下焦而渗入膀胱。盖膀胱有下口而无上口，津液之藏者，皆由气化渗入，然后出焉。旧说膀胱有上口而无下口者，非也。**凡此十二官者，不得相失也。**失则不能相使，而疾病作矣。**故主明则下安，以此养生则寿，殁世不殆，以为天下则大昌。**主明则十二官皆奉令承命，是以寿永。推此以治天下，则为明君而享至治。**主不明则十二官危，使道闭塞而不通，形乃大伤，以此养生则殃，以为天下者，其宗大危，戒之戒之。**君主不明，则诸臣旷职或谋不轨，自上及下，相使之道皆不相通，不奉命也。在人身则大伤而命危，在朝廷则大乱而国丧矣。心为阳中之阳，独尊重之者，以阳为一身之主，不可不奉之以为性命之根蒂也！

《六节藏象论》曰：**心者，生之本，神之变也。其华在面，其充在血脉，为阳中之太阳，通于夏气。**根本发荣之谓生，变化不测之谓神。心为太阳，生身之本也；心主藏神，变化之原也。心主血，属阳而升，是以华在面，充在血脉也。心居上，为阳脏，又位于南离，故为阳中之太阳，而通于夏也。**肺者，气之本，魄之处也。其华在毛，其充在皮，为阳中之太阴，通于秋气。**肺统气，气之本也。肺藏魄，魄之舍也。肺轻而浮，故其华其充乃在皮毛也。以太阴之经居至高之分，故为阳中之太阴，而通于秋气也。**肾者，主蛰，封藏之本，精之处也。其华在发，其充在骨，为阴中之少阴，通于冬气。**位于亥子，职司闭藏，犹之蛰虫也。肾主水，受五脏六腑之精而藏之，精之处也。发色黑而为血之余，精足者血充，发受其华矣。肾之合，骨也，故充在骨。以少阴之经居至下之地，故为阴中之少阴，通于冬也。**肝者，罢极之本，魂之居也。其华在爪，其充在筋，以生血气，其味酸，其色苍，此为阳中之少阳，通于春气。**筋劳曰罢，主筋之脏，是为罢极之本。肝主藏魂，非魂之居乎。爪者，筋之余，充其筋者，宜华在爪也。肝为血海，自应主血，肝主春升，亦应生气。酸者木之味，苍者木之色。木旺于春，阳犹未壮，故为阳中之少阳，通于春气。**脾、胃、大肠、小肠、三焦、膀胱者，仓廪之本，营之居也，名曰器，能化糟粕，转味而入出者也。其华在唇四白，其充在肌，其味甘，其色黄，通于土气。**六经皆受水谷，故均有仓廪之名。血为营，水谷之精气也，故为营之所居。器者，譬诸盛物之器也，胃受五谷，名之曰入。脾与大小肠、三焦、膀胱皆主出也。唇四白，唇之四围白肉际也。唇者脾之荣，肌者脾之合，甘者土之味，黄者土之色。脾为阴中之至阴，分旺四季，故通于土，六经皆为仓廪，皆统于脾，故曰至阴之类。**凡十一脏，取决于胆也。**五脏六腑，共为十一脏，何以皆取决于胆乎？胆为奇恒之府，通全体之阴阳，况胆为春升之令，万物之生长化收藏，皆于此托初禀命也。

《灵枢·本输篇》曰：肺合大肠，大肠者，传道之府。心合小肠，小肠者，受盛之府。肝合胆，胆者，中精之府。脾合胃，胃者，五谷之府。肾合膀胱，膀胱者，津液之府也。少阳属肾，肾上连肺，故将两脏。此言脏腑各有所合，为一表一里也。将，领也。独肾将两脏者，以手少阳三焦正脉，指布散于胸中，而肾脉亦上连于肺。三焦之下腧属膀胱，而膀胱为肾之合，故三焦者，亦合于肾也。夫三焦为中渎之府，膀胱为精液之府，肾以水脏而领水府，故肾得兼将两脏。《本藏》论曰“肾合三焦、膀胱”是也。**三焦者，中渎之府也，水道出焉，属膀胱，是孤之府也。**中渎者，身中之沟渎也。水之入于口而出于便者，必历三焦，故曰中渎之府，水道出焉。在本篇曰属膀胱，在《血气形志篇》曰少阳与心主为表里。盖在下者为阴，属膀胱而合肾水；在上者为阳，合胞络而通心火。三焦所以际上极下，象同六合，而无所不包也。十二脏中惟三焦独大，诸脏无与匹者，故称孤府。《难经》及叔和、启玄皆以三焦有名无形，已为误矣。陈无择创言三焦有形如脂膜，更属不经。《灵枢》曰：密理厚皮者，三焦厚；粗理薄皮者，三焦薄。又曰：勇士者，三焦理横；怯士者，三焦理纵。又曰：上焦出于胃上口，并咽以上，贯膈而布胸中；中焦亦并胃中，出上焦之后，泌糟粕，蒸津液，化精微而为血；下焦者，别回肠，注于膀胱，而渗入焉。水谷者，居于胃中，成糟粕，下大肠，而成下焦。又曰：上焦如雾，中焦如沤，下焦如渎。既曰无形，何以有厚薄？何以有纵有横？何以如雾如沤如渎？何以有气血之别耶？

《金匮真言论》曰：东方青色，入通于肝，开窍于目，藏精于

肝，其病发惊骇，其味酸，其类草木，其畜鸡，《易》曰：巽为鸡，东方风木之畜也。其谷麦，麦成最早，故应东方春气。其应四时，上为岁星，是以春气在头也，春气上升。其音角，其数八，《易》曰：天三生木，地八成之。是以知病之在筋也，其臭臊。《礼·月令》云其臭羶膻，羶即臊也。南方赤色，入通于心，开窍于耳，《阴阳应象论》曰：心在窍为舌，肾在窍为耳。此云开窍于耳，则耳兼心肾也。藏精于心。故病在五脏，心为五脏之君，心病则五脏应之。其味苦，其类火，其畜羊，《五常政大论》曰其畜马，此云羊者，或因午未俱在南方耳。其谷黍，黍色赤，宜为心家之谷。《五常政大论》云其谷麦，二字相似，疑误也。其应四时，上为荧惑星，是以知病之在脉也，其音徵，其数七，地二生火，天七成之。其臭焦。焦为火气所化。中央黄色，入通于脾，故病在舌本，脾之脉，连舌本，散舌下。其味甘，其类土，其畜牛，牛属丑而色黄，《易》曰坤为牛。其谷稷，稷，小米也。粳者为稷，糯者为黍，为五谷之长，色黄属土。其应四时，上为镇星，是以知病之在肉也，其音宫，其数五，其臭香。西方白色，入通于肺，开窍于鼻，藏精于肺。故病在背，肺虽在胸中，实附于背也。其味辛，其类金，其畜马，肺为乾象，《易》曰乾为马。其谷稻，稻色白，故属金。其应四时，上为太白星，是以知病之在皮毛也，其音商，其数九，地四生金，天九成之。其臭腥。北方黑色，入通于肾，开窍于二阴，藏精于肾，故病在谿，《气穴论》云：肉之大会为谷，肉之小会为谿。谿者，水所流注也。其味咸，其类水，其畜彘，《易》曰坎为水。其谷豆，黑者属水。其应四时，上为辰星，是以知病之在骨也。其音羽，其数六，天一生水，地六成之。其臭腐。腐为水气所化，《礼·月令》云其臭朽，朽即腐也。

《阴阳应象大论》曰：东方生风，风生木，木生酸，酸生肝，肝生筋，筋生心。木生火也。肝主目，其在天为玄，玄者天之本色，此总言五脏，不专指肝也。在人为道，道者，生天生地生物者也。肝主生生之令，故此诸道。在地为化，化，生化也。自无而有，自有而无，总名曰化。肝主春生，故言化耳。化生五味。道生智，生意不穷，智所由出。玄生神，玄冥之中，不存一物，不外一物，莫可名状，强名曰神。按在天为玄，至此六句，以下四脏皆无，独此有之，以春贯四时。元统四德，盖兼五行六气而言，非独指东方也。观《天元纪大论》有此数语，亦总贯五行，义益明矣。神在天为风，飞扬散动，周流六虚，风之用也，六气之首也。在地为木，在体为筋，在脏为肝，在色为苍，在变动为握，握者，筋之用也。在窍为目，在味为酸，在志为怒。怒伤肝，悲胜怒；悲者，肺志。金胜木也。风伤筋，燥胜风；燥为肺气，金胜木也。酸伤筋，辛胜酸。辛为肺味，金胜木也。南方生热，热生火，火生苦，苦生心，心生血，血生脾。火生土也。心主舌，舌为心之官也。其在天为热，在地为火，在体为脉，在脏为心，在色为赤，在音为徵，在声为笑，在变动为忧，心有余则笑，不足则忧。在窍为舌，在味为苦，在志为喜。喜伤心，恐胜喜；恐为肾志，水胜火也。热伤气，壮火食气。寒胜热；水胜火也。苦伤气，苦为心味，气属金家，火克金也。苦为大寒，气为阳主，苦则气不和矣。咸胜苦。咸为肾味，水克火也。中央生湿，湿生土，土生甘，甘生脾，脾生肉，肉生肺。土生金也。脾主口，其在天为湿，在地为土，在体为肉，在脏为脾，在色为黄，在音为宫，在声为歌，在变动为哕，在窍为口，在味为甘，在志为思。思伤脾，怒胜思；木胜土也。湿伤肉，风胜湿；木胜土也。甘伤肉，酸胜甘木味胜土。西方生燥，燥生金，金生辛，辛生肺，肺生皮毛，皮毛生肾。金生水也。肺主鼻，其在天为燥，在地为金，在体为皮毛，在脏为肺，在色为白，在音为商，在声为哭，悲哀则哭，肺之声也。在变动为咳，在窍为鼻，在味为辛，在志为忧。金气惨凄，故令忧，忧甚则悲矣。忧伤肺，悲忧则气消。喜胜忧；热伤皮毛，寒胜热；水制火也。辛伤皮毛，苦胜辛。火制金也。北方生寒，寒生水，水生咸，咸生肾，肾生骨髓，髓生肝。水生木也。肾主耳，其在天为寒，在地为水，在体为骨，在脏为肾，在色为黑，在音为羽，在声为呻，在变动为栗，寒则战栗，恐则战栗，肾水之象也。在窍为耳，在味为咸，在志为恐。恐伤肾，恐则足不能行，恐则遗尿，恐则阳痿，是其伤也。思胜恐；土制水也。寒伤血，《阴阳应象大论》云：寒伤形。血为有形，形即血也。燥胜寒；燥则水涸，故胜寒。若五行之常，宜土湿胜水寒，然湿与寒同类，不能制也。咸伤血，甘胜咸。土胜水也。《新校正》云：在东方曰风，伤筋，酸伤筋。中央曰湿伤肉，甘伤肉，是自伤也。南方曰热伤气，苦伤气。北方曰寒伤血，咸伤血，是伤我所胜也。西方云热伤皮毛，是所不胜伤己也；辛伤皮毛，是自伤也。五方所伤，有此三例不同。心怵惕思虑则伤神，神伤则恐惧自失，破䐃脱肉，毛悴色夭，死于冬。神藏于心，心伤则神不安，失其主宰也。心者脾之母，心虚则脾亦薄，肉乃消瘦也。毛悴者，憔悴也。色夭者，心之色赤，赤欲如白裹朱，不欲如赭。火衰畏水，故死于冬。脾愁忧而不解则伤意，意伤则悗乱，四肢不举，毛悴色夭，死于春。忧本伤肺，今以属脾者，子母相通也。忧则气滞而不运，故悗闷也。四肢禀气于胃，而不得至经，必因于脾乃得禀也，故脾伤则四肢不举。脾之色黄，黄欲如罗裹雄黄，不欲如黄土。土衰畏木，故死于春。肝悲哀动中则伤魂，魂伤则狂忘不精，不精则不正当人，阴缩而挛筋，两胁骨不举，毛悴色夭，死于秋。悲哀亦肺之志，而伤肝者，金伐木也。肝藏魂，魂伤则或为狂乱，或为健忘。不精者，失其精明之常，则邪妄而不正也。肝主筋，故阴缩挛急。两胁者，肝之分，肝败则不举。肝色青，青欲如苍璧之泽，不欲如蓝。木衰畏金，故死于秋。**肺喜乐无极则伤魄，魄伤则狂，狂者意不存人，皮革焦，毛悴色夭，死于夏。**喜乐属心，而伤肺者，火乘金也。肺藏魄，魄伤则不能镇静而狂。意不存人者，旁若无人也。肺主皮，故皮革焦也。肺色白，白欲如鹅羽，不欲如盐。金衰畏火，故死于夏。**肾盛怒而不止则伤志，志伤则喜忘其前言，腰脊不可以俛仰屈伸，毛悴色夭，死于季夏。**怒者肝志，而伤肾者，子母相通也。肾藏志，志伤则喜忘其前言。腰为肾之府，脊为肾之路，肾伤则不可俛仰屈伸。肾色黑，黑欲如重漆色，不欲如地苍。水衰畏土，故死于季夏。**恐惧而不解则伤精，精伤则骨痠痿厥，精时自下。**此亦肾伤也，时伤于本脏之志，为异于前耳。恐则气下，故精伤。肾主骨，精伤则骨痠。痿者阳之痿，厥者阳之衰。闭藏失职，则不因交感，精自下矣。

《经脉别论》曰：**食气入胃，散精于肝，淫气于筋。**精者，食之轻清者也。肝主筋，故胃家散布于肝，则浸淫滋养于筋也。**食气入胃，浊气归心，淫精于脉。**浊者，食之厚浊者也。心主血脉，故食气归心，则精气浸淫于脉也。**脉气流经，经气归于肺，肺朝百脉，输精于皮毛。**淫于脉者，必流于经，经脉流通，必由于气，气主于肺，而为五脏之华盖，故为百脉之朝会。皮毛者，肺之合也，是以输精。**毛脉合精，行气于肺。**脉主毛，心主脉；肺藏气，心生血。一气一血，奉以生身；一君一相，皆处其上。而行气于气府，即膻中也。**府精神明，留于四脏，气归于权衡。**膻中即心胞络，为心之府，府所受之精，还禀命于神明，神明属心，五脏之君主。留当作流。流其精于四脏，则四脏之气，咸得其平，而归于权衡矣。权衡者，平也，故曰主明则下安，主不明则十二官危。**权衡以平，气口成寸，**

以决死生。脏腑既平，必朝宗于气口，成一寸之脉，以决死生也。**饮入于胃，游溢精气，上输于脾，脾气散精，上归于肺**。水饮入胃，先输于脾，是以中焦如沤也。脾气散精，朝于肺部，象地气上升而蒸为云雾，是以上焦如雾也。**通调水道，下输膀胱**。肺气运行，水随而注，故通调水道，下输膀胱，是以下焦如沤也。若气不能下化，则小便不通，故曰：膀胱者，州都之官，津液藏焉，气化则能出矣。**水精四布，五经并行，合于四时，五脏阴阳揆度以为常也**。脉化气以行水，分布于四脏，则五脏并行矣。合于四时者，上输象春夏之升，下输象秋冬之降也。五脏阴阳者，即散精、淫精、输精是也。如是则不愆于道，揆法度矣。故以为常也。

《五运行大论》帝曰：病之生变何如？岐伯曰：气相得则微，不相得则甚。相得者，彼此相生，则气和而病微；不相得者，彼此相克，则气乖而病甚。**帝曰：主岁何如？岐伯曰：气有余，则制己所胜，而侮所不胜；其不及，则己所不胜，侮而乘之，己所胜，轻而侮之**。主岁，谓五运六气各有所主之岁也。己所胜，我胜彼也；所不胜，彼胜我也。假令木气有余，则制己所胜，而土受其克，湿化乃衰。侮所不胜，则反受木之侮也。木气不足，则己所不胜者，金来侮之。己所胜者，土亦侮之。**侮反受邪，侮而受邪，寡所畏也**。恃我能胜，侮之太甚，则有胜必复，反受其邪。如木来克土，侮之太甚，则脾土之子，实肺金也，乘木之虚，来复母仇。如吴王起倾国之兵，与中国争，越乘其虚，遂入而灭吴矣。此因侮受邪，五行胜复之自然者也。

《灵枢·决气篇》曰：两神相搏，合而成形，常先身生，是谓精。两神相搏，即阴阳交媾，精互而成形，精为形先也。《本神篇》曰两精相搏谓之神。此又曰两神云云者，盖神为精宰，精为神用，神中有精，精中亦有神也。盖以见神之虚灵，无在不有，精且先身而生，神复先精而立，前乎无始，后乎无终。如此者可与言神矣。**上焦开发，宣五谷味，熏肤，充身，泽毛，若雾露之溉，是谓气。**气属阳，本乎天者，亲上，故在上焦，开发宣布，上焦如雾者是也。《邪客篇》云：宗气积于胸中，出于喉咙，以贯心肺，而行呼吸焉。《刺节真邪论》曰：真气受于天，与谷气并而充身者也。《营卫篇》曰：人受气于谷，谷入于胃，以传于肺，五脏六腑皆以受气，故能熏肤充身泽毛。**腠理发泄，汗如溱溱，是谓津。**津者阳之液，汗者津之发也。**谷入气满，淖泽注于骨，骨属屈伸泄泽，补益脑髓，皮肤润泽，是谓液。**液者，阴之津。谷入于胃，气满而化液，故能润骨。骨受润，故能屈伸。经脉流，故能泄泽。内而补脑髓，外而润皮肤，皆液也。**中焦受气取汁，变化而赤，是谓血。**水谷必入于胃，故中焦受谷，运化精微，变而为汁，又变而赤，以奉生身，是名为血。**壅遏营气，令无所避，是谓脉。**壅遏者，堤防也，犹道路之界，江河之岸也。俾营气无所避，而必行其中者，谓之脉。脉者，非气非血，所以行气行血者也。**精脱者，耳聋。**耳为肾窍，精脱则耳失其用矣。**气脱者，目不明。**脏腑之阳气，皆上注于目，气脱则目失其用矣。**津脱者，腠理开，汗大泄。**汗，阳津也。汗过多则津必脱，故曰汗多亡阳。**液脱者，骨属屈伸不利，色夭，脑髓消，胫痠，耳数鸣。**液脱，则骨髓枯，故屈伸不利，脑消胫痠，色亦枯夭也。耳鸣者，液脱则肾虚也。**血脱者，色白，夭然不泽。**色之荣者，血也。血脱者，色必枯白也。

《大藏经》曰：救灾解难，不如防之为易；疗疾治病，不如避之为吉。今人见上，不务防之而务救之，不务避之而务药之。譬之有君者不思励治以求安，有身者不能保养以全寿。是以圣人求福于未兆，绝祸于未萌。盖灾生于稍稍，病起于微微。人以小善为无益而不为，以小恶为无损而不改。孰知小善不积，大德不成；

小恶不止，大祸立至。故太上特指心病要目百行，以为病者之鉴。人能静坐持照，察病有无，心病心医，治以心药。奚伺卢扁，以疗厥疾。无使病积于中，倾溃莫遏，萧墙祸起，恐非金石草木可攻。所为长年，因无病故，智者勉焉。

非义而动是一病，背理而行是一病，以恶为能是一病，
忍作残害是一病，阴贼良善是一病，暗侮君亲是一病，
慢其先生是一病，叛其所事是一病，诳诸无识是一病，
谤诸同学是一病，喜怒偏执是一病，亡义取利是一病，
好色坏德是一病，专心溺爱是一病，爱憎无理是一病，
纵贪蔽过是一病，毁人自誉是一病，狠戾自用是一病，
轻口喜言是一病，快意逐非是一病，以智轻人是一病，
乘权纵横是一病，非人自是是一病，侮易孤寡是一病，
以力胜人是一病，威势自恃是一病，语欲胜人是一病，
债不思偿是一病，曲人自直是一病，以直伤人是一病，
与恶人交是一病，喜怒自伐是一病，愚人自贤是一病，
以功自矜是一病，诽议名贤是一病，以劳自怨是一病，
以虚为实是一病，喜说人过是一病，以富骄人是一病，
以贱讪贵是一病，谗人求媚是一病，以德自显是一病，
以贵轻人是一病，以贫妒富是一病，败人成功是一病，
以私乱公是一病，好自掩饰是一病，危人自安是一病，
阴阳嫉妒是一病，坚执争斗是一病，持人长短是一病，
假人自信是一病，施人望报是一病，无施责人是一病，
与人追悔是一病，好自怨憎是一病，好杀虫畜是一病，
蛊道厌人是一病，毁訾高才是一病，憎人胜己是一病，
毒药酖饮是一病，心不平等是一病，不受谏谕是一病，
内疏外亲是一病，投书败人是一病，笑愚痴人是一病，

烦苛轻躁是一病，擿捶无礼是一病，自好作大是一病，

多疑少信是一病，笑颠狂人是一病，蹲踞无礼是一病，

丑言恶语是一病，轻慢老少是一病，好喜嘲笑是一病，

当权自信是一病，诡谲谀谄是一病，嗜德怀诈是一病，

两舌无信是一病，乘酒凶横是一病，骂詈风雨是一病，

恶言好杀是一病，教人堕胎是一病，追念旧恶是一病，

钻穴窥人是一病，不借怀怨是一病，负债逃走是一病，

背向异词是一病，故迷误人是一病，探巢破卵是一病，

惊胎损形是一病，水火败伤是一病，笑盲聋哑是一病，

破人婚姻是一病，教人捶挞是一病，教人作恶是一病，

含祸离爱是一病，说唱淫词是一病，见货欲得是一病，

强夺人物是一病。

此为百病也，人能一念，除此百病，日逐点检，使一病不作，决无灾害痛苦，烦恼凶危，不惟自己保命延年，子孙百世永受其福矣。

《大藏经》曰：古之圣人，其为善也无小而不崇，其于恶也无微而不改。改恶崇善，是药饵也。录所谓百药以治之。

是道则进是一药，非道则退是一药，思无邪僻是一药，

行宽心和是一药，动静有礼是一药，起居有度是一药，

近德远色是一药，清心寡欲是一药，推分引义是一药，

不取非分是一药，以直报怨是一药，心无嫉妒是一药，

教化愚顽是一药，守正闲邪是一药，戒饬恶仆是一药，

开导迷误是一药，扶接老幼是一药，心无狡诈是一药，

扳祸济难是一药，常行方便是一药，怜孤恤寡是一药，

矜贫救危是一药，位高下士是一药，语言谦逊是一药，

不负宿债是一药，受恩图报是一药，敬爱卑微是一药，

语言端悫是一药，引曲归直是一药，不争是非是一药，
逢侵不鄙是一药，受辱能忍是一药，扬善隐恶是一药，
推好劝丑是一药，与多取少是一药，称叹贤良是一药，
见贤思齐是一药，见恶内省是一药，推功引善是一药，
不自矜夸是一药，不掩人功是一药，劳苦不恨是一药，
怀诚抱信是一药，不评论人是一药，崇尚胜己是一药，
安贫自乐是一药，不自尊大是一药，好成人功是一药，
不好阴谋是一药，得失不形是一药，积德施恩是一药，
生不骂詈是一药，灾病自咎是一药，恶不归人是一药，
施不望报是一药，不杀生命是一药，心平气和是一药，
不忌人美是一药，心静意定是一药，不念旧恶是一药，
匡邪弼恶是一药，听教伏善是一药，忿怒能制是一药，
不干求人是一药，无思无虑是一药，尊奉高年是一药，
对人恭肃是一药，内修孝悌是一药，恬静守分是一药，
和悦妻孥是一药，饮食贫人是一药，助修善事是一药，
乐天知命是一药，远嫌避疑是一药，宽舒大度是一药，
敬信经典是一药，息心抱道是一药，为善不倦是一药，
济度贫穷是一药，舍药救疾是一药，信礼神佛是一药，
知机知足是一药，清闲无欲是一药，仁慈谦让是一药，
好生恶杀是一药，不实厚藏是一药，不犯禁忌是一药，
节俭守中是一药，谦己下人是一药，随事不慢是一药，
喜谈人德是一药，不造妄语是一药，贵能援人是一药，
富能救人是一药，不尚争斗是一药，不敢邪淫是一药，
不生妄想是一药，不怀咒厌是一药，不乐词讼是一药，
扶老挈幼是一药。

此为百药也。人有疾病，皆因过恶阴掩不见，以致魂迷魄丧，

不在形中，肌体空虚，精气不守，故饮食风寒恶气，得以中之。是以有德者，虽处幽暗，不敢为非，虽居荣禄，不敢为恶，量体而衣，随分而食。虽富且贵，不敢恣欲，虽贫且贱，不敢为非。是以外无残暴，内无疾病也。吾人可不以百病自究，以百药自治，养吾天和，一吾心志，作耆年颐寿之地也哉！

高子曰：摄生尚玄，非崇异也。三教法门，总是教人修身正心、立身行己，无所欠缺。为圣为贤，成仙成佛，皆由一念做去。吾人禀二五之精，成四大之体。贪富贵者，昧养生之理，不问卫生有方；忧贫穷者，急养身之策，何知保身有道？无怪其指神仙之术为虚诬，视禅林之说为怪诞也。六欲七情，哀乐销烁，日就形枯发槁，疾痛病苦，始索草根树皮，以活精神命脉。悲哉，愚亦甚矣！保养之道，可以长年，载之简编，历历可指，即《易》有《颐卦》，《书》有《无逸》，黄帝有《内经》，《论语》有《乡党》，君子心悟躬行，则养德养生，兼得之矣。岂皆外道荒唐之说也耶？

老子曰：人生大期，百年为限，节护之者，可至千岁。如膏之小炷与大耳。众人大言，我小语；众人多烦，我小记；众人悸怖，我不怒。不以人事累意，淡然无为，神气自满，以为长生不死之药。

《福寿论》曰：世人幸而得之者，灾也；分而得之者，吉也。人年五十，能补其过，悔其咎，布仁惠之恩，垂悯恤之念，奉德不欺，圣人知之，贤人护之，天乃爱之，人乃悦之，鬼神敬之，富贵长守，寿命安康。是去攻劫之患，除水火之灾，必可保生，以全上寿矣。

麻衣道者曰：天、地、人等列三才，人得中道，可以学圣贤，可以为神仙。况人之数与天地万物之数等。今之人，不修人道，贪爱嗜欲，其数消减只与物同也，所以有老病夭殇之患。鉴乎此，必知所以自重，而可以得天元之寿矣。

《阴符经》曰：淫声美色，破骨之斧锯也。世之人不能秉灵烛以照迷情，持慧剑以割爱欲，则流浪生死之海，是害先于恩也。

《参赞书》曰：年高之时，阳气既弱，觉阳事辄盛，必慎而抑之，不可纵心竭意，一度不泄，一度火灭，一度火灭，一度添油。若不制而纵情，则是膏火将灭，更去其油。故《黄庭经》云：急守精室勿妄泄，闭而宝之可长活。

《神农》曰：上药养命，中药养性。诚知性命之理，因辅养以通也。而世人不察，惟名利是徇，声色是耽，目惑玄黄，耳务淫哇。滋味煎其脏腑，醴醪煮其肠胃，馨香腐其骨髓，喜怒悖其正气，思虑消其精神，哀乐殃其平粹。夫以蕞尔之躯，攻之者非一途，易竭之身，而内外受敌，身非木石，何能久乎？又曰：善养生者，清虚静泰，少思寡欲。知名位之伤德，故忽而不营，非欲而强禁也。识厚味之害性，故弃而不顾，非贪而后抑也。外物以累心不存，神气以守白独著。旷然无忧患，宁然无思虑。又守之以一，养之以和，和理自济，同乎大顺。然蒸以灵芝，润以醴泉，晞以朝阳，和以五弦，无为自得，体妙心玄。亡欢而后乐足，遗生而后身存。若此以往，庶可与羡门比寿，王乔争年。

《贞白书》曰：质象所结，不过形神。形神合，则是人是物；形神离，则是灵是鬼；非离非合，佛法所摄；亦离亦合，仙道所依。何以能致为仙，是修铸炼之事，极感变之理通也。譬之为陶，当埏埴为器之时，是土而异于土，虽燥未烧，遇湿即败，烧而未熟，不久尚坏，火力既足，表里坚固，河山有尽，此形无灭。假令为仙者，以药石炼其形，以精灵莹其神，以和气濯其质，以善德解其缠，万法皆通，无碍无滞。欲合则乘云驾雾，欲离则尸解质化。不离不合，则或存或亡，各随所业，修道进学，以跻仙路，永保长年。

夫人只知养形，不知养神，只知爱身，不知爱神。殊不知形者，载神之车也。神去人即死，车败马即奔也。

长生之法，保身之道，因气养精，因精养神，神不离身，乃得常健。

《养生大要》一曰啬神，二曰爱气，三曰养形，四曰导引，五曰言语，六曰饮食，七曰房室，八曰反俗，九曰医药，十曰禁忌。又曰：无劳尔形，无摇尔精，归心静默，可以长生。

天地以生成为德，有生所甚重者，身也，身以安乐为本。安乐所可致者，以保养为本。先其本，则本固，本既固，疾病何由而生？寿岂不永？故摄生有三，曰养神，曰惜气，曰防疾。忘情去智，恬憺虚无，离事全真，内外清静，如是，则神不内耗，境不外惑，真一不离，神自宁矣，是曰养神；抱一元之本根，固归真之精气，三焦定位，六贼忘形，识界既空，参同斯契，虚实相通，名曰大通，则气自定矣，是曰惜气；饮食适时，温凉合度，出处无犯于八邪，动作不可为勉强，则身自安矣，是曰防疾。

《道院集》曰：游心虚静，结志玄微，委虑无欲，归计无为，凝神灭想，气和体舒，达延生命，寿与天齐。又云：检情摄念，息业养神，悟妄归真，观空见性，常习静明，不为魔动，心我两忘，神气自满。又云：止念令静，观理令明，念静理明，不死可能。导气令和，引体令柔，气和体柔，长生可求。此皆至妙要论。

温公《解禅六偈》曰：忿怒如烈火，利欲如铦锋，终朝长戚戚，是名阿鼻狱。颜回甘陋巷，孟轲安自然，富贵如浮云，是名极乐国。孝悌通神明，忠信行蛮貊，积善来百祥，是名作因果。仁人之安宅，义人之正路，行之诚且久，是名不坏身。道德修一身，功德被万物，为贤为大圣，是名佛菩萨。言为百世师，行为天下法，久久不可掩，是名光明藏。

岱翁曰：常见世人治高年之人疾患，竟同少年，乱投汤药，妄行针灸，以攻其病，务欲速愈。殊不知上寿之人，血气已衰，精神已散，至于视听，聪明不及，手足举动，肢体不随，心志沉昏，头目眩晕，气脉妄引，则宿疾时发，或秘或寒，或冷或热，此皆老人常态。不慎治之，急投峻药取效，或吐或汗，或解或利，老弱之人，不能禁架。汗则阳气泄，吐则胃气逆，泻则元气脱，立致不虞，此老病大忌。更不可用市中买药，并他人闻说病源，不知药味，送来服饵，及虎狼之药，切宜仔细。若身有宿疾，或时发动，则随其疾状，用温平顺气、开胃补虚、中和汤药，调停饮食，或随食物，变馔治之，最为要法。

养寿之道，与仙、佛二教，最是捷径，故清净明了四字最好。内觉身心空，外觉万物空，破诸妄想，无可执著，是曰清净明了。

《坐忘铭》曰：常默元气不伤，少思慧烛内光。不怒百神和畅，不恼心地清凉。不求无谄无媚，不执可圆可方。不贪便是富贵，不苟何惧公堂。味绝灵泉自降，气定真息自长。触则形毙神狂，想则梦离尸僵。气漏形归厚土，念漏神趋死乡。心死方得神活，魄灭然后魂昌。转物无穷妙理，应化不离真常。至精潜于恍惚，大象混于渺茫。造化不知规准，鬼神莫测行藏。不饮不食不寐，是谓真人坐忘。

《文逸曹仙姑歌》云：我为诸君说真的，命蒂从来在真息。炤体长存空不空，灵鉴涵天容万物。太极布妙人得一，得一须教谨防失。宫室虚闲神自居，灵腑煎熬枯血液。又曰：朝丧暮损人不知，气乱精神无所据。细细消磨渐渐衰，用竭元和神乃去。无心心即是真心，动静两忘为离欲。神是性兮气是命，神不外驰气自定。本来二物互相亲，失却将何为本柄。混合为一复忘一，可与元化同出没。又曰：念中景象须除灭，梦里精神牢执持。元炁不住神不安，蠹木无根枝叶干。休论涕涶与精血，达本穷源总一般。此物何曾有定位，随时变化因心意。在体感热即为汗，在眼感悲即为泪，在肾感合即为精，在鼻感风即为涕，纵横流转润一身，到头总是神水渍。神水难言识者稀，资生一切由真炁，但知恬惰无思虑，齐戒宁心节言语。一味醍醐甘露浆，饥渴消除见真素。又云：不去夺名与逐利，绝了人情总无事。自然决烈滞何人，在我更教谁制御。掀天声价又何如，倚马文章何足贵！荣华衣食总无心，积玉堆金成何济！又曰：名与身兮果孰亲，半生岁月太因循。比来修炼赖神气，神气不全空苦辛。可怜一个好基址，金屋玉堂无主人。

谭景星曰：忘形以养气，忘气以养神，忘神以养虚，只此忘之一字，是无物也。

六祖曰：本来无一物，何处惹尘埃。其斯之谓欤？

白玉蟾曰：薄滋味以养气，去嗔怒以养性，处卑下以养德，守清净以养道。名不系簿籍，心不在势利，此所以出入之彀，与天为徒。又曰：大道以无心为体，忘言为用，柔弱为本，清净为基。若施于身，必节饮食，绝思虑，静坐以调息，安寝以养气，心不驰则性定，形不劳则精全，神不拔则丹结。然后灭性于虚，宁神于极，可谓不出户庭，而妙道得矣。岁月其有穷乎？

郝太古曰：道不负人，人自负道，日月不速，人算自速。勇猛刚强，不如低心下气；游历高远，不如安静养素；图名逐利，不如穷居自适；饱饫珍馐，不如粗粝充腹；罗绮盈箱，不如布袍遮体；说古谈今，不如缄口忘言；逞伎夸能，不如抱元守一；趋炎附势，不如贫穷自乐；怀怨记仇，不如洗心悔过；较长量短，不如安心自怡。道气绵绵，行之得仙，得意忘言，自超太玄。

《释典》曰：六般神用空不空，一颗圆明色非色。人为六根贪使，不能自神其神，人能眼不贪视美色，耳不贪听淫声，鼻不贪闻香馥，舌不贪嗜珍馐，身不贪恋色欲，意不贪妄思虑。一心不动，六门严守，物物头头，左右护持，不伤真性，神聚气全，与天长年。

《孙真人卫生歌》曰：天地之间人为贵，头象天兮足象地。父母遗体能宝之，洪范五福寿为最。卫生切要知三戒，大怒大欲并大醉。三者若还有一焉，须防损失真元气。欲求长生须戒性，火不出兮心自定。木还去火不成灰，人能戒性还延命。贪欲无穷忘却精，用心不已失元神。劳形散尽中和气，更仗何因保此身。心若太费费则竭，形若太劳劳则怯。神若太伤伤则虚，气若太损损则绝。世人欲识卫生道，喜乐有常嗔怒少。心诚意正思虑除，顺理修身去烦恼。春嘘明目夏呵心，秋咽冬吹肺肾宁。四季常呼脾化食，三焦嘻出热难停。发宜多梳气宜炼，齿宜数叩津宜咽。子欲不死修昆仑，注曰：昆仑，即人之头面也，当如下句修之。双手揩摩常在面。注曰：以双手扯撕两耳，抱头摇摆，以两手一呵十搓，擦面四围，以合骨摩拂双眼，以双手抱脑后，以中、食二指互击天鼓，皆修昆仑法也。春月少酸宜食甘，冬月宜苦不宜咸。夏日增辛聊减苦，秋来辛减少加酸。季月去咸甘略戒，自然五脏保平安。若能全减身康健，滋味不调少病难。春寒莫着绵衣薄，夏月汗多须换着。秋冬觉冷渐加添，莫待病生才服药。惟有夏月难调理，伏阴在内忌冰水。瓜桃生冷宜少餐，免致秋冬成疟疾。身旺肾衰色宜避，养肾固精当节制。常令肾实不空虚，日食须知忌油腻。太饱伤神饥伤胃，太渴伤血多伤气。饥餐渴饮莫太过，免致膨脝损心肺。醉后强饮饱强食，去此二者不生疾。人资饮食以养生，去其甚者自安逸。食后徐行百步多，手摩脐腹食消磨。夜半灵根灌清水，丹田浊气切须呵。饮酒①可以陶情性，剧饮过多防百病。肺为华盖倘受伤，咳嗽劳神能损命。慎勿将盐去点茶，分明引贼入人家。下焦虚冷令人瘦，伤肾伤脾防病加。坐卧防风吹脑后，脑内受风人不寿。更兼醉饱卧风中，风入五内成灾咎。雁有序兮犬有义，黑鲤朝北知臣礼。人无礼义反食之，天地鬼神俱不喜。养体须当节五辛，五辛不节反伤身。莫教引动虚阳发，精竭容枯百病侵。不问在家并在外，若遇迅雷风雨大。急宜端肃畏天威，静坐澄心须谨戒。恩爱牵缠不自由，利名萦绊几时休。放宽些子留余福，免致中年早白头。顶天立地非容易，饱食暖衣宁不愧。思量难报罔极恩，朝夕焚香拜天地。身安寿永事何如，胸次平夷积善多。惜命惜身兼惜气，请君熟玩卫生歌。

宠辱不惊，肝木自宁。动静以敬，心火自定。饮食有节，脾土不泄。调息寡言，肺金自全。恬憺无欲，肾水自足。此皆吾生药石，人当请事斯语。

七窍者，精神之户牖也。志气者，五脏之使役也。耳目诱于声色，鼻口悦于芳味，肌体溺于安适，其情一也。则精神驰骛而不守，志气縻于趣舍，五脏滔荡而不安，嗜欲连绵于外，心气壅塞于内，蔓衍于荒淫之波，留连于是非之境，鲜有不败德伤生者矣。

《仙经》云：专精养神，不为物杂，谓之清。反神复气，安而不动，谓之静。制念以定志，静身以安神，保气以存精。思虑兼忘，冥想内视，则身神并一。身神并一，则近真矣。

《本草》总篇曰：摄生之道，莫若守中，守中则无过与不及之害。《经》曰：春秋冬夏，四时阴阳，生病起于过用。盖不适其

---

① 酒：原作“食”，据文义改。

性，而强云为逐，强处即病生。五脏受气，盖有常分，用之过耗，是以病生。善养生者，既无过耗之弊，又能保守真元，何患乎外邪所中也？故善服药不若善保养，不善保养不若善服药。世有不善保养又不善服药，仓卒病生而归咎于神天。噫！是亦未尝思也。可不谨欤！

《三因极一方》曰：夫人禀天地阴阳而生者，盖天有六气，人有三阴三阳，而上奉之；地有五行，人有五脏五腑，而下应之。于是资生皮肉筋骨、精髓血脉、四肢九窍、毛发齿牙唇舌，总而成体。外则气血循环，流注经络，喜伤六淫；内则精神魂魄志意思，喜伤七情。六淫者，寒暑燥湿风热是也；七情者，喜怒忧思悲恐惊是也。若持护得宜，怡然安泰，役冒非理，百疴生焉。

《崔公入药镜》曰：物之最灵，惟人也。身者，乃神化之本。精于人也，若水浮航；气于人也，如风扬尘；神于人也，似野马聚空。水涸则航止，风息则尘静，野马散而太空长有。精能固物，气能盛物。精、气、神三者，心可不动。其变化也，外忘其形，内养其神，是谓登真之路。嗜欲纵乎心，孰能久去？哀乐伤乎志，孰能久忘？思虑役乎神，孰能久无？利禄劳乎身，孰能久舍？五味败乎精，孰能久节？酒醴乱乎情，孰能久绝？食佳肴，饮旨酒，伴以姝丽，听以淫声。虽精气强而反祸于身，耳目快而致乱于神。有百端之败道，以一介而希真。安有养身之验耶？夫学道者，外则意不逐物而移，内则意不随心而乱，湛然保于虚寂，造乎清净之域矣。

达摩《胎息经》曰：元壮既立，犹瓜有蒂，暗注母气，母呼即呼，母吸即吸，绵绵十月，气足形圆。心是气之主，气是形之根，形是气之宅，神是形之真。神用气养，气因神住。神行则气行，神住则气住。此经要妙之义也。

《养生论》曰：大凡养生，先调元气。身有四气，人多不明，四气之中，各主生死。一曰乾元之气化为精，精反为气。精者连于神，精益则神明，精固则神畅，神畅则生健。若精散则神疲，精竭则神去，神去则死。二曰坤元之气化为血，血复为气。气血者通于内，血壮者则体丰，血固则颜盛，颜盛则生实，若血衰则发变，血败则胸空，胸空则死。三曰庶气。庶气者，一元交气，气化为津，津复为气，气连于生，生托于气，阴阳动息，滋润形骸，气通则生，气乏则死。四曰众气。众气者，谷气也，谷济于生，终误于命。食谷气虽生，蕴谷气还死。精能附血，气能附生，当使循环，即身永固。乾元之阳，阳居阴位，脐下气海是也；坤元之阴，阴居阳位，胸中血海是也。生者属阳，阳贯五脏，喘息之气是也；死者属阴，阴纳五味，秽恶之气是也。气海之气，以壮精神，以填骨髓；血海之气，以补肌肤，以流血脉；喘息之气，以通六腑，以扶四肢；秽恶之气，以乱身神，以腐五脏。

《妙真经》曰：人常失道，非道失人；人常去生，非生去人。故养生者，慎勿失道；为道者，慎勿失生。使道与生相守，生与道相保。

《明医论》云：疾之所起，自生五劳，五劳既用，二脏先损，心肾受邪，脏腑俱病。五劳者，一曰志劳，二曰思劳，三曰心劳，四曰忧劳，五曰疲劳。五劳则生六极，一曰气极，二曰血极，三曰筋极，四曰骨极，五曰精极，六曰髓极，六极即为七伤，七伤变为七痛。七痛为病，令人邪气多，正气少，忽忽喜怒，悲伤不乐，饮食不生肌肤，颜色无泽，发白枯槁，甚者令人得大风，偏枯筋缩，四时拘急挛缩，百关隔塞，羸瘦短气，腰脚疼痛。此由早娶，用精过差，血气不足，极劳之所致也。

海天秋月道人曰：守清静恬淡，所以养道；处污辱卑下，所以养德。去嗔怒，灭无明，所以养性；节饮食，薄滋味，所以养气。然后性定则情忘，形虚则神运，心死则神活，阳盛则阴衰。

言行拟之古人则德进，功名付之天命则心闲，报应念及子孙则事平，受享虑及疾病则用俭。

福生于清俭，德生于卑退，道生于安静，命生于和畅，患生于多欲，祸生于多贪，过生于轻慢，罪生于不仁。戒眼莫视他非，戒口莫谈他短，戒念莫入贪淫，戒身莫随恶伴。无益之言莫妄说，不干己事莫妄为。默默默，无限神仙从此得；饶饶饶，千灾万祸一齐消；忍忍忍，债主冤家从此隐；休休休，盖世功名不自由。尊君王，孝父母，礼贤能，奉有德，别贤愚，恕无识。物顺来而勿拒，物既去而不追，身未遇而勿望，事已过而勿思。聪明多暗昧，算计失便宜，损人终有失，倚势祸相随。戒之在心，守之在志。为不节而忘家，因不廉而失位。劝君自警于生平，可叹可警而可畏。上临之以天神，下察之以地祇；明有王法相继，暗有鬼神相随。惟正可守，心不可欺。

《四气调神论》曰：春三月，此谓发陈，发，生发也；陈，敷陈也。发育万物，敷布寰区，故曰发陈。天地俱生，万物以荣。敷和之纪，木德周行。俱生者，絪缊之气也。天地絪缊，万物化醇。荣者，显也，发也。夜卧早起，广步于庭，此言在天主发生之令，在人须善养之方。夫人卧与阴俱，起与阳并，卧既夜矣，起复早焉。令阳多而阴少，以象春升之气也。广步者，动而不休，养阳之道也。被发缓形，以使志生。被发者，舒在头之春气也。缓者，和缓以应令也。如是则神志调适，肖天气之生矣。生而勿杀，予而勿夺，赏而勿罚。《尚书纬》曰：东方青帝，好生不贼。《禹禁》云：春三月，山林不登斧。《管子》云：解怨赦罪，皆所以奉发生之德也。此春气之应，养生之道也。四时之令，春生夏长，秋收冬藏。已上诸则，乃养生气之道也。逆之则伤肝，夏为寒变，奉长者少。逆者，不能如上养生之道也。奉者，禀承也。肝木旺于春，春逆其养则肝伤，而心火失其所奉，故当夏令火不足，而水侮之，因为寒变。寒变者，变热为寒也。春生之气既逆，夏长之气不亦少乎。**夏三月，此谓蕃秀，**布叶曰蕃，吐华曰秀，万物亨嘉之会也。**天地气交，万物华实。**即司天在泉，三四气之交。《六元正纪大论》所谓上下交互，气交主之是也。阳气生长于前，阴气收成于后，故万物华实。**夜卧早起，毋厌于日。**卧起同于春令，亦养阳之道也。按《荀子》云：夏不宛暍，言当避赫曦之暍，毋为日所厌苦。**使志无怒，使华英成秀，使气得泄，若所爱在外。**怒则气上，助火亢炎，故使志无怒，则生意畅遂，譬如华英，渐至成秀也。气泄者，肤腠宣通，法畅遂之时令也。发舒之极，遍满乾坤，其用外而不内，人奉之以养生，故所爱若在外，不知正所以调其中也。**此夏气之应，养长之道也。逆之则伤心，秋为痎疟，奉收者少，**夜卧以下，皆顺夏令养长之道也。否则与令为逆，乘时秉政之心主，不亦拂其性乎？心伤则暑乘之，秋金收肃，暑邪内郁，必为痎疟。夏长既逆，则奉长气馁，而秋收者少矣。**冬至病重。**心火受伤，绵延至冬，则水来克火，病将重矣。**秋三月，此谓容平，**阴升阳降，大①火西行，万物之容，至此平定，故曰容平。**天气以急，地气以明。**风气劲疾曰急，物色清肃曰明。**早卧早起，与鸡俱兴，**早卧以避初寒，早起以从新爽。**使志安宁，以缓秋刑。**阳德日减，阴惨日增，故须神志安宁，以缓肃杀之气。**收敛神气，使秋气平，无外其志，使肺气清。此秋气之应，养收之道也。**曰收敛，曰无外，皆秋气之应，养收之道。**逆之则伤肺，冬为飧泄，奉藏者少。**肺金主秋，秋失其养，故伤肺。肺伤则肾失其主。故当冬令，而为飧泄。飧泄者，水谷不分，肾主二便，失封藏之职故也。**冬三月，此谓**

① 大：原作“天”，据《内经知要》上卷改。

闭藏，阳气伏藏，闭塞成冬也。**水冰地坼，无扰乎阳**。阴盛阳衰，君子固密，则不伤于寒，即无扰乎阳也。**早卧晚起，必待日光**。所以避寒也，即养藏也。**使志若伏若匿，若有私意，若已有得**。曰伏曰匿，曰私曰得，皆退藏于密，法闭藏之本也。**去寒就温，无泄皮肤，使气亟夺**。去寒就温，所以养阳。无使泄夺，所以奉藏。真氏曰：闭藏不密，温无霜雪，则来年阳气无力，五谷不登。人身应天地，可不奉时耶？**此冬气之应，养藏之道也，逆之则伤肾，春为痿厥，奉生者少**。水归冬旺，冬失气养，则肾伤而肝木失主。肝主筋，故当春令，筋痛为痿，冬不能藏，则阳虚为厥。冬藏既逆，承气而为，春生者少矣。

坐功却病之法悉照《遵生八笺》原本

高子曰：生身以养寿为先，养身以却病为急。《经》曰：我命在我，不在于天。昧用者夭，善用者延。故人之所生，神依于形，形依于气，气存则荣，气败则灭。形气相须，全在摄养，设使形无所依，神无所主，致殂谢为命尽，岂知命者哉！夫胎息为大道根源，导引乃宣畅要术，人能善养以保神，神清则气爽，运体以却病，病去而体健，顺四时坐功之法，调八段修炼之术，内究中黄妙旨，外契大道微言，则阴阳运用，皆在人之掌握，岂特遐龄可保，即三元上乘，罔不由兹而始矣。噫！顾人之精进何如耳，余录出自秘经，初非道听途说，读者当具天眼目之，无云泛泛然也。又曰：时之义大矣，天下之事，未有外时以成者也，故圣人与四时合其序，兹录四时节气之机，而配以五脏六腑之义，系以导引却病之法，绘之图像，以供览观。人能顺时调摄，无竞无营，与时消息，则病可却，而寿可延，岂曰小补云耳。

立春正月节坐功图

运主厥阴初气。

时配手少阳三焦相火①。

坐功：宜每日子丑时，叠手按髀，转身拗颈，左右耸引，各三五度，叩齿，吐纳漱咽三次。

治病：风气积滞，顶痛，耳后痛，肩臑痛，背痛，肘臂痛，诸痛悉治。

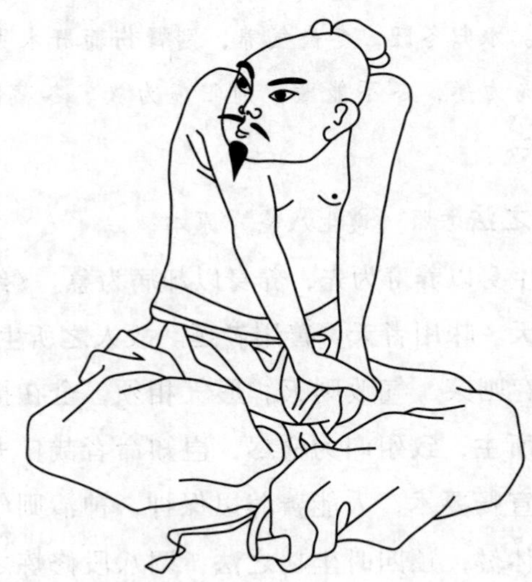

雨水正月中坐功图

运主厥阴初气。

时配三焦手少阳相火。

坐功：每日子丑时，叠手按髀，拗颈转身，左右偏引，各三五度，叩齿，吐纳漱咽。

治病：三焦经络留滞邪毒，嗌干及肿，哕，喉痹，耳聋，汗出，目锐眦痛，颊痛，诸候悉治。

---

① 手少阳三焦相火：原作“手太阳三焦”，据《遵生八笺》改。

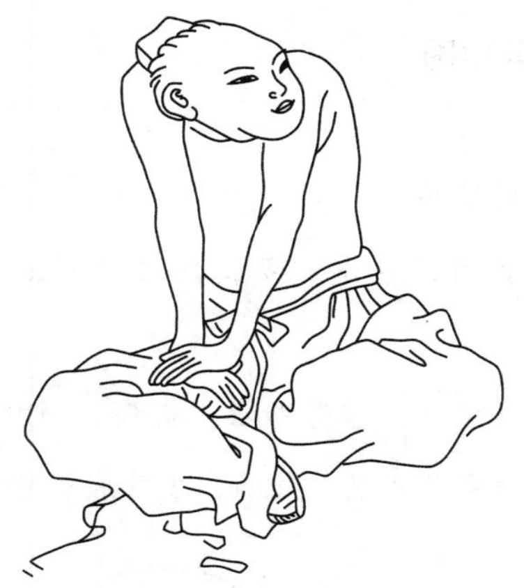

惊蛰二月节坐功图

运主厥阴初气。

时配手阳明大肠①燥金。

坐功：每日丑寅时，握固转颈，反肘后向，顿掣五六度，叩齿六六，吐纳漱咽三三。

治病：腰膂肺胃蕴积邪毒，目黄口干，鼽衄，喉痹，面肿，暴哑，头风，牙宣，目暗羞明，鼻不闻臭，遍身疙疮，悉治。

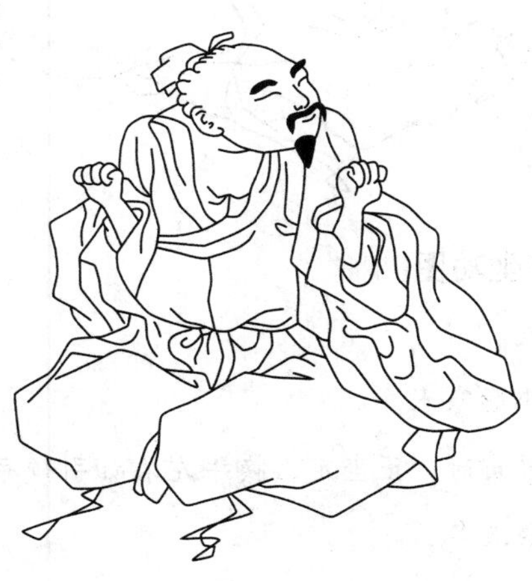

① 大肠：原作“太阳”，据《遵生八笺》改。

春分二月中坐功图

运主少阴二气。

时配手阳明大肠燥金。

坐功：每日丑寅时，伸手回头，左右挽引，各六七度，叩齿六六，吐纳漱咽三三。

治病：胸臆肩背经络，虚劳邪毒，齿痛，颈肿，寒栗，热肿，耳聋耳鸣，耳后肩臑肘臂外眦痛，气满，皮肤壳壳然坚而不痛，瘙痒。

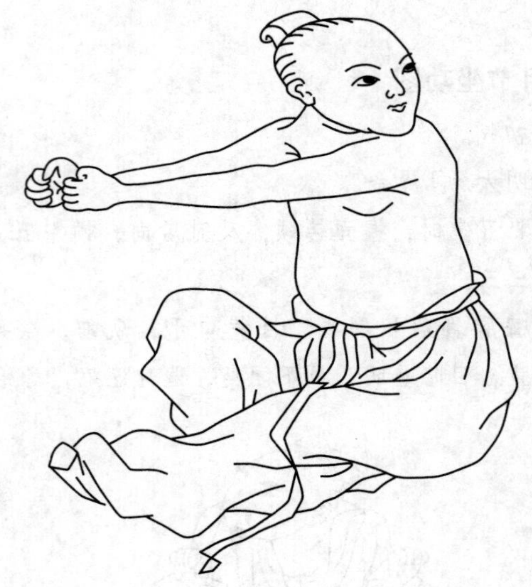

清明三月节坐功图

运主少阴二气。

时配手太阳小肠寒水。

坐功：每日丑寅时，正坐定，换手左右如引硬弓，各七八度，叩齿，纳清吐浊，咽液各三。

治病：腰肾肠胃虚邪积滞，耳前热，苦穴，耳聋，嗌痛，颈痛不可回顾，肩拨臑折，腰软及肘臂诸痛。

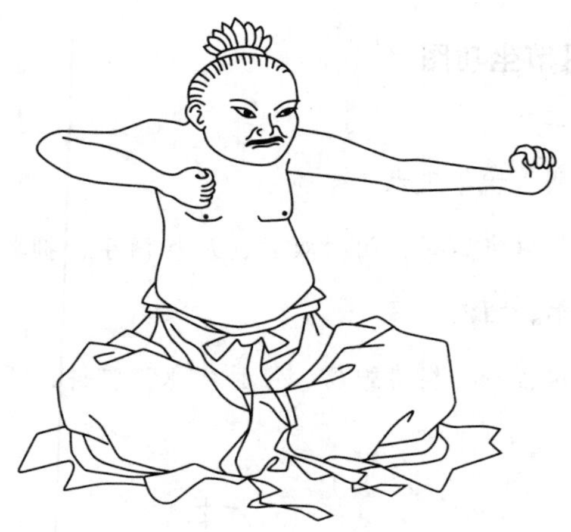

谷雨三月中坐功图

运主少阴二气。

时配手太阳小肠寒水。

坐功：每日丑寅时，平坐，换手左右举托，移臂左右掩乳，各五七度，叩齿，吐纳，漱咽。

治病：脾胃结瘕，瘀血，目黄，鼻衄，颊肿，颌肿，肘臂外廉肿痛，臂外痛，掌中热。

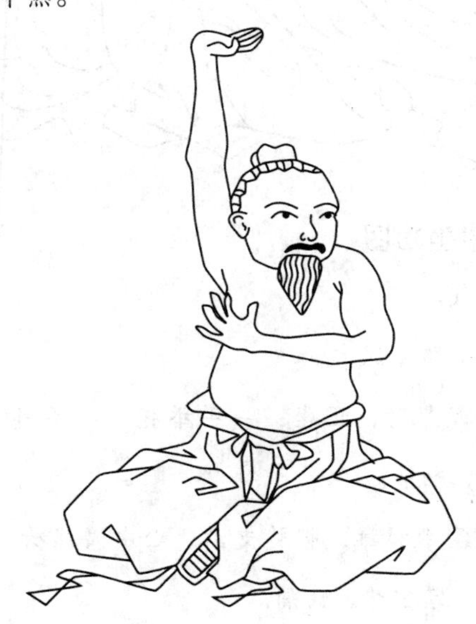

立夏四月节坐功图

运主少阴二气。

时配手厥阴心胞络风木。

坐功：每日以寅卯时，闭心瞑目，反换两手，抑掣两膝，各五七度，叩齿，吐纳，咽液。

治病：风湿留滞，经络肿痛，臂肘挛急，腋肿，手心热，喜笑不休，杂症。

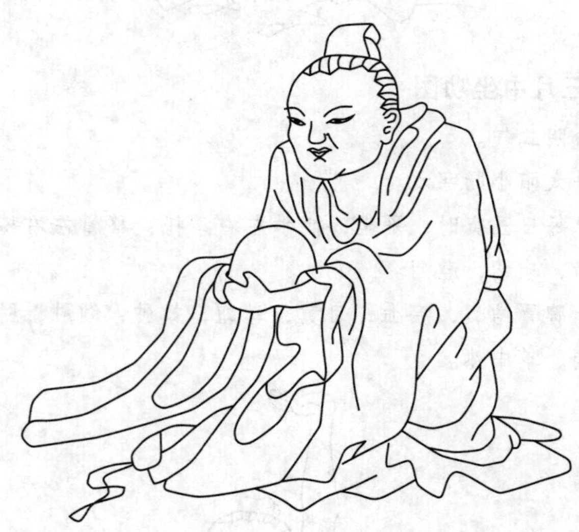

小满四月中坐功图

运主少阳三气。

时配手厥阴心胞络风木。

坐功：每日寅卯时，正坐，一手举托，一手拄按，左右各三五度，叩齿，吐纳，咽液。

治病：肺腑蕴滞邪毒，胸胁支满，心中澹澹大动，面赤，鼻赤，目黄，心烦作痛，掌中热，诸痛。

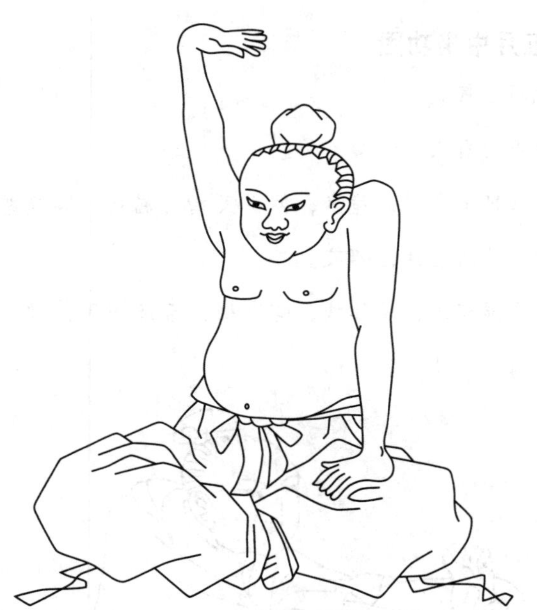

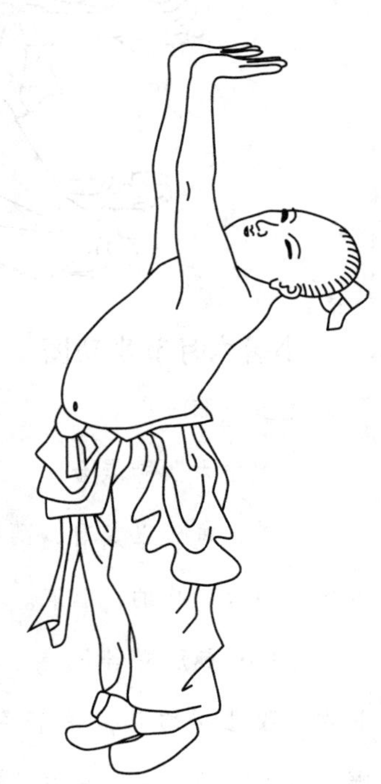

芒种五月节坐功图

运主少阳三气。

时配手少阴心君火。

坐功：每日寅卯时，正立仰身，两手上托，左右力举，各五七度，定息，叩齿，吐纳，咽液。

治病：腰肾蕴积，虚劳嗌干，心痛欲饮，目黄，胁痛，消渴，善笑，善惊，善忘，上咳吐下气泄，身热而股痛，心悲，头项痛，面赤。

夏至五月中坐功图

运主少阴三气。

时配少阴心君火。

坐功：每日寅卯时，跪坐，伸手叉指、屈指，脚换踏左右，各五七次，叩齿，纳清吐浊，咽液。

治病：风湿积滞，腕膝痛，臑臂痛，后廉痛厥，掌中热痛，两肾内痛，腰背痛，身体重。

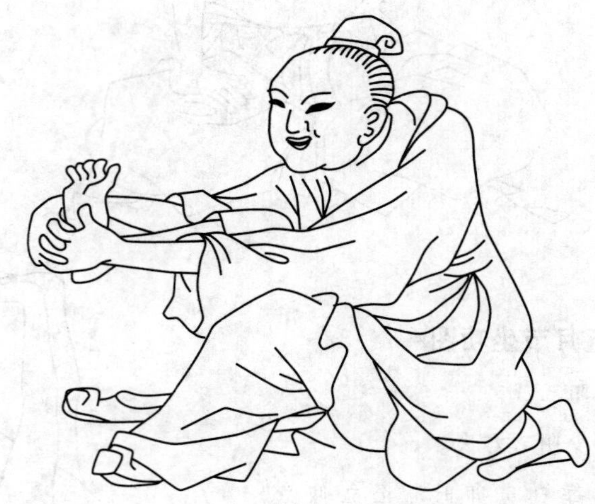

小暑六月节坐功图

运主少阳三气。

时配手太阴肺燥金。

坐功：每日丑寅时，两手踞地，屈压一足，直伸一足，用力掣三五度，叩齿，吐纳，咽液。

治病：腿膝腰髀风湿，肺胀满，嗌干，喘咳，缺盆中痛，善嚏，脐右小腹胀引腹痛，手挛急，身体重，半身不遂，偏风，健忘，哮喘，脱肛，腕无力，喜怒不常。

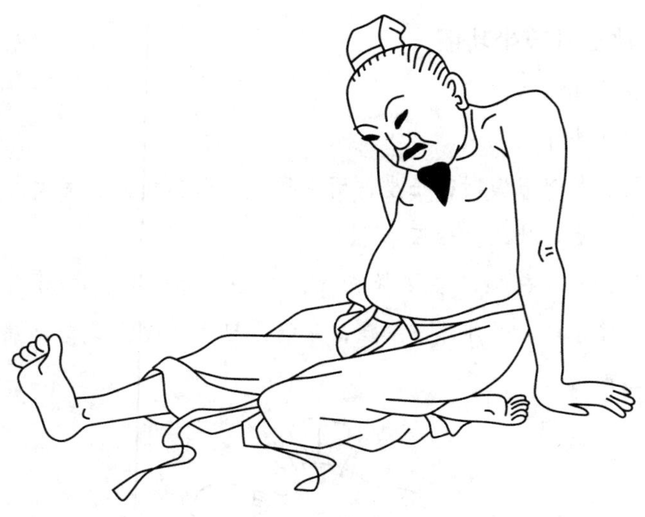

大暑六月中坐功图

运主太阴四气。

时配手太阴肺燥金。

坐功：每日丑寅时，双拳踞地，返首向肩，引作虎视，左右各三五度，叩齿，吐纳，咽液。

治病：头项胸背风毒，咳嗽，止气喘渴，烦心，胸膈满，臑臂痛，掌中热，脐上或肩背痛，风寒汗出，中风，小便数欠，淹泄，皮肤痛及健忘，愁欲哭，洒淅寒热。

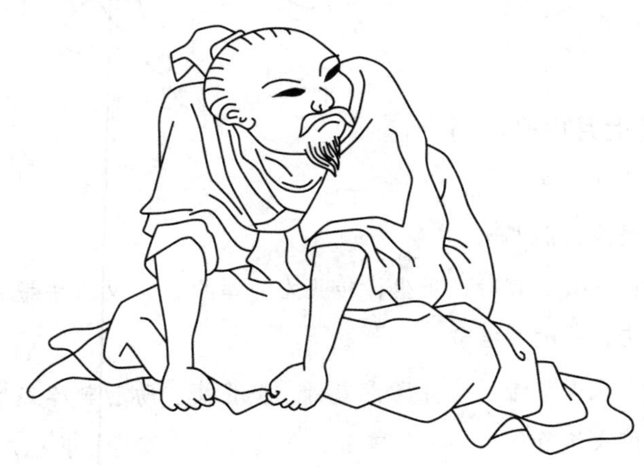

立秋七月节坐功图

运主太阴四气。

时配足少阳胆相火。

坐功：每日丑寅时，正坐，两手托地，缩体闭息，耸身上踊，凡七八度，叩齿，吐纳，咽液。

治病：补虚益损，去腰肾积气，口苦，善太息，心胁痛不能反侧，面尘体无泽，足外热，头痛，颔痛，目锐眦痛，缺盆肿痛，腋下肿，汗出振寒。

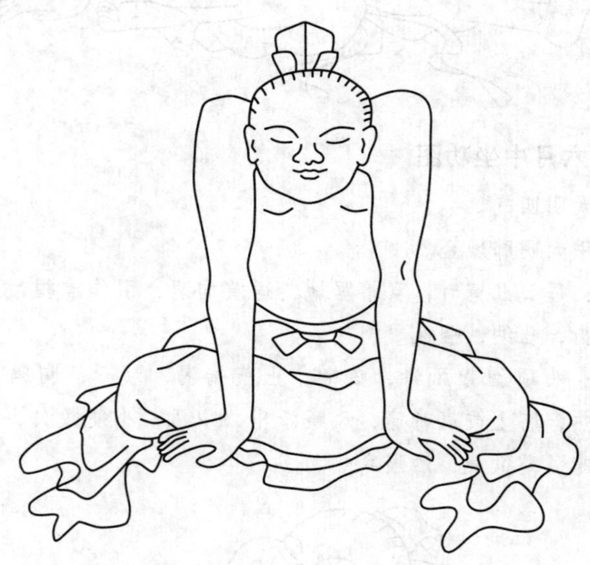

处暑七月中坐功图

运主太阴四气。

时配足少阳胆相火。

坐功：每日丑寅时，正坐，转头左右举引，就反两手捶背，各五七度，叩齿，吐纳，咽液。

治病：风湿留滞，肩背痛、胸痛、脊膂痛、胁肋髀膝经络外至胫绝骨外踝前及诸节皆痛，少气咳嗽，喘渴上气，胸背脊膂积滞之疾。

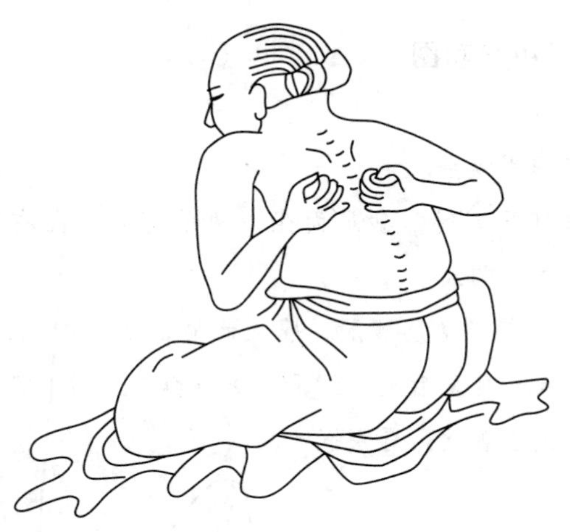

白露八月节坐功图

运主太阴四气。

时配足阳明胃燥金。

坐功：每日丑寅时，正坐，两手按膝，转头推引，各三五度，叩齿，吐纳，咽液。

治病：风气留滞，腰背经络，洒洒振寒，苦伸数欠，或恶人与火，闻木声则惊狂，疟，汗出，鼽衄，口歪，唇胗，颈肿，喉痹不能言，颜黑，呕，呵欠，狂歌上登，欲弃衣裸体。

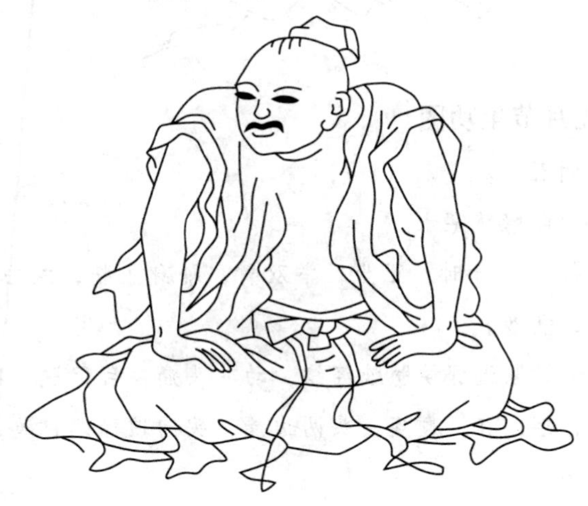

秋分八月中坐功图

运主阳明五气。

时配足阳明胃燥金。

坐功：每日丑寅时，盘足而坐，两手掩耳，左右反侧，各三五度，叩齿，吐纳，咽液。

治病：风湿积滞胁肋腰股，腹大水肿，膝膑肿痛，膺乳、气街、股伏兔骭，外廉、足跟后痛，遗溺，矢气奔响、腹胀，髀不可转，腘以结滞作痛，消谷善饮，胃寒呕吐。

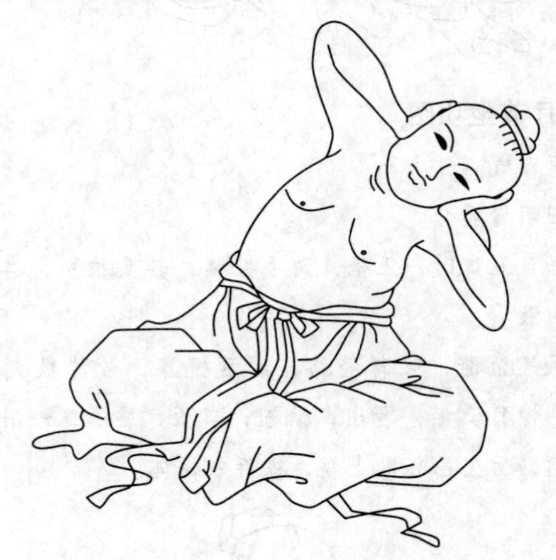

寒露九月节坐功图

运主阳明五气。

时配足太阳膀胱寒水。

坐功：每日丑寅时，正坐，举双臂，踊身上托，左右各三五度，叩齿，吐纳，咽液。

治病：诸风寒湿邪挟胁腋经络，动冲头痛，目侣脱，项如拔，脊痛腰折，痔，疟，狂，颠疾，头两边痛，头囟顶痛，目黄，泪出，鼽衄，疟乱诸疾。

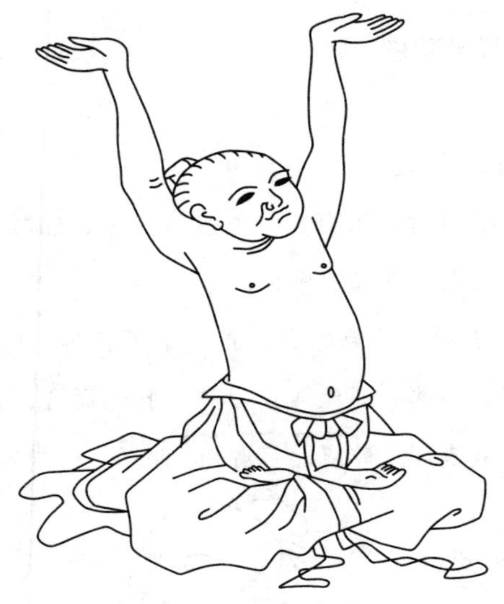

霜降九月中坐功图

运主阳明五气。

时配足太阳膀胱寒水。

坐功：每日丑寅时，平坐，舒两手，攀两足，随用足间力，纵而复收五七度，叩齿，吐纳，咽液。

治病：风湿痹入腰脚，髀不可曲，腘结痛，腨裂痛，项背腰尻阴股膝髀痛，脐反出，肌肉痿，下肿，便脓血，小腹胀痛，欲小便不得，脏毒，筋寒，脚气，久痔，脱肛。

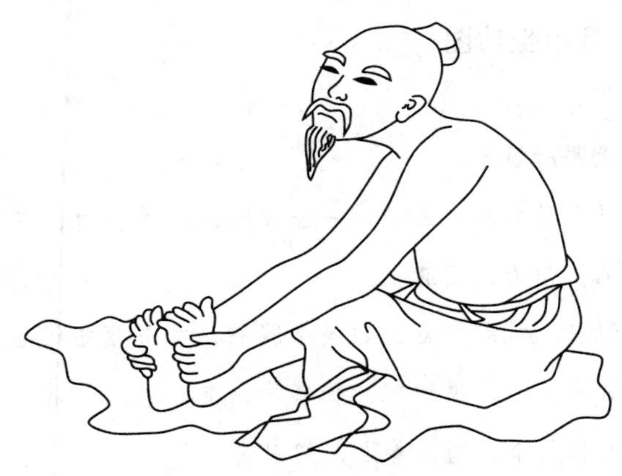

立冬十月节坐功图

运主阳明五气。

时配足厥阴肝风木。

坐功：每日丑寅时，正坐，一手按膝，一手挽肘，左右顾，两手左右托三五度，吐纳，叩齿，咽液。

治病：胸胁积滞，虚劳邪毒，腰痛不可俛仰，嗌干，面尘脱色，胸满呕逆，飧泄，头痛，耳无闻，颊肿，肝逆面青，目赤肿痛，两胁下痛引小腹，四肢满闷，眩冒，目肿痛。

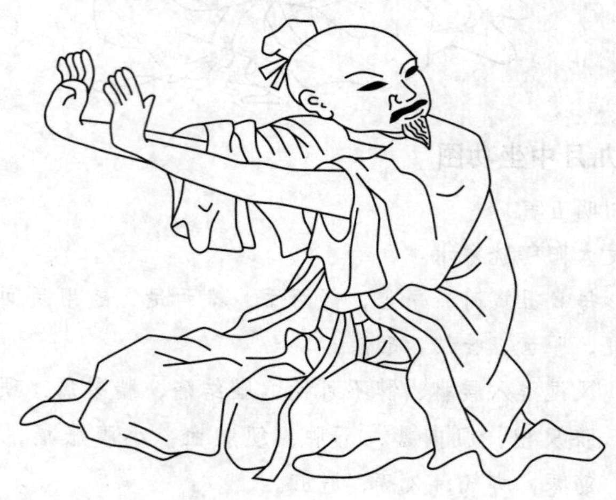

小雪十月中坐功图

运主太阳终气。

时配足厥阴肝风木。

坐功：每日丑寅时，正坐，一手按膝，一手挽肘，左右争力，各三五度，吐纳，叩齿，咽液。

治病：脱肛，风湿热毒，妇人小腹肿，丈夫㿗疝狐疝，遗溺，闭癃，血睾，肿睾，疝，足逆寒，胻善瘛，节时肿，转筋，阴缩，两筋挛，洞泄，血在胁下，喘，善恐，胸中喘。

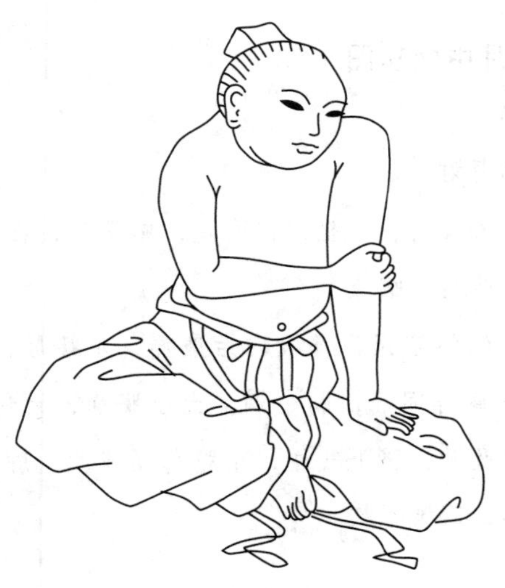

大雪十一月节坐功图

运主太阳终气。

时配足少阴肾相火。

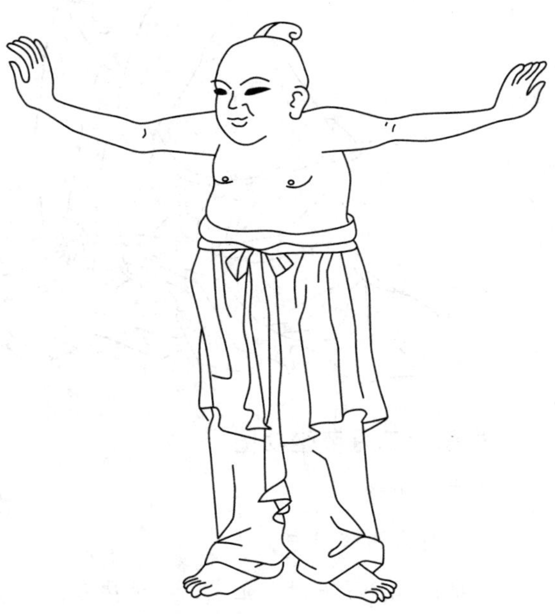

坐功：每日子丑时，起身仰膝，两手左右托，两足左右踏，各五七次，叩齿，咽液，吐纳。

治病：脚膝风湿毒气，口热舌干，咽肿，上气，嗌干及肿，烦心，心痛，黄疸，肠澼，阴下湿，饥不欲食，面如漆，咳唾有血，渴喘，目无见，心悬如饥，多恐常若人捕等症。

冬至十一月中坐功图

运主太阳终气。

时配足少阴肾君火。

坐功：每日子丑时，平坐，伸两足，拳两手，按两膝，左右极力三五度，吐纳，叩齿，咽液。

治病：手足经络寒湿，脊股内后廉痛，足痿厥，嗜卧，足下热，脐痛，左胁下背肩髀间痛，胸中满，大小腹痛，大便难，腹大颈肿，咳嗽，腰冷如冰及肿，脐下气逆，小腹急痛泄，一肿足胻寒而逆，冻疮，下痢，善思，四肢不收。

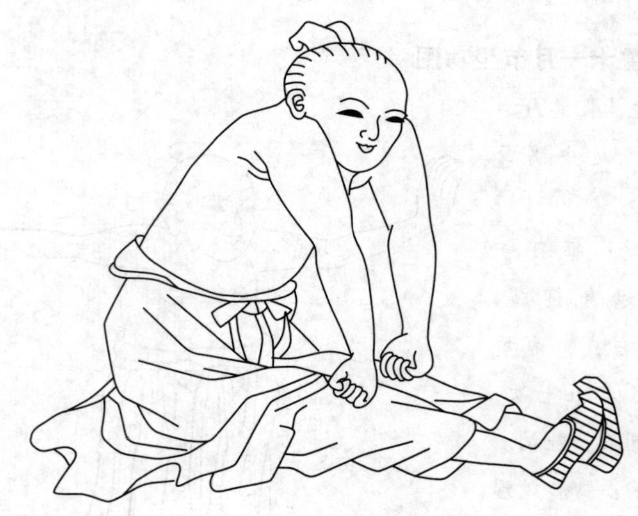

小寒十二月节坐功图

运主太阳终气。

时配足太阴脾湿土。

坐功：每日子丑时，正坐，一手按足，一手上托，挽首互换，极力三五度，吐纳，叩齿，漱咽。

治病：荣卫气蕴，食即呕，胃脘痛，腹胀，哕，疟，饮发中满，食减善噫，身体皆重，食不下，烦心，心下急痛，溏瘕泄，水闭，黄疸，五泄，注下五色，大小便不通，面黄，口干，怠惰嗜卧，抢心，心下痞，苦善饥善味，不嗜食。

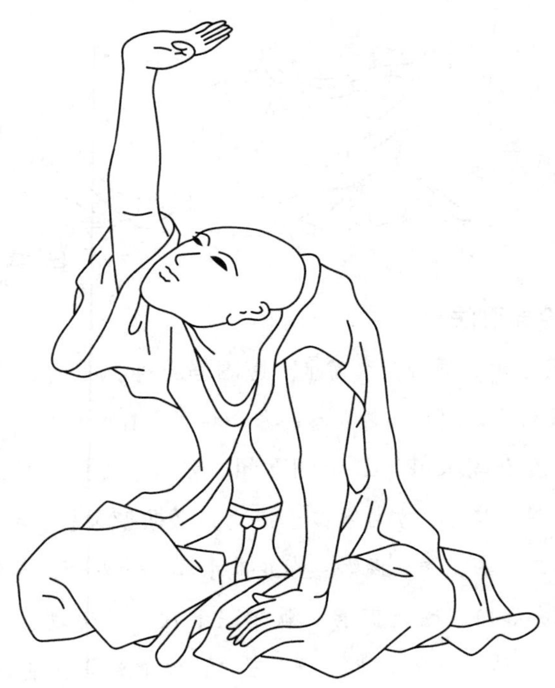

大寒十二月中坐功图

运主厥阴初气。

时配足太阴脾湿土。

坐功：每日子丑时，两手向后，踞床跪坐，一足直伸，一足用力，左右各三五度，叩齿，漱咽，吐纳。

治病：经络蕴积诸气，舌根强痛，体不能动摇，或不能卧，强立，股膝内肿，尻阴臑胻足背痛，腹胀肠鸣，食泄不化，足不收行，九窍不通，足胻肿痛，水胀。

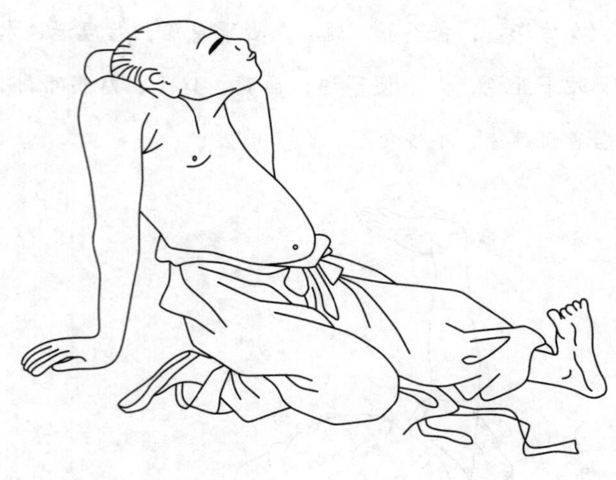

八段锦导引法

闭目冥心坐，冥心盘趺而坐。**握固静思神。叩齿三十六，两手抱昆仑。**叉两手向项后。数九息，勿令耳闻，自此以后出入，息皆不可使耳闻。**左右鸣天鼓，二十四度闻。**移两手心掩两耳，先以第二指压中指，弹击脑后，左右各二十四次。**微摆撼天柱，**摇头左右顾，肩膊转随动二十四，先须握固。**赤龙搅水津。**赤龙者，舌也。以舌搅口齿并左右颊，待津液生而咽。**漱津三十六，**一云鼓漱。**神水满口匀。一日分三咽，**所漱津液，分作三口，作汩汩声而咽之。**龙行虎自奔。**液为龙，气为虎。**闭气搓手热，**以鼻引精气，闭之少顷，搓手急数令热极，鼻中徐徐乃放气出。**背摩后精门。**精门者，腰后外肾也。合手心摩毕，收手握固。**尽此一口气，**再闭气也。**想火烧脐轮。**闭口鼻之气，想用心火，下烧丹田。觉热极，即用后法。**左右辘轳转，**俯首摆撼两肩三十六，想火自丹田透双关，入脑户，鼻引清气，闭少顷间。**两脚放舒伸。**放直两脚。**叉手双虚托，**叉手相交，向上托空，或三次九次。**低头攀脚频。**以两手向前，攀脚心十二次，乃收足端坐。**以候逆水上，**候口中津液生，如未生，再用急搅取水，同前法。**再漱再吞津。如此三度毕，神水九次吞。**谓再漱三十六，如前口分三咽，乃为九也。咽下汩汩响，百脉自调匀。河车搬运讫，摆肩并身二十四，及再转辘轳二十四次。发火遍烧身。想丹田火自下而上，遍烧身体。想时口鼻皆闭气少顷。邪魔不敢近，梦寐不能昏。寒暑不能人，灾病不能迍①。子后午前作，造化合乾坤。循环次第转，八卦是良因。

诀曰：其法于甲子日夜半子时起，首行时口中不能出气，唯鼻中微放清气。每日子后、午前各行一次，或昼夜共行三次。久而自知，蠲除疾病，渐觉身轻。能勤苦不怠，则仙道不远矣。

高子曰：已上名八段锦法，乃古圣相传。握固二字，人多不考，岂特闭目见自己之目，冥心见自己之心哉？趺坐时，当以左脚后跟曲顶肾茎根下动处，不令精窍漏泄云耳。行功何必拘以子午，但一日之中，得有身闲心静处，便是下手所在，多寡随行。若认定二时，忙迫当如之何？入道者不可不知。

起居饮食之节

孔子曰：非礼勿视，非礼勿听，非礼勿言，非礼勿动。程子曰：视听言动，身之用也，由乎中而应乎外，制于外所以养其中也。颜子请事斯语，所以进乎圣人。后之学圣人者，宜服膺而勿失也。因箴以自警。其视箴曰：心兮本虚，应物无迹。操之有要，视为之则，蔽交于前，其中则迁。制之于外，以安其内。克己复礼，久而诚矣。其听箴曰：人有秉彝，本乎天性。知诱物化，遂忘其正。卓彼先觉，知止有定。闲邪存诚，非礼勿听。其言箴曰：人心之动，因言以宣。发禁躁妄，内斯静专。矧是枢机，与戎出好。吉凶荣辱，惟其所召。伤易则诞，伤烦则支。已肆物忤，出悖来违。非法不道，钦哉训辞。其动箴曰：哲人知几，诚之于思。

① 迍（zhūn 谆）：困顿。

志士励行，守之于为。顺理则裕，纵欲惟危。造次克念，战兢自持。习与性成，圣贤同归。凡人能于视听言动之际，事事循礼，每日省了许多邪视妄听、多言躁动，渐渐收其放心，一归于仁。为仁由己，而由人乎哉？勉旃①勉旃。

孟子曰：鸡鸣而起，孳孳为善者，舜之徒也；鸡鸣而起，孳孳为利者，跖之徒也。夫鸡鸣之际，人物未接，有何舜、跖之分？然惟鸡鸣之时，危微一念，利善正在其间，如能收其放心，惴一于善，便可为舜无难。若此时有一些贪念、淫念、高己卑人念、恩仇报复念，种种非礼之念，憧憧往来，涤洗不清，便入跖流。所谓夜气不存，则与禽兽几希，可不慎欤？若复痴困不醒，甘为昏堕，百年瞬息，无有醒时，可不哀哉。盖昼，阳也；夜，阴也；寤，阳也；寐，阴也。阳多于阴则升，阴多于阳则降。升降浮沉，正于此时分别矣。昔有老翁，预知时至，命子孙邀亲友作别，设席以待，宾客盈堂，子孙绕膝，翁精神健旺，饮食如常，或以为妄，及至时，则气升腾腾，奄奄欲去。其子趋告曰：有何吩咐？翁笑而不言。其子又曰：如此先知，必有所得，忝在父子，幸留一言示教。翁曰：鸡鸣而起，料理自家事。其子曰：儿辈鸡鸣起时，无不料理自家事者。翁问料理之事，其子以寻常日用对。翁笑曰：非也，正料理此时可以带得去之事耳。此翁真有所得者也。

孔子曰：士志于道，而耻恶衣恶食者，未足与议也。大哉圣人之言，可以观人之微矣。食色二者，与生俱来，若不觑破割断，一有沾恋，便生贪痴；一生贪痴，便与道背。颜子箪食瓢饮，不改其乐；仲子衣敝缊袍，与衣狐貉者立而不耻者，内有所得，而忘其外也。刘诚意借卖柑者言，喻小人每多珠玉其外，而破絮其中。倡优奴隶，丽服人前，鄙者艳之，识者哂之。僭妄折福，无

① 旃（zhān 沾）：文言助词，相当于“之”或“之焉”。

所祷也。至于饮食美恶，过了三寸，便成何物。若一涘求，便增杀机，烹煎炮炙，取快片刻，婉转冤魂，结孽无穷。况人食禄，皆有定注，所谓人无寿夭，禄尽则亡，良有以也。《内经》曰：膏粱之疾，足生大疔。谓过食肥腻煎炙厚味，必生痈疽发背疔毒也。又曰：五味偏胜，皆能致疾，能甘澹泊，则养天和。《中庸》曰：人莫不饮食也，鲜能知味也。盖五谷、五菜、五果，俱有真味。一为厚味所夺，莫之能辨矣。至于沉酣于酒，不知节止，为害犹深。《七发》所谓腐肠之药，伐性之媒，无奈扑灯飞蛾，趋死如饴，可不哀哉？《记》谓饮醇酒，近妇人，英雄不得志于时，自求速死耳。明知可以速死之事，而莫知之辟者，智者所不为也。

太医孙景初，自号四休居士。黄山谷问其说，答曰：粗茶淡饭，饱即休；补破遮寒，暖即休；三平四满，过即休；不贪不妒，老即休。山谷曰：此真安乐法也。少欲者，不伐之家也；知足者，极乐之国也。四休家有三亩园，花木繁茂，客来煮茗，谈人间可喜事，宾主相忘。居于子邻，暇则步草径相寻，作小诗，遣僮歌之。曰：太医诊得人间病，安乐延年万事休。

高子曰：古云得一日闲方是福，做千年调笑人痴。又云人生无百年，长怀千岁忧。是为碌碌于风尘者言耳。吾岂不欲以所志干云霄耶？命之所在，造化主宰之所在也。孰能与造化竞哉？既不得于造化，当安命于生成。静观物我，认取性灵，放情宇宙之外，自足怀抱之中，外此何有于我。

天隐子曰：吾所谓安处者，非华堂邃宇，重裀广榻之谓也。在乎面南而坐，东首而寝，阴阳适中，明暗相半。屋无高，高则阳盛而明多；屋无低，低则阴盛而暗多。故明多则伤魄，暗多则伤魂，人之魂阳而魄阴，苟伤明暗，则疾病生焉。此所谓居处之室，尚使之然，况天地之气，有亢阳之攻肌，淫阴之侵体，岂可不防慎哉？修养之渐，倘不法此，非安处之道也。吾所居室，四边皆窗户，遇风则闭，风息则开。前帘后屏，太明则下帘，以和其内映；太暗则卷帘，以通其外耀。内以安心，外以安目，心目皆安，则身安矣。明暗尚然，况太多事虑，太多情欲，岂能安其内外哉？

守拙子曰：凡人之情，多为酒色财气所困。囚字从人，从口，口有四角，酒色财气是也。人在口中，不能跳出，便成囚矣，跳出四者，方始成人。有些挂脚，终带囚气，人本至贵，一有囚气，便落下流。智者回光返照，利害分明，方视四者，以为漏脯①鸩毒，岂有沉溺其间者耶？且四者原不迷人，人自迷耳。古人设酒以晏佳宾，何可废也。无如醉徒，沉溺其间，醉后丑态万千，心狂胆泼，无恶不为，招非取罪，悔之何及，烂肠腐胃，死而后已。嗟嗟此辈，是诚何心。若夫色者，夫妻本分，原不必废。第情窦一开，邪淫百出，竟亡百善之源，甘蹈万恶之首，雀鸽情形，狐狗体态，自谓风流。此风诚为孽风，此流直是下流。《化书》②云一生无罪孽，而情缘多者，尚且化为妇人，其有罪者，落于禽兽、地狱可知也。佛以为毒甚蛇蝎，宁受蛇蝎咬螫，莫惹淫女片情，良有以也。人常于寸丝尺布，尚有吝惜，精为身中至宝，每每抛弃于尿坑粪窖里，全不知惜，真所谓颠倒者也。记昔有一好酒贪色者，一老翁语之曰：尔所行多颠倒。其人不伏，翁曰：酒是损人之物，尔百般灌进去；精是养身之宝，尔百般弄出来。岂非颠倒而何？翁虽乡人，言有至理，猛宜深省，莫坠沉沦，至于财为养命之原，犹不得废。《大学》曰：生财有大道，生之者众，食之者寡，为之者疾，用之者舒，则财恒足矣。圣人未尝讳言财，如此理财，何常不足。第奢妄之念既侈，不能安分，日惟不足耳。

---

① 漏脯（lòufǔ 陋腐）：隔夜之肉。

② 化书：唐末五代谭峭撰。

又曰：有人此有土，有土此有财。正注人、注禄之谓也。大家贫穷，多由奢侈不节而得；细民贫穷，多由懒怠不勤而得。天生斯人，原无使人贫穷之理。谚云：大富由天，小富由勤。能勤能俭，决无饥寒之患；使骄且吝，岂长富贵之家。天道好还，昭昭不爽也。太上曰：取不义之财，如漏脯救饥、鸩酒止渴，非不暂饱，死亦及之，可不慎欤？每见横取人财，骤至富贵者，其败尤惨。清白吏子孙，亦有贫者，或因刻所致，然尚可免惨也。财之所聚，耗星最多，如水火、刀兵、疾病，蠢子、恶妻、逆奴，皆足以败之。临棺之时，一毫将不去，惟有孽随身。石崇叹奴辈利吾财时，头已断矣。悲哉！悲哉！至于气，则可废也。孟子曰：有人于此，其待我以横逆，则君子必自反也。我必不仁也，必无礼也，此物奚宜至哉。其自反而仁矣，自反而有礼矣，其横逆由是也，君子必自反也。我必不忠，自反而忠矣，其横逆由是也。君子曰：此亦妄人也已矣。如此则与禽兽奚择哉？于禽兽又何难焉？言不足与之校也。譬之犬向人吠，人亦向犬吠耶？禹闻善言则拜，仲子人告以有过则喜，圣贤存心，固如是也。凡人之情，多自掩其过，有语之者，必怫然而怒，何相反耶？夫君子有容人之量，量大福亦大也。若遇一言之拂而怒，一事之违而忿，此薄福之流也。故君子能容人，无为人所容，道吾过者是吾师，谀吾善者是吾贼。能以责人之心责己，恕己之心恕人，方将自检己过之不暇，何暇与人争长较短也哉？和气致祥，戾气生殃，可不慎欤。

庄子曰：人之可畏者，衽席饮食之间为最，而不知预为之戒者，过也。若能常自谨畏，病疾何由而起，寿考焉得不长？贤者造形而悟，愚者临病不知，诚可畏也。

高子曰：吾生起居，祸患安乐之机也。人惟安所遇而尊所生，不以得失役吾心，不以荣辱劳吾形，浮沉自如，乐天知命，休休焉无日而不自得也。岂非安乐之机哉？若彼偃仰时尚，奔走要途，逸梦想于金穴，驰神魂于火宅，遂使当食忘味，当卧忘寝，不知养生有方，日用有忌，毒形蛊心，枕戈蹈刃，祸患之机乘之矣。可不知所戒哉？余故曰：知恬逸自足者，为得安乐本；审居室安处者，为得安乐窝；保晨昏怡养者，为得安乐法；闲溪山逸游者，为得安乐欢；识三才避忌者，为得安乐戒；严宾朋交接者，为得安乐助。加之内养得术，丹药效灵，耄耋期颐，坐跻上寿，又何难哉？

《齐斋十乐》云：读义理书，学法帖字，澄心静坐，益友清谈，小酌半醺，浇花种竹，听琴玩鹤，焚香煎茶，纵观山水，寓意奕棋。十者之外，虽有他乐，吾不易矣。

韩文公曰：穷居而闲处，升高而望远，坐茂林以终日，濯清泉以自洁。采于山，美可茹；钓于水，鲜可食。起居无时，惟适所安。与其有誉于前，孰若无毁于后；与其有乐于身，孰若无忧于心。僻地清凉，草树茂密，出无驴马，因与人绝，一室之内，有以自娱。

古德云：会做快活人，息事莫生事；会做快活人，省事莫惹事；会做快活人，大事化小事；会做快活人，小事化无事。如此则起居俱快活地也。

《真诰》曰：镜以照面，智以照心。镜明则尘垢不染，智明则邪念不生。邪念不生则起居长安乐矣。故孔子曰智者乐，良有以也。总之邪念一生，贪嗔痴妄，劳劳不休。如王莽辈，伪恭谦下，虚誉满朝，致称功颂德者数万人时，不知费了无数勤劳，篡得几年虚位，顷刻便过，身首异处，子孙绝灭，真下愚不移之蠢物也。百年亦止须臾，受享宁有几日。若终身守分，为安汉公，忠辅汉室，身逸心安，是周公再世，至于今称之矣。所谓心劳日拙，心逸日休，良有以也。从来注人、注禄，穷通寿夭，皆缘前因。今生富贵者，皆前生贫贱中修善得来者也；今生贫贱者，亦前生富贵中造孽得来者也。欲知前世因，今生受者是，信不诬也。古云：临渊羡鱼，不如退而结网。欲富贵者，愿作福惜福，种瓜得瓜，种果得果。欲知来世因，今生作者是，昭昭不爽也。凡事俱有天命，尽好起居安乐，劳劳役役，有何益哉？凡事知足，则心安茅屋稳，性定菜根香；不知足者，虽华堂尚嫌其窄隘，佳馔犹厌其不甘。不觉五蕴皆空，四大非有，百年顷刻，终归无常。性命不明，一身之外，何有于我哉？

高子曰：居庙堂者，当足于功名；处山林者，当足于道德。若赤松之游，五湖之泛，是以功名自足；彭泽琴书，孤山梅鹤，是以道德自足者也。如是者，虽富贵不艳于当时，芳声必振于千古。否则不辱于生前，必灾祸于没世。故足之于人，足则无日而不自足，不足则无时而能足也。又若迫于饥寒，困于利达者，谓人可以胜天，乃营营于饱暖声华，孰知此命也，非人也。命不足于人，人何能足我也？故子房之高蹈遐举，功盖千古；少伯之灭跻潜踪，名铸人间。渊明嗜酒，人未病其沉酣；和靖栽梅，世共称其闲雅。是皆取足于一身，无意于持满，能以功名道德为止足。故芳躅共宇宙周旋，高风同天地终始耳。人能受一命荣，受升斗禄，便当谓足于功名；弊裘短褐，粝食菜羹，便当谓足于衣食；竹篱茅舍，荜窦蓬窗，便当谓足于安居；藤杖芒鞋，蹇驴短棹，便当谓足于骑乘；有山可樵，有水可渔，便当谓足于庄田；残卷盈床，图书四壁，便当谓足于珍宝；门无剥啄，心有余闲，便当谓足于荣华；布衾六尺，高枕三竿，便当谓足于安享；看花酌酒，对月高歌，便当谓足于欢娱；诗书充腹，词赋盈编，便当谓足于丰赡。是谓之知足、常足，无意于求足、未足者也。足果可以力致幸求哉。我故曰：能自足于穷通者，是得浮云富贵之夷犹；能自足于取舍者，是得江风山月之受用；能自足于眼界者，是得天空海阔之襟怀；能自足于贫困者，是得箪瓢陋巷之恬淡；能自足于辞受者，是得茹芝采蕨之清高；能自足于燕闲者，是得衡门泌水之静逸；能自足于行藏者，是得归云卷鸟之舒徐；能自足于唱酬者，是得一咏一觞之旷达；能自足于居处者，是得五柳三径之幽闲；能自足于嬉游者，是得浴沂舞雩之潇洒。若此数者，随在皆安，无日不足，人我无竞，身世两忘，自有无穷妙处。打破多少尘劳，奈何舍心地有余之足，而抱意外无妄之贪，果何得哉？似亦愚矣。观彼进功名于百尺，弃道德于方寸，日汲汲于未足。如金张贵逞，终蹈身灾，石邓财雄，卒罹族灭。君子可不以水月镜花为幻，好谦恶盈为念哉？又若鄙陋者，原石火顷炎，冰山乍结。即便心思吞象，目无全牛，务快甲第云连，金珠山积，举世莫与之比，欲宿未满，此正所谓不知足者也。吾知棘林之驼，粘壁之蜗，是皆此辈耳。其与留有余不尽，以还造化者，何如哉。

孔子曰：君子有三戒。少之时，血气未定，戒之在色；及其壮也，血气方刚，戒之在斗；及其老也，血气既衰，戒之在得。范氏曰：圣人同于人者，血气也；异于人者，志气也。血气有时而衰，志气则无时而衰也。少未定，壮而刚，老而衰者，血气也；戒于色，戒于斗，戒于得者，志气也。君子养其志气，故不为血气所动。是以年弥高而德弥邵也。程素菴曰“养其志气”四字，不可草草看过，非大有戒定之力，不易言也，非上智之人，鲜不为血气所动者。陶渊明云：心为形役。正此之谓也。所谓形者，眼、耳、口、鼻、舌、身、意是也。眼贪五色，耳贪五音，舌贪五味，鼻贪五香，口纵绮语巧言，身爱情逸丽服，意随逐妄迷真。如此，则心为物欲所蔽，任物轮转，役役不休，死而后已，可不哀哉。孔子之言，包括广大，此道藏之金科玉律，释氏之五戒、百戒也。第人草草读过，未常心体力行，徒拟文章夺功名，于身心性命无有裨也。今粗列三条于后，惟君子垂择，以为起居饮食之宜。

少时饮食起居之宜

食色之情，与生俱来。才方动口，便知吸乳；才方开目，便知看色；稍不如意，便作呱呱哭声。三岁之间，全赖乳哺，寻常之家，母自乳子，富贵之室，每多倩人，而乳娘最宜斟酌，有荤乳，有素乳，有浓乳，有薄乳，有带病内热之乳，有暴怒气滞之乳，有五辛煎炙之乳，不可不慎择也。乳与谷不相和洽，乳谷同食，最难消化。乳哺之际，不宜早与谷食，如乳少，万不得已，只宜以小米煮薄粥，徐徐哺之，一切咸味，不得轻喂，恐成哮喘之疾，终身难痊。切不可早与肉食，肉能生痰动火，坏脾伤胃，致成痰积，犹不宜以生冷、果品、煎炒、面食、糯米、黏滞难化之物与食，恐成疳积，癥瘕、痞块亦由此起。孩童多自不识饥饱，若任其食尽饱方休，易成黄病。《内经》曰：因而饱食，经脉横解，肠澼为痔。人知饥能伤人，不知饱伤更甚也。语云：病从口入。小儿之病，伤食最多。谚云惜儿惜食，良有以也。至于衣，不宜过于鲜丽，冬不宜丝绵，夏不宜纱葛。丝绵能助寒助热，纱葛过于轻凉也。昔袁了凡先生夫妇，俱好行善事，晚年始得子，子数岁，了凡冬月自外归，见儿衣絮，谓其妻曰：家中丝绵尽有，何不为其制衣，反买布絮何耶？其妻曰：绵贵絮贱，乡间多寒士，卖绵买絮，足济多人，是为儿作福也。了凡喜曰：能如是，儿必寿矣。后果寿而举进士。幼科名医钱氏曰：若要小儿安，常带三分饥与寒。真名言也。年十五六，血气日盛之时。孔子曰：吾十有五，而志于学。今人大多碌碌茫茫，正不知志个甚的。志气不立，心中无主，物交物，则引之而已矣。孟子曰：知好色，则慕少艾。一有慕少艾之念，则纵情肆欲，无所不至，败德丧身，有所必然，孔圣所以为之首戒也。色不止于女色，目之所见皆是。所谓人闻圣言而悦，出见纷华而悦，毕竟天理难胜人欲，不能升堂入室矣。所谓从最所难戒者戒起，色能戒，而诸欲自可降伏也。

壮年起居饮食之宜

血气方刚之时，正勇往进取之际，最难降伏其心。斗字不止是与人相打殴斗，但有一些争矜之气便是。昔有同学之友，别去数年，再相见时，问作何工夫？对云：数年来，欲去一矜字，尚未能尽。其师闻之，喜曰：是真工夫也。盖有一些争矜之气，便分出许多人我是非。人我是非，心中不化，便生出许多不平之鸣，造了无数恩仇报复之孽，为害滋蔓，可胜言哉。《易》曰：谦谦君子。孔子曰：君子无所争，皆治斗之药石也。古哲云：酒为狂药，多饮令人心高胆泼。壮年易于动气，犹所当戒者也。一切五辛厚味，皆助刚气。血气方刚时，正不宜益助其刚。刚与柔对，老氏执雌持下，正所以治斗也。孟子曰：天之将降大任于是人也，必先劳其筋骨，饿其体肤，空乏其身，行弗乱其所为，所以动心忍性，增益其所不能。此天爱之深所以成之婉也。常读枚乘《七发》曰：今夫贵人之子，必宫居而闺处，内有保母，外有傅父，欲交无所。饮食则温淳甘脆，脭脓肥厚；衣裳则杂遝曼暖，燂烁热暑。虽有金石之坚，犹将销铄而挺解也，况其在筋骨之间乎哉？故曰：纵耳目之欲，恣肢体之安者，伤血脉之和。且夫出舆入辇，命曰蹷痿之机；洞房清宫，命曰寒热之媒；皓齿蛾眉，命曰伐性之斧；甘脆肥脓，命曰腐肠之药。今太子肤色靡曼，四肢委随，筋骨挺解，血脉淫濯，手足惰窳，越女侍前，齐姬奉后，往来游宴，纵恣于曲房隐间之中，此甘餐毒药，戏猛兽之爪牙也。所从来者至深远，淹滞永久而不废，虽令扁鹊治内，巫咸治外，尚何及哉！观此，则知起居饮食过于丰厚奢侈者，非所以自养，适所以自害也。谚云：贫人多寿。亦由起居劳动，饮食淡薄之故耳。盖劳动则血脉周流而不滞，第不可太劳耳；淡薄则脾胃清净而不伤，第不可太饥耳。况血气方刚之时，受些挫磨，老年始得安享。若此时有福享尽，有势行尽，正轻薄夭折之流，所谓苗而不莠，莠而不实者矣，君子之所不为也。孔子好学，至于忘食；周公任事，至于忘寝。坐以待旦，席不暇暖，无非悯世衰而哀人穷也。先大夫每衣，谓予曰：天寒尚有无衣之人；每食，语予曰：日午尚有未炊之家。欲图起居饮食之安，必须推己及人，众人安则吾身安矣。如此岂复有斗争之事乎？不待戒而自戒也。至于小节之宜，散见诸篇，兹不复赘。

老年起居饮食之宜

孔子曰：老者安之。安者，各安其分也。各安其分，则自无贪得之念矣。若一念贪得，则事事不满其欲，虽位极人臣，尚思天命。如刘裕晚年，弑二君而篡逆，曾几何时，自身即殁，流毒无穷，子孙绝灭，可不哀哉。不思年寿，只有此数，何苦乃尔。古云花甲一过，俱作余年，殊有味也。贵者恋位不退，富者持寿不放，以致起居烦躁，饮食无味，一旦数到病缠，八苦交煎，诚自取也。蔡泽云：四时之序，成功者退。花开结果，果熟离蒂，自然之理，安时处顺，无庸勉强也。但须寻朝闻夕可，临去带得去之事，斯为上也。至于养寿之道，有《道林摄生论》曰：老人养寿之道，不令饱食便卧，及终日久坐久劳，皆损寿也。时令小劳，不致疲倦，不可强为不堪之事。食毕，少行百步，以手摩腹百过，消食畅气，食欲少而数，恐多则难化。先饥而食，先渴而饮。先寒而衣，先热而解，勿令汗多。不欲多唾，唾不令远。勿令卧熟扑扇，勿食生冷过多，勿多奔走，勿露卧空阶而冒大寒、大热、大风、大雾。勿伤五味，酸多伤脾，苦多伤肺，辛多伤肝，咸多伤心，甘多伤肾，此数者，老人犹当加意。老人摄生，卧起有四时之早晚，兴居有至和之常制。调行筋骨，有偃仰之方；杜疾闲邪，有吞吐之术；流行荣卫，有补泻之法；节宣劳逸，有予夺之要。忍怒以全阴气，忍喜以全阳气。然后将草木药石以救亏缺，后炼金丹以定无穷。他若自己修为，要当居贫须要安贫，居富切莫矜富。居贫富之中，恒须守道，勿以贫富改志易性。识达道理，似不能言，作大功德，勿自矜伐。年至五十以外，以至百年，美药勿离于手，善言勿离于口，乱想勿生于心。勿令心生不足好恶，常令欢喜。勿得求全于人，勿得怨天尤命。常当少思、少念、少欲、少事、少语、少笑、少愁、少乐、少喜、少怒、少好、少恶，此十二少者，养性之都契也。多思则神殆，多念则神散，多欲则智乱，多事则形劳，多语则气丧，多笑则脏伤，多愁则心忛，多乐则意溢，多喜则妄错昏乱，多怒则百脉不定，多好则迷乱不理，多恶则憔悴无欢，此十二多不除，丧生之本也。惟无多无少，几于道矣。

《要记》曰：一日之忌，暮无饱食；一月之忌，暮无大醉；终身之忌，暮常护气。久视伤血，久卧伤气，久立伤骨，久行伤筋，久坐伤肉。大饱伤肺，大饥伤胃。勿当屋梁脊下睡卧，卧勿头向北，勿点灯烛照卧，六神不安。大汗勿脱衣，多得偏风，半身不遂。卧处勿令有空隙，风入伤人。最寒勿令火炉安向头旁，令人头重目赤鼻干。冬日温足冻脑，春秋脑足俱冻。寅日剪指甲，午日剪足甲，烧白发，并吉。勿食父母本生所属禽兽之肉，令人魂魄飞扬。勿忍溺，并怒抛，以致膝冷成痹；勿忍后，并强努，以致气痔腰疼。入庙宇必恭敬，勿恣意注目。见怪勿得惊恐，以怪为怪。数者是亦养生之道，当究心焉。

养老延年之方照《遵生八笺》原本稍为节约

高深甫曰：余录神仙方药，非泛常传本，皆余数十年慕道精力，考有成据，或得经验，或传老道，方敢收入，否恐悟人知者，当着慧眼宝用。

服松脂法

采上白松香，十斤，拣蜜黄、清净者。先用水一石，入松香，桑柴煮化，以松枝不住手搅，数十沸后，全然化开，以粗麻布滤去浊滓，如此三遍。后取桑柴灰一石，淋汁十石。每用一石，如前煮搅化数十沸，倾入冷水中。凑热软时，用两人将手扯，如扯糖法，待扯不动时，方投冷水中，如前法煮搅扯白，约一百二十遍，待其全无苦涩之味，其白如雪，毫不粘手方止。研极细末，用白米作粥，以末调匀服之。初服不必多，自数分起，渐渐加至三钱为度。末在粥中，不可细嚼，恐难咽下，须温温吞之。忌一切荤腥厚味，油盐醋酱等物，只可以淡笋嘎之。第初服五六日间，胸前嘈杂，或吐、或泻、或汗，此素有所受病邪，皆从此发出，不可停止，过十日后，便相安矣。此药能祛一切沉痼、疠风等症。服至一年，目能夜视；服至二年，体有紫光；服至三年，身轻飞腾。原系仙传，不可泛视。《抱朴子》云：上党赵瞿病癞历年，垂死，其家弃送置山穴中，瞿自怨自艾。经月，有仙见而哀焉，以一囊药与之，瞿服百余日，癞疮都愈，颜色丰悦，肌肤玉泽。仙再过之，瞿谢活命之恩，乞求其方。仙曰："此是松脂，山中尽多，汝炼服之，可以长生。"瞿乃归家长服，身体转轻，气力百倍，登危陟险，终日不倦，年百余岁，齿坚发黑，夜卧忽见屋间有光，大如镜，久而一室尽明如昼，后入抱犊山，成地仙。于时人闻瞿服此成仙，皆竞服之，车运驴负，积之盈室，不过一月，未觉大益，皆辄止焉。志之不坚如此，何能升度乎？余见松脂本条下。

又方，每用一匙，以酒送下。空心、近午、日晚三服，至十两，不饥，夜视目明，身轻难老。又方，每末三斤，配甘菊三斤，松仁二斤，柏子仁二斤，共为细末，炼蜜为丸。每服三十丸，米汤送下，百日后不饥，延年不老。又方，同茯苓等分为丸，每服三十丸，九十日止。自当绝谷，轻身延年。

服桑椹法

桑椹，利五脏关节，通血气，久服不饥，多收，晒干，捣末，蜜和为丸。每日服六十丸，变白不老。

又方，取黑椹一升，和蝌蚪一升，瓶盛封闭，悬屋东头，尽化为泥，染白如漆。又取二七枚，和胡桃二枚，研如泥。拔去白发填孔中，即生黑发。

服鸡子丹法

养鸡雌雄纯白者，不令他鸡同处，生卵抠一小孔，倾去黄白，即以上好旧坑辰砂为末，朱砂有毒，选豆瓣旧砂，豆腐同煮一日，为末。和块入卵中，蜡封其口。还令白鸡抱之，待雏出，药成。和以蜜服，如豆大，每服三丸，日三进，久服长年延算。

苍龙养珠万寿紫灵丹

丹法：入深山中，选合抱大松树，用天月德金木并交日上，腰凿一方孔，方圆三四寸者，入深居松之中，止。孔内下边凿一深凹，次选上等旧坑辰砂一斤，明透雄黄八两，共为末，和作一处，绵纸包好，外用红绢囊裹缝封固，纳松树中空处，以茯苓末子填塞完满，外截带皮如孔大楔子敲上，又用黑狗皮一片钉遮松孔，恐有灵神取砂，令山中人看守。取松脂升降灵气，将砂雄养成灵丹。入树一年后，夜间松上有萤火光，二年渐大，三年光炤满山。取出二末，再研如尘，枣肉为丸，如梧子大。先以一盘献祝神祇，后用井花水清晨服一二十丸。一月后，眼能夜读细书；半年，行如奔马；一年之后，三尸消灭，九虫遁形，玉女来卫，六甲行厨。再行阴功积德，地仙可立。松乃苍龙之精，砂乃赤龙之体，得天地自然升降水火之气而成丹，非人间作用，其灵如何。

九转长生神鼎玉液膏

白术气性柔顺而补，每用二斤，秋冬采之，去粗皮　赤术即苍术也。性刚雄而发，每用十六两，同上制

二药用石臼捣碎，入缸中，用千里水浸一日夜，山泉亦好。

次入砂锅煎汁，一次收起，再煎一次，绢滤渣净，去渣。将汁用桑柴火缓缓炼之，熬成膏，磁罐盛贮，封好。入土埋一二日，出火气用。天德日服三钱一次，白汤调下，或含化，俱可。久服轻身延年，悦泽颜色。忌食桃、李、雀、蛤、海味等食。

更有加法，名曰九转。

二转加人参三两，煎浓汁二次，熬膏，入前膏内。名曰长生神芝膏。

三转加黄精一斤，煎汁熬膏，加入前膏内。名曰三台益算膏。

四转加茯苓、远志，去心，各八两，熬膏，加入前膏。名曰四仙求志膏。

五转加当归八两，酒洗，熬膏，和前膏内。名曰五老朝元膏。

六转加鹿茸、麋茸，各三两，研为末，熬膏，和前膏内。名曰六龙御天膏。

七转加琥珀，红色如血者佳。饭上蒸一炊，为细末一两，和前膏内。名曰七元归真膏。

八转加酸枣仁、山萸肉，去核净肉八两，炒，熬膏，和前膏内。名曰八神卫护膏。

九转加柏子仁，净仁四两，研如泥，入前膏内。名曰九龙扶寿丹。

丹用九法加入，因人之病而加损故耳。又恐一并炼膏，有火候不到，药味有即出者，有不易出者，故古圣立方，必有妙道。

元元护命紫芝膏

此杯能治五劳七伤，诸虚百损，左瘓右瘫，各色疯疾，诸邪百病。昔有道人王进服之，临病，见二鬼排闼视立，久之而去。后梦一人语之曰：道者当死，昨有无常二鬼来拘，因公服丹砂之灵，四面红光，鬼不能近而去，过此公寿无量。后活三百余岁，仙去。

用明净朱砂一斤半，先取四两入水火阳城罐，打大火一日一夜，取出研细。又加四两，如此加添打火，六次足，共为细末。将打火铁灯盏改打一铁大酒杯样，摩光作塑，悬入阳城罐内。铁杯浑身贴以金箔五层厚，罐内装砂，口上加此杯盏，打大火三日夜，铁盏上面时加水擦，内结成杯在于塑上，取下。每用好明雄三厘，研入朱杯内，充热酒服。二杯一次，收杯再用，妙不尽述。

《太清经》说神仙灵草菖蒲服食法

法用：三月三日、四月四日、五月五日、六月六日、七月七日、八月八日、九月九日、十月十日采之。须在清净石上水中生者，仍须南流水边者佳，北流者不佳。采来洗净，细去根上毛须令净，复以袋盛之，浸净水中，去浊汁、硬头，薄切，就好日色曝干，杵罗为细末。择天德黄道吉日合之。和法用陈糯米水浸一宿，淘去米泔，砂石盆中研细末，火上煮成粥饮。将前蒲末和溲，须多手为丸，免得干燥难丸。丸如梧桐子大，晒干，用盒收贮。初服十丸，一次嚼饭一口，和丸咽下，后用酒下，便吃点心更佳。百无所忌，惟身体觉暖，用秦艽一二钱煎汤，待冷，饮之即定，盖以艽为使也。服至一月，和脾消食；二月，冷疾尽除；百日后，百疾消灭。其功镇心益气，强志壮神，填髓补精，黑发生齿。服至十年，皮肤细滑，面如桃花，万灵侍卫，精邪不干，永保长生度世也。

枸杞茶

于深秋摘红熟枸杞子，同干面拌和成剂，擀作饼样，晒干，研为细末。每江茶一两，枸杞子末二两，同和匀，入炼化酥油三两，或香油亦可，旋添汤搅成膏子，用盐少许，入锅煎熟饮之。甚有益，及明目。

铁瓮先生琼玉膏

此膏填精补髓，肠化为筋，万神俱足，五脏盈溢，发白变黑，返老还童，行如奔马。日进数服，终日不食亦不饥，开通强志，日诵万言，神识高迈，夜无梦想。服之十剂，绝其欲，修阴功，成地仙矣。一料分五处，可救五人痈疾；分十处，可救十人痨疾。修合之时，沐浴至心，勿轻示人。

新罗参二十四两，去芦　生地黄一十六斤，取汁　白茯苓四十九两，去皮　白沙蜜十斤，炼净

上将人参、茯苓为细末，用密生绢滤过，地黄取自然汁，捣时不用铜铁器，取汁尽，去滓，用药一处拌和匀，入银石器或好磁器内封，用净纸二三十重封闭，入汤内，以桑柴火煮三昼夜。取出，用蜡纸数重包瓶口，入井中，去火毒，一伏时取出。再入旧汤内煮一日，出水气，取出开封，取三匙作三盏，祭天地百神，焚香设拜，至诚端心。每日空心，酒调一匙头服。原方如此，但痨嗽气盛，血虚肺热者，不可用人参。

地仙煎

治腰膝疼痛，一切腹内冷病。令人颜色悦泽，骨髓坚固，行及奔马。

山药一斤　杏仁一升，汤泡，去皮尖　生牛乳二斤

上件将杏仁研细，入牛乳和山药拌绞，取汁，用新磁瓶密封，汤煮一日。每日空心，酒调服一匙头。

金水煎

延年益寿，填精补髓。久服发白变黑，返老还童。

枸杞子不拘多少，采红熟者

上用无灰酒浸之，冬六日，夏三日，于砂盆内研，令极细。然后以布袋绞取汁，与前浸酒一同慢火熬成膏，于净磁器内封贮，

重汤煮之。每服一匙，入酥油少许，温酒调下。

服食茯苓法

茯苓削去黑皮，捣末，以醇酒于瓦器中渍，令淹足。又瓦器覆上，密封泥涂。十五日发，当如饵食造饼，日三，亦可为末，服二三钱。不饥渴，除病延年。

服食术法

於潜术一石，净洗，捣之，水二石，渍一宿，煮减半，加清酒五升，重煮取一石，绞去滓，更微火煎熬，纳大豆末二升，天门冬末一升，搅和丸如弹子。旦服三丸，日一，或山居远行代食，耐风寒，延寿无病。此崔野子所服法。天门冬去心皮也。

服食黄精法

黄精细切一石，以水二石五升，一云六石，微火煮，旦至夕，熟出使冷，手擂碎，布囊榨汁煎之，滓曝燥，捣末，合向釜中煎熬，可为丸，如鸡子。服一丸，日三服。绝谷，除百病，身轻，体健不老。少服而令有常，不须多而中绝，渴则饮水。云此方最佳，出五符中。

又方，取黄精捣捩，取汁三升，若不出，以水浇，榨取之。生地黄汁三升，天门冬汁三升，合微火煎减半。纳白蜜五斤，复煎，令可丸，服如弹丸。日三服，不饥，美色。亦可止榨取汁三升，汤上煎可丸，日食如鸡子大一枚，再服三十日，不饥，行如奔马。天门冬去心皮。

服食萎蕤法

常以二月九日采叶，切，干治，服方寸匕，日三。亦依黄精作饵法服之，导气脉，强筋骨，治中风，跌筋结肉，去面皱，好颜色，久服延年。

服食巨胜法

胡麻肥黑者，取无多少，簸治，蒸之，令热气周遍，如炊顷，便出，曝。明旦又蒸曝。凡九过止。烈日亦可一日三蒸曝，三日凡九过，燥讫。以汤水微沾于臼中捣，使白，复曝燥，簸去皮，熬使香，急手捣，下粗筛。随意服，日二三升。亦可以蜜丸如鸡子大，日服五枚。亦可以饴和之，亦可以酒和服，稍稍自减，百日无复病。一年后，身面滑泽，水洗不着肉；五年，水火不害，行及奔马。

神仙饵蒺藜方

蒺藜一石，常以七八月熟，收之，采来曝干。先入臼，舂去刺，然后为细末。每服二匙，新水调下，日进三服，勿令断绝，服之长生。服一年后，冬不寒，夏不热。服之二年，老返少，头白早黑，齿落更生。服至三年，身轻延寿。

紫霞杯方

此杯之药，配合造化，调理阴阳，夺天地冲和之气，得水火既济之方。不冷不热，不缓不急，有延年却老之功，脱胎换骨之妙。大能清上补下，升降阴阳，通九窍，杀九虫，除梦泄，悦容颜，解头风，身体轻健，脏腑和同。开胸膈，化痰涎，明目润肌肤，添精，蠲疝坠。又治妇人血海虚冷，赤白带下。惟孕妇不可服。其余男妇老少，清晨热酒服二三杯，百病皆除。诸药无出此方。用久杯薄，以糠皮一碗坐杯于中，泻酒取饮。若碎破，每取杯药一分，研入酒中充服，以杯料尽，再用另服。

珍珠一钱　琥珀一钱　乳香一钱　金箔二十张　雄黄一钱　阳起石一钱　香白芷一钱　朱砂一钱　血竭一钱　片脑一钱　樟脑一钱，倾杯放入　麝香七分半　赤石脂一钱　甘松一钱　三柰一钱　紫粉一钱　木香一钱　安息一钱　沉香一钱　没药一钱制硫法：用紫背浮萍于罐内，将硫黄以绢袋盛，悬系于罐中，煮滚数十沸，取出候干，研末。十两同前香药入铜勺中，慢火溶化。取出，候火气少息，用好样银酒钟一个，周围以布纸包裹，中间一孔，倾硫黄于内，手执酒钟旋转，以匀为度，仍投冷水盆中，取出。有火症者，勿服。

河上公服芡实散方

干鸡头实去壳　忍冬茎叶拣无虫污、新肥者，即金银花也　干藕各一斤

上三味为片段，于甑内炊熟，曝干，捣，罗为末。每日食后，麦冬汤浸水服一钱七分。久服益寿延年，身轻不老，悦颜色，壮肌肤，健脾胃，去留滞。功妙难尽，久则自知。

以上诸方，悉照《遵生八笺》所定，举其大概，如扶桑丸等方，已见《易简方论》矣。其余散见果木、花卉部内，可参考也。但须服久，自然有效，若夫一暴十寒，或作或止，欲责成功，难矣！

卷一下

身部下

精气神，身中三宝也。人能自宝其三宝，则百病不侵，一生安乐矣。奈何舍灵龟而观朵颐哉？衣珠求食，抑何左耶？至于须发，以及便溺，皆可用为治疗。法圣人近取诸身之义，聊述数种，以见世间无弃物焉。

髭须

唐李勣病，医云：得须灰，服之方止。太宗闻之，遂自剪髭，烧灰，赐服。复令傅痈，立愈。又宋吕夷简疾，仁宗曰：古人言髭可以治疾，今朕剪髭与之合药，表朕意也。

主治：止吐血，傅痈疮。烧，研末用。

发髲

以强壮男子约二十岁者，于头顶心剪下，以皂角水洗净，晒干，入罐固济，煅存性用。

性温，味苦。

主治：五癃，关格不通，止血闷血晕，金疮，伤风，血痢，利小便，疗小儿惊，大人痓。合鸡子黄煎之，化消为水，疗小儿惊热百病。

【附方】

石淋痛涩烧存性，研末，井水下一钱。

伤寒黄病烧，研，水服一寸匕，日三。

胎衣不下乱头发撩结口中。

小儿客忤因见生人所致。取来人头上发数十茎，断儿衣带少许，合烧，研末，和乳饮儿，即愈。

急肚腹痛用本人头发三十根，烧过，酒服。即以水调芥子末，封脐内，大汗而止。

瘭瘪恶疮烧灰，米汤服二钱。外以灰三分，皂荚刺灰二分，白及一分，掺。

乱　发

一名血余。

主治：咳嗽，五淋，利大小便，小儿惊痫，止血，消瘀血。鼻衄，烧灰吹之，立止。

【附方】

孩子热疮乱发一团如梨子大，鸡子黄十个煮熟，同于铫子内熬至甚干，始有液出，旋至盏中，液尽为度。用傅疮上，即以苦参粉粉之，神妙。详见鸡子黄下。

小儿斑疹发灰，饮服三钱。

小儿断脐即用清油调发灰傅之，不可伤水，脐湿不干亦傅之。

小儿重舌欲死者。以乱发灰半钱，调傅舌下，不住用之。

小儿燕口两角生疮。发灰三钱，饮汁服。

小儿吻疮发灰和猪脂，涂之。

小儿惊啼乱油发烧研，乳汁或酒服，少许良。

鼻血眩冒欲死者。乱发烧研，水服方寸匕，仍吹之。

鼻血不止血余烧灰，吹之立止，永不发。男用母发，女用父发。发灰一钱，人中白五分，麝香少许，为末，嗃鼻。名三奇散。

肺疽吐血发灰一钱，米醋二合，白汤一盏，调服。

咳嗽有血小儿胎发灰，入麝香少许，酒下，每个作一服。男用女，女用男。

齿缝出血头发切，入铫内炒存性，研，掺之。

肌肤出血胎发烧灰，傅之即止。或吹入鼻中。

诸窍出血头发、败棕、陈莲蓬，并烧灰等分，每服三钱，木香汤下。

上下诸血或吐血，或心衄，或内崩，或舌上出血如簪孔，或鼻衄，或小便出血。并用乱发灰，水服方寸匕，一日三服。

无故遗血乱发及爪甲烧灰，酒服方寸匕。

小便尿血发灰二钱，醋汤服。

血淋苦痛乱发烧存性二钱，入麝少许，米汤服。

大便泻血血余半两烧灰，鸡冠花、柏叶各一两为末，卧时酒服二钱，来早以温酒一盏投之，一服见效。

胎产便血发灰，每饮服二钱。

女人漏血乱发洗净烧研，空心温酒服一钱。

月水不通童男、童女发各三两烧灰，斑蝥二十一枚糯米炒黄，麝香一钱，为末，每服一钱，食前热姜酒下。

妇人阴吹胃气下泄，阴吹而正喧，此谷气之实也，宜猪膏发煎导之。用猪膏半斤，乱发鸡子大三枚，和煎，发消药成矣。分再服，病从小便中出也。

女劳黄疸因大热大劳，交接后入水所致，身目俱黄，发热恶寒，小腹满急，小便难。用膏发煎治之，即上方。

黄疸尿赤乱发灰，水服一钱，日三次，秘方也。

大小便闭乱发灰三指撮，拨半升水服。

干霍乱病胀满烦躁。乱发一团烧灰，盐汤二升，和服取吐。

尸疰中恶用乱发如鸡子大，烧研，水服。一方用乱发灰半两，杏仁半两去皮尖，研，炼蜜丸梧子大，每温酒日下二三十丸。

破伤中风乱发如鸡子大，无油器中熬焦黑，研，以好酒一盏沃之，入何首乌末二钱灌之，少顷再灌。

沐发中风方同上。

令发长黑乱发洗晒，油煎焦枯，研末，擦发，良。

擦落耳鼻头发瓶盛泥固，煅过，研末，以擦落耳、鼻，乘热蘸发灰缀定，软帛缚住，勿令动，自然生合也，良。

聤耳出脓乱发裹杏仁末，塞之。

吞发在咽取自己乱发，烧灰，水服一钱。

蜈蚣螫咬头发烧烟熏之。

疔肿恶疮乱发、鼠屎等分烧灰，针入疮内，大良。

疮口不合乱发、露蜂房、蛇蜕皮各（烧存性）一钱，用温酒食前调服，神妙。

下疳湿疮发灰一钱，枣核七个，烧研，洗贴。

大风疠疮用新竹筒十个，内装黑豆一层，头发一层，至满，以稻糠火盆内煨之，候汁滴出，以盏接承，翎扫疮上，数日即愈。亦治诸疮。

头　垢

梳上者，名面齿霜。

主治：淋闭不通。疗噎疾，酸浆煎膏用之，立愈。中蛊毒、蕈毒，酒化下，并取吐为度。

【附方】

天行劳复含头垢枣核大一枚，良。

预防劳复伤寒初愈，欲令不劳复者。头垢烧研，水丸梧子大，饮服一丸。

头身俱痛烦闷者。头垢豆许，水服。囊盛蒸豆，熨之。

小儿霍乱梳垢，水服少许。

小儿哭疰方同上。

百邪鬼魅方同上。

妇人吹乳百齿霜，以无根水丸梧子大，每服三丸，食后屋上倒流水下，随左右暖服，取汗甚效。或以胡椒七粒，同百齿霜和丸，热酒下，得汗立愈。

妇人乳疖酒下梳垢五丸，即退消。

妇人足疮经年不愈，名裙风疮。用男子头垢，桐油调作隔纸膏，贴之。

臁胫生疮头垢，枯矾研匀，猪胆调傅。

下疳湿疮蚕茧盛头垢，再以一茧合定，煅红，出火毒，研，搽。

小儿紧唇头垢涂之。

菜毒脯毒凡野菜、诸脯肉、马肝、马肉毒。以头垢枣核大，含之咽汁，能起死人。或白汤下亦可。

自死肉毒故头巾中垢一钱，热水服，取吐。

猘犬毒人头垢、猬皮等分烧灰，水服一杯，口禁者灌之。犬咬人疮重发者，以头垢少许纳疮中，用热牛屎封之。

诸蛇毒人梳垢一团，尿和傅上。仍炙梳出汗，熨之。

蜈蚣螫人头垢、苦参末，酒调傅之。

蜂虿螫人头垢封之。

虫蚁螫人同上。

竹木刺肉不出，头垢涂之，即出。

飞丝入目头上白屑少许，揩之，即出。

赤目肿痛头垢一芥子，纳入取泪。

噫吐酸浆浆水煎头垢豆许，服一杯效。

耳　垢

又名耳塞。

主治：癫狂、见鬼、虫螫。

【附方】

蛇虫螫伤人耳垢、蚯蚓屎，和涂，出尽黄水，立愈。

破伤中风用病人耳中膜，并刮爪甲上末，唾调，涂疮口，立效。

抓疮伤水肿痛难忍者。以耳垢封之，一夕水尽出而愈。

疔疽恶疮生人脑（即耳塞也）、盐泥等分研匀，以蒲公英汁，和作小饼封之，大妙。

一切目疾耳塞晒干。每以粟许，夜夜点之。

小儿夜啼惊热，用人耳塞、石莲心、人参各五分，乳香二分，灯花一字，丹砂一分为末，每薄荷汤下五分。

膝头垢

主治：唇紧疮，以绵裹，烧，研，傅之。

爪　甲

主治：鼻衄，细刮，嗃之，立止。他人甲亦可。催生，下胞衣，利小便，治尿血，及阴阳易病，破伤风，去目翳。怀妊妇人爪甲，取末点目，去障翳。

【附方】

斩三尸法《太上玄科》云，常以庚辰日去手爪，甲午日去足爪，每年七月十六日将爪甲烧灰，和水服之，三尸九虫皆灭，名曰斩三尸。一云，甲寅日三尸游两手，剪去手爪甲，甲午日三尸游两足，剪去足爪甲。

消除脚气每寅日割手足甲，少侵肉，去脚气。

破伤中风手足十指甲，香油炒研，热酒调，呷服之，汗出便好。又治破伤风，手足颤掉，搐摇不已。用人手足指甲（烧存性）六钱，姜制南星、独活、丹砂各二钱为末，分作二服，酒下，立效。

阴阳易病用手足爪甲二十片，中衣裆一片，烧灰，分三服，温酒下。男用女，女用男。

小儿腹胀父母指爪甲，烧，傅乳上，饮之。

小便转胞自取爪甲，烧灰，水服。

男女淋疾同上。

小便尿血人指甲半钱，头发一钱半，烧，研末，每服一钱，空心温酒下。

妊娠尿血取夫指甲，烧灰，酒服。

胞衣不下取本妇手足爪甲，烧灰，酒服，即令有力妇人抱起，将竹筒于胸前赶下。

诸痔肿痛蚕茧内入男人指甲令满，外用童子顶发缠裹，烧存性，研末，蜜调傅之。仍日日吞牛胆制过槐子，甚效。

针刺入肉凡针折入肉，及竹木刺者。刮人指甲末，用酸枣捣烂，涂之，次日定出。

飞丝入目刮爪甲末，同津液点之，其丝自聚拔出也。

物入目中左手爪甲，刀刮削末，灯草蘸点翳上，三次，即出也。

瘢痘生翳 一切目疾并以木贼擦取爪甲末，同朱砂末等分研匀，以露水搜丸芥子大，每以一粒，点入眼内。

目生花翳刀刮爪甲细末，和乳点之。

积年泻血百药不效，用人指甲（炒焦）、麝香各二钱半，干姜（炮）三两，白矾（枯过）、败皮巾（烧灰）各一两，为末，每粥饮一钱，食二服。

鼻出衄血刀刮指甲细末，吹之即止，试验。

牙 齿

两傍曰牙，当中曰齿。入药烧用。

主治：除痨，除疟，蛊毒气，乳痈未溃，痘疮倒黡。

【附方】

痘疮倒黡钱氏小儿方用人牙烧存性，入麝香少许，温酒服半钱。闻人规《痘疹论》云，人牙散，治痘疮方，出风寒外袭，或变黑，或青紫，此倒黡也。宜温肌发散，使热气复行而斑自出。用人齿脱落者，不拘多少，瓦罐固济，煅过，出火毒，研末。出不快而黑陷者，猪血调下一钱；因服凉药，血涩倒陷者，入麝香，温酒服之，其效如神。无价散用人牙、猫牙、猪牙、犬牙等分，火煅，研末，蜜水调服一字。

乳痈未溃人牙齿烧研，酥调，贴之。

五般聤耳出脓血水。人牙烧存性，麝香少许，为末，吹之。名佛牙散。

漏疮恶疮干水生肌。用人牙灰、油发灰、雄鸡内金灰各等分为末，入麝香、轻粉少许，油调，傅之。

阴疽不发头凹沉黯，不疼无热，服内补散不起。必用人牙（煅过）、穿山甲（炙）各一分为末，分作两服，用当归、麻黄煎酒下。外以姜汁和面傅之。又方川乌头、硫黄、人牙（煅过）为末，酒服亦妙。

口津唾

一名灵液，又名神水，又名金浆，又名醴。

主治：明目退翳，平旦漱口擦齿，以津洗目，及当时舌舐拇指甲揩目，久久光明，又能退翳。**起魇**，凡人魇死，不可呼唤，但痛咬脚跟及拇指甲际，多唾其面，自省。**辟鬼**，鬼最畏唾，唾之自退。**疮肿疥癣皶皰**，五更未语者，频涂擦之。**消肿解毒**。

【附方】

代指肿痛以唾和白硇砂，搜面作碗子，盛唾令满，着硇末少许，以指浸之，一日即瘥。

手足发疣以白粱米粉，铁铛炒赤，研末，以众人唾和，傅，厚一寸，即消。

腋下狐气用自已唾，擦腋下数过，以指甲去其垢，用热水洗手数遍。如此十余日则愈。

毒蛇螫伤急以小便洗去血，随取口中唾，频频涂之。

齿　垢

又名齿䘺。

主治：和黑虱研，涂，出箭头及恶刺，破痈肿，涂蜂螫。

【附方】

竹木入肉针拨不尽者，以人齿垢封之，即不烂也。

毒蛇螫伤先以小便洗去血，次以牙䘺封而护之，甚妙，且不肿痛。

人　气

《抱朴子》云：人在气中，气在人中，天地万物，无不须气以生。善行者，内以养生，外以却邪，然行之有法。从子至巳，为生气之时；从午至亥，为死气之时。常以生气时，鼻气入多出少，默而数之，积少成多，乃微吐之，勿令耳闻。习之既熟，增至千数，此为胎息，久久行之，其妙无极。

主治：下元虚冷，日令童男女以时隔衣进气脐中，甚良。凡人身体、骨节痹痛，令人更互呵熨，久久经络通透。又鼻衄金疮，嘘之能令血断。

乳　汁

一名妳汁，又名仙人酒。乳为血之精华，大能补益。然须壮盛无病女人，德性和平，饮食中淡者为佳，其人燥暴，多怒多欲，好酒食辛，或有火病，俱不可用。

主治：延年益气，补五脏，治瘦悴，悦皮肤，润毛发，点眼止泪。和雀屎，去目中胬肉，解独肝牛肉毒，合浓豉汁服之，神效。

【附方】

服乳歌仙家酒，仙家酒，两个壶卢盛一斗。五行酿出真醍醐，不离人间处处有。丹田若是干涸时，咽下重楼润枯朽。清晨能饮一升余，返老还童天地久。

虚损痨瘵德生丹用无病妇人乳三酒杯，将磁碟晒极热，置乳于中，内入麝香末少许，木香末二分，调匀服。后饮浓茶一酒盏，即阳败。次日服接命丹。接命丹用乳三酒杯，如前晒碟盛人乳，并人胞末一具，调服。服毕，面、膝俱赤，如醉思睡，只以白粥少少养之。

虚损风疾接命丹，治男妇气血衰弱，痰火上升，虚损之证；又治中风不语，左瘫右痪，手足疼痛，动履不便，饮食少进诸证。用人乳二杯，香甜白者为佳，以好梨汁一杯和匀，银石器内顿滚滚。每日五更一服，能消痰补虚，生血延寿。此乃以人补人，其妙无加。

中风不语舌根强硬。三年陈酱五合，人乳汁五合，相和，研，以生布绞汁。随时少少与服，良久当语。

卒不得语人乳半合，美酒半升，和服。

失音不语人乳、竹沥各二合，温服。

月经不通日饮人乳三合。

眼热赤肿人乳半合，古铜钱十文，铜器中磨令变色，稀稠成煎，瓶收，日点数次。或以乳浸黄连，蒸热洗之。

初生不尿人乳四合，葱白一寸，煎滚。分作四服，即利。

初生吐乳人乳二合，籧篨篾少许，盐二粟大，同煎沸，入牛黄米许，与服。

痈脓不出人乳汁和面傅之，比膮①脓尽出，不可近手。

臁胫生疮人乳、桐油等分和匀，以鹅翎扫涂，神效。

啖蛇牛毒牛啖蛇者，毛发向后，其肉杀人，但饮人乳汁一升，立愈。

中牛马毒人乳饮之，良。

百虫入耳人乳滴之，即出。

---

① 膮（xiāo 消）：《说文解字》："豕肉羹也。从肉尧声。"此处指腐肉。

妇人月水

一名月经，又名天癸。术士称为红铅。

主治：解毒箭及女劳复。附月经衣。

月经衣，治金疮血涌出，炙热，熨之。又主虎狼伤及箭镞入腹。

【附方】

热病劳复丈夫热病后，交接复发，忽卵缩入肠，肠痛欲死。烧女人月经赤衣为末，熟水服方寸匕，即定。

女劳黄疸气短声沉。用女人月经和血衣烧灰，酒服方寸匕，一日再服，三日瘥。

霍乱困笃童女月经衣和血烧灰，酒服方寸。百方不瘥者用之。

小儿惊痫发热。取月候血和青黛，水调服一钱，入口即瘥。量儿加减。

令妇不妒取妇人月水布裹虾蟆，于厕前一尺，入地五寸埋之。

痈疽发背一切肿毒。用胡燕窠土、鼠坌土、榆白皮、栝楼根等分为末，以女人月经衣，水洗取汁和，傅肿上，干则易之。溃者封其四围。五日瘥。

男子阴疮因不忌月事行房，阴物溃烂。用室女血衲，瓦上烧存性，研末，麻油调，傅之。

解药箭毒交州夷人，以焦铜为毒药于镞锋上，中人即沸烂，须臾骨坏。但服月水、屎汁解之。

箭镞入腹或肉中有聚血。以妇人月经衣烧灰，酒服方寸匕。

马血入疮 剥马刺伤以妇人月水涂之，神效。

虎狼伤疮月经衣烧末，酒服方寸匕，日三。

小儿初生脐带

一名命蒂。

主治：烧末饮服，止疟，解胎毒，傅脐疮。

【附方】

脐汁不干绵裹落下脐带，烧研一钱，入当归头末一钱，麝香一字，掺之。

预解胎毒初生小儿十三日，以本身剪下脐带烧灰，以乳汁调服，可免痘患。或入朱砂少许。

痘风赤眼初生小儿脐带血，乘热点之，妙。

紫河车

即人胞也。俗名胞衣，一名混沌衣、佛袈裟、仙人衣。崔行功云：凡胞衣宜藏天月二德吉方，深埋紧筑，令儿长寿。不尔，令儿狂病。虽有补益之功，然补益之药甚多，若能无损，何须求益头上？安头亦不可观，以人食人，尤为不仁，姑存其名，不载其功。如必欲用，自有古方补天大造丸等方在。

小　便

即人尿也。一名溲，又名轮回酒，又名还元汤。须童子者佳。勿令其食咸酸五辛，炮烹炙煿厚味，宜多与米汤梨藕之物食之，则小便清长可用。

主治：滋阴降火，久咳失声，止劳渴，润心肺，利大肠，推陈致新，明目消瘀，止吐血，鼻衄，血闷热狂，杀虫解毒，中暍。

【附方】

头痛至极童便一盏，豉心半合，同煎至五分，温服。

热病咽痛童便三合，含之即止。

骨蒸发热三岁童便五升，煎取一升，以蜜三匙和之，每服二碗，半日更服。日后常取自己小便服之。轻者二十日，重者五十日，瘥。二十日后，当有虫如蚰蜒在身。常出十步内，闻病人小便臭者，瘥也。台州丹仙观道士张病此，自服，神验。

男妇怯症男用童女便，女用童男便，斩头去尾，日进二服，干烧饼压之，月余全愈。

久嗽涕唾肺痿，时时寒热，颊赤气急。用童便（去头尾少许）五合，取大粉甘草一寸，四破浸之，露一宿，去甘草，平旦顿服。或入甘草末一钱同服，亦可。一日一剂，童子忌食五辛热物。

肺痿咳嗽 鬼气疰病停久臭溺，日日温服之。

吐血鼻洪人溺、姜汁和匀，服一升。

齿缝衄血童便温热，含之，立止。

消渴重者众人溺坑中水，取一盏服之。勿令病人知，三度瘥。

癥积满腹诸药不瘥者。人溺一服一升，下血片块，二十日即出也。

绞肠痧痛童子小便，服之，即止。

卒然腹痛令人骑其腹，溺脐中。

下痢休息杏仁去皮，面炒研，以猪肝一具切，水洗血净，置净锅中，一重肝，二重杏仁，铺尽，以童便二升同煮干，放冷，任意食之。

疟疾渴甚童便和蜜煎沸，顿服。

瘴疠诸疟无问新久童便一升，入白蜜二匙，搅去白沫，顿服，取吐，碧绿痰出为妙。若不然，终不除也。

中暍昏闷夏月人在途中热死，急移阴处，就掬道上热土拥脐上作窝，令人溺满，暖气透脐即苏。乃服地浆、蒜子等药。林亿云：此法出自张仲景，其意殊绝，非常情所能及，本草所能关，实救急之大术也。盖脐乃命蒂，暑暍伤气，温脐所以接其元气之意。

中恶不醒令人尿其面上，即苏。此扁鹊法也。

三十年痢 一切气块 宿冷恶病苦参二斤，童子小便一斗二升，煎取六升，和糯米及曲，如常法作酒服，但腹中诸疾皆治。酒放二三年不坏，多作救人，神效。

金疮中风自己小便，日洗二三次，不妨入水。

金疮出血不止。饮人尿五升。

打伤瘀血攻心者。人尿煎服一升，日服。

折伤跌扑童便入少酒，饮之，推陈致新，其功甚大。薛己云：予在居庸，见覆车被伤七人，仆地呻吟，俱令灌此，皆得无事。凡一切伤损，不问壮弱，及有无瘀血，俱宜服此。若肋胀，或作痛，或发热，烦燥口渴，惟服此一瓯，胜似他药。他药虽效，恐无瘀血，反致误人，童便不动脏腑，不伤气血，万无一失。军中多用此，屡试有验。

杖疮肿毒服童便，良。

火烧闷绝不省事者。新尿顿服二三升，良。

刺在肉中温小便渍之。

人咬手指瓶盛热尿，浸一夜，即愈。

蛇犬咬伤《日华子》云：以热尿淋患处。治蝮蛇伤人，令妇人尿于疮上，良。

蛇缠人足就令尿之，便解。

蜂虿螫伤人尿洗之。

蜘蛛咬伤久臭人尿，于大瓮中坐浸。仍取乌鸡屎炒，浸酒服之，不尔，恐毒杀人。

百虫入耳小便少少滴入。

劳聋已久童子小便，乘热少少频滴之。

赤目肿痛自己小便，乘热抹洗，即闭目少顷，此以真气退去，邪热也。

腋下狐臭自己小便，乘热洗两腋下，日洗数次，久则自愈。

伤胎血结心腹痛。取童子小便，日服二升，良。

子死腹中以夫尿二升，煮沸饮之。

中土菌毒 合口椒毒人尿饮之。

解诸菜毒小儿尿和乳汁，服二升。

催生下胞人溺一升，入葱、姜各一分，煎二三沸，热饮便下。

痔疮肿痛用热童尿，入矾三分，洗之，一日二三次，效。

人中白

即溺白垽，人溺澄下白垽。老凡夜壶，久者佳，以风日久干为良，瓦上煅过用。

主治：鼻衄，传尸，热劳，肺痿，降火，止渴，消瘀血，诸窍出血，肌肤汗血，汤火疮，咽喉口齿疮，并疳䘌恶疮。

【附方】

大衄小衄人中白一团鸡子大，绵五两，烧研。每服二钱，温水服。

诸窍出血方同上。

鼻衄不止五七日不住者。人中白，新瓦焙干，入麝香少许，温酒调服，立效。经验。

肤出汗血方同上。

偏正头风人中白、地龙（炒）等分为末，羊胆汁丸芥子大。每新汲水化一丸，注鼻中，搐之，名一滴金。

水气肿满人尿煎令可丸，每服一小豆大，日三服。

脚气成漏跟有一孔，深半寸许，其痛异常。用人中白，煅有水出，滴入疮口。

小儿霍乱尿滓末，乳上服之，神效。

鼻中息肉人中白瓦焙，每温汤服一钱。

痘疮倒陷腊月收人中白，火煅为末，温水服三钱，陷者自出。

口舌生疮溺桶垽七分，枯矾三分，研匀掺之①，有涎拭去，数次

① 掺之：此2字原无，据《本草纲目·人部·溺白》补。

即愈。

小儿口疳人中白（煅）、黄檗（蜜炙焦为末）等分，入冰片少许，以青皮拭净，掺之，效。

走马牙疳以小便盆内白屑，取下入瓷瓶内，盐泥固济，煅红研末，入麝香少许，贴之。又方，用妇人尿桶中白垢（火煅）一钱，铜绿三分，麝香一分，和匀贴之，尤有神效。

痘疹烦热人中白或老粪缸白垢，洗净研末。每白汤或酒服二钱。

秋　石

又名秋冰。须秋月取童子小便，每缸入石膏末七钱，桑条搅，澄定，倾去清液。如此三五次，乃入秋露水一桶，搅澄。如此数次，滓秽涤净，咸味减除。以重纸铺灰上晒干，完全取出，轻清在上者为秋石，可用，余皆刮去。若制非其时，以皂荚取者，不堪用也。

主治：滋肾水，养丹田，返本还元，安五脏，润三焦，消痰咳，退骨蒸，软坚块，明目清心，虚劳漏精，白浊，小便遗数。

【附方】

秋石还元丹久服去百病，强骨髓，补精血，开心益志，补暖下元，悦色进食。久则脐下常如火暖，诸般冷疾皆愈。久年冷劳虚惫甚者，服之亦壮盛。其法：以男子小便十石，更多尤妙，先支大锅一口于室内，上用深瓦甑接锅口，以纸筋杵石灰泥甑缝并锅口，勿令通风，候干，下小便约锅中七八分以来，灶下用焰火煮之。若涌出，即少少添冷小便，候煎干，即人中白也。入好罐子内，如法固济，入炭炉中煅之，旋取二三两，再研如粉，煮枣瓤和丸如绿豆大，每服五七丸，渐加至十五丸，空心温酒或盐汤下。其药常要近火，或时复养火三五日，则功效更大也。

阴阳二炼丹世之炼秋石者，但得火炼一法。此药须兼阴阳二炼，方为至药。火炼乃阳中之阴，得火而凝，入水则释，归于无体，盖质去味存，此离中之虚也；水炼乃阴中之阳，得水而凝，遇曝而润，千岁不变，味去质留，此坎中之实也。二物皆出于心肾二脏，而流于小肠。水火腾蛇，玄武正气，外假天地之水火，凝而为体。服之还补太阳、相火二脏，实为养命之本。空心服阳炼，日午服阴炼。此法极省力，与常法功用不侔，久疾服之皆愈。有人得瘘疾且嗽，诸方不效，服此即瘳。有人病颠，腹鼓，日久加喘满，垂困，亦服此而安也。阳炼法：用人尿十余石，各用桶盛。每日入皂荚汁一碗，竹杖急搅百千下，候澄去清留浊。并作一桶，如前搅澄，取浓汁一二斗滤净，入锅熬干，刮下捣细。再以清汤煮化，筲箕铺纸淋过，再熬。如此数次，直待色白如雪方止。用沙盒固济，火煅成质，倾出。如药未成，更煅一二次，候色如莹玉，细研。入砂盒内固济，顶火养七昼夜，取出摊土上，去火毒，为末，枣膏丸梧桐子大。每空心温酒下三十丸。阴炼法：用人尿四五石，以大缸盛新水一半，搅千回，澄定，去清留浊。又入新水搅澄，直候无臭气，澄下如腻粉，方以曝干。刮下再研，以男儿乳和膏，烈日晒干，盖假太阳真气也。如此九度，为末，枣膏和丸梧桐子大。每日午后，温酒下三十丸。

秋冰乳粉丸固元阳，壮筋骨，延年不老，却百病。用秋冰五钱，头生男乳晒粉五钱，头生女乳晒粉五钱，乳香二钱五分，麝香一分为末，炼蜜丸芡子大，金箔为衣，乌金纸包，黄蜡匮收，勿令泄气。每月用乳汁化服一丸，仍日饮乳汁助之。秋冰法：用童男、童女尿浊各一桶，入大锅内，桑柴火熬干。刮下，入河水一桶搅化，隔纸淋过。复熬刮下，再以水淋炼之。如此七次，其色如霜，或有一斤。入罐内，上用铁灯盏盖定，盐泥固济，升打三炷香。看秋石色白如玉，再研，再如前升打。灯盏上用水徐徐擦之，不可多，多则不结；不可少，少则不升。自辰至未，退火冷定。其盏上升起者，为秋冰，味淡而香，乃秋石之精英也，服之滋肾水，固元阳，降痰火。其不升者，即寻常秋石也，味咸苦，蘸肉食之，亦有小补。

《直指》秋石丸治浊气干清，精散而成膏淋，黄白赤黯，如肥膏、蜜油之状。用秋石、鹿角胶（炒）、桑螵蛸（炙）各半两，白茯苓一两，为末，糕糊丸梧桐子大。每服五十丸，人参汤下。

秋石交感丹治白浊遗精。秋石一两，白茯苓五钱，菟丝子（炒）五钱，为末，用百沸汤一盏，井华水一盏，煮糊丸梧桐子大。每服一百丸，盐汤下。

秋石四精丸治思虑色欲过度，损伤心气，遗精，小便数。秋石、白茯苓各四两，莲肉、芡实各二两，为末，蒸枣肉和丸梧桐子大。每空心盐汤下三十丸。

秋石五精丸常服补益。秋石一两，莲肉六两，真川椒红五钱，小茴香五钱，白茯苓二两，为末，枣肉和丸梧子大。每服三十丸，盐汤、温酒空心下。秋石法：用童男、童女（洁净无体气、疾病者）沐浴更衣，各聚一石。用洁净饮食及盐汤与之，忌葱、蒜、韭、姜、辛辣、膻腥之物。待尿满缸，以水搅澄，取人中白，各用阳城瓦罐，盐泥固济，铁线扎定，打火一炷香。连换铁线，打七火。然后以男、女称匀者，和作一处，研开，以河水化之，隔纸七层滤过，仍熬成秋石，其色雪白。用洁净香浓乳汁和成，日晒夜露，但干即添乳汁，取日精月华，四十九日数足，收贮配药。

肿胀忌盐只以秋石拌饮食，则肿胀消。以盐入罐煅过，少少用之。

赤白带下真秋石研末，蒸枣肉捣丸梧桐子大。每服六十丸，空心醋汤下。

噎食反胃秋石，每用一钱，白汤下，妙。

服丹发热有人服伏火丹药多，脑后生疮，热气冉冉而上，一道人教灸风府数十壮而愈。仍时复作，又教以阴炼秋石，用大豆黄卷煎汤下，遂愈，和其阴阳也。

大 便

一名粪，又名屎。

主治：时行大热狂走，解诸毒，捣末，沸汤沃服之。骨蒸劳复，痈肿发背，疮漏，痘疮不起，伤寒热毒，水渍饮之。弥善新者，封疔肿一日，根烂。

附人中黄。

【粪清】一名黄龙汤，又名还元水，又名人中黄。以冬月截竹，去青皮，入甘草末于内，塞口，浸屎窖中，立春取出，悬风处阴干，破竹，取甘草，晒干用。汪机曰：用棕皮绵纸上铺黄土，浇尿汁淋土上，滤取清汁，入新瓮内，碗覆定，埋土中一年取出。清若泉水，全无秽气，年久弥佳。

主治：天行热狂，热疾中毒，蕈毒，恶疮湿毒。大解五脏实热，饭和作丸，清痰消食，积降阴火。

【附方】

劳复食复人屎烧灰，酒服方寸匕。

热病发狂奔走似癫，如见鬼神，久不得汗，及不知人事者。以人中黄入大罐内，以泥固济，煅半日，去火毒，研末。新汲水服三钱，未退再服。

大热狂渴干陈人屎为末，于阴地净黄土中作五六寸小坑，将末三两匙于坑中，以新汲水调匀，良久澄清，细细与饮即解，世俗谓之地清。

劳极骨蒸亦名伏连传尸，此方甚验。用人屎、小便各一升，新粟米饭五升，六月六日曲半饼，以瓶盛，封密室中，二七日并消，亦无恶气。每旦服一合，午再服之，神效。

骨蒸热劳取人屎干者，烧令外黑，纳水中，澄清。每旦服一小升，薄晚服童便一小升，以瘥为度。既常服，可就作坑，烧屎二升，夜以水三升渍之，稍稍减服。此方神妙，非其人莫浪传之。

呕血吐痰心烦骨蒸者。人中黄为末，每服三钱，茜根汁、竹沥、姜汁和匀，服之。

鼻衄不止人屎尖烧灰，水服一二钱，并吹鼻中。

噎膈反胃诸药不效。真阿魏一钱，野外干人屎三钱为末，五更以姜片蘸食，能起死人。乃赵王囷方也。

噎食不下人屎入萝卜内，火炼三炷香，取研，每服三分，黄酒下，三服效。

痘疮不起《儒门事亲》治痘疮倒靥，及灰白下陷。用童子粪干者，新瓦煅过，每一两入龙脑一分，研匀。每服半钱至一钱，蜜水调下。四灵无价散，治痘疮黑陷，腹胀危笃者，此为劫剂。用人粪、猫粪、猪粪、犬粪等分，腊月初旬收埋高燥黄土窖内，至腊八日取出，炒，罐盛之，盐泥固济，炭火煅，令烟尽为度。取出为末，入麝香少许，研匀，瓷器密封收之。一岁一字，二岁半钱，三岁一钱，蜜水调下，须臾疮起。此乃以毒攻毒。用火化者，从治之义也。

发背欲死烧屎灰，醋和傅之，干即易。

一切痈肿未溃。用干人屎末、麝香各半钱，研匀，以豆大，津调贴头外，以醋面作钱护之。脓溃去药。

疔肿初起刮破，以热屎尖傅之，干即易。不过十五遍，即根出立瘥。

五色丹毒黄龙汤，饮二合，并涂之，良。

九漏有虫干人屎、干牛屎，隔绵贴之，虫闻其气即出。若痒，则易之，虫尽乃止。

疳蚀口鼻唇颊穿者。绵裹人屎，贴之，必有虫出。

小儿唇紧 小儿阴疮俱用人屎灰傅之。

产后阴脱人屎炒赤为末，酒服方寸匕，日二服。

鬼舐头疮取小儿粪，和腊猪脂傅之。

金疮肠出干人屎末粉之，即入。

针疮血出不止，用人屎烧研，傅之。

马血入疮肿痛。用人粪一鸡子大服之，并涂之。

毒蛇咬螫人屎厚封之，即消。

蛊毒百毒及诸热毒，时气热病，口鼻出血。用人屎尖七枚烧灰，水调顿服，温覆取汗即愈。勿轻此方，神验者也。

诸毒卒恶热闷欲死者。新粪汁，水和服。或干者烧末，清汁饮。名破棺汤。

解药箭毒毒箭有三种，交广夷人用焦桐作箭镞，岭北诸处以蛇毒螫物汁着筒中渍箭镞，此二种，才伤皮肉，便洪脓沸烂而死。若中之，便饮汁，并涂之，惟此最妙。又一种用射罔煎涂箭镞，亦宜此方。

野葛芋毒 山中毒菌欲死者。并饮粪汁一升，即活。

漏肉脯毒人屎烧灰，酒服方寸匕。

恶犬咬伤左盘龙，即人屎也，厚封之，数日即愈。

心腹急痛欲死。用人屎同蜜擂匀，新汲水化下。

小儿胎屎

主治：恶疮，食瘜肉，除面印字，一月即瘥。小儿鬼舐头，烧灰，和腊猪脂涂之。

凡 例

大概①已详引中，但各条所附古方，铢两制度与今不同。故取陶隐居《名医别录》合药分剂法则于后，以便参考。

古秤惟有铢两而无分名，今则以十黍为一铢，六铢为一分，四分成一两，十六两为一斤。虽有子谷秬黍之制，从来均之已久，依此用之。苏恭曰：古秤皆复，今南秤是也。后汉以来，分一斤为二斤，一两为二两。古方惟张仲景，而已涉今秤，若用古秤，则水为殊

---

① 大概：此 2 字原残缺，据字体轮廓及文义分析，似“大概”2 字，今暂补之，存疑待考。

少矣。杲曰：六铢为一分，即二钱半也。二十四铢为一两。古云三两，即今之一两；云二两，即今之六钱半也。时珍曰：蚕初吐丝曰忽，十忽曰丝，十丝曰厘，四厘曰累（音垒）；十厘曰分；四累曰字，二分半也；十累曰铢，四分也；四字曰钱，十分也；六铢曰一分（去声），二钱半也；四分曰两，二十四铢也；八两曰锱；二锱曰斤；二十四两曰镒，一斤半也，准官秤十二两；三十斤曰钧；四钧曰石，一百二十斤也。方中有曰少许者，些子也。故斯集中所称用药一字，系二分半，用药四字，系用一钱。余皆照上开数目用之。

今方家云等分者，非分两之分，谓诸药斤两，多少皆同尔。多是丸散用之。

丸散云刀圭者，十分方寸匕之一，准如梧桐子大也。方寸匕者，作匕正方一寸，抄散取不落为度；五匕者，即今五铢钱旁五字者，抄之不落为度。一撮者，四刀圭也。匕即匙也，下云如梧子者，以二大豆准之。故斯集中所称方寸匕者，用大样茶匙一匙足矣。

药以升合分者，谓药有虚实轻重，不得用斤两，则以升平之，十撮为一勺，十勺为一合，十合为一升。升方作上径一寸，下径六分，深八分。内散药物，按抑之，令平尔。时珍曰：古人之升，即今之一合半也。量之所起为圭，四圭为撮，十撮为勺，十勺为合，十合为升，十升为斗，五斗曰斛，二斛曰石。

凡汤酒膏药，云㕮咀者，谓秤毕，捣之如大豆，又吹去细末，药有易碎、难碎，多末、少末。今皆细切，如㕮咀也。恭曰：㕮咀，商量斟酌之也。宗奭曰：㕮咀，有含味之意，如人以口齿咀啮，虽破而不尘，古方多言㕮咀，此义也。杲曰：㕮咀，古制也。古无铁刃，以口咬细，令如麻豆煎之。今人以刀剉细尔。

凡丸药云如细麻者，即胡麻也。不必扁扁，略相称尔。黍粟亦然。云如大麻子者，准三细麻也；如胡豆者，即今青斑豆也，以二大麻准之；如小豆者，今赤小豆也，以三大麻准之；如大豆者，以二小豆准之；如梧子者，以二大豆准之；如弹丸及鸡子黄者，以四十梧子准之。宗奭曰：今人用古方多不效者，何也？不知古人之意尔。如仲景治胸痹心中痞坚，逆气抢心，用治中汤人参、术、干姜、甘草四物，共一十二两，水八升，煮取三升，每服一升，日三服，以知为度。或作丸，须鸡子黄大。皆奇效。今人以一丸如杨梅许，服之病既不去，乃曰药不神。非药之罪，用药者之罪也。

凡方云巴豆若干枚者，粒有大小，当去心皮秤之，以一分准十六枚。附子、乌头若干枚者，去皮毕，以半两准一枚。枳实若干枚者，去瓤毕，以一分准二枚。橘皮一分准三枚。枣大小三枚准一两。干姜一累者，以一两为正。

凡方云半夏一升者，洗毕，秤五两为正。蜀椒一升，三两为正。吴茱萸一升，五两为正。菟丝子一升，九两为正。苍耳子一升，四两为正。蛇床子一升，三两半为正。地肤子一升，四两为正。其子各有虚实轻重，不可秤准者，取平升为正。

凡方云用桂一尺者，削去皮，重半两为正。甘草一尺者，二两为正。云某草一束者，三两为正。云一把者，二两为正。集两所称①一束一把者，照此数目用之。

凡方云蜜一斤者，有七合。猪膏一斤者，有一升二合也。

凡丸散药，亦先切细，曝燥，乃捣之。有各捣者，有合捣者，并随方。其润湿药，如天门冬、地黄辈，皆先增分两，切曝，独捣碎，更曝。若逢阴雨，微火烘之，既燥，停冷捣之。时珍曰：凡诸草木药及滋补药并忌铁器，金性克木之生发之气，肝肾受伤也。惟宜铜刀、竹刀修治乃佳。亦有忌铜器者，并宜如法。丸散须用青石碾、石磨、石臼，其砂石者不良。

---

① 集两所称：此4字原残缺，据字形推测，似“集两所称”4字，今暂补之，存疑待考。

凡筛丸散，用重密绢，各筛毕，更合于臼中，捣数百遍，色理和同，乃佳也。巴豆、杏仁、胡麻诸膏腻药，皆先熬黄，捣令如膏，乃稍稍入散中，合研，捣散，以轻疏绢筛度之，再合，捣匀。

凡煮汤，欲微火令小沸。其水依方，大略二十两药，用水一斗，煮取四升，以此为准。然利汤欲生，少水而多取汁；补汤欲熟，多水而少取汁。不得令水多少。用新布，两人以尺木绞之，澄去垽浊，纸覆令密。温汤勿用铁器。服汤宁小沸，热则易下，冷则呕涌。之才曰：汤中用水，须临熟乃下之。时珍曰：陶氏所说，乃古法也。今之小小汤剂，每一两用水二瓯为准，多则加，少则减之。如剂多水少，则药味不出；剂少水多，又煎耗药力也。凡煎药并忌铜铁器，宜用银器、瓦罐，洗净封固，令小心者看守，须识火候，不可太过不及。火用木炭、芦苇为佳。其水须新汲味甘者，流水、井水、沸汤等，各依方，详见水部。若发汗药，必用紧火，热服。攻下药，亦用紧火煎熟，下硝、黄再煎，温服。补中药，宜慢火，温服。阴寒急病，亦宜紧火急煎服之。又有阴寒烦躁及暑月伏阴在内者，宜水中沉冷服。

凡渍药酒，皆须细切，生绢袋盛，入酒密封，随寒暑日数漉出。滓可曝燥，微捣更渍，亦可为散服。时珍曰：别有酿酒者，或以药煮汁和饭，或以药袋安置酒中，或煮物和饭同酿，皆随方法。又有煮酒者，以生绢袋药入坛密封，置大锅中，水煮一日，埋土中七日，出火毒，乃饮。

凡建中、肾沥诸补汤，滓合两剂，加水煮竭，饮之，亦敌一剂，皆先曝燥。陈藏器曰：凡汤中用麝香、牛黄、犀角、羚羊角、蒲黄、丹砂、芒硝、阿胶辈，须细末如粉，临时纳汤中，搅和服之。

凡合膏，初以苦酒渍令淹浃，不用多汁，密覆勿泄。云晬时者，周时也，从今旦至明旦。亦有止一宿者。煮膏当三上三下，以泄其热势，令药味得出。上之使匝匝沸，乃下之使沸静，良久乃止。中有薤白者，以两头微焦黄为候。有白芷、附子者，以小黄色为度。以新布绞去滓，滓亦可酒煮饮之。摩膏滓可傅病上。膏中有雄黄、朱砂、麝香辈，皆别捣如面，绞膏毕，乃投中，疾搅勿使沉聚在下。有水银、胡粉者，于凝膏中研，令消散。时珍曰：凡熬贴痈疽、风湿诸病膏者，先以药浸油中三日，乃煎之，煎至药枯，以绢滤净，煎热，下黄丹或胡粉或密陀僧，三上三下，煎至滴水成珠不散，倾入器中，以水浸三日，去火毒用。若用松脂者，煎至成丝，倾入水中，拔扯数百遍乃止。俱宜谨守火候，勿令太过不及也。其有朱砂、雄黄、龙脑、麝香、血竭、乳香、没药等料者，并待膏成时投之。黄丹、胡粉、密陀僧并须水飞、瓦炒过。松脂须炼数遍，乃良。

凡丸中用蜡，皆烊，投少蜜中，搅调以和药。杲曰：丸药用蜡，取其固护药之气味势力，以过关膈而作效也。若投以蜜，下咽亦易散化，如何得到脏中？若有毒药，反又害之，非用蜡之本意也。

凡用蜜，皆须大煎，掠去其沫①，令色微黄，则丸药经久不坏。雷敩曰：凡炼蜜，每一斤止得十二两半是数，火少火过，并不得用也。修合丸药，用蜜只用蜜，用饧只用饧，用糖只用糖，勿交杂用，必泻人也。

① 沫：原作“抹”，据《本草纲目·序例》及文义改。

卷　二

谷　部

太古民无粒食，茹毛饮血。神农氏出，始尝草别谷，以教民耕艺；又尝草别药，以救民疾夭。轩辕氏出，教以烹饪，制为方剂，而后民得遂养生之道。《周官》有五谷、六谷、九谷之名，诗人有八谷、百谷之咏，谷之类可谓繁矣。《素问》云：五谷为养，麻、麦、稷、黍、豆，以配肝、心、脾、肺、肾。职方氏辨九州之谷，地官辨土宜穜稑之种，以教稼穑树艺，皆所以重民天也。五方之气，九州之产，百谷各异其性，岂可终日食之而不知其气味损益乎？兹取居恒日用者而辑之，附以造酿之类，不经见者，不敢辑也。

粳音庚，与秔同**米**

粳，乃谷稻之总名，日用常食之米也。有赤白、大小异族，四五种犹同一类也。有早、中、晚三收，以晚收为佳。得天地中和之气，因造化生育之功，非他物可比也，宜尊重之。

性平，味甘。新米作食动风气，陈者良。忌同马肉食，发痼疾。和苍耳食，令人卒心痛，急烧仓米灰，和蜜浆服之，可解。

主治：补中益气，和胃健脾，通血脉，长肌肉，壮筋骨，好颜色，止烦，止渴，止泄。《内经》曰：脉细，皮寒，气少，泄利前后，饮食不入，此谓五虚，浆粥入胃，泄注止，则虚者活。谷之补人也，岂他物可比哉？粥治诸病，另列于后。人多以寻常忽之耳。精字从米，真精正藉米长。一切厚味所生之精，皆带浊秽，生子亦多痴蠢好色。精少生子多弱，精竭则薄为津，不能生育矣。盖生子贤良，宜淡食粥饭，寡欲，则多男子矣。

【附方】

赤痢热躁粳米半升，水研取汁，入油瓷瓶中，蜡纸封口，沉井底一夜，平旦服之。

自汗不止粳米粉，绢包，频频扑之。

米瘕嗜米有人好吃米，久则皮瘕，不得米则吐清水。用白米五合，鸡屎一升，同炒焦，为末，水煎顿服，吐白沫淡水，乃愈。

小儿初生三日应闲肠胃。用碎米汁少许饮之。

初生无皮色赤，但有红筋，乃受胎未足也。用早白米粉扑之，肌肉自生。

小儿甜疮生于面耳，令母频嚼白米，卧时涂之，不过三五次，即愈。

荒年辟谷粳米一升，酒三升，渍之，曝干又渍，酒浸，取出稍食之，可辟三十日，足一斗三升，辟谷一年。

胎动腹疼急下黄汁。用粳米五升，黄芪六两，水七升，煎二次，分四次服，即止。

赤根疔肿白米粉熬黑，和蜜傅之。

【米泔】又名米渖，取第二次者，清而可用。

性凉，味甘。

主治：清热，止烦渴，利小便，凉血。

【附方】

风热赤眼以米泔冷调洗肝散、菊花散之类，睡时服之。

吐血不止陈红米泔水，温服一钟，日三次。

鼻出衄血频饮米泔，以萝卜汁滴入之，真麻油亦可。

鼻上酒渣米泔，食后冷饮，外以硫黄入大菜头内，煨，研，涂之。

服药过剂闷乱者。米泔饮之，自安。

【炒米汤】

主治：益胃除湿。宜退火，陈久者良，不去火毒，令人作渴。

【粳谷奴】谷穗煤黑者。

主治：走马喉痹。烧研，酒服方寸匕，立效。

【稻秆】

主治：反胃，烧灰，淋汁服，令吐。盖胃中有虫，能杀之也，良。解砒毒。烧灰，新汲水淋汁，滤清，冷服一碗，毒当下出。

糯　米

《纲目》作稻，一名稌。南方水田多种之，性糯而黏，可以酿酒，可以为浆，可以蒸糕，可以熬饧，可以炒食。

性温，味甘。性黏滞难化，不可久食，令人身软多睡，发风昏昏，心悸，疮疖中痛。合酒食之，醉难醒。小儿、病人尤宜忌之。

主治：温中益气，暖脾胃，止虚寒、泄痢，缩小便，收自汗，发痘疮。

【附方】

下痢噤口糯谷一升，炒出白花，去壳，用姜汁拌湿，再炒为末，每服一钱，汤调下。

久泄食减糯米一升，水浸一宿，沥干，慢炒熟，磨筛，入怀山药一两，空心用半盏，入砂糖二匙，胡椒末少许，以极滚汤调服，大有补益，久服令人精暖有子。秘方也。

鼻衄不止服药不应。独圣散，用糯米微炒黄，为末，每服二钱，新汲水调下，风吹少许入鼻中。

劳心吐血糯米五钱，莲子心七枚，为末，酒服，或用墨汁作丸，服之俱效。

自汗不止糯米、小麦麸同炒为末，每服三钱，米饮下，或煮猪肉点食。

小便白浊白糯米丸，治入夜小便脚停白浊，老人、虚人多此症，令人卒痛，主头昏重。用糯米五升，炒赤黑色，白芷一两，为末，糯粉糊丸梧子大，每服五十丸，水馒头煎汤下。如无用，《局方》补肾汤下。若少年禀赋怯弱，房室太过，小便太多，水管蹇涩，小便如膏脂，入石菖蒲、牡蛎粉，甚效。

女人白淫糯米、花椒等分，炒为末，醋糊丸梧子大，每服五十丸，食前淡醋汤下。

胎动不安下黄水。用糯米一合，黄芪、川芎各五钱，水一升，煮七合，分三服。

小儿头疮糯米饭烧灰，入轻粉，清油调傅。

缠蛇丹毒糯米粉，和盐嚼涂之。

打扑损伤诸疮。寒食日浸糯米，逐日易水，至小满取出，日干为末，用水调涂之。

金疮痈肿及竹木签刺等毒用糯米三升，于端午前四十九日，以冷水浸之，一日两换水，轻淘转，勿令搅碎，至端午日取出，阴干，绢袋盛，挂通风处，每用旋取，炒黑为末，冷水调如膏药，随疮大小，裹定疮口，而以布包定，勿动，直候全安。若金疮犯生水，作脓，肿甚者，急裹一二食，久即安。若痈疽初发，才觉焮肿，急贴即消。竹木刺，贴之，一夜刺出，在膏药内也。

喉痹痄腮用前膏贴项下及肿处，一夜便消，干即换之，当令湿为妙。

颠犬咬伤糯米一合，斑蝥七枚同炒，蝥黄去之，再入七枚，再炒黄，去之，又入七枚，待米出烟，去蝥，为末，油调傅之，小便利，下毒为佳。

荒年代粮糯米一斗，淘汰，百蒸百曝，捣末，日食一飧，以水调之，服至三十日止，可一年不食。

虚劳不足糯米入猪肚内，蒸干，捣作丸药，日日服之。

腰痛虚寒糯米二升，炒熟，袋盛，拴靠疼处。内以八角、茴香研，酒服。

【米泔】

益气，止烦渴，食鸭肉不消者，顿饮一盏，即消。

【稻花】

阴干，人揩牙乌须方用。

【稻秆】

治黄病如金色，煮汁浸之，仍以谷芒炒黄，为末，酒服。烧灰，治坠扑伤损。

【附方】

消渴饮水取稻秆中心烧灰，每以汤浸一合，澄清饮之。

喉痹肿痛稻草烧，取墨烟，醋调，吹鼻中或灌入喉中，滚出痰，立愈。

下血成痔稻草烧灰，淋汁，热洗三五度，即愈。

恶虫入耳香油合稻秆灰汁，滴入即化。

噎食不下赤稻细梢烧灰，滚汤一碗，隔绢淋汁三次，取汁，入丁香一枚，白豆蔻半枚，米一盏，煮粥食，神效。

小便白浊稻草煎浓汁，露一宿，服之。

砒毒稻草灰汁，调青黛三钱服。

【谷芒】

治黄病，见前。又解虫毒，煎汁饮。

【糯糠】

治齿黄，烧取白灰，旦旦擦之。

稷 米

一名穄，一名粢，谓其米可供祭也。《诗》云黍稷稻粱、禾麻菽麦，此八谷也。俗莫能辨。时珍曰：稷黍之苗，虽颇似粟，而结子不同。粟穗丛聚攒簇，稷黍之粒，疏散成枝。盖稷与黍，一类二种也。

黏者为黍，不黏者为稷；稷可作饭，黍可酿酒。犹稻之有粳与糯也。

性凉，味甘。孙真人云：稷，脾之谷也，脾病宜食之，不可多食，能发冷病。与瓠同食发病，又莫与附子同食。

主治：益气安中，利胃宜脾，凉血解暑，痈疽发背。粢米粉熬黑，以鸡子白和涂练上，剪空贴之，干则换，神效。

【根】

治心气痛，煎汤，温服。**横生难产。**重阳日取，阴干，烧存性，酒送三钱。

黍　米

有赤、白、黄、黑数种，俱可为酒。

性温，味甘。孙真人云：黍米，肺之谷也，肺病宜食之，与糯米同性，多食作烦热。

主治：益气补中，止杖疮痛。烧灰，和油涂之。

【附方】

男人阴易米二两，煮薄粥，和酒饮，发汗即愈。

远年心痛米泔温服。

芦穄米

《纲目》作蜀黍，俗名蜀秫，又名高粱。北方多。

性温，味甘涩。

主治：温中，涩肠胃，止霍乱，黏者与黍米功同。

【根】

煮汁服，利小便，止喘满。烧灰酒服，治产难。

粱　米

时珍曰：粱者，良也，谷之良者也。较粟大而毛长。

性平，味甘。有黄、青、白三种，以黄为平，青、白二种微凉。

主治：益气和中，止渴，去客风顽痹，止霍乱、泄痢，利小

便，除烦热。

【附方】

霍乱烦躁米粉半升，水半升，和搅如白粉，顿服。

又大渴不止米五升，水一斗，煮清三升，稍稍饮之。

胃虚呕吐食水米汁二合，姜汁一合，和服。

补脾益胃羊肉汤，入米、葱、盐煮粥食。

脾虚泄痢米半升，神曲炒一合，日日煮粥食。

冷气心痛桃仁二两，去皮，水研，绞汁，入米四合，煮粥常食。

五淋涩痛米四合，入浆水煮粥，下土苏末三两，空心食之。

老人血淋车前五合，绵裹煮汁，入米四合，煮粥饮，亦能明目，引热下行。

乳石发渴煮汁饮之。

手足生疣米粉铁铫炒赤，众人唾和，涂一寸厚，即消。

一切毒药及鸩毒烦懑不止用甘草三两，水五升，煮取二升，去渣，入米粉一两，白蜜三两，煮薄粥饮。

小儿鼻干无涕，脑热也。米粉、生矾各一两，每以一钱水调，贴囟上，日二次。

小儿赤丹米粉和鸡子白，涂之。

小儿生疮满身面如火烧生米研粉，蜜水调涂。

粟　米

一名小米，又名秞粟穗，小而毛短，粒细于粱。

性微寒，味甘微咸。

主治：养肾气，去脾胃中热，止消渴，利小便。

【附方】

胃热消渴以陈小米，炊饭，干食之，良。

反胃吐食小米半升，杵粉，水丸梧子大，七枚，煮熟，入少盐，空心和汁吞下。纳醋中吞，得下便已。

鼻衄不止小米粉，水煮服之。

小儿初生七日开胃，研小米，煮粥如饴，日哺少许。

赤丹嚼小米傅之。

小儿重舌嚼小米咽之。

杂物眯目不出以生小米七粒，嚼烂取汁，洗之。

汤火灼伤小米炒焦，投水，澄取汁，煎稠如糖，频傅之，或半生半炒，研末，酒调傅。

熊虎爪伤嚼米涂之。

【米泔】

主治：霍乱卒热，心烦渴，饮数升，立瘥。

【臭泔】

止消渴，尤良。

【酸泔】

及淀，洗皮肤瘙疥，杀虫，饮之主五痔。

【附方】

眼热赤肿米泔（极酸者）同生地等分研匀，摊绢上方圆二寸，贴目上熨之，干即易。

糯粟米

一名秫，即黄米，米之黏者。有赤、白、黄三色，可酿酒，熬糖，作餈糕食。

性微寒，味甘。性黏滞，易成黄病，小儿不宜多食。时珍曰：秫者，肺之谷也，肺病宜之。

主治：去寒热，利大肠，疗漆疮，鹅鸭瘕。

【附方】

阳盛阴虚，夜不得眠《内经》半夏汤中用之，方以千里水八升，扬之万遍，取清五升，煮之，炊以苇薪，大沸，入米一升，半夏五合，煮一升半，饮汁一杯，日三，以知为度，新病即汗出而已，久者三饮而已。

肺疟寒热痰聚胸中，令人心寒，寒甚乃热，善惊，如有所见。以常山三钱，甘草五分，米三十五粒，水煎，未发前服。

赤痢不止米一合，鲫鱼鲊一两，葱白一把，煮粥食之。

筋骨挛急米一石，面三斗，地黄一斤，茵陈蒿炙黄八两，如做酒法，服之。

妊娠下水黄色如胶，或如小豆汁，米共黄芪各一两，水七升，煎三升，分三次服。

久泄胃弱米炒为粉，砂糖拌食。

鹅鸭成瘕米粉调水服之，须臾烦躁，吐出。又方，因食鸭肉，胸满面赤，不食，以米泔服之，而安。

浸淫恶疮，有汁发于心不早治，周身则杀人，熬米令黄黑，杵末，傅之。

疥疮热毒生捣，和鸡子白傅之。

犬咬冻疮生嚼，傅之。

稗　米

处处野生，最能乱苗，其茎叶穗粒，并如黍稷，一斗可得米三升。孟子曰：五谷不熟，不如稊稗。稊亦相类，而穗似粟，有紫毛，一名乌禾。

性微寒，味辛甘苦。

主治：作饭食，益气宜脾。

【苗根】

治金疮及伤损，血出不止，捣傅，或研末掺之，即止。

菰　米

一名茭米。九月抽茎，开花如苇苕，结实长寸许，霜后采之。大如茅针，皮黑褐色，其米甚白，而滑腻，作饭香脆。杜工部诗曰波漂菰米沉云黑，即此。《周礼》供御乃六谷、九谷之数。《管子书》谓之雁膳，荒年可以济饥。

性冷，味甘。

主治：止渴，解烦热，调肠胃。

稂音郎**米**

《纲目》作狼尾草米，茎叶穗实并如粟，而穗色紫黄有毛，荒年亦可采食。又有蒯草，苗似茅，可织席子，亦堪食，如粳米。《说文》苗而不秀者，谓之董蓈，秀而不实者，谓之狗尾草。

性平，味甘。

主治：作饭食之，令人耐饥。

䅟䅟、惨二音**子米**

䅟乃不黏之称也，亦不实之貌也。又名龙爪粟，鸭脚稗，象形也。周定王曰：䅟子生水田中及下湿地，叶似稻但差短梢，头结穗仿佛稗子穗，其子如黍粒大，茶褐色。捣米、煮粥、炊饭、磨面，皆宜。时珍曰：䅟子，山东、河南亦五月种之。苗如茭黍，八、九月抽茎，有三棱，如水中藨草之茎。开细花，簇簇结穗如粟穗，而分数歧，如鹰爪之状。内有细子如黍粒而细，赤色。其稃甚薄，其味粗涩。

性平，味甘涩。

主治：补中益气，厚肠胃，济饥。

东廧音墙**米**

《相如赋》东廧雕苽，即此。《魏书》云：乌丸地，宜东廧似穄，可作白酒。又《广志》云：粱禾蔓生，其子如葵子，其米粉白如面，可作饘粥。六月种，九月收，牛食之尤肥，此亦一谷。似东廧者也。

性平，味甘。

主治：益气轻身，久服不饥，坚筋骨，能步行。

蓬草米

时珍曰：陈藏器《本草》载蓬草米，不具形状。珍按，蓬类不一，有雕蓬，即菰草也；有黍蓬，即青科也；又有黄蓬草、飞蓬草。不识陈氏所指，果何蓬也？以理推之，非黄蓬即青科尔。黄蓬，草生湖泽中，叶亦如菰蒲，秋月结实成穗，子细如雕菰米，饥年人采食之，须浸洗曝舂，乃不苦涩。青科，西南夷人种之，叶如茭黍，秋月结实成穗，有子如赤黍而细，其稃甚薄，曝舂炊食。又粟类有七棱青科、八棱青科，麦类有青稞、黄稞，皆非此类，乃物异名同也。其飞蓬乃藜蒿之类，末大本小，风易拔之，故号飞蓬。子如灰藋菜子，亦可济荒。又《魏略》云：鲍出遇饥岁，采蓬实，日得数斗，为母作食。《西京杂记》云：宫中正月上辰，出池旁盥濯，食蓬饵，以祓邪气。此皆不知所采，乃何蓬也？大抵三种蓬子，亦不甚相远。

性平，味酸涩。

主治：作饭，食之益饥，无异粳米。

莔音纲**草米**

生水田中，苗似小麦而小。四月熟，可作饭。《尔雅》皇，守田。郭璞云：一名守气，生废田中，似燕麦子，如菰米，可食”。

性寒，味甘。

主治：作饭，去热，利肠胃，益气力，久食不饥。

薏苡米

原出交趾，自汉马伏波带入中国，今处处有之，真定尤多。

性平，味甘。凡使，每一两用糯米一两同炒熟，去糯米，取色白者良，黄有油气者，不用。

主治：上焦消渴，肺痈、肠痈，下部脚气肿痛，肠红，崩漏，健脾益胃，补肺清热，去风胜湿，舒筋下气，利肠胃，消水肿，令人能食。久服轻身，咳血久而少食，宜加倍用，但孕妇忌之。

【附方】

肺损咯血熟猪肺，切，蘸以米末，空心服之。

疝疾重坠以米用东壁黄土炒，水煮为膏，服之。

薏苡仁饭治冷气，用薏苡仁舂熟，炊为饭食，气味欲如麦饭乃佳，或煮粥亦可。

薏苡仁粥治久风湿痹，补正气，利肠胃，消水肿，除胸中邪气，治筋脉拘挛。薏苡米为末，同粳米煮粥，日日食之，良。

风湿身痛日晡剧者。张仲景麻黄杏仁薏苡仁汤主之。麻黄三两，杏仁二十枚，甘草、薏苡仁各一两，以水四升，煮取二升，分再服。

水肿喘急用郁李仁二两，研，以水滤汁，煮苡米饭，日二食之。

沙石热淋痛不可忍。用苡仁子、叶、根皆可，用水煎热饮，夏月冷饮，以通为度。

消渴饮水苡仁煮粥饮。

周痹缓急偏者。苡仁十五两，大附子十枚，炮，为末，每服方寸匕，日三。

肺痿咳唾脓血。苡仁十两，杵破，水三升，煎一升，酒少许，服之。

肺痈咳唾心胸甲错者，以淳苦酒煮苡仁，令浓，微温顿服。肺有血，当吐出愈。

肺痈咯血苡仁三合，捣烂，水二大盏，一盏入酒少许，分二服。

喉卒痈肿吞薏苡仁二枚，良。

痈疽不溃薏苡仁一枚，吞之。

孕中有痈苡仁煮汁吞，频频饮之。

牙齿䘌痛苡仁、桔梗，生研末，点服，不拘大人、小儿。

【根】

性微寒，味甘。

主治：下三虫，煮汁糜食，甚香。去蛔虫，大效。煮服，堕胎。治卒心腹烦满，及胸肋痛者，剉，煮浓汁，服三升乃定。捣汁，和酒服，治黄疸有效。

【附方】

黄疸如金薏苡根煎汤，频服。

蛔虫心痛薏苡根一斤，切，水七升，煮三升，服之，虫死尽出也。

经水不通薏苡根一两，水煎服之，不过数服，效。

牙齿风痛苡根四两，水煮含漱，冷即易之。

【叶】

主治：作饮，气香，益中宽膈。暑月煎饮，暖胃，益气血。初生小儿，浴之无病。

罂粟米

一名御米。

性平，味甘。多食利二便，动膀胱气。

主治：丹石发动，不进饮食。和竹沥煮作粥食，极美。服丹石人，研此水煮，加蜜作汤饮，甚宜。行风气，逐邪热，治反胃，胸中痰滞，治泻痢，润燥。

【附方】

反胃吐食罂粟粥，用白罂粟米三合，人参末三大钱，生山芋五寸，细切，研三物，以水二升三合，煮取六合，入生姜汁及盐花少许，和匀，分服，不计早晚，亦不妨别服汤丸。

泄痢赤白罂粟子（炒）、罂粟壳（炙）等分，为末，炼蜜丸梧子大，每服三十丸，米饮下。

【壳】

凡用，以水洗润，去蒂及筋膜，取外薄皮阴干细切，以米醋拌炒入药，亦有蜜炒、蜜炙者。

性微寒，味酸涩。得醋乌梅、橘皮，良。

主治：止泻痢，固脱肛。治遗精，久咳。敛肺，涩肠，止心腹筋骨诸痛。

【附方】

久痢不止醋炙为末，蜜丸弹子大，每服一丸，加姜三片，煎服。

小儿久痢醋炒为末，再以铜器炒过，槟榔炒赤，研末，各收，用时等分，赤痢蜜汤下，白痢砂糖汤下，忌口味。

水泄不止一枚，去蒂膜，乌梅肉、大枣肉各十枚，同煎汤服。

久咳虚嗽百劳散，治咳嗽多年，自汗。壳二两，生醋炒，取净一两，乌梅五钱，焙为末，每服二钱，临卧白汤下。

【嫩苗】

性平，味甘。作蔬食，除热，润燥，开胃厚肠。

附**阿芙蓉**一名阿片，俗作鸦片，罂粟花之津液也。候结青苞时，午后以大针刺其外面青皮（勿损里面硬皮）三五处，次早津出，以竹刀刮，收入瓷器，阴干用之。

气味酸涩，温，微毒。

主治：泄痢，脱肛不止，能涩丈夫精气。

【附方】

一粒金丹真阿片一分，粳米饭捣作三丸，每服一丸，未效，再进一丸，不可多服。忌醋，令人肠断。风痫，热酒下；耳目㖞斜，羌活汤下；百节痛，独活汤下；正头风，羌活汤下；偏头风，川芎汤下；眩运，防风汤下；阴毒，豆淋汤下；疟疾，桃李枝汤下；痰喘，葶苈汤下；久嗽，干姜阿胶汤下；劳嗽，款冬花汤下；吐泄，霍香汤下；赤痢，黄连汤下；白痢，姜汤下；禁口痢，白术汤下；诸气痛，木香酒下；热痛，栀子汤下；脐下痛，灯心汤下；小肠气，川楝茴香汤下；血气痛，乳香汤下；女人血崩，五灵脂汤下；小儿慢脾风，砂仁汤下。

小 麦

秋种夏收，受四时气足。北麦，花昼发，故宜人；南麦，花夜发，多发病。新者性热，陈久平和，养心气，心病宜食之。

性微寒，味甘。

主治：除客热，止烦渴、咽燥，利小便，养肝气，止漏血、唾血。煎汤饮，治暴淋；熬末服，杀蛔虫。陈者煎汤饮，止虚汗；烧存性，油调涂诸疮、汤火伤灼。

【附方】

消渴心烦用小麦作饭及粥食。

老人五淋身热腹满，小麦一升，通草二两，水三升，煮一升，饮之即愈。

项下瘿气用小麦一升，醋一升渍之，晒干为末，以海藻洗，研末三两，和匀，每以酒服方寸匕，日三。

眉炼头疮用小麦烧存性，为末，油调傅。

白癜风癣用小麦摊石上，烧铁物，压出油，搽之，甚效。

汤火伤灼未成疮者。用小麦炒黑，研入腻粉，油调涂之。勿犯冷水，必致烂。

金疮肠出用小麦五升，水九升，煮取四升，绵滤取汁，待极冷，令病人卧席上，含汁噀之，肠渐入，噀其背，并勿令病人知。及多人见、侑人语，即肠不入也，乃抬席四角轻摇，使肠自入。十日中，但略食羹①物，慎勿惊动，即杀人。

【浮麦】水淘浮起者，焙用。

性寒，味甘咸。

---

① 羹：原作“美”，据《本草纲目·谷部·小麦》“附方”引《刘涓子鬼遗方》条改。

主治，益气除热，止自汗盗汗，骨蒸虚热，妇人劳热。

【麦麸】即麦皮也。与浮麦同性。小儿暑月出痘，痘疮溃烂，不能着席睡卧者，宜用夹褥盛麸藉卧，凉且软也。

主治：时疾热疮，汤火疮烂，扑损伤折，瘀血。醋炒，罯贴之。和面作饼，止泄痢，调中去热，健人。以醋拌蒸热，袋盛，包熨人马冷失腰脚伤折处，止痛散血。醋蒸，熨手足风湿痹痛，寒湿脚气，互易至汗出并良。末服，止虚汗。

【附方】

虚汗盗汗《卫生宝鉴》用浮小麦，文武火炒，为末，每服二钱半，米饮下，日三服。或煎汤代茶饮。一方，以猪嘴唇煮熟，切片蘸食，亦良。

产后虚汗小麦麸、牡砺等分为末，以猪肉汁调服二钱，日二服。

走气作痛用酽醋拌麸皮，炒热，袋盛，熨之。

灭诸瘢痕春夏用大麦麸，秋冬用小麦麸，筛粉如酥，傅之。

小儿眉疮小麦麸炒黑，研末，酒调傅之。

小便尿血面麸炒香，以肥猪肉蘸食之。

【面】多食动风，长宿澼，加客气，畏汉椒、萝卜。

性温，味甘，有微毒。

主治：养气补虚，助五脏。北面久食，厚肠胃，强有力。水调服，止鼻衄吐血，治人中暑，马病肺热。傅痈肿损伤，散血止痛。生食，利大肠。

【附方】

热暍心闷温水一盏，调面一两，饮之。

中暍卒死井水和面一大抄，服之。

夜出盗汗麦面作弹丸，空心卧时煮食之。次早服妙香散一帖取效。

内损吐血飞罗面略炒，以京墨汁或藕节汁调服二钱。

大衄血出口耳皆出者。用白面入盐少许，冷水调服三钱。

中蛊吐血小麦面二合，水调服。半日当下出。

呕哕不止醋和面，作弹丸二三十枚，以沸汤煮熟，漉出，投浆水中，待温，吞三两枚。哕定，即不用再吞；未定，至晚再吞。

寒痢白色炒面，每以方寸匕入粥中食之。能疗日泻百行，师不救者。

泄痢不固白面一斤，炒焦黄。每日空心温水服一二匙。

诸疟久疟用三姓人家寒食面各一合，五月五日午时采青蒿，擂自然汁，和丸绿豆大，临发日，早以无根水下一丸。一方，加炒黄丹少许。

头皮虚肿薄如蒸饼，状如裹水。以口嚼面傅之，良。

咽喉肿痛卒不下食，白面和醋，涂喉外肿处。

妇人吹奶水调面煮糊，欲熟，即投无灰酒一盏，搅匀，熟饮，令人徐徐按之，药行即瘳。

乳痈不消白面半斤，炒黄，醋煮为糊，涂之即消。

破伤风病白面、烧盐各一撮，新水调，涂之。

金疮血出不止。用生面干傅，五七日即愈。

远行脚趼成泡者。水调生面涂之，一夜即平。

折伤瘀损白面、栀子仁同捣，以水调，傅之，即散。

火疗成疮炒面，入栀子仁末，和油，傅之。

疮中恶肉寒食面二两，巴豆五分，水和作饼，烧末，掺之。

白秃头疮白面、豆豉和研，酢和，傅之。

小儿口疮寒食面五钱，消石七钱，水调半钱，涂足心，男左女右。

妇人断产白面一升，酒一升，煮沸，去渣，分三服。经水至时前日夜、次日早及天明服之。

阴冷闷痛渐入腹，肿满。醋和面，熨之。

一切漏疮盐面和团，烧，研，傅之。

瘭疽出汗生手足肩背，累累如赤豆。剥净，以酒和面，傅之。

一切疔肿面和腊猪脂封之，良。

伤米食积白面一两，白酒曲二丸，炒为末，每服二匙，白汤调下。如伤肉食，山楂汤下。

【小粉】又名麦粉，乃麸面之洗筋澄出浆粉，人浆衣多用之。

性凉，味甘。

主治：益气脉，和五脏，调经络。又炒一合，汤服，断下痢。熬成膏，消一切痈肿汤火伤。

【面筋】乃麸与面水中揉洗而成，宜煮不宜油煎炒。

主治：宽中益气，解热。劳热人，宜煮食之，炒有火毒。

【麦麨】以麦蒸磨成粉，俗谓之干粮也。

主治：消渴，止烦。

【麦苗】

主治：消酒毒、暴热，酒疸目黄，研，捣烂，绞汁，日饮之。又解蛊毒。煮汁滤服，除烦闷，解时疾、狂热，退胸膈热，利小肠。作虀食，益颜色。

【麦奴】麦穗将熟时，上有黑霉者是也。

主治：热烦天行，热毒、阳毒、温毒，热极发狂，大渴，及温疟，解丹石毒。

【附方】

麦奴丸用小麦奴、梁上尘、釜底煤、灶突墨，同黄芩、麻黄、硝黄等分为末，蜜丸弹子大，每服一丸，汗出，微利，即愈。能治一切热极发斑，狂燥大渴等症。

【麦秆】

主治：烧灰，入去疣痣、蚀恶肉膏中用。

大　麦

粒大于小麦，故名。亦可酿酒。

性温，味甘，微咸。为五谷长，熟则有益。

主治：宽胸下气，凉血除热，消积进食，实脏止泄，益气除渴。为面胜于小麦，平胃，止渴，消食，疗胀满。

【附方】

食饱烦胀但欲卧者。大麦面熬微香，每白汤服方寸匕，佳。

膜外水气大麦面、甘遂末各半两，水和作饼，炙熟食，取利。

小儿伤乳腹胀，烦闷欲睡。大麦面生用，水调一钱服。白面微炒亦可。

蠼螋尿疮大麦嚼，傅之，日三上。

肿毒已破青大麦去须，炒暴花，为末傅之，成靥，揭去又傅，数次，即愈。

麦芒入目大麦煮汁洗之，即出。

汤火伤灼大麦炒黑，研末，细调搽之。

被伤肠出以大麦粥汁洗肠，推入。但须饮米糜，百日乃可。

卒患淋痛大麦三两，煎汤，入姜汁、蜂蜜，代茶饮。

【麦芽】见后蘖米下。

【苗】

主治：诸黄，利小便。杵汁，日日服。冬月，面目手足皴瘃，煮汁洗之。

【附方】

小便不通陈大麦秸煎浓汁，频服。

【大麦奴】

主治：解热疾，消药毒。

穬　麦

音矿，即大麦一种，皮厚者。

性凉，味甘。

主治：轻身，除热，久服令人多力，健行。作芽，温中消食，补中，不动风气。作饼食，良。

雀　麦

即野麦。在处有之，生故墟野林下，苗叶似小麦而弱，其实似穬麦而细。周定王曰：舂去皮，作面，蒸食及作饼食，皆可救荒。

性平，味甘。

主治：充饥，滑肠。

【苗】

主治：女人产不出，煮汁饮之。

【附方】

胎死腹中，胞衣不下上抢心。用雀麦一把，水五升，煮二升，温服之，即下。

齿䘌并虫积年不瘥，从少至老者。用雀麦（一名杜姥草，俗名牛星草），用苦瓠叶三十枚，洗净，取草剪长二寸，以瓠叶作五包，包之，广一寸，厚五分，以三年酢渍之。至日中，以两包火中炮令热，纳口中，熨齿外边，冷更易之。取包置水中解视，即有虫长三分。老者黄色，而少者白色，多即有二三十枚，少即一二十枚。此方甚妙。

乌麦即荞麦

性寒，味甘，微酸。胃弱，食之难消。和猪、羊肉热食动风，又不可合黄鱼食。

主治：降气宽肠，磨积滞，消热肿，风痛，除白浊、白带，脾积泄泻。以砂糖水调炒面二钱服，治痢疾。炒焦，热水冲服，治绞肠沙痛。醋调粉，涂小儿丹毒，赤肿，热疮。作饭食，除腹痛泄，压丹石毒。

【附方】

咳嗽上气荞麦粉四两，茶末二钱，生蜜二两，水一碗，顺手搅千下，饮之。良久下气不止，即愈。

十水肿喘生大戟一钱，荞麦面二钱，水和作饼，炙熟，为末，空心茶服，以大小便利为度。

男子白浊魏元君济生丹，用荞麦炒焦为末，鸡子白和丸梧子大，每服五十丸，盐汤送下，日三服。

赤白带下方同上。

禁口痢疾荞麦面每服二钱，砂糖水调下。

痈疽发背一切肿毒。荞麦面、硫黄各二两为末，井华水和作饼晒收，每用一饼，磨水傅之，痛则令不痛，不痛则令痛，即愈。

疮头黑凹荞麦面煮食之，即发起。

痘疮溃烂用荞麦粉，频频傅之。

汤火伤灼用荞麦面炒黄，研末，水和，傅之，如神。

蛇盘瘰疬围接项上。用荞麦（炒去壳）、海藻、白僵蚕（炒去丝）等分为末，白梅（浸汤，取肉）减半，和丸绿豆大，每服六七十丸，食后、临卧米饮下，日五服。其毒当从大便泄去。若与淡菜连服尤好，淡菜生于海藻上，亦治此也。忌豆腐、鸡、羊、酒、面。

积聚败血通仙散，治男子败积，女人败血，不动真气。用荍麦面三钱，大黄二钱半，为末，卧时酒调服之。

头风畏冷李楼云：一人头风，首裹重绵，三十年不愈。予以荞麦粉二升，水调作二饼，更互合头上，微汗即愈。

头风风眼荞麦作钱大饼，贴眼四角，以米大艾炷灸之，即效如神。

染发令黑荞麦、针砂二钱，醋和，先以浆水洗净，涂之，荷叶包至一更，洗去。再以无食子、诃子皮、大麦面二钱，醋和涂之，荷叶包至天明，洗去即黑。

绞肠沙痛荞麦面一撮，炒黄，水烹服。

小肠疝气荞麦仁炒，去尖、葫芦巴酒浸，晒干各四两，小茴香炒一两，为末，酒糊丸梧子大，每空心盐酒下五十丸。两月，大便出白脓，去根。

【叶】

主治：作茹食，下气，利耳目，多则作泄。

【秸】

主治：烧灰淋汁，取碱熬干，同石灰等分，蜜收。能烂痈疽，蚀恶肉，去靥痣最良。穰作荐，辟壁虱。烧灰淋汁，洗六畜疮，并躁蹄。

【附方】

噎食荞麦秸烧灰，淋汁，入锅内，煎取白霜一钱，入蓬砂一钱，研末。每酒服半钱。

壁虱蜈蚣荞麦秸作荐，并烧烟熏之。

苦荞麦

多食伤胃，发风动气，能发诸病，黄疾人尤当禁之。

性温，味甘苦，有小毒。

主治：明目枕。苦荞皮、黑豆皮、绿豆皮、决明子、菊花同作枕，枕之，至老明目。

脂　麻

一名胡麻，又名油麻，又名巨胜。有黑、白二种，取油以白者为胜，服食以黑者为良。取黑色者，酒拌，九蒸九晒用。

性平，味甘。初食利大小便，久食则否。去陈留新，可煮丹砂。

主治：补中益气，坚筋骨，长肌肉，明耳目，润肺定惊，利大小肠，逐风湿气。伤寒温疟，大吐后，虚热困倦。金疮止痛，催生落胎。细研，涂发，令长。白蜜蒸，治百病。炒食，不生风病，风病久食，则步端正，语言不謇。生嚼，涂小儿头疮。煎汤，洗恶疮，妇人阴疮。

【白油麻】白色，多油。

性寒，味甘。蒸透用为佳。

主治：虚劳，滑肠胃，行风气，通血脉，去头上浮风，润肌肉。食后，生啖一合，终身勿辍。又与乳母服之，子不生病。客热，可作饮汁服之。生嚼，傅儿头上诸疮。

【附方】

服食胡麻《抱朴子》云：用上党胡麻三斗，淘净，甑蒸，令气遍，日干，以水淘去沫，再蒸，如此九度。以汤脱去皮，簸净，炒香，为末，白蜜或枣膏丸弹子大，每温酒化下一丸，日三服。忌毒鱼、狗肉、生菜。服至百日，能除一切痼疾；一年，身面光泽，不饥；二年，白发返黑；三年，齿落更生；四年，水火不能害；五年，行及奔马；久服，长生。若欲下之，饮葵菜汁。孙真人云：用胡麻三升，去黄褐者，蒸三十遍，微炒香，为末，入白蜜三升，杵三百下，丸梧桐子大，每旦服五十丸。人过四十以上，久服明目洞视，肠柔如筋也。《仙方传》云：鲁女生服胡麻饵术，绝谷八十余年，甚少壮，日行三百里，走及麞鹿。

服食巨胜治五脏虚损，益气力，坚筋骨。用巨胜，九蒸九暴，收贮。每服二合，汤浸，布裹，脱去皮，再研，水滤汁，煎饮，和粳米煮粥食之。时珍曰：古有服食胡麻、巨胜二法，方不出于一人，故有二法，其实一物也。

白发返黑乌麻九蒸九晒，研末，枣膏丸，服之。

腰脚疼痛新胡麻一升，熬香，杵末，日服一小升，服至一斗，永瘥。温酒、蜜汤、姜汁皆可下。

手脚酸痛微肿。用脂麻（熬，研）五升，酒一升，浸一宿，随意饮。

入水肢肿作痛。生胡麻捣，涂之。

偶感风寒脂麻炒焦，乘热擂酒饮之，煖以取微汗出良。

中暑毒死救生散，用新胡麻一升，微炒令黑，摊冷，为末，新汲水调服三钱，或丸弹子大，水下。

呕哕不止白油麻一大合，清油半斤，煎取三合，去麻，温服。

牙齿痛肿胡麻五升，水一斗，煮汁五升，含漱，吐之，不过二剂，神良。

热淋茎痛乌麻子、蔓菁子各五合，炒黄，绯袋盛，以井华水三升浸之。每食前服一钱。

小儿下痢赤白。用油麻一合，捣末，蜜汤服之。

解下胎毒小儿初生，嚼生脂麻，绵包，与儿咂之，其毒自下。

小儿急疳油麻嚼，傅之。

小儿软疖油麻炒焦，乘热嚼烂，傅之。

头面诸疮脂麻生嚼，傅之。

小儿瘰疬脂麻、连翘等分为末，频频食之。

疔肿恶疮胡麻（烧灰）、针砂等分为末，醋和傅之，日三。

痔疮风肿作痛。胡麻子煎汤，洗之，即消。

坐板疮疥生脂麻嚼，傅之。

阴痒生疮胡麻嚼烂，傅之，良。

乳疮肿痛用脂麻炒焦，研末，以灯窝油调涂，即安。

妇人乳少脂麻（炒，研）入盐少许，食之。

汤火灼伤胡麻生研如泥，涂之。

蜘蛛咬疮油麻研烂，傅之。

诸虫咬伤同上。

蚰蜒入耳胡麻（炒，研）作袋，枕之。

谷贼尸咽喉中痛痒，此因误吞谷芒，枪刺痒痛也。谷贼属咽，尸咽属喉，不可不分。用脂麻炒研，白汤调下。

痈疮不合乌麻炒黑，捣，傅之。

小便尿血胡麻三升，杵末，以东流水二升浸一宿，平旦绞汁，顿热服。

胡麻油（即香油）弘景曰：生榨者良，若蒸炒者，止可供食及燃灯耳，不入药用。宗奭曰：炒熟，乘热压出油，谓之生油，但可点照；须用煎炼，乃为熟油，始可食，不中点照，亦一异也。如铁自火中出而谓之生铁，亦此义也。时珍曰：入药以乌麻油为上，白麻油次之，须自榨乃良，若市肆者，不惟已经蒸炒，而又杂之以伪也。

【油】即香油，以生榨者良。

性微寒，味甘。

主治：润燥，解毒，止痛，消肿，利大肠，去游风，治疣心痛。傅一切恶疮。陈油煎膏，生肌长肉。

【附方】

发癥饮油《外台》云：病发癥者，欲得饮油。用油一升，入香泽煎之。盛置病人头边，令气入口鼻，勿与饮之，疲极眠睡，虫当从口出。急以石灰粉手捉取抽尽，即是发也。初出，如不流水中浓菜形。又云：治胸喉间觉有癥虫上下，尝闻葱豉食香，此乃发癥虫也。二日不食，开口而卧，以油煎葱豉令香，置口边，虫当出，以物引去之，必愈。

发瘕腰痛《南史》云：宋明帝宫人，腰痛牵心，发则气绝。徐文伯诊曰：发瘕也。以油灌之，吐物如发，引之长三尺，头已成蛇，能动摇，悬之滴尽，唯一发尔。

吐解蛊毒以清油多饮，取吐。

解河豚毒一时仓卒无药。急以清麻油多灌取吐，出毒物即愈。

解砒石毒麻油一碗，灌之。

大风热疾《近效方》云：婆罗门僧疗大风疾，并热风手足不遂，压丹石热毒。用硝石一两，生乌麻油二大升，同纳铛中，以土墼盖良，纸泥固济，细火煎之。初煎气腥，药熟则香气发，更以生脂麻油二大升，和合，微煎之。以意斟量得所，即内不津器中。凡大风人，用纸屋子坐病人，外面烧火发汗，日服一大合，壮者日二服。三七日，头面疱疮皆灭也。

伤寒发黄生乌麻油一盏，水半盏，鸡子白一枚，和搅服尽。

小儿发热不拘风寒饮食，时行痘疹，并宜用之。以葱涎入香油内，手指蘸油麻，擦小儿五心、头面、项背诸处，最能解毒凉肌。

预解痘毒《外台》云：时行暄暖，恐发痘疮。用生麻油一小盏，水一盏，旋旋倾下油内，柳枝搅稠如蜜。每服二三蚬壳，大人二合，卧时服之。三五服大便快利，疮自不生矣。此扁鹊油剂法也。又方麻油、童便各半盏，如上法服。

小儿初生大、小便不通。用真香油一两，皮硝少许，同煎滚，冷定，徐徐灌入口中，咽下，即通。

卒热心痛生麻油一合，服之良。

鼻衄不止纸条蘸真麻油，入鼻取嚏，即愈。有人一夕衄血盈盆，用此而效。

胎死腹中清油和蜜等分，入汤顿服。

漏胎难产因血干涩也。用清油半两，好蜜一两，同煎数十沸，温服，胎滑即下。他药无益，以此助血为效。

产肠不收用油五斤，炼熟，盆盛，令妇坐盆中，饭久，先用皂角炙去皮研末。吹少许入鼻取嚏，立上。

痈疽发背初作，即服此，使毒气不内攻。以麻油一斤，银器煎二十沸，和醇醋二碗，分五次，一日服尽。

肿毒初起麻油煎葱黑色，趁热通手旋涂，自消。

喉痹肿痛生油一合，灌之立愈。

丹石毒发发热者，不得食热物，不用火为使。但着厚衣暖卧，取油一匙，含咽，戒怒二七日也。《枕中记》云：服丹石人，先宜以麻油一升，薤白三升，切，纳油中，微火煎黑，去滓，合酒，每服三合，百日气血充盛也。

身面疮疔方同上。

梅花秃癣用清油一碗，以小竹子烧火，入内煎沸，沥猪胆汁一个，和匀，剃头，擦之，二三日即愈，勿令日晒。

赤秃发落香油、水等分，以银钗搅和，日日擦之，发生乃止。

发落不生生胡麻油涂之。

令发长黑生麻油、桑叶煎过，去滓，沐发，令长数尺。

滴耳治聋生油，日滴三五次，候耳中塞取，即愈。

蚰蜒入耳刘禹锡《传信方》，用胡麻油作煎饼，枕卧，须臾自出。李元淳尚书在河阳日，蚰蜒入耳，无计可为，脑闷有声，至以头击门柱，奏状危困，求发御医疗之，不验。忽有人献此方，乃愈。

蜘蛛咬毒香油和盐，掺之。

冬月唇裂香油频频抹之。

身面白癜以酒服生胡麻油一合，一日三服至五斗，瘥。忌生冷、猪、鸡、鱼、蒜等百日。

小儿丹毒生麻油涂之。

打扑伤肿熟麻油和酒，饮之，以火烧热地，卧之，觉即疼肿俱消。松阳民相殴，用此法，经官验之，了无痕迹。

虎爪伤人先吃清油一碗，仍以油淋洗疮口。

毒蜂螫伤清油搽之，妙。

毒蛇螫伤急饮好清油一二盏解毒，然后用药也。

【麻枯饼】油麻滓也。

主治：乌发，杀虫。

【附方】

揩牙乌须麻枯八两，盐花三两，用生地黄十斤取汁，同入铛内熬干，以铁盖覆之，盐泥泥之，煅赤取研末，日用三次。揩毕，饮姜茶。先从眉起，一月皆黑也。

疽疮有虫生麻油滓贴之，绵裹，当有虫出。

【青蘘】一名梦神，巨胜苗也。可作菜，滑美如葵。

性寒，味甘。

主治：五脏邪气，风寒湿痹，益气补髓，坚筋骨，祛暑热。作汤沐头，去风，润发肤。治崩中，血凝注者，生捣一升，热汤绞汁半升，服。飞丝入喉，嚼之即愈。

【胡麻花】七月采最上标头者，阴干用。

主治：生秃发，润大肠，身生肉疔，擦之即愈。眉毛不生。以干末，同乌麻油渍之，日频涂。

【麻秸】

主治：烧灰，入点痣去恶肉方中用。

【附方】

小儿盐哮脂麻秸，瓦内烧存性，出火毒，研末。以淡豆腐蘸食之。

聤耳出脓白麻秸，刮取一合，花胭脂一枚，为末，绵裹，塞耳中。

大　麻

一名火麻，俗名黄麻。今作布用之。

【麻花】一名麻勃。

性温，味辛。

主治：一百二十种恶风。黑色遍身，苦痒，逐诸风恶血。女人经不通，金疮内漏。

【附方】

瘰疬初起七月七日麻花、五月五日艾叶等分，作炷，灸之百壮。

金疮内漏麻勃一两，蒲黄二两，为末，酒服一钱匕，日三，夜一。

风病麻木麻花四两，草乌一两，炒存性，为末，炼蜜调成膏，每服三分，白汤调下。

【麻蕡】麻子连壳者。

性温，味辛，有毒。

主治：利五脏，下血，寒气，破积，止痹，散脓。

【附方】

风颠百病麻子四升，水六升，猛火煮令芽生，去滓，煎取二升，空心服之。或发或不发，或多言语，勿怪之，但令人摩手足，顷定。进三剂愈。

【麻仁】极难去壳，取帛包，置沸汤中，浸至冷，出之，垂井中一夜，勿令着水。次日日中曝干，就新瓦上，挼去壳，簸扬取仁。

性平，味甘。

主治：补中，下气，润五脏，利大肠，逐水气，破积血、风热燥结，热淋，一切风气。利女人经脉，止下痢，涂诸疮，杀虫。取汁煮粥，止呕逆，去五脏风，润肺，治关节不通。

【附方】

服食法麻子仁一升，白羊脂七两，蜜蜡五两，白蜜一合，和杵，蒸食之，不饥耐老。

耐老益气久服不饥。麻子仁二升，大豆一升，熬香，为末，蜜丸，日二服。

大麻仁酒治骨髓风毒疼痛，不可运动。用大麻仁水浸，用沉者一大升，曝干，于银器中旋旋慢炒香熟，入木臼中，捣至万杵，待细如白粉即止，平分为十帖。每用一帖，取家酿无灰酒一大碗，同麻粉，用柳槌蘸入砂盆中擂之，滤去壳，煎至减半。空腹温服一帖，轻者四五帖见效，甚者不出十帖，必失所苦，效不可言。

麻子仁粥治风水腹大，腰脐重痛，不可转动。用冬麻子半斤，研碎，水滤取汁，入粳米二合，煮稀粥，下葱、椒、盐、豉，空心食。

老人风痹麻子煮粥，上法食之。

五淋涩痛麻子煮粥，如上法食之。

大便不通麻子煮粥，如上法服之。

麻子仁丸治脾约，大便秘而小便数。麻子仁二升，芍药半斤，厚朴一尺，大黄、枳实各一斤，杏仁一升，熬研，炼蜜丸梧桐子大，每以浆水下十丸，日三服，不知再加。

产后秘塞许学士云：产后汗多，则大便秘，难于用药，惟麻子粥最稳。不惟产后可服，凡老人诸虚风秘，皆得力也。用大麻子仁、紫苏子各二合，洗净，研细，再以水研，滤取汁一盏，分二次，煮粥啜之。

产后瘀血不尽。麻子仁五升，酒一升，渍一夜，明旦取，温服一升，不瘥，再服一升。不吐不下，不得与男子通，一月将养如初。

胎损腹痛冬麻子一升，杵碎，熬香，水二升煮汁，分服。

妊娠心痛烦闷。麻子仁一合，研水二盏，煎六分，去滓服。

月经不通或两三月，或半年、一年者。用麻子仁二升，桃仁二两，研匀，熟酒一升，浸一夜，日服一升。

呕逆不止麻仁杵熬，水研取汁，着少盐，吃立效。李谏议常用，极妙。

虚劳内热下焦虚热，骨节烦疼，肌肉急，小便不利，大便数，少气吸吸，口燥，热淋。用大麻仁五合，研水二升，煮减半，分服，四五剂瘥。

补下治渴麻子仁一升，水三升，煮四五沸，去滓，冷服半升，日二。

消渴饮水日至数十，小便赤涩。用秋麻子仁一升，水三升，煮三四沸，饮汁，不过五升，瘥。

乳石发渴大麻仁三合，水三升，煎二升，时时呷之。

饮酒咽烂口舌生疮，大麻仁一升，黄芩二两为末，蜜丸，含之。

脚气肿渴大麻仁熬香，水研，取一升，再入水三升，煮一升，入赤小豆一升，煮熟，食豆饮汁。

脚气腹痹大麻仁一升，研碎，酒三升，渍三宿，温服，大良。

血痢不止《必效方》用麻子仁汁煮绿豆，空心食，极效。

小儿痢下赤白，体弱大困者。麻子仁三合，炒香，研细末，每服一钱，浆水服，立效。

截肠怪病大肠头出寸余，痛苦，干则自落，又出，名为截肠病。若肠尽，即不治。但初觉截时，用器盛脂麻油，坐浸之，饮大麻子汁数升，即愈也。

金疮瘀血在腹中。用大麻仁三升，葱白十四枚（捣），熟水九升，煮一升半，顿服。血出不尽，更服。

腹中虫病大麻子仁三升，东行茱萸根八升，渍水，平旦服二升，至夜虫下。

小儿疳病嚼麻子，傅之，日六七度。

小儿头疮麻子五升，研细，水绞汁，和蜜，傅之。

白秃无发麻子炒焦，研末，猪汁和涂，发生为度。

发落不生黄麻子汁煮粥，频食之。

聤耳出脓麻子一合，花胭脂一分研匀，作梃子，绵裹，塞之。

大风癞疾大麻仁三升，淘晒，以酒一斗，浸一夜，研取白汁，滤入瓶中，重汤煮数沸，收之，每饮一小盏，兼服茄根散、乳香丸，取效。

卒被毒箭麻仁数升，杵汁饮。

解射罔毒大麻子汁，饮之良。

辟禳瘟疫麻子仁、赤小豆各二七枚，除夜着井中。饮水良。

赤游丹毒麻仁捣末，水和，傅之。

湿癣肥疮大麻仁傅之，五日瘥。

瘭疽出汗生手足肩背，累累如赤豆状。剥净，以大麻子炒，研末，摩之。

【油】

主治：熬黑，压油傅头，治发落不生。煎熟，时时啜之，治硫黄毒发，身热。

【附方】

尸咽痛痒麻子烧脂，服之。

【叶】

性温，味辛，有毒。

主治：捣汁服五合，下蛔虫。捣烂，傅蝎毒。浸汤，沐发长润，令白发不生。

【附方】

治疟不止火麻叶，不问荣枯，锅内文武火慢炒香，香起，以纸盖之，令出汗尽，为末，临发前，用茶或酒下，移病人原睡处，其状如醉，醒即愈。又方，火麻叶，如上法为末，一两加缩砂、丁香、陈皮赤各半两，酒糊丸梧子大，每酒茶任下五七丸。能治诸疟，壮元气。

黄　麻

即麻皮。

主治：破血，通小便。

【附方】

热淋胀痛麻皮一两，炙甘草三分，水二盏，煎一盏服，日二，取效。

跌扑折伤疼痛，《接骨方》黄麻（烧灰）、头发灰各一两，乳香五钱为末，每服三钱，温酒下，立效。

偏头风痛作枕即止。

【麻根】

主治：捣汁服，主瘀血，石淋。水煮服，治产难，胞衣不出，破血瘀胀，带下崩中不止。取廿七枚，煮水三升，分服，治血淋，下血不止。根及叶，捣，取汁服，治挞打瘀血，心腹满，气短，及踠折骨痛，无则以麻煮汁代之。

【沤麻汁】

主治：止消渴，治瘀血。

黑大豆

一名菽，古作尗，有五色，黑、白、黄、褐、青斑中，入药惟黑者，角曰荚，叶曰藿，茎曰萁，多食生疮，以萝卜治之。

性平，味甘。

主治：肾病，利水下气，制风热，活血解毒。生吞五钱，去心胸烦热，热风恍惚，明目镇心。生研，涂痈肿。煮食，治温毒水肿。炒黑，热投酒中，治风痹瘫缓，口禁，产后头风。同甘草煎饮，解百药毒，一切热毒。同桑柴灰煮食，下水鼓腹胀。和饭捣，涂一切肿毒。阴肿，以绵裹纳之。

【附方】

服食大豆令人长肌肤，益颜色，填骨髓，和气力，补虚能食，不过两剂。大豆五升，如作酱法，取黄捣末，以猪肪炼膏和丸梧子大，每服五十丸至百丸，温酒下，神验秘方也。肥人不可服之。

救荒济饥《博物志》云：左慈荒年法，用大豆粒细调匀者，生熟挼令光，暖彻豆内。先日不食，以冷水顿服讫。一切鱼肉果菜，不得复经口，渴即饮冷水。初小困，十数日后，体力壮健，不复思食也。黄山谷救荒法：黑豆、贯众各一升，煮熟去众，晒干，每食，空心啖五七粒，食百木枝叶皆有味，可饱也。王氏《农书》云："辟谷之方，见于石刻。水旱虫荒，国家代有，甚则怀金立鹄，易子炊骸，为民父母者，不可不知此法也。昔晋惠帝永宁二年，黄门侍郎刘景先表奏臣遇太白山隐民，传济饥辟谷仙方。臣家大小七十余口，更不食别物。若不如斯，臣一家甘受刑戮。其方用大豆五斗淘净，蒸三遍，去皮，用大麻子三斗浸一宿，亦蒸三遍，令口开，取仁，各捣为末，和捣作团，如拳大，入甑内蒸，从戌至子时止，寅时出甑，午时晒干为末，干服之，以饱为度，不得食一切物。第一顿，得七日不饥；第二顿，得四十九日不饥；第三顿，三百日不饥；第四顿，得二千四百日不饥，更不必服，永不饥也。不问老少，但依法服食，令人强壮，容貌红白，永不憔悴。口渴，即研大麻子汤饮之，转更滋润脏腑。若要重吃物，用葵子三合研末，煎汤冷服，取下药如金色，任吃诸物，并无所损。前知随州朱颂教民用之，序其首尾，勒石于汉阳大别山与国寺。又方，用黑豆五斗淘净，蒸三遍，晒干，去皮，为末。秋麻子三升，浸去皮，晒研。糯米三斗做粥，和捣为剂如拳大，入甑中蒸一宿，取晒为末。用红小枣五斗，煮去皮核，和为剂，如拳大，再蒸一夜。服之，至饱为度。如渴，饮麻子水，便滋润脏腑也。脂麻亦可，但不得食一切之物。

炒豆紫汤颂曰：古方有紫汤，破血去风，除气防热，产后两日，尤宜服之。用乌豆五升，清酒一斗，炒令烟绝，投酒中，待酒紫赤色，去豆，量性服之，可日夜三盏，神验。中风口噤，加鸡屎白二升和炒，投之。

豆淋酒法宗奭曰：治产后百病，或血热，觉有余血水气，或中风困笃，或背强口噤，或但烦热瘈疭口渴，或身头皆肿，或身痒呕逆直视，或手足顽痹，头旋眼眩，此皆虚热中风也。用大豆三升熬熟，至微烟出，入瓶中，以酒五升沃之，经一日以上。服酒一升，温服，令少汗出，身润即愈。口噤者，加独活半斤，微微捶破，同沃之。产后宜常服，以防风气，又消结血。

中风口㖞即上方，日服一升。

头风头痛即上方，密封，日温服。

破伤中风口噤。大豆一升，熬去腥气，勿使太熟，杵末，蒸令气遍，取下，以酒一升淋之，温服，取汗，傅膏疮上，愈。又方，黑豆四十枚，朱砂二十文，同研末，以酒半盏，调服。

颈项强硬不得顾视，大豆一升，蒸变色，囊裹，枕。

暴得风疾四肢挛缩，不能行。取大豆三升，淘净，湿蒸，以醋二升，倾入瓶中，铺于地上，设席豆上，令病人卧之，仍重盖四五层衣，豆冷渐渐却衣，仍令一人于被内，引挽挛急处，更蒸豆，再作，并饮荆沥汤。如此三日三夜，即休。

风入脏中治新久风入脏中。大豆一斗，水五斗，煮取一斗二升，去滓，入美酒斗半，煎取九升，日服，取汗良。

风入攻心烦躁恍惚。大豆半升淘净，以水二升，煮取七合，食后服之。

卒风不语大豆煮汁，煎稠如饴，含之，并饮汁。

喉痹不语同上法。

卒然失音诜曰：用生大豆一升，青竹笋子四十九枚（长四寸，阔一分），水煮熟，日夜二服，瘥。

热毒攻眼赤痛脸浮。用黑豆一升，分作十袋，沸汤中蒸过，更互熨之，三遍则愈。

卒然中恶大豆二七枚，鸡子黄一个，酒半升，和匀，顿服。

阴毒伤寒危笃者。用黑豆炒干，投酒，热饮或灌之，吐则复饮，汗出为度。

肠痛如打大豆半升，熬焦，入酒一升，煮沸，饮取醉。

肠①胁卒痛大豆（炒）二升，酒三升，煮二升，顿服。

卒然腰痛大豆六升，水拌湿，炒热，布裹熨之，冷即易。

脚气冲心烦闷，不识人。以大豆一升，水三升，浓煮汁服，未定再服。

身面浮肿《千金》用乌豆一升，水五升，煮汁三升，入酒五升，

---

① 肠：《本草纲目·谷部》作“腰”。

更煮三升，分温三服。不瘥再合。王璆《百一选方》用乌豆煮至皮干，为末，每服三钱，米饮下。建炎初，吴内翰女孙忽发肿凸，吴检《外台》得此方，服之立效。

新久水肿大豆一斗，清水一斗，煮取八升，去豆，入薄酒八升，再煎取八升，服之，再三服，水当从小便中出。

腹中痞硬夏秋之交，露坐夜久，腹中痞，如群石在腹。用大豆半升，生姜八分，水三升，煎一升已来，顿服，瘥。

霍乱胀痛大豆生研，水服方寸匕。

水痢不止大豆一升（炒），白术半两，为末，每服三钱，米饮下。

赤痢脐痛黑豆、茱萸子二件，搓摩，吞咽之，良。

赤白下痢方见猪胆。

男子便血黑豆一升，炒焦，研末，热酒淋之，去豆，饮酒，神效。

一切下血雄黑豆（紧小者）以皂角微浸，炒熟，去皮，为末，炼猪脂和丸梧子大，每服三十丸，陈米饮下。

小儿沙淋黑豆一百二十个，生甘草一寸，新水煮热，入滑石末，乘热饮之，良。

肾虚消渴难治者。黑大豆（炒）、天花粉等分，为末，糊丸梧子大，每黑豆汤下七十丸，日二，名救活丸。

消渴饮水乌豆（置牛胆中，阴干）百粒，吞尽即瘥。

昼夜不眠以新布火炙熨目，并蒸大豆，更番囊盛，枕之，冷即易，终夜常枕之，即愈。

疫疠发肿大黑豆二合炒熟，炙甘草一钱，水一盏，煎汁，时时饮之。《夷坚志》云：靖康二年春，京师大疫，有异人书此方于壁间，用之，立验也。

乳石发热乌豆二升，水九升，铜器煮五升汁，熬稠一升，饮之。

解礜砒毒大豆煮汁，饮之良。

酒食诸毒大豆一升，煮汁服，得吐即愈。

解诸鱼毒大豆煮汁，饮之。

解巴豆毒下利不止，大豆煮汁一升，饮之。

恶刺疮毒大豆煮汁，渍之，取瘥。

汤火灼疮大豆①煮汁饮之，易愈，无斑。

打头青肿豆黄末，傅之。

折伤堕坠瘀血在腹，气短。大豆五升，水一斗，煮汁二升，顿服。剧者，不过三作。

豌疮烦躁大豆煮汁，饮之佳。

痘疮湿烂黑大豆研末，傅之。

小儿头疮黑豆炒存性，研水，调傅之。

身面疣目七月七日以大豆拭疣上三过，使本人种豆于南向屋东头第二溜中，豆生叶，以热汤沃杀，即愈。

染发令乌醋煮黑大豆，去豆，煎稠，染之。

牙齿不生不拘大人、小儿、年多者。用黑豆三十粒，牛粪火内烧，令烟尽，研，入麝香少许。先以针挑破，血出，以少许揩之，不得见风。忌酸咸物。

牙齿疼痛黑豆煮汁，频频漱之，良。

月经不断用前紫汤，服之佳。

妊娠腰痛大豆一升，酒三升，煮七合，空心饮之。

子死腹中月数未足，母欲闷绝者。用大豆三升，以醋煮浓汁，顿服，立出。

胞衣不下大豆半升，醇醋三升，煮一升半，分三服。

---

① 豆：原作“毒”，据《本草纲目·谷之三·黑大豆》“附方”引《子母秘录》条改。

辟禳时气以新布盛大豆一斗，纳井中一宿，取出。每服七粒佳。

菜中蛇蛊蛇毒入菜叶中，食之令人得病，名蛇蛊。大豆为末，酒渍绞汁服半升。

身如虫行大豆水渍，绞浆，旦旦洗之，或加少面，沐发亦良。

小儿丹毒浓煮大豆汁，涂之甚良。

风疽疮疥凡脚腨①及腘脷中痒，搔则黄汁出者是也。以青竹筒三尺，着大豆一升在内，以马屎糠火烧熏，以器两头取汁，搽之，先以泔清和盐洗之，不过三度，极效。

肝虚目暗迎风下泪。用腊月牯牛胆，盛黑豆悬风处，取出，每夜吞三七粒，久久自明。

小儿胎热黑豆二钱，甘草一钱，入灯心七寸，淡竹叶一片，水煎。

大蛇头指痛臭甚者。黑豆（生）研末，入茧内笼之。

【大豆黄卷】即豆芽也。壬癸日，以井华水浸，候生芽，取皮，阴干用。

性平，味甘。

主治：益气，宜肾，清胃热，消水病胀满，破妇人恶血，湿痹筋挛，膝痛。

【附方】

大豆蘖散治周痹，邪在血脉之中，水痹不痛，上下周身，故名。此药注五脏，留滞胃中，结聚，益气出毒，润皮毛，补肾气。用大豆蘖一斤，炒香，为末，每服半钱，温酒调下，日三服。

头风湿痹筋挛，膝痛，胃中积热，大便结涩。黄卷散，用大豆黄卷（炒）一升，酥半两，为末，食前温水服一匙，日二服。

---

① 腨：原作“踹”，据《古今图书集成·医部全录·外科》“浸淫疥癣门”引《备急千金要方》改。腨，指小腿肚。

水病肿满喘急，大小便涩，大豆黄卷（醋炒）、大黄（炒）等分，为细末，葱、橘皮汤服二钱，平明以利为度。

小儿撮口初生豆芽研烂，绞汁，和乳灌少许，良。

黄大豆

性温，味甘。

主治：宽中下气，利大肠，消水胀肿毒。

【附方】

痘后生疮黄豆烧黑，研末，香油调涂。

【豆油】

主治：涂疮疥，解发脂。

【秸】

主治：烧灰，入点痣去恶肉药。

赤小豆

以紧小而赤黯色者入药，其稍大而鲜红、淡红色者不用。

性平，味甘酸。

主治：寒热，热中，消渴，止泄痢，利小便，下水肿胀满，吐逆，辟瘟疫，排痈肿，治产难，下胞衣，通乳汁。痢后气满不能食者，煮食，一顿即愈。和鲤鱼煮食，祛脚气，利水消肿。捣末，同鸡子白，涂一切热毒痈肿。煮汁，解酒病，洗小儿黄烂疮。

【附方】

水气肿胀颂曰：用赤小豆五合，大蒜一颗，生姜五钱，商陆根一条，并碎破，同水煮烂，去药，空心食豆，旋旋啜汁令尽，肿立消也。韦宙《独行方》，治水肿从脚起，入腹则杀人。赤小豆一斗，煮极烂，取汁五升，温渍足膝。若已入腹，但食小豆，勿杂食，亦愈。《梅师》治水肿，以东行花、桑枝烧灰一升，淋汁，煮赤小豆一升，以代饭良。

水蛊腹大动摇有声，皮肤黑者。用赤小豆三升，白茅根一握，水煮，食豆，以消为度。

辟禳瘟疫《五行书》云：正月朔日及十五日，以赤小豆二七枚，麻子七枚，投井中，辟瘟疫甚效。又正月七日，新布囊盛赤小豆，置井中，三日取出，男吞七粒，女吞二七枚，竟年无病也。

辟厌疾病正月元旦，面东，以齑水吞赤小豆三七枚，一年无诸疾。又七月立秋日，面西，以井华水吞赤小豆七枚，一秋不犯痢疾。

伤寒狐惑张仲景曰：狐惑病，脉数，无热，微烦，默默但欲卧，汗出。初得三四日，目赤如鸠；七八日，目四眦黄黑。若能食者，脓已成也，赤豆当归散主之。赤小豆三升，水浸令芽出，当归三两，为末，浆水服方寸匕，日三服。

下部卒痛如鸟啄之状。用小豆、大豆各一升，蒸熟，作二囊，更互坐之，即止。

水谷痢疾小豆一合，镕蜡三两，顿服取效。

热毒下血或因食热物发动。赤小豆末，水服方寸匕。

肠痔下血小豆三升，苦酒五升煮熟，日干，再浸，至酒尽乃止，为末，酒服一钱，日三服。

舌上出血如簪孔。小豆一升，杵碎，水三升和，绞汁服。

热淋血淋不拘男女。用赤小豆三合，慢炒，为末，煨葱一茎，擂酒热调二钱服。

重舌鹅口赤小豆末，醋和，涂之。

小儿不语四五岁不语者。赤小豆末，酒和，傅舌下。

牙齿疼痛红豆末，擦牙吐涎，及吹鼻中。一方入铜青少许。一方入花碱少许。

中酒呕逆赤小豆煮汁，徐徐饮之。

频致堕胎赤小豆末，酒服方寸匕，日二服。

妊娠行经方同上。

妇人难产《产宝》用赤小豆生吞七粒，佳。《集验》治难产，日久气乏，用赤小豆一升，以水九升，煮取汁，入炙过黄明胶一两，同煎少时。一服五合，不过三四服，即产。

胞衣不下用赤小豆，男七枚，女二七枚，东流水吞服之。

产后目闭心闷。赤小豆生研，东流水服方寸匕，不瘥更服。

产后闷满不能食。用小豆二七枚，烧，研，冷水顿服。

乳汁不通赤小豆煮汁，饮之。

妇人吹奶赤小豆，酒研，温服，以滓傅之。

妇人乳肿小豆、莽草等分为末，苦酒和傅佳。

痈疽初作赤小豆末，水和涂之，毒即消散，频用有效。

石痈诸痈赤小豆五合，纳苦酒中五宿，炒研，以苦酒和涂，即消，加栝楼根等分。

痘后痈毒赤小豆末，鸡子白调涂，傅之。

腮颊热肿赤小豆末，和蜜涂之，一夜即消。或加芙蓉叶末，尤妙。

丹毒如火赤小豆末，和鸡子白，时时涂之不已，逐手即消。

风瘙瘾疹赤小豆、荆芥穗等分为末，鸡子清调涂之。

金疮烦满赤小豆一升，苦酒浸一日，熬燥，再浸，满三日，令黑色，为末，每服方寸匕，日三服。

六畜肉毒小豆一升，烧研，水服三方寸匕，神效。

【叶】

主治：去烦热，止小便数。煮食，明目。

【附方】

小便频数小豆叶一斤，入豉汁中煮，和作羹，食之。

小儿遗尿小豆叶，捣汁服之。

【芽】

主治：妊娠数月，经水时来，名曰漏胎；或因房室，名曰伤胎。用此为末，温酒服方寸匕，日三，得效乃止。

绿　豆

用宜连皮，反榧子壳。不宜合鲤鱼鲊食，令人肝黄。

性凉，味甘。

主治：补气调脏，安神压热，去浮风，润皮肤寒热，热中。止泄痢，利小便，厚肠胃。作枕，明目。煮食，消肿、下气、止渴、祛暑，解一切药草、牛马、金石毒、痘毒。生绞汁，治丹毒。

【附方】

扁鹊三豆饮治天行痘疮，预服此饮，疏解热毒，纵出亦少。用绿豆、赤小豆、黑大豆各一升，甘草节二两，以水八升，煮极熟，任意食豆饮汁，七日乃止。一方，加黄大豆、白大豆，名五豆饮。

痘后痈毒初起，以三豆膏治之，神效。绿豆、赤小豆、黑大豆等分为末，醋调，时时扫涂，即消。

防痘入眼用绿豆七粒，令儿自投井中，频视七遍，乃返。

小儿丹肿绿豆五钱，大黄二钱为末，用生薄荷汁入蜜调涂。

赤痢不止以大麻子，水，研滤汁，煮绿豆，食之，极效。粥食亦可。

老人淋痛青豆二升，橘皮二两，煮豆粥，下麻子汁一升，空心渐食之，并饮其汁，甚验。

消渴饮水绿豆煮粥，并作粥食。

心气疼痛绿豆廿一粒，胡椒十四粒，同研，白汤调服，即止。

多食易饥绿豆、黄麦、糯米各一升，炒熟，磨粉。每以白汤服一杯，三五日见效。

十种水气用绿豆二合半，大附子一只去皮脐，切作两片，水三碗，煮熟，空心卧时食豆。次日，将附子两片作四片，再以绿豆二合半，如前煮食。第三日，别以绿豆、附子如前煮食。第四日，如第二日法煮食。水从小便下，其肿自消，未消，再服。忌生冷、毒物、盐、酒六十日，无不效者。

【绿豆粉】脾胃虚人，多食难化，以杏仁解之。

性凉，味甘。

主治：解诸热，益气，解酒食诸毒，治发背，痈疽疮肿，汤火伤灼。痘疮湿烂，不结痂疕者，干扑之，良。新水调服，治霍乱转筋，解诸药毒，菰蕈、砒毒。

【附方】

护心散又名内托散、乳香万全散。凡有疽疾，一日至三日之内，宜连进十余服，方免变证，使毒气出外。服之稍迟，毒气内攻，渐生呕吐，或鼻生疮菌，不食即危矣。四五日后，亦宜间服之。用真绿豆粉一两，乳香半两，灯心同研和匀，以生甘草浓煎汤，调下一钱，时时呷之。若毒气冲心，有呕逆之证，大宜服此。盖绿豆压热下气，消肿解毒；乳香消诸痈肿毒，服至一两，则香彻疮孔中，真圣药也。

疮气呕吐绿豆粉三钱，干胭脂半钱，研匀，新汲水调下，一服立止。

霍乱吐利绿豆粉、白糖各二两，新汲水调服，即愈。

解烧酒毒绿豆粉荡皮，多食之，即解。

解鸩酒毒绿豆粉三合，水调服。

解砒石毒绿豆粉、寒水石等分，以蓝根调服三五钱。

解诸药毒已死，但心头温者。用绿豆粉调水服。

打扑损伤用绿豆粉新铫炒紫，新汲井水调服，以杉木皮缚定，其效如神。此汀人陈氏怀传之方。

杖疮疼痛绿豆粉炒，研，以鸡子白和，涂之妙。

外肾生疮绿豆粉、蚯蚓粪等分，研，傅之。

暑月痱疮绿豆粉二两，滑石一两，和匀，扑之。一方，加蛤粉二两。

一切肿毒初起，用绿豆粉炒黄黑色，猪牙皂荚一两，为末，用米醋调，傅之。皮破者，油调之。

【豆皮】

性寒，味甘。

主治：解热毒，退目翳。

【附方】

通神散治病痘，目生翳。绿豆皮、白菊花、谷精草等分为末，每用一钱，以干柿饼一枚，粟米泔一盏，同煮干，食柿，日三服。浅者，五七日见效；远者，半月见效。

【豆荚】

主治：赤痢经年不愈。蒸熟，随意食之。

【豆花】

解酒毒。

【豆芽】

解酒毒、热毒，利三焦。

【豆叶】

治霍乱吐下。绞汁，和醋少许，温服。

白　豆

性平，味甘。

主治：补五脏，暖肠胃，调中，助十二经脉。肾谷也，肾病宜食之。

【叶】

煮食，利五脏，下气。

豌　豆

性平，味甘。

主治：消渴，下乳汁。淡煮，食之良，治寒热，热中，除上逆，止泄痢，利小便，消腹胀。研末，涂肿毒、痘疮；洗澡，去皯黯，令面光泽。

【附方】

四圣丹治小儿痘中有疔，或紫黑而大，或黑坏而臭，或中有黑线，此症十死八九。惟牛都御史得秘传此方，点之最妙。用豌豆四十九粒烧存性，头发灰三分，真珠十四粒炒，研为末，以油燕脂同杵成膏，先以簪挑疔破，咂去恶血，以少许点之，即时变红活色。

丹石毒药胡豆半升，捣研，以水八合，绞汁，饮之即愈。

霍乱吐利豌豆三合，香葇①三两，为末，水三盏，煎一盏，分二服。

蚕　豆

一名胡豆。

性平，味甘，微辛。

主治：快胃，和脏腑。

【蚕豆苗】

治酒醉不醒，油盐炒热，煮汤灌之，效。

豇　豆

俗名羊角。

性平，味甘，微咸。

主治：理中益气，补肾健胃，止消渴吐逆、泄痢、小便数，解鼠莽毒。

白藊豆

俗作扁豆。

性温、平，味甘。味甘平而不甜，气清香而不窜，性温和而色微黄，与脾胃肺三经最合。炎天长服，解暑气酒毒，并疗肠红久泻。

① 香葇（róu 柔）：香薷的别名。

主治：和中下气，补五脏，除呕逆、霍乱、吐利不止。研末，和醋服，止泄痢，消暑气，暖脾胃，除温热，止消渴，行风气，治带下，解酒毒、河豚鱼毒。生嚼，煮汁，解一切草木毒；即藤蔓煎服，亦效。

【附方】

霍乱吐利扁豆、香薷各一升，水六升，煮二升，分服。

霍乱转筋白扁豆为末，醋和服。

消渴饮水金豆丸，用白扁豆浸去皮，为末，以天花粉汁同蜜和丸梧子大，金箔为衣，每服三二十丸，天花粉汁下，日二服。忌炙煿酒色，次服滋肾药。

赤白带下白扁豆炒，为末，用米饮每服二钱。

毒药堕胎女人服草药堕胎，腹痛者。生白扁豆，去皮，为末，米饮服方寸匕，浓煎汁饮，亦可丸服。若胎气已伤，未堕者，或口噤手强，自汗头低，似乎中风，九死一生。医多不识，作风治，必死无疑。

中砒霜毒白扁豆生研，水绞汁，饮。

六畜肉毒白扁豆烧存性，研涂，水服之，良。

诸色肉毒生扁豆末，冷水服之。

恶疮痂痒作痛。以扁豆涂封，痂落即愈。

【花】

治赤白带下。干末，米饮送。焙研，治崩带。作馄饨食，止泄痢。擂水饮，解中一切药毒。

【附方】

血崩不止白扁豆花，焙干为末，每服二钱，空心，炒米煮饮，入盐少许，调下即愈。

一切泄痢白扁豆花正开者，择净，勿洗，以滚汤瀹过，和小猪脊膂肉一条，葱一根，胡椒七粒，酱汁拌匀，就以瀹豆花汁和面，包作小馄饨，炙熟，食之。

【叶】

治霍乱，吐下不止，吐利后转筋。生捣一把，入少醋，绞汁服。酢炙，研服，治瘕疾。杵，傅蛇咬。

【藤】

主治：霍乱。同芦萚、人参、仓米等分，煎服。

刀　豆

性平，味甘。

治温中下气，利肠胃，止呃逆。病后呃逆不止，取烧存性，白汤调服二钱，即止。

黎　豆

一名貍豆，又名虎豆，以其黑而且斑也。

性温，味甘，微苦。

治温中益气。

造酿类

淡豆豉

江西出者。

性寒，味苦、甘、涩。凡得时气，用葱同煎服，取汗，多瘥。得葱，发汗；得盐，则吐；得酒，治风；得薤，治痢；得蒜，止血；炒熟，又能止汗。

主治：伤寒头痛，寒热，温毒发斑，呕逆，烦躁，满闷，虚劳喘吸，下气调中，两脚疼冷。杀六畜胎子诸毒，治时疾热病发汗。熬末，能止盗汗，除烦。生捣，为丸服，治风热，胸中生疮。煮服，治血痢，腹痛。研，涂阴茎生疮。

【蒲州豉】蒲州出者。

性寒，味咸。

主治：解烦热，热毒，虚劳，调中发汗，通关节，杀腥气。

【陕州豉】

汁亦除烦热。

【附方】

伤寒发汗颂曰：葛洪《肘后方》云伤寒有数种，庸人卒不能分别者，今取一药，兼疗之。凡初觉头痛身热，脉洪，一二日，便以葱豉汤治之。用葱白一虎口，豉一升，绵裹，水三升，煮一升，顿服取汗。更作，加葛根三两，再不汗，加黄麻三两。《肘后》又法，用葱汤煮米粥，入盐、豉，食之取汗。又法，用豉一升，小男溺三升，煎一升，分服取汗。

伤寒不解伤寒不止，不解，已三四日，胸中闷恶者。用豉一升，盐一合，水四升，煮一升半，分服，取吐。此秘法也。

辟除瘟疫豉和白术浸酒，常服之。

伤寒懊憹吐下后，心中懊憹，大下后，身热不去，心中痛者，并用栀子豉汤吐之。肥栀子十四枚，水二盏，煮一盏，入豉半两，同煮至七分，去滓服，得吐止，后服。

伤寒余毒伤寒后，毒气攻手足及身体虚肿。用豉五合，微炒，以酒一升半，同煎五七沸，任性饮之。

伤寒目翳烧豉二七枚，研末，吹之。

伤寒暴痢《药性论》曰：以豉一升，薤白一握，水三升，煮薤熟，纳豉更煮色黑，去豉，分为二服。

血痢不止用豉、大蒜等分，杵，丸梧子大，每服三十丸，盐汤下。

血痢如刺《药性论》曰：以豉一升，水渍相淹，煎两沸，绞汁，顿服，不瘥再作。

赤白重下葛氏用豆豉熬小焦，捣服一合，日三。或炒焦，以水浸汁服，亦验。《外台》用豉心，炒，为末一升，分四服，酒下，入口即断也。

脏毒下血乌犀散：用淡豉十文，大蒜二枚煨，同捣，丸梧子大，煎香菜汤，服二十丸，日二服，安乃止，永绝根本，无所忌。庐州彭大祥云：此药甚妙，但大蒜九蒸乃佳，仍以冷齑水送下。昔朱元成言其侄及陆子楫提刑皆服此，数十年之疾，更不复作也。

小便血便淡豆豉一撮，煎汤，空腹饮。或入酒服。

疟疾寒热煮豉汤，饮数升，得大吐，即愈。

小儿寒热恶气中人。以湿豉研，丸鸡子大，以摩腮上及手足心六七遍，又摩心、脐上，旋旋咒之，了破豉丸，看有细毛，弃道中，即便瘥也。

盗汗不止诜曰：以豉一升，微炒香，清酒三升，渍三日，取汁，冷暖任服。不瘥，更作一两剂，即止。

齁喘痰积凡天雨便发，坐卧不得，饮食不进，乃肺窍久积冷痰，遇阴气触动则发也。用此一服，即愈。服至七八次，即出恶痰数升，药性亦随而出，即断根矣。用江西淡豆豉一两，蒸，捣如泥，入砒霜末一钱，枯白矾三钱，丸绿豆大，每用冷茶、冷水送下七丸，甚者九丸，小儿五丸，即高枕仰卧。忌食热物等。

风毒膝挛骨节痛。用豉三五升，九蒸九暴，以酒一斗浸，经宿，空心，随性温饮。

手足不随豉三升，水九升，煮三升，分三服。又法，豉一升，微熬，囊贮，渍三升酒中，三宿，温服，常令微醉为佳。

头风疼痛豉汤洗头，避风，取瘥。

卒不得语煮豉汁，加入美酒，服之。

喉痹不语煮豉汁一升服，覆取汗，仍着桂末于舌下，咽之。

咽生息肉盐、豉和捣，涂之，先刺破出血，乃用，神效。

口舌生疮胸膈疼痛者。用焦豉末，含一夜，即瘥。

舌上血出如针孔者。豉三升，水三升，煮沸，服一升，日三服。

堕胎血下烦满。用豉一升，水三升，煮三沸，调鹿角末方寸匕。

妊娠动胎豉汁炒，服。华佗方也。

妇人难产乃儿枕破，与败血裹其子也。以胜金散逐其败血，即顺矣。用盐豉一两，以旧青布裹了，烧赤，乳细，入麝香一钱，为末，取秤锤烧红，淬酒，调服一大盏。

小儿胎毒淡豆豉煎浓汁，与三五口，其毒自下。又能助脾气，消乳食。

小儿哯乳用盐豉七个去皮，腻粉一钱同研，丸黍米大，每服三五丸，霍香汤下。

小儿丹毒作疮，出水。豉（炒烟尽）为末，油调，傅之。

小儿头疮以黄泥裹豉，煨熟，取研，以纯菜油调，傅之。

发背痈肿已溃，未溃。用香豉三升，入少水，捣成泥，照肿处大小作饼，厚三分。疮有孔，勿覆孔。上铺豉饼，以艾列于上，灸之，但使温温，勿令破肉。如热汤，即急易之，患当减快，一日二次灸之。如先有孔，以汁出为妙。

一切恶疮熬豉为末，傅之，不过三四次。

阴茎生疮痛烂者。以豉一分，蚯蚓湿泥二分，水研和，涂上，干即易之。禁热食、酒、蒜、芥菜。

蠼螋尿疮杵豉，傅之良。

虫刺螫人豉，口嚼，傅。少顷，见豉中有毛，即瘥。若不见，再傅，昼夜勿绝，见毛为度。

蹉跌破伤筋骨。用豉三升，水三升，渍浓汁，饮之，止心闷。

殴伤瘀聚腹中闷满。豉一升，水三升，煮三沸，分服，不瘥再作。

解蜀椒毒豉汁饮之。

中牛马毒豉汁和人乳，频服之，效。

小虾蟆毒小虾蟆有毒，食之，令人小便秘涩，脐下闷痛，有至死者。以生豉一合，投新汲水半碗，浸浓汁，顿饮之，即愈。

中酒成病豉、葱白各半升，水二升，煮一升，顿服。

服药过剂闷乱者。豉汁饮之。

杂物眯目不出。用豉三七枚，浸水，洗目，视之即出。

刺在肉中嚼豉，涂之。

小儿病淋方见蒸饼发明下。

肿从脚起豉汁饮之，以滓傅之。

豆黄

用黑豆一斗，蒸熟，铺席上，以蒿覆之，如盦酱法，待上黄，取出，晒干，研末，收用。

性温，味甘。忌猪肉。

主治：湿痹膝痛，五脏不足，脾胃气结积。壮气力，补虚损，能食肥健人。以猪脂和丸，每服百丸，神验。肥人勿服。生嚼，涂阴痒，汗出。

【附方】

脾弱不食饵此当食。大豆黄二升，大麻子三升，熬香，为末，每服一合，饮下，四五服，任意。

打击青肿大豆黄为末，水和，涂之。

豆腐

造法始于汉淮南王刘安，诸豆皆可为之。

性寒，味甘，微咸，有小毒。发肾气，疮疥、头风，杏仁可解；有好食中其毒者，服莱菔汤而安。暑月，恐有人汗，尤宜慎之。

主治：宽中益气，和脾胃，消胀满，下大肠浊气，清热散血。

【附方】

休息久痢白豆腐，醋煎，食之即愈。

赤眼肿痛有数种，皆肝热血凝也。用消风热药服之，夜用盐收，豆腐皮贴之。酸浆者，勿用。

杖疮赤肿豆腐切片贴之，频易之。一法以烧酒煮，贴之，色红即易，不红乃已。

烧酒醉死心头热者。用热豆腐细切片，遍身贴之，贴冷即换之，苏省乃止。

陈仓米

一名火米，又名老米。《纲目》作陈廪米。以水蒸晒为之，亦有火烧过者，入陈仓久，色变。

性凉，味咸酸。

主治：补五脏，调肠胃，利小便，止渴除热，下气宽中、消食，多食易饥。暖脾调胃，止泄，宜作粥食。炊饭食，止痢，补中益气，坚筋骨，通血脉。以醋同捣，封毒肿恶疮。研末服，去卒心痛。

【附方】

霍乱大渴能杀人。以黄仓米三升，水一斗，煮汁，澄清饮，良。

反胃膈气不下食者。太仓散，用仓米，或白米，日西时，以水微拌湿，自想日气如在米中。次日晒干，袋盛，挂风处，每以一撮，水煎，和汁饮之，即时便下。又方，陈仓米炊饭，焙研，每五两入沉香末半两，和匀，每米饮服二三钱。

诸般积聚太仓丸，治脾胃饥饱，不时生病，及诸般积聚，百物所伤。陈仓米四两，以巴豆二十一粒去皮同炒，至米香豆黑，勿令米焦，择去豆不用，入去白橘皮四两，为末，糊丸梧子大，每姜汤服五丸，日二服。

暑月吐泻陈仓米二升，麦芽四两，黄连四两切，同蒸熟，焙，研为末，水丸梧子大，每服百丸，白汤送下。

饭

诸米皆可为之，各从米性，详见本条。不可以类从者，今另别出。

【新炊饭】

主治：人尿床，以热饭一盏，倾尿床处，拌与食之，勿令本人知。又乘热傅肿毒，良。

【寒食饭】馈饭也。

主治：灭瘢痕及杂疮，研末傅之。烧灰，酒服，治食本米饮成积，黄瘦腹痛，伤寒食复，服二钱，效。

【祀灶饭】

主治：卒噎。取一粒食之，即下。烧研，搽鼻中疮。

【盆边零饭】

主治：鼻中生疮，烧研，傅之。

【齿中残饭】

主治：蝎螫毒痛，傅之即止。

【飧饭】即水饭也。

主治：热食，解渴除烦。

【荷叶烧饭】烧，煮也。以新荷叶煮汤，入粳米造饭也。用荷叶汤者，宽中；芥叶汤者，豁痰；紫苏汤者，行气解肌；薄荷汤者，去热；淡竹叶汤者，辟暑。皆可类推也。

主治：厚脾胃，通三焦，资助生发之气。

【乌饭】《纲目》作青精干石䭀饭，原道家取南烛叶浸米，九浸九蒸九晒，粒紧小，可携入山作粮。并可寄达。今释氏借此于四月八日，供佛耳。

性平，味甘。日进一合，可以耐饥，益颜色，坚筋骨，能健步，益胃补髓，灭三虫。久服，变白却老。

粥

一名糜，厚曰饘，薄曰饨。气薄味淡，阳中之阴也。所以淡渗下行，能利小便。《医通》云：一人病淋，素不服药，令专啖粟米粥，绝去他味，旬余减，月余痊。此五谷治病之理也。又《张来粥记》云：每日起，食粥一大碗，空腹胃虚，谷气便作，所补不细，又极柔腻，与肠胃相得，最为饮食之妙诀。齐和尚说：山中僧，每将旦一粥，甚系利害，如不食，则终日觉脏腑燥涸，盖粥能畅肠胃，生津液也。大抵养生求安乐，亦无深远难知之事，不过寝食之间耳。故作此，劝人每日食粥，勿大笑也。苏东坡帖云：夜饥甚，吴子野劝食白粥，云能推陈致新，利膈益胃，粥既快美，粥后一觉，妙不可言，此皆著粥之有益如此。诸米皆可作粥，详见本条。古方有入药作粥治病甚多，今取其可常用于下。

【小麦粥】

止渴，除烦热。

【寒食粥】

理咳嗽，下血气，调中。以杏仁和诸花作之。

【糯米 秫米 黍米粥】

益气，治脾胃虚寒，泄痢，吐逆，小儿痘疮白色。

【粳米 粟米 粱米粥】

利小便，止烦渴，养肠胃。

【赤小豆粥】

利小便，消水肿脚气，辟邪疠。

【绿豆粥】

解热毒，止烦渴，除暑气。

【御米粥】

治反胃，利大肠。

【苡仁粥】

治湿热，利肠胃。

【莲子粉粥】

健脾胃，止泄痢。

【芡实粉粥】

固精气，明耳目。

【栗子粥】

补肾气，益腰脚。

【山药粥】

补脾肾，固肠胃。

【芋粥】

厚肠胃，令人难饥。

【百合粥】

润肺，止咳，调中。

【萝卜粥】

消食，利膈气。

【胡萝卜粥】

宽中，下气。

【马齿苋粥】

治痹，消肿。

【油菜粥】

调中，下气。

【莙荙菜粥】

健脾益胃。

【波蕿菜粥】

和中，润燥。

【蘁菜粥】
明目，利肝。
【芹菜粥】
去伏热，利大小肠。
【芥菜粥】
豁痰，辟恶。
【葵菜粥】
润燥，宽肠。
【韭菜粥】
温中，暖下。
【葱豉粥】
发汗，解肌。
【茯苓粉粥】
清上实下。
【酸枣仁粥】
治烦热，益胆气，安神得睡。
【松子仁粥】
润心肺，利大肠。
【枸杞子粥】
补精血，益肾气。
【薤白粥】
治老人冷痢。
【生姜粥】
温中，辟恶。
【花椒粥】
辟瘴，御寒。

【茴香粥】

治疝，和胃。

【胡椒 茱萸 辣米粥】

并治心腹疼痛。

【麻子 胡麻 郁李仁粥】

并润肠，治痹。

【苏子粥】

下气，利膈。

【竹叶粥】

止渴，清心。

【猪肾 羊肾 鹿肾粥】

并补肾虚诸疾。

【羊肝 鸡肝粥】

并补肝虚，明目。

【羊汁 鸡汁粥】

并治劳损。

【鸭汁 鲤鱼汁粥】

并消水肿。

【牛乳粥】

补虚羸。

【酥蜜粥】

养心肺。

【鹿角胶入粥食】

助元阳，治诸虚。

【炒面入粥食】

止白痢。

【烧盐入粥食】

止血痢。

麨

又名糗，即干粮也。米、麦俱可为之，炒成干饭，再炒，磨成俱可。

主治：寒中，除热渴。和水服，解烦热，止泄，实大肠。

【炒米汤】

止烦渴。须陈久，退火为佳。

糕

单糯粉成之曰粢，米豆糖蜜合成之曰饵，皆糕也。九月九日，取米糕，阴干，可入疟药用。

【粳米糕】

养脾胃，厚肠，益气和中。

【糯米粢】

益气暖中，缩小便，坚大便。

【附方】

老人泄泻干糕一两，姜汤泡化，代饭。

粽

古作糉，一名角黍。

五月五日，取五家米，和截疟药良。

馓　子

一名寒具，寒食禁烟时用之也。一名捻头，谓捻成其头也。糯粉和面，入糖、盐，作环钏之形，油煎成之。

温中益气，润肠，利二便。

【附方】

钱氏捻头散治小儿小便不通。用延胡索、苦楝子等分为末，每服半钱或一钱，以捻头汤食前调下，如无捻头，滴油数点代之。

血痢不止地榆，晒，研为末，每服二钱，掺在羊血上，炙热食之，以捻头煎汤送下。或以地榆煮汁，熬如饴状，一服三合，捻头汤化下。

蒸　饼

俗名馒头。单面所造，酵糟发成者，可用。若以肉菜诸物为馅者，不堪入药。须腊月及寒食日蒸之，至皮裂，去皮，悬之风干。临时以水浸胀，擂烂，滤过用。昔宋宁宗幼为郡王时，病淋，日夜凡三百起，国医罔措，或举孙琳治之，琳用蒸饼、大蒜、淡豆豉三味等分捣丸，令以温水下三十丸，今日进三服，病当减三之一，明日亦然，三日病除，已而果然。赐以千缗，或问其说，琳曰：幼年何缘有淋？只是水道不利耳，三味皆能通利故也。

主治：益气和血，养脾胃，温中，化滞，消食，止汗，利三焦，通水道。

【附方】

积年下血寒食蒸饼、乌龙尾各一两，皂角七梃，去皮，酥炙为末，蜜丸，米饮下，每服二十丸。

下痢赤白治营卫气虚，风邪袭入肠胃之间，便痢赤白，脐腹疠痛，里急后重，烦渴胀满，不进饮食，用干蒸饼（蜜拌，炒）二两，御米壳（蜜炒）四两，为末，炼蜜丸芡子大，每服一丸，水一盏煎化，热服。

崩中下血陈年蒸饼，烧存性，米饮服二钱。

盗汗自汗每夜卧时，带饥吃蒸饼一枚，不过数日，即止。

一切折伤寒食蒸饼为末，每服三钱，酒下，甚验。

汤火伤灼馒头饼烧存性，研末，油调，涂傅之。

女　曲

乃女人以完小麦为饭，和成罨之，待上黄衣，取晒。

消食下气，止泄痢，下胎，破冷血。

黄　蒸

以米同麦粉和罨，待其熏蒸成黄，晒干用。

功与女曲同。温中下气，消食除烦，能消诸生物。治食黄，黄汗。

【附方】

阴黄疸疾发黄汗染衣，涕唾皆黄。用好黄蒸二升，每夜以水二升，浸微暖，于铜器中，平旦绞汁半升，极效。

曲

俗作麯，一名酒母，麦、面、米造者不一，皆酒、醋所须，俱能消导，功亦相同，有草头药、毒药者不可用。

【小麦曲】

调中平胃，消食止痢。主霍乱，心膈气痰逆，除烦，破癥结，疗脏腑中风寒，除肠胃中塞，不下食，坠胎，治小儿食痫，止河鱼之疾。

【大麦曲】

消食和中，下生胎，破血。

【面曲、米曲】

消食积、酒积、糯米积，研末，酒服。余同麦曲。

【附方】

米谷食积炒曲末，白汤调服二钱，日三服。

三焦滞气陈曲（炒）、莱菔子（炒）等分，每服三钱，水煎，入麝香少许，服。

小腹坚大如盘，胸满，食不能消化，用曲末汤服方寸匕，日三。

水痢百起六月六日曲（炒黄）、马蔺子等分为末，米饮服方寸匕。无马蔺子，用牛骨灰代之。

赤白痢下水谷不消。以曲熬粟米粥，服方寸匕，日四五服。

酒毒便血曲一块，湿纸包，煨，为末，空心米饮服二钱，神效。

伤寒食复曲一饼，煮汁，饮之，良。

胎动不安或上抢心，下血者。生曲饼研末，水和，绞汁，服三升。

狐刺尿疮曲末和独头蒜，杵如麦粒，纳疮孔中，虫出愈。

神　曲

五月五日，或六月六日，或三伏日，用白面百斤，青蒿自然汁三升，苍耳自然汁、野蓼自然汁各三升，以配青龙、白虎、朱雀、玄武、勾陈、蛇六神，用汁和面、豆、杏仁作饼，麻叶或楮叶包，如造酱黄法，待生黄衣，晒，收。

主治：健脾暖胃，化水谷宿食，癥结积滞。下气，除痰逆、霍乱、泄痢、胀满诸疾。其功与曲同，闪挫腰痛者，煅过，淬酒温服。妇人产后，欲回乳者，炒，研二钱，酒服，日二，即止。

【附方】

胃虚不克神曲半斤，麦芽五升，杏仁一升，各炒为末，炼蜜丸弹子大，每食后嚼化一丸。

壮脾进食疗痞满、暑泄。曲术丸，用神曲（炒）、苍术（泔制，炒）等分为末，糊丸梧子大，每米饮服五十丸。冷者加甘姜或吴茱萸。

健胃思食养食丸，治脾胃俱虚，不能消化水谷，胸膈痞闷，腹胁膨胀，连年累月，食减嗜卧，口无滋味。神曲六两，麦蘖（炒）三两，干姜（炮）四两，乌梅肉（焙）四两，为末，蜜丸梧子大，每米饮服五十丸，日三服。

虚寒反胃方同上。

暴泄不止神曲（炒）二两，茱萸（汤泡，炒）半两，为末，醋糊丸梧子大，每服五十丸，米饮下。

产后运绝神曲炒，为末，水服方寸匕。

食积心痛陈神曲一块，烧红，淬酒二大碗，服之。

红　曲

以粳米一石五斗，水淘，浸一宿，做饭。分作十五处，入曲母三斤，搓揉令匀，并作一处，以帛密覆，热即去帛，摊开，觉温急堆起，又密覆。次日日中，又做三堆，过一时，分作五堆；再一时，合作一堆；又过一时，分作十五堆；稍温，又作一堆。如此数次。第三日，用大桶盛新汲水，以竹箩盛曲作五六分，蘸湿完，又作一堆，如前法作一次。第四日，如前又蘸。若曲半沉半浮，再依前法作一次，又蘸。若尽浮，则成矣。取出，日干，收之。其米过心者，谓之生黄；未过心者，不佳。入药以陈久者佳。

健脾燥胃，消食活血，下水谷，治赤白痢。酿酒，破血，行药势，杀山岚瘴气，治打扑伤。治女人血气痛，及产后恶血不尽，擂酒饮之，良。

【附方】

湿热泄痢丹溪青六丸，用六一散，加炒红曲五钱，为末，蒸饼和丸梧子大，每服五七十丸，白汤下，日三服。

小儿吐逆频，并不进乳食，手足心热。用红曲（年久者）三钱半，白术（麸炒）一钱半，甘草（炙）一钱为末，每服半钱，煎枣子、米汤下。

小儿头疮因伤湿入水成毒，脓汁不止。用红曲嚼，罨之，甚效。

心腹作痛赤曲、香附、乳香等分为末，酒服。

蘗　米

俗作芽，五谷水浸，皆生芽，芽长，晒干，去须，取其中，米炒用。

【粟芽】

开胃消食，下气除热。为末，和脂傅面，令皮肤悦泽。

【谷芽】

醒脾开胃，下气，和中，消食化积。

【附方】

启脾进食谷神丸，用谷蘖四两，为末，入姜汁、盐少许，和作饼，焙干，入炙甘草、砂仁、白术（麸炒）各一两为末，白汤点服之，或丸服。

【麦芽】

温脾开胃，消食和中，止霍乱，除烦闷，消痰饮，破癥结，逐冷气，去心腹胀满，宽肠下气，腹鸣者用之。催生落胎，消化一切食面、诸果食积。

【附方】

快膈进食麦蘖四两，神曲二两，白术、橘皮各一两为末，蒸饼丸梧子大，每人参汤下三五十丸，效。

谷劳嗜卧饱食便卧，得谷劳病，令人四肢烦重，嘿嘿欲卧，食毕辄甚。用大麦蘖一升，椒一两，并炒，干姜三两，捣末，每服方寸匕，白汤下，日三。

腹中虚冷食辄不消，羸瘦弱乏，因生百疾。大麦蘖五升，小麦面半斤，豉五合，杏仁二升，皆熬黄香，捣筛，糊丸弹子大，每服一丸，白汤下。

产后腹胀不通，转气急，坐卧不安。以麦蘖一合，为末，和酒服，良久通转，神验。此乃供奉辅太初传与崔郎中方也。

产后青肿乃血水积也。干漆、大麦蘖等分为末，新丸中铺漆一层、蘖一层，重重令满，盐泥固济，煅赤，研末，热酒调服两钱，产后诸疾并宜。

产后秘塞五七日不通。不宜妄服药丸，宜用大麦芽炒黄为末，每服三钱，沸汤调下，与粥间服。

妊娠去胎《外台》治妊娠欲去胎，麦蘖一升，蜜一升，服之即下。《小品》用大麦芽一升，水三升，煮二升，分三服，神效。

产后回乳产后无子食乳，乳不消，令人发热恶寒。用大麦蘖二两，炒，为末，每服五钱，白汤下，甚良。

饴 糖

一名饧。麦芽同诸色米熬煎而成，惟糯米者可入药，粟米次之，余不堪用。

性大温，味甘。凡中满吐逆，秘结，牙䘌，赤目，疳病者，切宜忌之，生痰动火，伤齿，不可多用。

主治：健脾胃，补虚冷，消痰，润肺理嗽，止肠鸣、咽痛，治吐血，打损瘀血者。熬焦，酒服，能下恶血。又伤寒，大毒嗽，于蔓菁薤汁中，煮一沸，顿服之，良。脾弱不思食人，少用能利胃气。亦用和药，解附子、草乌头毒。《医说》云：中箭拔出，镞留肉内，以寒食饴点之，清凉，至夜作痒，用力钳出而安。

【附方】

老人烦渴寒食大麦一升，水七升，煎五升，入赤饧二合，渴即饮之。

蛟龙癥病凡人正二月食芹菜，误食蛟龙精者，为蛟龙病，发则似痫，面色青黄，每服寒食饧五合，日三服，吐出蛟龙，有两头可验。吐蛔者，勿用。

鱼脐疔疮寒食饧涂之，良。干者烧灰。

瘭疽毒疮腊月饴糖，昼夜涂之，数日则愈。

误吞稻芒白饴频食。

鱼骨骾咽不能出。用饴糖丸鸡子黄大，吞之。不下再吞。

误吞钱钗及竹木。取饴糖一斤，渐渐食尽，即出。

箭镞不出《医说》见上。

服药过剂闷乱者，饴糖食之。

草乌头毒及天雄、附子毒。并食饴糖，即解。

手足㾴疮炒腊月饴糖，傅之。

火烧成疮白饴糖烧灰，粉之即燥，易瘥。

酱

大、小麦面麸，大、小豆，豌豆，蚕豆皆可为之。

主治：除热，止烦满，杀百药及热汤火毒。又杀一切鱼、肉、菜蔬、蕈毒，并治蛇、虫、蜂、虿等毒。酱汁灌入下部，治大便不通。灌耳中，治飞蛾、虫、蚁入耳。涂猘犬咬，及汤火伤灼未成疮者。又中砒毒，调水服，即解。

【附方】

手指掣痛酱清和蜜，温热浸之，愈乃止。

疬疡风驳酱清和石硫黄细末，日日揩之。

妊娠下血豆酱二升，去汁取豆，炒，研，酒服方寸匕，日三。

妊娠尿血豆酱一大盏熬干，生地黄二两，为末，每服一钱，米饮下。

浸淫疮癣酱瓣和人尿涂之。

解轻粉毒服轻粉，口破者。以三年陈酱化水，频漱之。

醋

又作酢，一名醯，又名苦酒。米、麦、糟，皆可为之。以米醋入药良。

性温，味酸。酸属木，脾病人毋多食酸，酸伤脾也。不可同茯苓、丹参服。

主治：敛津下气，除烦，消痈肿，散水气，杀邪毒，破结气、癥块、坚积，疗炭火灼伤，以醋泥涂之，即止痛安。产后血晕，凡产妇，房中常宜以火炭沃醋气，免且眩晕。金疮血出昏运，杀一切鱼肉菜毒。一少年，眼中常见一镜。赵卿治以米醋，即愈。醋磨青木香，止卒心痛，血气痛。浸黄檗含之，治口疮。调大黄末，涂肿毒。煎生大黄服，治痃癖，散瘀血，去黄疸黄汁。

【附方】

身体卒肿醋和蚯蚓屎，傅之。

白虎风毒以三年酽醋五升，煎五沸，切葱白三升，煎一沸，漉出，以布染乘热裹之，痛止乃已。

霍乱吐利盐、醋煎服，甚良。

霍乱烦胀未得吐、下，以好苦酒三升，饮之。

足上转筋以故绵浸醋中，甑蒸热裹之，冷即易，勿停，取瘥止。

出汗不滴瘦却腰脚，并耳聋者。米醋浸荆三棱，夏四日，冬六日，为末，醋汤调下二钱，即瘥。

腋下狐臭三年酽醋，和石灰，傅之。

疠疡风病酢和硫黄末，傅之。

痈疽不溃苦酒和雀屎如小豆大，傅疮头上，即穿也。

舌肿不消以酢和釜底墨，厚傅舌之上下，脱则更傅，须臾即消。

木舌肿强糖醋时时含漱。

牙齿疼痛入醋煮枸杞白皮一升，取半升，含漱，即瘥。

鼻中出血酢和胡粉半枣许服。又法，用醋和土，涂阴囊，干即易之。

塞耳治聋以醇酢微火炙附子，削尖塞之。

面黯雀卵苦酒煮水，当常饮之。

中砒石毒饮酽醋，得吐即愈。不可饮水。

服硫发痈酢和豉并膏傅之，燥即易。

食鸡子毒饮醋少许，即消。

毒虫伤螫清醋急饮一二碗，令毒气不散，然后用药。

蝎刺螫人酢、麦、附子，并傅之。

蜈蚣咬毒醋磨生铁，傅之。

蜘蛛咬毒同上方。

蠼螋尿疮以醋和胡粉，傅之。

诸虫入耳凡百节、蚰蜒、蚁入耳，以苦酒注入，起行即出。

汤火伤灼即以酸醋淋洗，并以醋泥涂之，甚妙。亦无瘢痕也。

狼烟入口以醋少许饮之。

足上冻疮以醋洗足，研藕傅之。

胎死不下月未足者。大豆煮醋，服三升，立便分解。未下再服。

胞衣不下腹满则杀人。以水入醋少许，噀面，神效。

鬼击卒死吹醋少许入鼻中。

乳痈坚硬以罐盛醋，烧热石，投之二次，温渍之。冷则更烧石投之，不过三次，即愈。

疔肿初起用面围住，以针乱刺疮上，铜器煎醋沸，倾入围中，令容一盏，冷即易，三度，根即出也。

酒

糯、粳、粟、黍、麦，皆可为之。以糯米者，入药用。

性大热，味苦、甘、辛，有毒。按扁鹊云，过饮伤肠烂胃，溃髓蒸筋，伤神损寿，软筋骨，动气痢。醉卧当风，则成癜风；醉浴冷水，则成痛痹。服丹砂人，尤忌过饮。凡酒，忌诸甜味，酒浆照人无影，不可饮。祭酒自耗，不可饮。酒合乳饮，令人气结；同牛肉食，令人生虫。醉卧黍穰，食猪肉，患大风。酒后食芥及辣物，缓人筋骨；饮茶，伤肾脏，腰脚重坠，膀胱冷痛，兼患痰饮、水肿、消渴、挛痛等症。一切毒药，因醉得者，难治。酒性湿中发热，极助相火。相火动，则色欲难禁，狂妄易生。醉后色伤，多至死亡；失言难悔，杀身在狂。又性喜升，气必随之，痰郁于上，溺涩于下，恣饮寒凉，其热内郁，肺气大伤。其始也病浅，或呕吐，或自汗，或疮疥，或鼻皱，或泄痢，或心脾痛，尚可散而逐之。其久也病深，或消渴，或内疽，或肺痿，或鼓胀，或失明，或哮喘，或劳瘵，或癫痫，或瘫痪，或淋漏，为难名之病，非见几具眼者，未易处也。人知戒晨饮，不知夜饮更甚，既醉既饱，睡而就枕，热壅伤心伤目，夜气收敛，酒以发之，乱其清明，令人昏愦。邵尧夫诗云：美酒饮教微醉后，此得饮中之趣者矣。周公《酒诰》，所以为世范戒也。

主治：通血脉，厚肠胃，助药势，杀百邪，消忧郁，御寒气，解马肉、桐油毒。丹石发动诸病，热饮之，良。

【糟底酒】三年腊糟下，取之。

开胃下食，暖水脏，温脾胃，消宿食，御风寒，杀一切菜蔬毒，止呕哕，摩风瘙，腰膝疼痛。

【老酒】腊月酿造者，可经数十年不坏。

和血养气，暖胃辟寒。多饮，发痰动火。

【春酒】清明酿造者，亦可经久。

治蠼螋尿疮。饮之至醉，须臾虫出如米。

【社坛余胙酒】

治小儿语迟，纳口中佳。又以喷屋四壁，少蚊子。饮之，治耳聋。

【糟笋节中酒】

治哕气呕逆，加人乳、牛乳同服，又摩疬疡风。

【东阳酒】即金华酒，古兰陵也。

制诸药，良。

【附方】

惊怖卒死温酒灌之，即醒。

鬼击诸病卒然着人，如刀刺状，胸胁腹内切痛，不可抑按，或吐血、鼻血、下血。一名鬼排，以醇酒吹两鼻内，良。

马气入疮或马汗、马毛入疮，皆致肿痛，烦热入腹，则杀人，多饮醇酒，至醉即愈，妙。

虎伤人疮但饮酒，常令大醉，当吐毛出。

蛇咬成疮暖酒淋洗疮上，日三次。

蜘蛛疮毒方同上。

毒蜂螫人方同上。

咽伤声破酒一合，酥一匕，干姜末二匕，和服，日二次。

三十年耳聋酒三升，渍牡荆子一升，七日，去滓，任性饮之。

天行余毒手足肿痛欲断。作坑深三尺，烧热，灌酒，着屐居坑上，以衣壅之，勿令泄气。

下部痔䘌掘地作小坑，烧赤，以酒沃之，纳吴茱萸在内，坐之，不过三度良。

产后血闷清酒一升，和生地黄汁煎服，自愈。

身面疣目盗酸酒酹，洗而咒之曰：疣，疣，不知羞，酸酒酹，洗你头，急急如律令。咒七遍，自愈。

断酒不饮酒七升，朱砂半两，瓶浸紧封，安猪圈内，任猪摇动七日，取出顿饮。

又方正月一日，酒五升淋碓头杵下，取饮之。

丈夫脚冷不随，不能行者。用醇酒三斗，水三升，入瓮中，灰火温之，渍脚至膝。常着灰火，勿令冷，三日止。

海水伤裂凡人为海水碱物所伤，及风吹裂痛不可忍，用蜜半斤，水酒三十斤，防风、当归、羌活、荆芥各二两为末，煎汤，浴之，一夕即愈。

附：诸酒方

《本草》及诸书并有治病酿酒诸方。今辑其简要者，以备参考，药品多者不能尽录。

【愈疟酒】

治诸疟疾，频频温饮之。四月八日，米一石，曲一斤，为末，俱投水中，待酢煎之，一石取七斗，待冷，入曲四斤，一宿，上生白沫，起，炊秫一石，冷，酘三日，酒成。

【屠苏酒】

陈延之《小品方》云：此华佗方也。元旦饮之，辟疫疠，一切不止之气。造法：用赤木桂心七钱五分，防风一两，菝葜五钱，蜀椒、桔梗、大黄五钱七分，乌头二钱五分，赤小豆十四枚，以三角红绛囊盛之，除夜悬井底，元旦取出，置酒中，煎数沸，举家东向，从少至长，次第饮之，药滓还投井中。岁饮此水，一世无病。时珍曰：苏魄，鬼名，此药屠割鬼爽，故名。或云：草庵名也。

【逡巡酒】

补虚益气，去一切风痹湿气，久服益寿耐老，好颜色。造法：三月三日收桃花三两三钱，五月五日收马兰花五两五钱，六月六日收脂麻花六两六钱，九月九日收黄甘菊花九两九钱，阴干。十二月八日取蜡水三斗，待春分取桃仁四十九枚（好者，去皮尖），白面十斤，正同前花和作曲，纸包四十九日。用时，白水一瓶，曲一丸，面一块，封良久，成矣。如淡，再加一丸。

【五加皮酒】

去一切风湿痿痹，壮筋骨，填精髓。用五加皮洗，刮去骨，煎汁，和曲米酿成，饮之。或切碎，袋盛，浸酒，煮饮。或加当归、牛膝、地榆诸药。

【白杨皮酒】

治风毒脚气，腹中痰癖如石。以白杨皮切片，浸酒，起饮。

【女贞皮酒】

治风虚，补腰膝。女真皮切片，浸酒，煮饮之，良。

【仙灵脾酒】

治偏风不遂，强筋骨。仙灵脾一斤，袋盛，浸无灰酒二斗，密封三日，饮之。

【薏苡仁酒】

去风湿，强筋骨，健脾胃。用绝好薏仁粉，同曲米酿酒，或袋盛煮酒饮。

【天门冬酒】

润五脏，和血脉，久服除五劳七伤，癫痫恶疾。常令酒气相接，勿令大醉，忌生冷。十日当出风疹毒气，三十日乃已，五十日不知风吹也。冬月用天门冬（去心）煮汁，同曲米酿成。初熟微酸，久乃味佳。

【百灵藤酒】

治诸风，百灵藤十斤，水一石，煎汁三斗，入糯米三斗，神曲九斤，如常酿成，三五日更炊糯饭投之，即熟，澄清，日饮，以汗出为度，效。

【白石英酒】

治风湿周痹，肢节湿痛，及肾虚耳聋。用白石英、磁石（煅，醋淬七次）各五两，绢袋盛，浸酒中五六日，温饮。酒少，更添之。

【地黄酒】

补虚弱，壮筋骨，通血脉，治腹痛，变白发。用生肥地黄绞汁，同曲米封密器中。五七日启之，中有绿汁，真精英也，宜先饮之。乃滤汁藏贮，加牛膝汁，效更速，亦有加群药者。

【牛膝酒】

壮筋骨，治痿痹，补虚损，除久疟。用牛膝煎汁，和曲米酿酒，或切碎袋盛，浸酒煮饮。

【当归酒】

和血脉，坚筋骨，止诸痛，调经水。当归煎汁，或酿或浸，并如上法。

【菖蒲酒】

治三十六种风，一十二种痹，通血脉，治骨痿，久服耳目聪明。

石菖蒲煎汁，或酿或浸，并如上法。

【枸杞酒】

补虚弱，益精气，去冷风，壮阳道，止目泪，健腰脚。用甘州枸杞子，煮烂捣汁，和曲米酿酒，或以子同生地黄袋盛，浸酒煮饮。

【人参酒】

补中益气，通治诸虚。用人参末同曲米酿酒，或袋盛浸酒煮饮。

【薯蓣酒】

治诸风眩运，益精髓，壮脾胃。用薯蓣粉同曲米酿酒，或同山茱萸、五味子、人参诸药，浸酒煮饮。

【菊花酒】

治头风，明耳目，去痿痹，消石病。用甘菊花煎汁同曲米酿酒，或加地黄、当归、枸杞诸药亦佳。

【茯苓酒】

治头风虚眩，暖腰膝，主五劳七伤。用茯苓粉同曲米酿酒，饮之。

【黄精酒】

壮筋骨，益精髓，变白发，治百病。黄精、苍术各四斤，枸杞根、柏叶各五斤，天门冬三斤，煮汁一石，同曲十斤，糯米一石，如常酿酒饮。

【桑椹酒】

补五脏，明耳目。治水肿不下则满，下之则虚，入腹则十无一活。用桑椹捣汁煎过，同曲米如常切风酿酒饮。

【术酒】

治一切风湿，筋骨诸病，驻颜色，耐寒暑。用术三十斤，去皮，捣，以东流水三石，渍三十日，取汁，露一夜，浸曲米酿成饮。

【蜜酒】

治风疹风癣。用沙蜜一斤，糯饭一升，面曲五两，熟水五升，同入瓶内，封七日成酒。寻以蜜入酒代之，亦良。

【蓼酒】

久服聪明耳目，脾胃健壮。以蓼煎汁，和曲米酿酒饮。

【姜酒】

治偏风，中恶疰忤，心腹冷痛。以姜浸酒暖服，一碗即止。一法，用姜汁和曲造酒，如常服之佳。

【葱豉酒】

解烦热，补虚劳。治伤寒头痛，寒热，及冷痢肠痛，解肌发汗。并以葱根、豆豉浸酒煮饮。

【茴香酒】

治卒肾气痛，偏坠牵引，及心腹痛。茴香浸酒，煮饮之，舶茴尤妙。

【缩砂酒】

消食和中，下气，止心腹痛。砂仁炒研，袋盛，浸酒煮饮。

【莎根酒】

治心中客热，膀胱胁下气郁，常忧不乐。以莎根一斤，切，熬香，袋盛浸酒，日夜服之，当令酒气相续。

【茵陈酒】

治风疾，筋骨挛急。用茵陈蒿炙黄一斤，秫米一石，曲三斤，如常酿酒饮。

【青蒿酒】

治虚劳久疟。青蒿捣汁，煎过，如常酿酒饮。

【百部酒】

治一切久近咳嗽。百部根碎切，炒，袋盛之，浸酒，频频饮之。

【海藻酒】

治瘿气。海藻一斤，洗净，浸酒，日夜细饮。

【黄药酒】

治诸瘿气。万州黄药切片，袋盛，浸酒煮饮。

【仙茆酒】

治精气虚寒，阳痿膝弱，腰痛痹缓，诸虚之病。用仙茆，九蒸九晒，浸酒饮。

【通草酒】

续五脏气，通十二经脉，利三焦。通草子煎汁，同曲米酿酒饮。

【南藤酒】

治风虚，逐冷气，除痹痛，强腰脚。石南藤煎汁，同曲米酿酒饮。

【松液酒】

治一切风痹脚气。于大松下掘坑，置瓮水，取其津液一斤，酿糯米五斗，取酒饮之。

【松节酒】

治冷风虚弱，筋骨挛痛，脚气缓痹。松节煮汁，同曲米酿酒饮。松叶煎汁亦可。

【柏叶酒】

治风痹，历节作痛。东向侧柏叶煮汁，同曲米酿酒饮。

【椒柏酒】

元旦饮之，辟一切疫疠不正之气。除夕以椒三七粒，东向侧柏叶七枝，浸酒一瓶饮。

【竹叶酒】

治诸风热病，清心畅意。淡竹叶煎汁，如常酿酒饮。

【槐汁酒】

治大麻痿痹。槐皮煮汁，如常酿酒饮。

【枳茹酒】

治中风身直，口僻眼急。用枳壳刮茹，浸酒饮之。

【牛蒡酒】

治诸风毒，利腰脚。用牛蒡根切片，浸酒饮之。

【巨胜酒】

治风虚痹弱，腰膝疼痛。用巨胜子二升炒香，薏苡仁二升，生地黄半斤，袋盛，浸酒饮。

【麻仁酒】

治骨髓风毒，痛不能动者。取大麻子中仁，炒香，袋盛，浸酒饮之。

【桃皮酒】

治水肿，利小便。桃皮煎汁，同秫米酿酒饮。

【红曲酒】

治腹中及产后瘀血。红曲浸酒煮饮。

【神曲酒】

治闪朒腰痛。神曲烧赤，淬酒饮之。

【磁石酒】

治肾虚耳聋。用磁石、木通、菖蒲等分，袋盛，浸酒日饮。

【蚕沙酒】

治风缓顽痹，诸节不随，腹内宿食。通用原蚕沙炒黄，袋盛，浸酒饮。

【花蛇酒】

治诸风顽痹，瘫缓挛急，疼痛，恶疮，疥癞。用白花蛇肉一条，袋盛，同曲置于缸底，糯饭盖之三七日，取酒饮。又有群药煮酒，方甚多。

【乌蛇酒】

治疗、酿法同上。

【紫酒】

治卒风，口偏不语，及角弓反张，烦乱欲死，及鼓胀不消。以鸡屎白一升，炒焦，投酒中，待紫色，去滓频饮。

【豆淋酒】

破血去风。治男子中风口㖞，阴毒腹痛，及小便尿血，妇人产后一切中风诸病。用黑豆炒焦，以酒淋之，温服。

【霹雳酒】

治疝气偏坠，妇人崩中下血，胎产不下。以铁器烧赤，浸酒饮之。

【虎骨酒】

治臂胫疼痛，历节风，肾虚、膀胱寒痛。虎胫骨一具炙黄，捶碎，同曲米如常酿酒饮，亦可浸酒。

【麋骨酒】

治阴虚肾弱，久服令人肥白。麋骨煮汁，同曲米如常酿酒，饮之。

【鹿头酒】

治虚劳不足，消渴，夜梦鬼物，补益精气。鹿头煮烂，捣泥，连汁和曲米酿酒饮，少入葱、椒。

【鹿茸酒】

治阳虚痿弱，小便频数，劳损诸虚。用鹿茸、山药浸酒服。

【羊羔酒】

大补元气，健脾胃，益腰肾。《宣和化成殿真方》用米一石，如常浸浆，嫩肥羊肉七斤，曲十四两，杏仁一斤，同煮烂，连汁拌末，入木香一两，同酿，勿犯水，十日熟，极甘滑。一法，羊肉五斤，蒸烂，酒浸一宿，入消梨七个，同捣取汁，和曲米酿酒饮之。

烧　酒

一名火酒，非古法也。元时始创其法，用浓酒和糟入甑，蒸令气上，用器承取滴露。凡酸坏之酒，皆可蒸烧。麦、黍、米、秫，皆可用也。

性大热，味辛、甘，有大毒。过饮败胃伤胆，丧心损寿，甚则黑肠腐胃而死。与姜、蒜同食，令人生痔。盐、冷水、绿豆粉可解。

主治：祛寒湿，消冷积，燥湿痰，开郁结，止水泄，治霍乱、疟疾、噎膈，心腹冷痛，阴毒欲死，杀虫辟瘴，利小便，坚大便，洗赤目肿痛。

【附方】

冷气心痛烧酒入飞盐，饮即止。

阴毒腹痛烧酒温饮，汗出即止。

呕逆不止真火酒一杯，新汲井水一杯，和服，甚效。

寒湿泄泻小便清者。以头烧酒饮之，即止。

耳中有核如枣核大，痛不可动者。以火酒滴入，仰之半时，即可箝出。

风虫牙痛烧酒浸花椒，频频漱之，即止。

寒痰咳嗽烧酒四两，猪脂、蜜、香油、茶末各四两，同浸酒内，煮成一处，每日挑食，以茶下之，取效。

米　糟

一名粕糟。酒、醋、饴糖化成之糟粕也。惟腊月、清明、重阳造者，沥干，入盐收之，藏物不坏，揉物能软。若榨干者，无味，不用。

主治：温中消食，除冷气，杀腥，去草菜毒，润肤，调脏。罯扑损踠，折伤筋骨，痛不可忍者，用生地一斤，藏瓜姜糟一斤，生姜四两，炒热，布裹，罨伤处，冷则易之。又方，藏瓜姜糟一斤，入赤小豆末，和匀，罨断伤处，以衫片或白铜片夹之，效。浸水洗冻疮，捣，傅蛇咬蜂叮毒。

【附方】

手足皲裂红糟、腊猪脂、姜汁、盐等分，研烂，炒热擦之，裂内甚痛，少顷即合，再擦数次，即安。

鹤膝风病酒醅糟四两，肥皂一个（去子），芒硝一两，五味子一两，砂糖一两，姜汁半碗，研匀，日日涂之。加入烧酒尤妙。

暴发红肿痛不可忍者，腊糟糟之。

杖疮青肿用湿绵纸铺伤处，以烧过酒糟捣烂，厚铺纸上，良久痛处如蚁行，热气上升，即散。

【大麦醋糟】

治气滞风壅，手背脚膝痛。炒热，布裹熨之，三四次，即愈。

【干饧糟】

治反胃吐食，暖脾胃，化饮食，益气缓中。甘露汤方，治反胃，呕吐不止。用饧糟六两，生姜四两，同捣，作饼，焙干，入炙甘草末二两，加盐少许，点汤代茶，时时服之。利肠养胃，进饮食，止呕吐反胃。

【附方】

脾胃虚弱平胃散等分末一斤，入干糖糟（炒）二斤半，生姜一斤半，红枣三百个（煮取肉，焙干），通为末，逐日点汤服之。

米　糠

又名米粃，昔陈平食糠而肥，荒年人多以豆屑或草木花实可食者，同蒸煮以救饥。

主治：通肠开胃，下气磨积块。作糗食，不饥。充滑肤体，可以颐养。

【舂杵头细糠】凡谷皆有糠，此当用粳、稻、粟、秫之糠也。北方多用杵，南方多用碓，入药并同。丹家言糠火炼物，倍于常也。

主治：卒噎，刮取含之。亦可煎汤呷之。烧研，水服方寸匕，令妇人易产。

【附方】

膈气噎塞饮食不下。用碓嘴上细糠，蜜丸弹子大，时时含咽津液。

咽喉妨碍如有物，吞吐不利。杵头糠、人参各一钱，石莲肉（炒）一钱，水煎服，日三。

卷三上

菜部上

菜者，所以充佐谷食以资口腹者也。古谚云：菜根滋味长。又云：人能咬得菜根则百事可做。肉食者鄙，不足与谋。世有以《菜根》名书者，诚真知菜味者也。美既可茹，又可疗疾，不比肥甘炮炙，伤生害物，徒役口舌，而增孽病。此菜之有益于人者非浅也，谷不熟曰饥，菜不熟曰馑，与谷并称，亦足贵矣，岂可以寻常而忽之乎？

芝

《纲目》云：本作之，篆文象草生地上之形，后人借之字为语词，遂加草以别之。《尔雅》云：菌，芝也。注云，一岁三华，瑞草。或曰生于刚处曰菌，生于柔处曰芝。芝类甚多，亦有花实者，具载《纲目》。昔四皓采芝，众仙服食，故芝亦菌属可食者。今移入菜部，虽有六芝标，然食者甚少，仙芝尤不易得，已载《纲目》，此不再赘。

【青芝】一名龙芝。

性平，味酸。时珍曰：五色之芝配以五行之味，盖亦据理而已，未必其味便随五色也。即以五畜以羊属火，五果以杏配心，皆云味苦之义。之才曰：青赤黄白黑紫六芝，并以薯蓣为之使，得发良，得麻子仁、白瓜子、牡桂甚益人，恶常山，畏扁青、茵陈蒿。

主治：明目，补肝气，安精魂，仁恕。久食轻身不老，延年神仙，不忘强志。

【赤芝】一名丹芝。

性平，味苦。

主治：胸中结，益心气，补中，增智慧，不忘。久食轻身不老，延年神仙。

【黄芝】一名金芝。

性平，味甘。

主治：心腹五邪，益脾气，安神，忠信和乐。久食轻身不老，延年神仙。

【白芝】一名玉芝。

性平，味辛。

主治：咳逆上气，益肺气，通利口鼻，强志意勇悍安魄。久食轻身不老，延年神仙。

【黑芝】一名玄芝。

性平，味咸。

主治：癃利水道，益肾气通九窍，聪察。久服轻身不老，延年神仙。

【紫芝】一名木芝。

性温，味甘。

主治：耳聋，利关节，保神，益精气，坚筋骨，好颜色。久服轻身不老，延年。疗虚劳，治痔。

【附方】

紫芝丸治虚劳短气，胸胁苦伤，手足逆冷，或时烦躁口干，目视
䀮䀮，腹内时痛，不思饮食，此药安神保精也。紫芝一两，山芋（焙）、天雄（炮去皮）、柏子仁（炒）、巴戟天（去心）、白茯苓（去皮）、枳实（去瓤，麸炒）各三钱五分，生地黄（焙）、麦门冬（去心，焙）、五味子（炒）、半夏（制，炒）、附子（炒，去皮）、牡丹皮、人参各七钱五分，远志（去心）、蓼实各二钱五分，瓜子仁（炒）、泽泻各五钱，为末，炼蜜丸梧子大，每服十五丸，渐至三十丸，温酒下，日三服。

生姜

性温，味辛。要热则去皮，要凉则连皮。《论语》云：不撤姜食，以其通神明去秽恶，可常食也。不多食，以多食则热，辛能偏散，且能损目耗心气也。凡有痔病多食，兼酒立发，甚速，患疮多食则生恶肉，俱宜忌之。糟姜瓶纳入蝉蜕，虽老无筋，秋令主收，亦不宜食。

主治：通神明，祛秽恶，温脾开胃，化痰利窍，止呕嗽，除风邪、寒热、伤寒、头痛、鼻塞、咳逆上气，逐水散闷。生用发散；熟用和中。助葱白头，大散表邪；合黑枣，和脾健胃；佐灯心，通窍利肺气；同脾胃药，止泄泻；同半夏，主心下急痛；同杏仁，主气实急痛，心胸壅隔，冷热气；和蜜服，治中热呕逆，不能下食；捣汁，下一切结实，冲胸膈恶气、冷气，冷痢腹痛转筋；和黄明胶熬，贴风湿痛；浸汁，点赤眼，解菌蕈诸物毒，食野禽中毒。

【干生姜】

主治：理嗽，温中胀满，霍乱不止，腹痛，冷痢，血闭，虚冷病，俱宜加之。本肺经药，能益肺。姜屑和酒服，治偏风，诸中卒暴之症。和童便服、和茶煎服，治痢疾。早行山路含一块，不犯露湿山岚不正之邪。

【附方】

痰澼卒风生姜二两，附子一两，水五升，煮取二升，分再服。忌猪肉、冷水。

胃虚风热不能食。用姜汁半盏，生地黄汁少许，蜜一匙，水二合，和服之。

疟疾寒热脾胃聚痰，发为寒热。生姜四两，捣自然汁一酒杯，露一夜，待于发日五更，面北立饮即止，未止再服。

寒热痰嗽初起者。生姜一块，含咽之。

咳嗽不止生姜五两，饧半升，火煎熟，食尽愈，段侍御用之有效。

久患咳噫生姜汁半合，蜜一匙，煎，温呷，三服愈。

小儿咳嗽生姜四两，煎汤浴之。

暴逆气上嚼姜两三片，屡效。

干呕厥逆频嚼生姜，呕家主药也。

呕吐不止生姜二两，醋浆二合，银器煎取四合，连滓呷之，又杀腹内长虫。

心痞呕哕心下痞坚。生姜八两，水三升，煮一升，半夏五合（洗），水五升，煮一升，取汁同煮一升半，分再服。

反胃羸弱《兵部手集》用母姜二斤，捣汁作粥食。又方用生姜切片，麻油煎过，为末，软柹蘸末，嚼咽。

霍乱欲死生姜五两，牛先屎①一升，水四升，煎二升，分再服，即止。

霍乱转筋入腹欲死。生姜三两，捣，酒一升，煮三两沸服，仍以姜捣，贴痛处。

霍乱腹胀不得吐下。用生姜一斤，水七升，煮二升，分三服。

腹中胀满绵裹煨姜，内下部，冷即易之。

胸胁满痛凡心胸胁下有邪气结实，硬痛胀满者。生姜一斤，捣渣留汁，慢炒，待润，以绢包于患处款款熨之，冷再以汁再炒再熨，良久豁然宽快也。

大便不通生姜削长二寸，涂盐，内下部，立通。

冷痢不止生姜，煨研为末，共干姜末等分。以醋和面，作馄饨，先以水煮，又以清饮煮过，停冷，吞二七枚，以粥送下，日一度。

---

① 牛先屎：《本草纲目·菜部·生姜》第二十六卷“附方”引《梅师方》作“牛儿屎”。

消渴饮水干生姜末一两，以鲤鱼胆汁和丸梧子大，每服七丸，米饮下。

湿热发黄生姜时时周身擦之，其黄自退也。一方加茵陈蒿，尤妙。

暴赤眼肿宗奭曰：用古铜钱刮姜取汁，于钱唇点之泪出，今日点明日愈，勿疑。一治暴风客热，目赤睛痛肿者，腊月取生姜，捣，绞汁阴干，取粉，入铜青末等分，每以少许，沸汤泡，澄清，温洗泪出，妙。

舌上生胎诸病舌胎。以布染井水抹后，用姜片时时擦之自去。

满后烂疮生姜自然汁，频频漱吐，亦可为末，搽之甚效。

牙齿疼痛老生姜尾，焙，入枯矾末同擦之，有人日夜呻吟，用之即愈。

喉痹毒气生姜二斤，捣汁，蜜五合，煎匀，每服一合，日五服。

食鸠中毒，食竹鸡毒，食鹧鸪毒方并服姜，即解。

中莴苣毒，中诸药毒，猘犬伤人并饮生姜汁，即解。

虎伤人疮内服生姜汁，外以汁洗之，用白矾末傅上。

蝮蛇螫人姜末傅之，干即易。

蜘蛛咬人炮姜切片，贴之良。

刀斧金疮生姜嚼傅，勿动，次日即生肉，甚妙。

闪拗手足生姜、葱白，捣烂，和面，炒热，罨之。

跌扑伤损姜汁和酒，调生面，贴之。

百虫入耳姜汁少许，滴之。

腋下狐臭姜汁频涂，绝根。

赤白癜风生姜频擦之，良。

两耳冻疮生姜自然汁，熬膏涂。

发背初起生姜一块，炭火炙一层刮一层，为末，以猪胆汁调涂，良。

疔疮肿毒方见白芷下。

诸疮痔漏久不结痂。用生姜连皮切大片，涂白矾末，炙焦，研细贴之，勿动，良。

产后血滞冲心不下。生姜五两，水八升，煮服。

产后肉线一妇产后用力，垂出肉线，长三四尺，触之痛引心腹欲绝。一道人令买老姜连皮三斤捣烂，入麻油二斤，拌匀，炒干，先以熟绢五尺，折作方结，令人轻轻盛起肉线，使之屈曲作三团，纳入产户，乃以绢袋盛姜，就近熏之，冷则更换，熏一日夜缩入大半，二日尽入也。云此乃魏夫人秘传怪病方也，但不可使线断，断则不可治。

脉溢怪症有人毛窍节次，血出不止，皮胀如鼓，须臾目鼻口被气胀合，此名脉溢。生姜自然汁，和水各半盏，服即安。

【姜皮】

治浮肿、腹胀、痞满，和脾胃，去翳。

【附方】

拔白换黑刮老生姜皮一大升，于久用油肥锅内（不须洗刷），固济，勿令通气，令精细人守之，文武火煎之，不得火急，自旦至夕即成矣，研为末。拔白后，先以小物点麻子大入孔中，或先点须下，然后拔黑者，神效，季卿用之有验。

【叶】

治食鲙成癥。捣汁饮，即消。

【附方】

打伤瘀血姜叶一升，当归三两，为末，温酒服方寸匕，日三。

【干姜】一名白姜，以母姜洗净晒干，置瓷缸中，酿三日乃成，以白净结实者良，宜炮黑用。

性大热，味苦辛。久服目暗，孕妇不可用。

主治：温中开胃，专散里寒，消痰下气，祛宿食，逐风湿，胸满咳逆，肠澼下痢，腹痛中恶，止血出汗，破血去风，通四肢关节。配甘草，取辛甘合化为阳之义；入五积散，助散标寒，治小腹冷痛；入理中汤，定寒霍乱，止大便溏泄，助附子以通经寒，大有回阳之力，君参、术以温中气，更有反本之功。炮黑变为苦温，发散之性已去，所以守而不移，引血药入血分，气药入气分，故血虚气冷者均宜用之，吐血衄血下血皆得效。入逍遥散，疗血虚发热有汗。产后败血过多，致肝虚，发热骤盛，用三分以温肝经，则表热自解。

【附方】

脾胃虚冷不下食，倾久羸弱成瘵者。用温州白干姜，浆水煮透，取出焙干，捣末，陈廪米煮粥饮丸梧子大，每服三五十丸，白汤下，其效如神。

脾胃虚弱饮食减少，易伤难化，无力，肌瘦。用干姜（频研）四两，以白饧（切块，水浴过，入铁铫溶化）和丸梧子大，每空心米饮下三十丸。

头晕吐逆胃冷生痰也。用川干姜（炮）二钱半，甘草（炒）一钱二分，水一钟半，煎减半服，累用有效。

心脾冷痛暖胃消痰。二姜丸，干姜、高良姜等分，炮，研末，米饮糊丸梧子大，每食后猪皮汤下三十丸。

心气卒痛干姜末，米饮服，一钱。

阴阳易病伤寒后妇人得病虽瘥，未满百日，不可与男子合，为病拘急，手足拳，腹痛欲死，丈夫名阴易，妇人名阳易，速宜汗之即愈，满四日，不可治也。用干姜四两为末，每用半两，白汤调服，覆衣被出汗后，手足伸即愈。

中寒水泻干姜炮，研末，粥饮，服二钱即效。

寒痢青色干姜切大豆大，每米饮服六七枚，日三夜一，累用得效。

血痢不止干姜烧黑成性，放冷，为末，每服一钱，米饮下，神妙。

脾寒疟疾《外台》用干姜、高良姜等分为末，每服一钱，水一盏，煎至七分服。又干姜炒黑为末，临发时以温酒服三钱匕。

冷气咳嗽结胀者。干姜末热酒调服半钱，或饧糖丸噙。

咳嗽上气用合州干姜（炮）、皂荚（炮，去皮、子及蛀者）、桂心（紫色者，去皮并捣筛）等分，炼白蜜和，捣三千杵，丸梧子大，每饮服三丸，嗽发即服，日三五服，禁食葱面油腻，其效如神。禹锡在淮南与李亚同幕府，李每治人而不出方，或诮其吝，李曰：凡人患嗽，多进冷药，若见此方用药热燥，必不肯服，故但出药，即多效也，试之信然。

虚劳不眠干姜为末，汤服三钱，取微汗出。

吐血不止干姜为末，童子小便调服，一钱良。

鼻衄不止干姜削尖，煨，塞鼻中即止。

齆鼻不通干姜末，蜜调，塞鼻中。

冷泪目昏干姜粉一字，炮，汤点洗之。

赤眼涩痛白姜末，水调，贴足心，甚炒。

目忽不见令人嚼母姜，以舌日舐七次，以明为度。

目中卒痛干姜削圆滑，内眦中，有汁出，拭之，未尽更易。

牙痛不止川姜（炮）、川椒等分为末，掺之。

斑豆厥逆斑豆，服凉药多，手足厥冷，脉微。用干姜（炮）一钱半，粉甘草（炙）一钱半，水二钟，煎一钟服。

痈疽初起干姜一两，炒紫，研末，醋调，傅四围，留头目，愈。此乃东昌申一斋奇方也。

瘰疬不敛干姜为末，姜汁打糊，和作剂，以黄丹为衣，每日随疮大小，入药在内，追脓尽，生肉，口合为度。如不合，以葱白汁调大黄末搽之，即愈。

虎狼伤人干姜末傅之。

猘犬伤人干姜末水服二匕，生姜汁服亦良，并以姜汁热熨之。

蛇蝎螫人干姜、雄黄等分为末，袋盛，佩之，遇螫即以傅之便定。

山　药

《纲目》作薯蓣，一名藷与，又名山芋，又名山藷。蒸过晒干用，以上白者为佳，略入姜汁微炒，甘藷功同，交广多产，怀庆气香色白者良，西产者次之。

性平，味甘。生者性凉，熟则化凉为温，所以古方特加一干字。其色纯白，专入肺部，温补而不骤，微香而不燥，循循有调肺之功，治肺虚久嗽，何其稳当。因其味甘气香，用之助脾，治脾虚腹痛，怠惰嗜卧，四肢困倦。又取其甘则补阳，所以能补中益气，温养肌肉，为肺脾二脏要药。土旺生金，金盛生水，功效相仍。故六味丸中用治肾虚腰痛，滑精梦遗，虚怯阳痿，但性缓力微，剂宜倍用。

主治：入脾、肺、肾三经。生捣，贴肿硬毒，能消散，傅伤寒发颐及冻疮甚妙，同生蜜捣罨便毒立消。

【附方】

补益虚损益颜色，补下焦虚冷，小便频数，瘦损无力。用薯蓣于沙盆中研细，入铫中，以酒一大匙熬令香，旋添酒一盏搅令匀，空心饮之，每旦一服。

心腹虚胀手足厥逆或饮苦寒之剂多，未食先呕，不思饮食。山药（半生半炒）为末，米饮服二钱，一日二服，大有功效。忌铁器生冷。

小便数多山药（以矾水煮过）、白茯苓等分为末，每水饮服二钱。

下痢噤口山药（半生半炒）为末，每服二钱，米饮下。

痰气喘急生山药（捣烂）半碗，入甘蔗汁半碗，和匀，频热饮之，立止。

脾胃虚弱不思饮食。山芋、白术一两，人参七钱半为末，水糊丸小豆大，每米饮下四五十丸。

湿热虚泄山药、苍术等分，饭丸米饮服，大人小儿皆宜。

肿毒初起带泥山药、蓖麻子、糯米等分，水浸，研，傅之即散也。

胯眼骨疡山药、砂糖同捣，涂上即消，先以面涂四围，乃上此药。

项后结核或赤肿硬痛。以生山药一梃（去皮），蓖麻子二个，同研，贴之如神。

手足冻疮山药一截，磨泥，涂之。

【山药子】《纲目》作零余子，山药藤上所结子也。

性温，味甘。

主治：补虚损，强腰脚，益肾耐饥。

百　合

一名蒜脑藷，有卷丹、山丹，仿佛相似，盖三种皆一类也。其花有白、黄、红斑不同，其味有甜、苦各异，以白、黄花而甜者入药。

性平，味甘。

主治：体瓣象肺，色白性平，专入肺部。主治肺热咳嗽，痰中带血，必不可缺。至若肺劳嗽痿，咳久痰火，同薏米补肺收功，击其堕，归之神药也。取其味甘而不甜，气香而不窜，又能补中益气，和合百脉，盖肺为百脉之宗也。服之令心气欢和，安神益胆，调养五脏，皆在其中。仲景定百合汤，治伤寒坏证；东垣制中和饮，治百病。用之为君，良有意也。

【附方】

百合病百合知母汤，治伤寒后百合病，行住坐卧不定，如有鬼神状，已发汗者。用百合七枚，以泉水浸一宿，明旦更以泉水煮取一升，却以知母三两，用泉水二升，煮一升，同百合汁再煮取一升半，分服。百合鸡子汤，治百合病已经吐后者。用百合七枚，泉水浸一宿，明旦更以泉水二升，煮取一升，入鸡子黄一个，分再服。百合代赭汤，治百合病已经下后者。用百合七枚，泉水浸一宿，明旦更以泉水二升，煮取一升，却以代赭石二两，滑石三两，水二升，煮取一升，同百合汁再煮取一升半，分再服。百合地黄汤，治百合病未经汗、吐、下者。用百合七枚，泉水浸一宿，明旦更以泉水二升，煮取一升，入生地黄汁一升，同煎取一升半，分再服。

百合变渴病已经月，变成消渴者。百合一升，水一斗，渍一宿，取汁，温浴，病人浴毕，食白汤饼。

百合变热者用百合一两，滑石三两为末，饮服方寸匕，微利乃良。

百合腹满作痛者，用百合（炒）为末，每饮服方寸匕，日二。

阴毒伤寒百合煮浓汁，服一升，良。

肺脏壅热烦闷咳嗽者，新百合四两，蜜和，蒸软，时时含一片，吞津。

肺病吐血新百合捣汁，和水饮之，亦可煮食。

耳聋耳痛干百合为末，温水服二钱，日二服。

拔白换黑七月七日取百合熟捣，用新瓷瓶盛之，密封，挂门上，阴干百日，每拔去白者，掺之，即生黑者也。

游风隐疹以楮药掺动，用盐泥三两，百合半两，黄丹二钱，醋一分，唾四分，捣和贴之。

疮肿不穿野百合同盐捣泥，傅之良。

天泡湿疮生百合捣，涂一二日，即安。

鱼骨哽咽百合五两研末，蜜水调，围颈项包住，不过三五次，即下。

山　丹

【根】

性凉，味甘。

主治：疮肿，惊邪，女人崩中。

【花】

性味同根。

主治：活血。其蕊傅疔疮、恶肿。

甘露子

一名草石蚕。

【根】

性平，味甘。

主治：浸酒，除风破血；煮食，治溪毒；焙干，主走注风，散血止痛。其节亦可捣末酒服，和五脏，下气，清神。

笋

俗字也，《纲目》作竹筍，今人多作笋，故从俗耳。竹类甚多，笋种不一，兹但取寻常日用者，可鲜食，可淡干，可盐曝，蔬食中美品也。性难熟，多煮以透为佳，半生用作嘈，味莶者棘人咽，须以灰汤煮过，再煮乃良，或以薄荷数片同煮亦佳。《诗》云：其蔌伊何？惟筍及蒲。《礼》云：加豆之实，筍菹鱼醢。则笋之为蔬，尚之久矣。

【诸竹笋】

性微寒，味甘。诸笋皆发冷血及气。同羊肝食，令人盲。

主治：益气消渴，利水道，利膈下气，化热，消痰爽胃。

【苦竹笋】

性寒，味苦甘。

主治：不睡，去面目并舌上热黄，消渴，明目，解酒毒，理心烦闷，利水道，下气化痰。风热脚气，蒸煮食之。干者，烧，研入盐，擦牙疳。

【篁竹笋】

主治：止渴，清风热，消腹胀，蒸煮炒食皆宜。

【淡竹笋】

主治：消痰，除热狂壮热，头痛头风，妊妇头旋，颠仆惊悸，温疫迷闷，小儿惊痫天吊。

【冬笋、笙笋】

主治：小儿痘疹不出，煮粥食之，解毒，有发生之义。

蕨　菜

二、三月生芽，拳曲状如小儿拳，长则展开，其茎嫩时采取，以灰汤煮去涎滑，晒干作蔬，味甘滑，亦可醋食。其根紫色，内有白粉，捣烂，洗澄，取粉，可食。《诗》云：陟彼南山，言采其蕨。夷齐不食周粟，以此为食。

【萁及根】

性寒，味甘滑。

主治：去暴热，利水道，令人睡，补五脏不足，气壅经络，筋骨间毒气。根烧灰，油调，傅蛇蝓伤。

【附方】

肠风热毒蕨菜花焙为末，每服二钱，米饮下。

微　菜

生麦田中，原泽亦有，即今野豌豆。蔓生，茎、叶气味皆似豌豆，其藿作蔬入羹皆宜。《诗》云采薇采薇。薇亦柔止，夷齐食以耐饥。

性寒，味甘。

主治：久食不饥，调中，利大小肠，利水道，下浮肿，润大肠。

菠　菜

《纲目》作菠薐，一名赤根菜。八、九月种者，可备冬食；正、二月种者，可备春蔬。其茎柔脆中空，其叶绿腻柔厚，直出一尖，旁有两尖，似豉子花叶之状而长大，其根长数寸，大如桔梗而色赤，味更甘美，子有刺状如蒺藜，种时须研开，易浸长，必过月朔乃生，亦一异也。

并根，性冷，味甘滑。多食令人脚弱，发腰痛，动冷气，患腹冷者必破腹，不与鲤鱼同食，发霍乱。凡久病大肠涩滞不通，及痔漏之人，又宜常食之，滑以养窍，自然通利也。

主治：利五脏，通肠胃热，解酒毒，开胸膈，下气调中，止渴润燥，根尤良。

【附方】

消渴引饮日至一石者。菠薐根、鸡内金等分为末，米饮服一钱，日三。

蕹　菜

蕹去声与雍同，此菜惟以壅成，故名。今江宁及江夏人多莳之。性宜湿地，畏霜雪，九月藏入土窖中，三、四月取出，壅以粪土，即节节生芽，一本可成一畦也。干柔如蔓而中空，叶似菠菜，须同猪肉煮，令肉紫乃佳。又以编苇为筏，作小孔，浮水上，种子于水中则如萍，根浮水面，及长成，茎叶皆出苇筏孔中，随水上下，则此菜水陆皆可生之也。

性平，味甘。

主治：解野葛毒，煮食之，亦生捣服。捣汁和酒服，治产难。

苋　菜

三月撒种，六月以后不堪食，老则抽茎五六尺，开细花成穗，穗中细子，与青葙子同，九月收之。细苋，即野苋也，北人呼为糠苋，柔茎细叶，生则细子，俗呼青葙，苗为鸡冠苋，亦可食。

性冷，味甘利。多食动气，令人烦闷，冷中破腹，不可与鳖同食，生鳖瘕。

主治：白苋补气，除热，通九窍；赤苋主赤痢；紫苋杀虫毒，治气痢。六苋并利大小肠，治初痢、滑胎。五月五日，收苋菜和马齿苋，为细末，临月妊妇服之易产，亦能下胎。

【附方】

产后下痢赤白者。用紫苋菜一握，切，煮汁，入梗米三合，煮粥食之，立瘥也。

小儿紧唇赤苋捣汁，洗之良。

漆疮搔痒苋菜煎汤，洗之。

蜈蚣螫伤取灰苋叶，擦之即止。

蜂虿螫伤野苋核擦之。

诸蛇螫人紫苋捣汁饮，以滓涂之。

射工中人状如伤寒，寒热，发疮偏在一处，有异于常者。取赤苋合茎叶捣汁，饮一升，日再服之。

【子】

主治：青盲。明目，除邪，利大小便，去寒热久热，益气力，不饥，轻身。治肝风客热，白翳黑化。

【附方】

利大小便苋实为末半两，分二服，新汲水下。

【根】

主治：阴下冷痛，入腹则肿满杀人，捣烂傅之。

【附方】

牙痛苋根晒干，烧存性，为末，揩之，再以红灯笼草根煎汤漱之。

马齿苋菜

虽同苋类，而苗、叶都不相似，一名五行草，以其叶青、梗赤、花黄、根白、子黑也。处处田野生之，柔茎布地，细细对生。六、七月开细花，结小尖子，子如葶苈，人多采苗煮晒为蔬，可咸蒸罯。一种生水中，亦可为食。

性寒，味酸。多食寒滑。

主治：散血消肿，利肠滑胎，解毒通淋，产后虚汗，赤白带下，破痃癖，止消渴，诸肿瘘疣目。捣揩之，饮汁，治反胃，金疮流血，用汁治紧唇面皰，解马汗射工毒，涂之瘥，作膏涂湿癣白秃杖疮，又主三十六种风。煮粥止痢及疳痢肠痛，治痈疮，杀诸虫。生捣汁服当利下恶物，去白虫。和梳垢封疔肿，又烧灰和陈醋滓，先灸，后封之，即根出，又多年恶疮，百方不瘥，或痛焮不已，煮捣烂傅之，三两遍即安。

【附方】

三十六风结疮。马齿苋一石，水一石，煮取汁，入蜜蜡三两，重煎成膏，涂之。

诸气不调马齿苋煮粥食之。

禳解疫气六月六日采马齿苋晒干，元旦煮熟同盐醋食之，可解疫疠气。

筋骨疼痛不拘风湿气、杨梅疮及女人月家病，先用此药止疼，然后调理。干马齿苋一斤，湿马齿苋二斤，五加皮半斤，苍术四两，舂碎，以水煎汤洗澡，急用葱姜擂烂，冲热汤三碗服之，暖处取汗，立时痛止也。

脚气浮肿心腹胀满，小便涩少。马齿苋和少粳米，酱汁煮食之。

男女疟疾马齿苋捣，扎手寸口，男左女右。

产后虚汗马齿苋研汁三合服，如无，以干者煮汁。

产后血痢小便不通，脐腹痛。生马齿苋菜杵汁三合，煎沸，入蜜一合，和服。

小儿血痢方同上。

肛门肿痛马齿苋叶、三叶酸草等分，煎汤熏洗，一日二次，有效验。

痔疮初起马齿苋，不拘鲜干，煮熟急食之，以汤熏洗，一月内外，其孔闭即愈矣。

赤白带下不问老稚孕妇悉可服。取马齿苋捣绞汁三大合，和鸡子白二枚，先温令热，乃下苋汁，微温，顿饮之，不过再作即愈。

小便热淋马齿苋汁服之。

阴肿痛极马齿苋捣傅之良。

中蛊欲死马齿苋捣汁一升饮，并傅之，日四五次。

腹中白虫马齿苋，水煮一盏，和盐醋空腹食之，少顷白虫尽出也。

紧唇面皰马齿苋煎汤，日日洗之。

目中息肉淫肤，赤白膜。马齿苋一大握，洗净，和芒硝末少许，绵裹安上，频易之。

风齿肿痛马齿苋一把，嚼汁渍之，即日肿消。

漏耳诸疮治耳内外恶疮，及头疮、肥疮、痛疮。黄马散，用黄檗半两，干马齿苋一两，为末傅之。

项上疬疮《外台》用马齿苋阴干，烧，研，腊猪脂和，以暖泔洗拭傅之，简便。治瘰疬未破，马齿苋同靛花捣掺，日三次。

腋下胡臭马齿苋杵，以蜜和，作围纸裹泥固半寸厚，日干。烧过研末，每以少许和蜜作饼，先以生布揩之，以药夹胁下，令极痛，久忍，然后以手巾勒两臂，日用一次，以瘥为度。

小儿火丹热如火，绕脐即损人。马苋捣涂。

小儿脐疮久不瘥者。马齿菜烧研，傅之。

豌豆癍疮马齿苋烧研，傅之，须臾根逐药出，不出更傅。

疔疮肿毒马齿菜二分，石灰三分，为末，鸡子白和，傅之。

反花恶疮马齿苋一斤，烧研，猪脂和傅。

蛀脚臁疮干马齿苋研末，蜜调，傅上，一宿，其虫自出，神效。

足趾甲疽肿烂者，屋上马齿苋、昆仑青木香、印城盐等分和匀，烧存性，入光明朱砂少许，傅之。

疮久不瘥积年者。马齿苋捣烂封之，取汁煎稠，傅亦可。

马咬人疮入心者。马齿苋煮食之。

射工溪毒马齿苋捣汁一升服，以滓傅之，日四五次良。

毛虫螫人赤痛不止，马齿苋捣熟封之，妙。

蜂虿螫人方同上。

蜈蚣咬伤马苋汁涂之。

小儿白秃马齿苋煎膏涂之，或烧灰，猪脂和涂。

身面瘢痕马齿苋汤，日洗二次。

杂物眯目不出。用东墙上马齿苋，烧灰，研细，点少许于眦头，即出也。

【子】

主治：明目，青盲白翳，除邪气，利大小肠，去寒热，以一升捣末，每以一匙，用葱豉煮粥食，或着米糁五味，作羹食。孟诜云：常服延年益寿。

【附方】

目中出泪或出脓。用马齿苋子、家苋子各半两为末，绵裹，铜器中蒸熟，熨大眦头脓水出处，每熨以五十度为率，久久自绝。

苦荬菜

即苦菜也，家栽者呼为苦苣，实一物也。春初生苗，有赤茎、白茎二种，其茎中空而脆，折之有白汁出，叶似花萝卜叶，而色绿带碧，花如初绽野菊，一花结子一丛，如茼蒿子，花罢则收敛，子上有白毛茸茸，随风飘扬，落处则生。

性寒，味苦。

主治：安心益气，聪察少卧，夏三月最宜食之。调十二经脉霍乱后，胃气烦逆，久服强力轻身，虽冷，甚益人，明目，主诸痢、热渴、血淋、痔瘘恶疮。捣汁傅疔疮殊效，取青苗阴干以备冬日用，为末，水调涂之。洗痔，凡痔病宜用，或鲜或干，煮至熟烂，连汤置器中，安一板坐之，先熏后洗，冷则换，数次即愈。点瘊子，自落。傅蛇咬，即愈。捣汁饮，除面目及舌下黄，滴痈上，立溃。

【附方】

血淋尿血苦荬菜一把，酒、水各半，煎服。

血脉不调苦荬菜晒干为末，每服二钱，温酒下。

喉痹肿痛野苦荬捣汁，半盏，灯心以汤浸，捻汁，半盏，和匀服。

对口恶疮野苦荬擂汁，一盅，入姜汁一匙，和酒服，以渣傅一二次即愈。

中沙虱毒沙虱在水中，人澡浴则着人身，钻入皮里，初得皮上正赤如小豆黍粟，摩之痛如刺，三日后寒热发疮毒，若入骨杀人，岭南多此，即以茅叶刮去，以苦菜汁涂之佳。

壶蜂叮螫苦荬汁涂之良。

【根】

主治：赤白痢及骨蒸并煮服之，又治血淋，利小便。

【花 子】

主治：安心神，去中热黄疸症。连花、子研细，二钱，水煎服，日二次。

白苣菜

又名生菜。与苦苣、莴苣俱可生挼去汁，盐醋拌食，亦可蒸茹。

性寒，味苦。平素患冷气人与产后俱不可食，又不可同酪食。

主治：补筋骨，利五脏，开胸膈壅气，通经脉，解热毒酒毒，止消渴，利大小肠，令人齿白，聪明少睡，可煮食之。

【附方】

鱼脐疮其头白似肿，痛不可忍，先以针刺破头及四畔，以白苣滴孔中良。

莴苣菜

有白、紫二色，正、二月下种，最宜肥地，叶似白苣而尖，色稍青，剥皮生食，味如胡瓜，可糟食，盐晒压实，谓之莴笋。

性冷，味苦。

主治：利五脏，通经脉，开胸膈，坚筋骨，去口臭，白齿牙，明眼目，通乳汁，利小便，杀虫蛇毒，功同白苣。

【附方】

乳汁不通莴苣菜煎酒服。

小便不通莴苣菜，捣，傅脐上，即通。

小便尿血同上方，甚效。

沙虱水毒莴苣菜，捣汁涂之良。

蚰蜒入耳莴苣叶干者一分，雄黄一分为末，糊丸枣核大，蘸生油，塞耳中，引出。

百虫入耳莴苣捣汁，滴入自出也。

【子】入药炒用。

主治：下乳汁，通小便，治阴肿，痔漏下血，伤损作痛。

【附方】

乳汁不饮莴苣子三十枚，研细，酒服。又方，莴苣子一合，生甘草三钱，糯米、粳米各半合，煮粥，频食之。

小便不通莴苣子，捣饼贴脐中，即通。

肾黄如金莴苣子一合，细研，水一盏，煎五分服。

阴囊㿉肿莴苣子一合，捣末，水一盏，煎五沸，温服。

闪损腰痛趁痛丸，用白莴苣子炒，三两，白粟米炒，一撮，乳香、没药、乌梅肉各半两为末，炼蜜丸弹子大，每嚼一丸，热酒下。

髭发不生 疖疮疤上，不生髭发。先以竹刀刮损，以蔄苣子（拗）、猢狲姜，末，频擦之。

水苦荬菜

性寒，味微苦辛。

主治：风热上壅，咽喉肿痛及项上风疬，以酒磨服。

紫　菜

生闽越海边，大叶而薄，挼成饼状，晒干用。

性寒，味甘。

主治：热气烦塞咽喉，煮汁饮之，瘿瘤积块脚气者，宜常食之。多食令人腹痛，发气，吐白沫，饮热醋少许即消。

石花菜

生南海砂石间，有红、白二色，以沸汤泡去砂屑，沃以姜醋，食之甚脆。又一种稍粗而似鸡爪者，谓之鸡脚菜，久浸煮皆化成胶冻，以醋姜拌食。

性大寒，味甘咸滑。

主治：去上焦浮热。多食发下部虚寒。

鹿角菜

生东南海中，登莱等处石崖间，长三四寸，大如铁线，分叉如鹿角，紫黄色，晒干用，以水洗醋拌，则胀起如新，久浸则化如胶，女人用以梳发，黏而不乱。

性大寒，味甘滑。不可久食，发冷痢。

主治：下热风气，疗小儿骨蒸劳热，解面热，服丹石人食之能下石力。

龙须菜

生东南海边石上，丛生无枝，状如柳根，须长尺余，白色，以醋浸食之，和肉蒸食亦佳。

性寒，味甘。

主治：瘿结热气，利小便。

睡　菜

夏月生池塘，叶似慈菇，根如藕条，采根以盐菹食之，令人思睡。

性寒，味甘，微苦。

主治：心膈邪热不得眠。

韭　菜

一名草钟乳，又名起阳草，言其温补也。一种而久生，故谓之韭，可以根分，可以子种，一岁可四五割，其根不伤，收子者只可一次。八月开花成丛，收取腌藏供馔。谓之长生韭，言剪而复生也。九月收子，子黑而扁，须风处阴干，勿令浥郁。韭可生可熟，可腌可久，为五辛之一，正月宜食。

性温，味辛、微酸涩。生，辛涩；熟，甘酸。春食则香，夏食则臭，多食则能昏神暗目，酒病后尤忌，热病后十日内食之则发困，五月多食乏气力，冬月多食动宿饮吐水，不可与蜜及牛肉同食。

主治：生则辛而散血，熟则甘而补中，入足厥阴经，乃肝之菜也。肝病心病人，俱宜食之。补虚益阳，调和脏腑，令人能食，主吐血、唾血、衄血、尿血、妇人经脉逆行、打扑损伤，煮食充肺气，除心腹痼冷痃癖，止泄精，暖腰膝，止消渴盗汗，捣汁服，治肥人中风失音，上气喘急欲绝，胸痹刺痛如锥，解药毒、肉脯毒，疗狂狗咬人数发，涂诸蛇虺蝎虿恶虫毒，又灌初生小儿，吐去恶水恶血，永无诸病。治瘀血心痛。有食热物及怒郁，致死血留于胃口作痛者，宜用韭汁、桔梗加入药中，开提气血。有肾气上攻以致心痛者，宜用韭汁和五苓散为丸，空心茴香汤下。盖韭性急，能散胃口血滞也。一人冬月饮刮剁酒，自后食必屈曲方下，膈硬涩痛，此瘀血在胃脘故也，以韭汁半盏，细细冷咽尽半斤而愈。瘀血反胃噎膈。反胃，以韭汁二杯，入姜汁、牛乳各一杯，细细温服，盖姜汁下气，韭汁消血，牛乳能解热润添补虚也。一贫叟病噎膈，食入则吐，胸中刺痛，以韭汁入盐梅肉少许，细呷得入，渐加，忽吐稠涎数升而愈。韭汁和童便饮之，能消散胃脘瘀血。熏产妇血晕，洗肠痔脱肛。

【附方】

胸痹急痛诜曰：胸痹痛如锥刺，不得俯仰，自汗出或彻背上，不治或至死，可取生韭或根五斤，洗，捣汁服之。

阴阳易病男子阴肿，小腹绞痛，头重眼花，宜猳鼠屎汤煮之，用猳鼠屎十四枚，韭根一大把，水二钱，煎七分，去滓，再煎二沸，温服，得汗愈，未汗再服。

伤寒劳复方同上。

卒然中恶捣韭汁灌鼻中便苏。

卧忽不寤勿以火照之，但痛，啮拇指甲际而唾其面则活，取韭汁吹入鼻中，冬月则用韭根。

风忤邪恶韭根一把，乌梅十四个，吴茱萸炒，半升，水一斗煮之，仍以病人栉纳入，煮三沸，栉浮者生，沉者死，煮至三升，分三服。

喘息欲绝韭汁饮一升效。

夜出盗汗韭根四十九根，水二升煮一升，顿服。

消渴引饮韭苗日用三五两，或炒或作羹，勿入盐，入酱无妨，吃至十斤即住，极效，过清明勿吃，有人病此，引饮无度，得此方而愈。

喉肿难食韭一把，捣，熬，傅之，冷即易。

水谷痢疾韭叶作羹粥，采炒任食之，良。

脱肛不收生韭一斤，切，以酥拌炒熟，绵裹作二包，更互熨之，以入为度。

痔疮作痛用盆盛沸汤，以器盖之，留一孔，用洗净韭菜一把泡汤中，乘热坐孔上，先熏后洗，数次自然脱体也。

小儿胎毒初生时以韭汁少许灌之，即吐出恶水恶血，永无诸疾。

小儿腹胀韭根捣汁，和猪肋煎服一合，间服一日，取愈。

小儿患黄韭根捣汁，日滴鼻中，取黄水，取效同上。

痘疮不发韭根煎汤服之。

产后呕水产后因怒哭伤肝。呕青绿水，用韭叶一斤，取汁，入姜汁少许，和饮遂愈。

产后血晕韭菜切，安瓶中，沃以热醋，令气入鼻中，即省。

赤白带下韭根捣汁，和童尿露一夜，空心温服，取效。

鼻衄不止韭根、葱根同捣枣大，塞入鼻中，频易两三度，即止。

五般疮癣韭根炒存性，捣末，以猪脂和傅之，数度愈。

金疮出血韭汁和风化石灰日干，每用为末，傅之效。

刺伤中水肿痛，煮韭热搨之。

漆疮作痒韭叶杵傅。

猘狗咬伤七日当一发，三七日不发乃脱也，急于无风处以冷水洗净，即服韭汁一盏，隔七日又一盏，四十九日共服七盏。须百日忌食酸咸，一年忌食鱼腥，终身忌食狗肉，方得保全，否则十有九死。徐本斋云：此法出《肘后方》，有疯犬一日咬三人，止一人用此得活，亲见有效。

百虫入耳韭汁灌之即出。

牙齿虫䘌韭菜连根洗，捣，同人家地板上泥和涂痛处，腮上以纸盖住，一时取下有细虫在泥上，可除根。又方，用韭根十个，川椒二十粒，香油少许，以水桶上泥同捣傅病牙颊上，良久有虫出，数次即愈也。

聤耳出汁韭汁日滴三次。

解肉脯毒凡肉密器盖过夜者为郁肉，屋漏沾着者为漏脯，皆有毒，捣韭汁饮之。

食物中毒生韭汁，服数升良。

【子】入药拣净蒸熟暴干，簸去黑皮炒黄用，得龙骨、桑螵蛸，主漏精。

性温，味辛、甘。

主治：梦中泄精，暖腰膝，治鬼交，补肝及命门，治小便频数，溺血，遗尿，女人白淫白带。

【附方】

梦遗溺白藏器曰：韭子，每日空心生吞一二十粒，盐汤下。《圣惠》治虚劳伤肾、梦中泄精，用韭子二两微炒，为末，食前温酒服二钱匕。

虚劳溺精用新韭子二升，十月霜后采之，好酒八合，渍一宿，以晴明日，童子向南捣一万杵，平旦温酒服方寸匕，日再服之。

梦泄遗尿韭子一升，稻米二升，水一斗七升，煮粥取汁六升，分三服。

玉茎强中玉茎强硬不痿，精流不住，时时如针刺，捏之则痛，其病名强中，乃肾滞漏疾也。用韭子、破故纸各一两为末，每服三钱，水一盏煎服，日三，即住。

腰脚无力韭子一升，拣净，蒸两炊，久暴干，簸去黑皮，炒黄捣粉，安息香二大两，水煮一二百沸，慢火炒赤色，和捣为丸梧子大，如干入少蜜，每日空腹酒下三十丸，以饭三五匙咽之，大佳。

女人带下及男子肾虚冷梦遗。用韭子七升，醋煮千沸，焙，研末，炼蜜丸梧子大，每服三十丸，空心温酒下。

烟熏虫牙用丸片煅红，安韭子数粒，清油数点，待烟起，以筒汲引至痛处，良久以温水漱吐，有小虫出为效，未尽再熏。

山韭菜

山中往往有之，而人多不识，形性亦与家韭相同，但根白，叶如灯心苗耳，亦有野生水涯，细长可食，皆一类也。

性寒，味辛、咸、涩。

主治：宜肾，主大小便数，去烦热，治毛发。《奉亲养老书》有山韭羹，用山韭四两，鲫鱼五两，煮羹下五味并面食，云极补益脾胃气，进饮食。

葱

有数种。冬葱即慈葱，又名大官葱，谓其茎柔细而香，可以经冬，大官上供宜之，故有数名；汉葱，一名木葱，其茎粗硬，故有木名；冬葱无子，汉葱春末开花成丛，青白色，其子味辛色黑有皱纹，作三瓣状，收取阴干，令勿浥郁，可种可栽。

茎、白、根、须、汁，性平，味辛；叶温。主发散，多食昏人神，冬月宜食，不可过多，损须发，发人虚气上冲，五脏闭绝，为其开骨节出汗之故也。正月食生葱令人面上起游风，生葱同蜜食作下利，烧葱同蜜食壅气杀人，生葱同枣食令人病，合犬雉肉食多令人病血，服地黄、常山俱忌食之。凡用去青叶，只用茎白根头，乃释家五荤之一。生辛散，熟甘温，外实中空，肺之菜也，肺病宜食之。肺主气，外应皮毛，其合阳明，故所治之症多属太阴、阳明。皆取其发散通气之功，通气故能解毒及理血病，气者，血之帅也，气通则血活矣。金疮折损，血出痛不止者，用葱白、砂糖等分研，封之，立止。叶亦可用。又葱管吹盐入玉茎中，治小便不通。及妊妇转脬危急者，极有捷效。又同黄檗煎汤洗疮，并治肿毒。同蜜捣烂傅火丹甚效，但不可同蜜食。

主治：辛温通窍，专能发散，通上下阳气，凡一切表邪之症，大能发汗，逐邪，疏通关节。盖风寒湿气感于皮肤经络而未深入脏腑，宜速去之，开发毛窍，放邪气出路，则荣卫通畅。但发表之意，用法不同，须知温热寒凉皆能通表解散。若外感风寒邪止在表，加入麻黄、羌活、紫苏、白芷辛温之剂，专主发散；若内蓄郁热，邪遏在表，加入寒凉与辛温并用之剂，一则清肠胃而祛积热，一则开玄府而逐郁邪，故有双解通解之义；若邪在半表半里，加入柴胡、葛根苦凉之剂以和解之，如用之无法，留邪于内，则多事矣。又除肝中邪气，安中利五脏，霍乱转筋及奔豚脚气心腹痛，目眩，止心迷闷，利大小便，下痢下血，虫积心痛，止大人阳脱、阴毒腹痛、小儿盘肠内钓、妇人妊娠安胎、溺血，通乳汁，散乳痈，利耳鸣，涂猘犬伤，制蚯蚓毒，杀百药毒，一切鱼肉毒。

【附方】

感冒风寒初起即用葱白一握，淡豆豉半合，泡汤服之，取汗。

伤寒头痛如破者。连须葱白半斤，生姜二两，水煮温服。

时疾头痛发热者。以连根葱白二十根，和米煮粥，入醋少许，热食，取汗即解。

数种伤寒初起一二日不能分别者。用上法取汗。

伤寒劳复因交接者，腹痛卵肿。用葱白捣烂，苦酒一盏，和服之。

风湿身痛生葱擂烂，入香油数点，水煎，调用芎䓖、郁金末一钱服，取吐。

妊娠伤寒赤斑变为黑斑，尿血者。以葱白一把，水三升，煮熟，服汁食葱，令尽取汗。

六月孕动困笃难救者。葱白一大握，水三升煎一升，去滓顿服。

胎动下血病痛抢心。用葱白煮浓汁饮之，未死即安，已死即出，未效再服。一方，加川芎。一方，用银器同米煮粥及羹食。

卒中恶死或先病，或平居寝卧，奄忽而死，皆是中恶。急取葱心黄刺入鼻孔中，男左女右，入七八寸，鼻目血出即苏。又法用葱刺入耳中五寸，以鼻中血出即活也，如无血出，即不可治矣，相传此扁鹊秘方也。

小儿卒死无故者。取葱白纳入下部及两鼻孔中，气通或嚏即活。

小儿盘肠内钓腹痛。用葱汤洗儿腹，仍以炒葱捣贴脐上，良久，尿出痛止。

阴毒腹痛厥逆唇青卵缩，六脉欲绝者。用葱一束去根及青，留白二寸，烘热，安脐上，以熨斗火熨之，葱坏则易，良久热气透入，手足温有汗即瘥，乃服四逆汤。若熨而手足不温，不可治。

脱阳危症凡人大吐大泄之后，四肢厥冷，不省人事，或与女子交后，小腹肾痛，外肾搐缩，冷汗出，厥逆，须臾不救。先以葱白炒热熨脐，后以葱白三七茎擂烂，用酒煮灌之，阳气即回。此华陀救卒病方也。

卒心急痛牙关紧闭欲绝。以老葱白五茎去皮须，捣膏以匙送入咽中，灌以麻油四两，但得下咽，即苏，少顷虫积皆化黄水而下，永不再发，累得救人。

霍乱烦躁坐卧不安。葱白二十茎，大枣二十枚，水三升，煎二升，分服。

蛔虫心痛用葱茎白二寸，铅粉二钱，捣丸服之，即止。葱能通气，粉能杀虫也。

腹皮麻痹不仁者。多煮葱白食之，即自愈。

小便闭胀不治杀人。葱白三斤，剉炒，帕盛二个，更互熨小腹，气透即通也。

大小便闭捣葱白和酢，封小腹上，仍灸七壮。

大肠虚闭匀气散，用连须葱一根，姜一块，盐一捻，淡豉三七粒，捣作饼，烘揜脐中，扎定良久，气通即通，不通再作。

小儿虚闭葱白三根，煎汤，调生蜜阿胶末服，仍以葱头染蜜，插入肛门，少顷即通。

急淋阴肿泥葱半斤，煨热，杵烂，贴脐上。

小便淋涩或有白者。以赤根楼葱，近根截一寸许，安脐中，以艾灸七壮。

小儿不尿乃胎热也。用大葱白，切四片，以乳汁半盏，同煎片时，分作四服，即通，不饮乳者，服之即饮乳，若脐四旁有青黑色，及口撮者，不可救也。

肿毒尿闭因肿毒未溃，小便不通。用葱切入麻油煎至黑色，去葱取油，时涂肿处即通。

水阴病肿葱根白皮煮汁，服一盏，当下水出。病已困者，取根捣烂，坐之取气，水自下。

阴囊肿痛葱白、乳香捣涂，即时痛止肿消。又方，用煨葱，入盐杵如泥涂之。小便溺血，葱白一握，郁金一两，水一升，煎二合，温服，一日二次。

肠痔有血葱白三斤，煮汤熏洗，立效。

赤白下痢葱白一握，细切，和米煮粥，日日食之。

便毒初起葱白炒熟，布包熨数次，乃用傅药，即消。《永类方》用葱根和蜜捣傅，以纸密护之，外服，通气药即愈。

痈疽肿硬乌金散，治痈疖肿硬，无头不变色者。米粉四两，葱白一两，同炒黑，研末，醋调贴一伏时，又换，以消为度。

一切肿毒葱汁渍之，日四五度。

乳痈初起葱汁一升，顿服即散。

疔疮恶肿刺破。以老葱生蜜杵贴两时，疔出，以醋汤洗之，神效。

小儿秃疮令泔洗净，以羊角葱捣泥，入蜜和涂之，神效。

刺疮金疮百治不效。葱煎浓汁，渍之，甚良。

金疮瘀血在腹者。大葱白二十枚，麻子三升，杵碎，水九升，煮一升半，顿服，当吐出脓血而愈，未尽再服。

血壅怪病人遍身忽然肉出如锥，既痒且痛，不能饮食，名血壅，不速治必溃脓血。以赤皮葱烧灰淋洗，饮豉汤数盏，自安。

解金银毒葱白煮汁饮之。

脑破骨折蜜和葱白捣匀，厚封，立效。

自缢垂死葱心刺耳鼻中，有血出即苏。

【叶】

主治：煨研傅金疮，并打扑损伤。《传信方》云：取葱新折者，炉火煨热，剥皮，其间有涕，便将罨伤处，仍多煨，续续易热者，连十数次，即以热葱并涕，沥尽即安。或锅烙炒热，捣烂傅之亦可，遇杀伤气未绝者，急用即活，凡头目重闷痛，插鼻耳即清。利五脏益目精，盐研傅蛇虫伤及中射工溪毒。

【附方】

水病足肿葱茎叶煮汤渍之，日三五次，妙。

小便不通葱白连叶捣烂，入蜜合外肾上即通。

疮伤风水肿毒。取葱青叶，和干姜、黄檗等分，煮汤浸洗，立愈。

蜘蛛咬疮遍身生疮。青葱叶一茎，去尖，入蚯蚓一条在内，待化成水，取点咬处即愈。

代指毒痛取萎黄葱叶煮汁，热渍之。

【汁】

性温，味辛滑。

主治：溺血饮之，解藜芦及桂毒。散瘀血。衄久不止，以汁滴鼻中，止衄止痛。治头痛耳聋，消痔漏，解众药毒，能消玉化五石。仙方所用。

【附方】

鼻衄不止方见上。

金疮出血不止。用葱炙热，挼汁涂之即止。

火焰丹毒从头起者。生葱汁涂之。

痔瘘作痛葱涎白蜜和涂之，先以木鳖子煎汤熏洗，其冷如水即效。一人苦此，早间用此，午刻即安也。

解钩吻毒面青口噤欲死。以葱涕啖之即解。

【须】

主治：通气，疗饱食，房劳，血渗入大肠，便血，肠澼成痔，口干。研末，每服二钱，温酒下。

【附方】

喉中肿塞气不通者。葱须阴干为末，每服二钱，入蒲州胆矾末一钱和匀，每用一字吹之。

【花】

主治：心脾痛如锥刀刺，腹胀用一升，同吴萸一升，水八合，煎七合，去滓，分三分，立效。

【子】

主治：明目，补中气不足，益精宣肺。

【附方】

眼暗补中葱子半升为末，每取一匙，煎汤一升半，去滓，入米煮粥食之，亦可为末，蜜丸梧子大，食后米汤服一二十丸，日三服。

茖音格**葱**

即山葱，山原平地皆有之，生沙地者名沙葱，生水泽名水葱，开白花，结子如小葱头。乡人多采食之。

性温，味辛。佛家以茖葱为五荤之一。

主治：除瘴气，久食，强志益胆气，主诸恶、狐刺毒，山溪中沙虱、射工等毒。煮汁浸，或捣傅，大效。亦兼小蒜、吴萸辈，不独用也。

【子】

主治：泄精。

胡　葱

即蒜葱也，种莳，以八月下种，五月收取，叶似葱而根似蒜，其味如薤，

性温，味辛。生则辛平，熟则甘温。亦是荤物。久食伤神，令人多忘，损目，发痼疾。四月不宜食，食则令人气喘。胡臭、䘌齿人食之转甚。

主治：温中下气，消谷进食，利五脏不足气，杀虫，疗肿毒，软坚。方术煮溪间白石为粮，及煮牛、马、驴骨令软，皆用胡葱，又能化五石，消桂为水。

【附方】

身面浮肿小便不利，喘急，用胡葱十茎，赤小豆三合，消石一两，以水五升，煮葱、豆至熟，同擂成膏，每空心温酒服半匙。

【子】

主治：中诸毒肉，吐血不止，萎黄悴者，以一升，水煮，冷服半升，血定乃止。

薤

音械，又名藠蝽子，处处有之。八月栽根，正月分莳，宜肥土。数枝一本则茂而根大。叶似韭。韭叶中实而扁，有剑脊。薤叶中空，似细葱而有棱，气亦如葱。二月开细花，紫白色。根如小蒜，一本数颗，相依而生。五月叶青则掘之，否则肉不满也。其根煮食、芼酒、糟藏、醋浸皆宜。一种水晶葱，相似，不臭，亦其类也。

白

性温，味辛微苦滑。宜去青留白，白温而青热也，发热病不宜食，四月不宜食，生食引涕唾。不可与牛肉同食，令人作癥瘕。

主治：白者补益，赤者疗金疮及风，生肌肉，少阴病厥逆泄痢，及胸痹刺痛，下气散血，安胎，煮食，耐寒，调中补不足，止久痢冷泻，除寒热，去水气，温中散结气。作羹食，利病人。女人赤白带下，骨哽，在喉不去，食之即下。诸疮中风寒水气肿痛，捣涂之，与蜜同捣，涂汤火伤，甚速。生嚼散结吐瘕。安陆郭坦热病后，遂能大餐，日食米饭一斤。五年家贫，求乞。一日大饥，至一园，食薤并蒜二畦，便闷极卧地，吐一物如笼，渐渐缩小，有人撮饭于上，即消成水，而病愈。盖消食笼也，又按王植云：老人常服最宜。然道家以为五荤之一，忌食。

【附方】

胸痹刺痛张仲景栝楼薤白汤，治胸痹，痛彻心背，喘息咳唾短气，喉中燥痒，寸脉沉迟，关脉弦数，不治杀人。用栝楼实一枚，薤白半升，白酒七升，煮二升，分二服。《千金》治胸痹，半夏薤白汤，用薤白四两，半夏一合，枳实半两，生姜一两，栝楼栝楼实半枚，㕮咀，以白截浆三升，煮一升，温服，日三。《肘后》治胸痛，瘥而复发，薤根五升，捣汁饮之，立瘥。截音在，酢浆也。

卒中恶死卒死，或先病，或平居寝卧奄忽而死，皆是中恶。以薤汁灌入鼻中，便省。

霍乱干呕不止者，以薤一虎口，以水三升，煮取一半，顿服。不过三作即已。

奔豚气痛薤白捣汁饮之。

赤痢不止薤同黄檗煮汁服之。

赤白痢下薤白一握，同米煮粥，日食之。

小儿疳痢薤白生捣如泥，以粳米粉和蜜作饼，炙熟与食。不过三两服。

产后诸痢多煮薤白食，仍以羊肾脂同炒食之。

妊娠胎动腹内冷痛。薤白一升，当归四两，水五升，煮二升，分三服。

郁肉脯毒杵薤汁，服二三升良。

疮犯恶露甚者杀人。薤白捣烂，以帛裹煨极熟，去帛傅之，冷即易换。亦可捣作饼，以艾灸之，热气入疮，水出即瘥也。

手指赤色随月生死。以生薤一把，苦酒煮熟，捣烂涂之，愈乃止。

疥疮痛痒煮薤叶，捣烂涂之。

灸疮肿痛薤白一升，猪脂一斤。切，以苦酒浸一宿，微火煎三上三下，去滓涂之。

手足㾪疮生薤一把，以热醋投入，以封疮上取效。

毒蛇螫伤薤白捣傅。

虎犬咬伤薤白捣汁饮之，并涂之，日三服，瘥乃止。

诸鱼骨哽薤白嚼柔，以绳系中，吞到哽处，引之即出。

误吞钗钚取薤白曝萎，煮熟勿切，食一大束，钗即随出。

目中风翳作痛。取薤白截断，安膜上令遍。痛作复为之。

咽喉中痛薤根醋捣傅肿处，冷即易之。

小　蒜

一名荤菜，为五荤之一。练形家以小蒜、大蒜、韭、芸薹、胡荽为五荤，道家以韭、薤、蒜、芸薹、胡荽为五荤，佛家以大蒜、兴渠、慈葱、茖葱为五荤。兴渠，即阿魏也。虽各不同，然皆辛热之物，生食增恚，熟食发婬，有损性灵，故绝之也。家蒜有二种：根茎俱小而瓣少，辣甚者，小蒜也；根茎俱大而瓣多，辛而带甘者，大蒜也，又名葫。因张骞使西域带归，故名葫，以别之中国本原有蒜，但差小耳。

【根】

性温，味辛，有小毒。三月勿久食，伤人志性。同生鱼食，令人夺气。阴核痛，脚气风病人，及时病后，俱忌食。久食损目。

主治：温中理胃，下气消谷，主霍乱腹中不安，除邪痹毒气，溪毒，虫毒。夏子益《奇病方》云：人头面上有光，他人手近之如火炽者，此中蛊也。用蒜汁半两，和酒服之，当吐出如蛇状即安。煮食吐鸡瘕。李延寿《南史》云："李道念病胃脘痛，已五年，丞相褚澄诊之曰：非冷非热，当是食白瀹鸡子过多也，取蒜一升煮食，吐出一物，涎毕，视之乃鸡雏，翅足俱全。褚曰：未尽也，更煮食令吐之，凡十二枚，而病愈。作齑治噎食。范晔《后汉书》云：华佗见一人病噎食不得下，令取饼店家蒜齑二升饮之，立吐一蛇，而食遂如常。捣傅蛇虫沙虱疮，涂疔肿甚良。

【叶】

主治：心烦痛，解诸毒，小儿丹疹。

【附方】

时气温病初得头痛，壮热脉大。即以小蒜一升，杵汁三合，顿服。不过，再作便愈。

霍乱胀满不得吐下，名干霍乱。小蒜一升，水三升，煮一升，顿服。

霍乱转筋入腹杀人。以小蒜、盐各一两，捣傅脐中，灸七壮，立止。

积年心痛不可忍，不拘十年、五年者，随手见效。浓汁煮小蒜食饱，勿着盐。用之有效，再不发也。

水毒中人一名中溪，一名中湿，一名水病，似射工而无物。初得恶寒，头目微痛，旦醒暮剧，手足逆冷，三日则生虫，食下不痒不痛，过六七日虫食五脏，注下不禁。以小蒜三升，煮微熟（大熟即无力）以浴身。若身发赤斑文者，毋以他病治之也。

射工中人成疮者。取蒜切片，贴疮上，灸七壮。

止截疟疾小蒜不拘多少，研泥，入黄丹少许，丸如芡子大，每服一丸，面东新汲水下，至妙。

阴肿如刺汗出者。小蒜一升，韭根一升，杨柳根二斤，酒三升，煎沸乘热熏之。

恶核肿结小蒜、吴茱萸等分，捣傅即散。

五色丹毒无常，及发足踝者。杵蒜厚薄，频易。

小儿白秃头上团团白色。以蒜切口揩之。

蛇蝎螫人小蒜捣汁服，以滓傅之。

蜈蚣咬疮嚼小蒜涂之，良。

蚰蜒入耳小蒜洗净，捣汁滴之，未出再滴。

山　蒜

又名泽蒜、石蒜。同一物也，但分于山、泽、石间不同耳。栽莳小蒜，始自三种移成，故有此称。亦有生于水中者。

性温，味辛。

主治：积块及妇人血瘕，用苦醋磨傅，多效。泽蒜、石蒜，并温补利水。

大　蒜

《纲目》作葫，以其来自胡地也。处处种之，每颗六七瓣，初种一瓣，当年便成独子。五月五日采之入药尤佳，至明年则复其本矣。其花中有子，亦作蒜瓣而小，亦可种之。大小二蒜俱以八月下种，春食苗，夏初食薹，五月食根，秋月收种，可生、可熟、可醋、可酱，皆宜。

性大温，味甘辛，有毒。久食伤肝损目，多食伤肺及胆，生痰助火昏神。四月、八月，食之伤神，令人喘悸，多食助阳，行房伤肝，令人面无色，合青鱼酢食，令人腹内生疮，肠中肿，又成疝瘕，发黄病，合蜜食杀人，凡服一切补药，不可食之，能消肉面，爽口，北方人多食之，故患眼者亦多也。

主治：入肺胃，其气薰烈，能通五脏，达诸窍，去寒湿，辟邪恶，消痈肿，化瘕积肉食，下气消谷，逐水，止霍乱转筋，腹痛，解瘟疫，疗劳疟，冷风冷痛，恶疮蛇虫虫毒，溪毒沙虱，并捣贴之。熟醋浸经年者良。温水捣烂服，治中暑不醒。又叶石林云：一仆暑月驰马，忽仆地欲绝，王相教以大蒜及道上热土各一握，研烂，以新汲水一盏和取汁，决齿灌之，少顷即苏。捣，贴足心治鼻衄不止。一妇血衄，诸治不效，时珍教以上法，即时止血。和豆豉丸治暴下血，通水道，同鲫鱼丸治水肿，同黄丹丸治疟痢娠痢，同乳香丸治腹痛。捣膏傅脐能达下焦，消水，利大小便，泄泻暴痢，纳肛中通幽门，关格不通，吞消痃癖。每用数片，合皮截却两头吞之，名曰内灸，其病自消。灸傅，散恶疮肿毒。有患毒疮肿疼，号叫卧眠不得，人不能别者，取独蒜头两颗，捣烂，麻油和，厚傅疮上，干即易之，屡用救人，无不神效。《紫极宫石记》云：但是发背及痈疽恶疮肿核初起有异，皆可灸之，不拘壮数。惟要痛者灸至不痛，不痛者灸至痛极而止，疣赘之类，灸之亦便成痂自脱，其效如神。《灸法》云：痈疽初发，灸胜用药，缘热毒中膈，上下不通，必得毒气发泄，然后解散，凡初发一日之内便用大独头蒜，切如小钱厚，贴顶上，灸之，三壮一易，大概以百壮为率。一使疮不开大，二使内肉不坏，三疮口易合，一举而三得之，但头及项以上切不可用此，恐引气上，更生大祸也。又史源记蒜灸之功云：母氏背痹作痒，有赤晕半寸，白粒如黍，灸二七壮，其赤随消，信宿，有赤流下长二寸，举家归咎于灸，外医用膏护之，日增一晕，二十二日横斜，约六七寸，痛楚不胜，或言一尼病此得灸而愈。予奔问之，尼曰剧时昏不知人，但闻范奉议坐守，灸八百余壮方苏，约艾一筛，予亟归，以炷如银杏大，灸十数殊不觉，乃灸四旁赤处，皆痛，每一壮尽，则赤随缩入，三十余壮，赤晕收退。盖灸迟则初发处肉已坏，故不痛，直待灸到好肉方痛也，至夜则火焮满背，疮高阜而热，夜得安寝矣，至晚，如覆一瓯，高三四寸，上有百数小窍，色正黑，调理而安。盖高阜者，毒外出也，小窍多，毒不聚也，色正黑，皮肉坏也，非艾火出其毒于坏肉之里，则内逼五脏而危矣，庸医傅贴凉冷消散之说，何可信哉。

【附方】

背疮灸法凡觉背上肿硬疼痛，用湿纸贴寻疮头。用大蒜十颗，淡豉半合，乳香一钱，细研，随疮头大小用竹片作圈固定，填药于内，二分厚，着艾灸之，痛灸至痒，痒灸至痛，以百壮为率，与蒜钱灸法同功。

疔肿恶毒用门臼灰一撮罗细，以独蒜或新蒜薹染灰擦疮口，候疮自然出少汗，再擦少顷即消散也，虽发背痈肿，亦可擦之。

五色丹毒无常色，及发足踝者。捣蒜厚傅，干即易之。

关格胀满大小便不通。独头蒜烧熟去皮，绵裹纳下部，气立通也。

干湿霍乱转筋。用大蒜捣涂足心，立愈。

水气肿满大蒜、田螺、车前子等分熬膏，摊贴脐中，水从便漩而下，数日即愈。象山民人患水肿，一卜者傅此，用之有效。

山岚瘴气生熟大蒜各七片，共食之，少顷腹鸣或吐血或大便泄即愈。

疟疾寒热《肘后》用独头蒜，炭上烧之，酒服方寸匕。《简便》用桃仁半片放内关穴上，将独蒜捣烂罨之缚住，男左女右，即止。邻妪用此治人屡效。《普济方》端午日取独头蒜煨熟，入矾红等分，捣丸芡子大，每白汤，嚼下一丸。

寒疟冷痢端午日，以独头蒜十个，黄丹二钱，捣丸梧子大，每服九丸，长流水下，甚妙。

泄泻暴痢大蒜，捣，贴两足心，亦可贴脐中。

下痢噤口及小儿泄痢。方并同上。

肠毒下血蒜连丸，用独蒜煨捣，和黄连末为丸，日日米汤服之。

暴下血病用葫蒜五七枚，去皮，研膏，入豆豉捣丸梧子大，每米饮下五六十丸，无不愈者。

鼻血不止服药不应。用蒜一枚，去皮研如泥，作钱大饼子，厚一豆许，左鼻血出贴左足心，右鼻血出贴右足心，两鼻俱出俱贴之，立瘥。

血逆心痛生蒜捣汁，服二升即愈。

鬼疰腹痛不可忍者。独头蒜一枚，香墨如枣大，捣，和酱汁一合，顿服。

心腹疼痛法醋浸至，二三年蒜，食至数颗，其效如神。

夜啼腹痛面青，冷证也。用大蒜一枚，煨研日干，乳香五分，捣丸芥子大，每服七丸，乳汁下。

寒湿气痛端午日，取独蒜同辰粉捣涂之。

鬼毒风气独头蒜一枚，和雄黄、杏仁研为丸，空腹饮下三丸，静坐少时，当下毛出即安。

狗咽气塞喘息不通，须臾欲绝。用独头蒜二枚，削去两头，塞鼻中，左患塞右，右患塞左，候口中脓血出，立效。

喉痹肿痛大蒜塞耳鼻中，日二易之。

鱼骨哽咽独头蒜塞鼻中，自出。

牙齿疼痛独头蒜煨熟，切，熨痛处，转易之，亦主虫痛。

眉毛动摇目不能交睫，唤之不应，但能饮食。用蒜三两，杵汁，调酒饮即愈。

脑泻鼻渊大蒜切片，贴足心，取效止。

头风苦痛《易简方》用大蒜研汁，嗃鼻中。《圣济录》用大蒜七个去皮，先烧红地，以蒜逐个于地上磨成膏子，却以僵蚕一两，去头足，安蒜上，碗覆一夜，勿令透气，只取蚕研末，嗃入鼻内，口中含水甚效。

小儿惊风《总录》方同上。

小儿脐风独头蒜切片安脐上，以艾灸之，口中有蒜气即止。

小儿气淋宋宁宗为郡王时病淋，日夜凡三百起，国医罔措，或举孙琳治之，琳用大蒜、淡豆豉、蒸饼三物捣丸，令以温水下三十丸，曰今日进三服病当减三之一，明日亦然，三日病除，已而果然，赐以千缗。或问其说，琳曰：小儿何缘有淋，只是水道不利，三物皆能通利故也。

产后中风角弓反张不语。用大蒜三十瓣，以水三升，煮一升，灌之即苏。

金疮中风角弓反张。取蒜一升，去心，无灰酒四升，煮极烂，并渣服之，须臾得汗即瘥。

妇人阴肿作痒。蒜汤洗之，效乃止。

阴汗作痒大蒜，淡豉捣丸梧子大，朱砂为衣，每空腹灯心汤下三十丸。

小便淋沥或有或无。用大蒜一个，纸包煨熟，露一夜，空心新水送下。

小儿白秃团团然。切蒜，日日揩之。

闭口椒毒气闭欲绝者。煮蒜食之。

射工溪毒独头蒜，切三分厚，贴上灸之，令蒜气射入，即瘥。

蜈蝎蜇伤独头蒜磨之即止。

蛇虺螫伤孟诜曰：即时嚼蒜封之，六七易，仍以蒜一升，去皮，以乳二升煮熟，空心顿服，明日又进，外以去皮蒜一升，捣细，小便一升，煮三四沸，浸损处。梅师用独头蒜、酸草，捣绞傅咬处。

脚肚转筋大蒜擦足心，令热，即安，仍以冷水食一瓣。

食蟹中毒干蒜煮汁饮之。

蛇瘕面光发热如火炙，人饮蒜汁一杯，吐出如蛇状，即安。

五辛菜

乃元旦立春，以葱、蒜、韭、蓼、蒿、芥，辛嫩之菜杂和食之，取迎新之义，谓之五辛盘。杜工部诗所谓春日春盘细生菜是也。

性温，味辛。热病后勿食之，多损目。

主治：岁朝食之，助发五脏气，温中去恶，消食下气。

油菜

《纲目》作芸薹，以其易起薹也，须采薹食，则分枝必多，故名。九、十月下种，生叶形色微似白菜，冬春采薹心为茹，三月则老不堪食，开小黄花，四瓣如芥花，结荚收子，亦如芥子，灰赤色，炒过榨油用，亦可燃灯。

茎叶性温，味辛。多食发膝痼疾，先患腰脚者不可多食，食之加重，又损阳气，发疮及口齿痛，胡臭人不可食，又能生腹中诸虫，道家特忌，以为五荤之一。

主治：产后血风瘀血，乳痈，破癥瘕结血，风游丹肿。孙真人云：予偶饮至夜，觉四肢骨肉疼，至晓头痛，额角有丹，如弹丸肿痛，至午通肿，目不能闭，经日几毙。予思《本草》芸薹治风游丹肿，遂取叶捣傅，随手即消，甚效，亦可捣汁服之。煮食治腰脚痹，捣叶傅女人吹奶，治瘭疽、豌豆疮，散血消肿，伏蓬砂。

【附方】

赤火丹毒方见上。

天火热疮初起似痱，渐如水泡，似火烧，疮赤色，急速能杀人，芸薹叶捣汁，调大黄、芒硝、生铁衣等分，涂之。

风热中毒芸薹苗叶根、蔓菁根各三两为末，以鸡子青和贴之即消，无蔓菁即以商陆根代之，甚效也。

手足瘭疽此疽喜着手足肩背，累累如赤豆，剥之汁出。用芸薹叶煮汁服一升，并食干熟菜数顿，少与盐、酱，冬月用水研水服。

异疽似痈而小，有异脓如小豆汁，今日去，明日满。用芸薹捣熟，布袋盛，于热灰中煨熟，更互熨之，不过三二度，无叶用干者。

豌豆斑疮芸薹叶煎汤洗之。

血痢腹痛日夜不止，以芸薹叶捣汁二合，入蜜一合，温服。

肠风下血同上。

【子】

性温，味辛。

主治：行血滞，破结气，消肿散瘀，治产难。有诗云：黄金花结粟米实，细研酒下十五粒。灵丹功效妙如神，难产之时能救急。产后一切心腹气血诸痛，祛梦遗，赤丹热肿，金疮血滞，能断产。经水行后，加入四物汤中服之。治小儿惊风。贴其顶囟则引气上出也。

【附方】

芸薹散治产后恶露不下，血结冲心刺痛，将来才遇冒寒踏冷，其血必往来心腹间，刺痛不可忍，谓之血母。并治产后心腹诸疾，产后三日，不可无此，用芸薹子炒，当归、桂心、赤芍药等分，每酒服二钱，赶下恶物。

产后血运芸薹子、生地黄等分为末，每服三钱，姜七片，酒水各半盏，童便半盏，煎七分，温服，即苏。

补血破气追气丸，治妇人血刺，小腹痛不可忍，亦可常服，补血虚破气块甚效。用芸薹子微炒、桂心各一两，高良姜半两为末，醋糊为丸梧子大，每淡醋汤下五丸。

肠风脏毒下血，芸薹子生用，甘草炙为末，每服二钱，水煎服之。

头风作痛芸薹子一分，大黄三分为末，以嗃鼻。

风热牙痛芸薹子、白芥子、角茴香等分为末，嗃鼻，左嗃右，右嗃左。

小儿天钓芸薹子，生乌头去皮尖，各二钱为末，每用一钱，水调涂顶上，名涂顶散。

风疮不愈陈菜子油同穿山甲末熬成膏，涂之即愈。

热疖肿毒芸薹子、狗头骨等分为末，醋和傅之。

伤损接骨芸薹子一两，小黄米炒二合，龙骨少许为末，醋调成膏，摊纸上贴之。

汤火伤灼菜子油调蚯蚓屎搽之。

蜈蚣螫伤菜子油倾地上擦地上油掺之即好，勿令四眼人见。

白　菜

《纲目》作菘。有二种，一种茎圆厚微青，一种茎扁薄而白，其叶皆淡青白色。辽阳、燕赵、安肃、扬州、镇江所种者最肥大而厚，一本有重十余斤者。南方之菘畦内过冬，北方者多入窖内。燕京安肃圃人又以马粪入窖壅培，不见风日，长出苗叶皆嫩黄色，名曰黄芽菜，脆美无滓，真佳品也。子如油菜子，而色灰黑，八月间下种，二月开黄花如芥花，四瓣，三月结角亦如芥，其菜作菹食尤良。

性凉，味甘。宜与姜同食，不宜与甘草同食，夏至前食发气动疾，有足疾者忌之，气虚胃冷亦宜少食。

主治：和中，通利肠胃，消食下气，除胸中烦，解酒渴，利二便，治瘴气，止热气嗽，冬汁尤佳。

【附方】

小儿赤游行于上下，至心即死，菘菜捣傅之即止。

漆毒生疮白菘菜捣烂涂之。

飞丝入目白菜揉烂，帕包滴汁三二点，入目即出。

【子】

主治：作油涂头长发，涂刀剑不缩。

【附方】

酒醉不醒菘菜子二合，细研，井华水一盏，调为二服。

芥　菜

有数种。青芥似白菜有柔毛，有大芥，亦名皱叶芥，大叶皱纹，色尤深绿，味更辛辣，二芥宜入药用；有马芥，叶如青芥；有花芥，叶多缺刻如萝卜英；有紫芥，茎叶皆紫如苏；有石芥，低小。皆以八、九月下种。冬月食者，俗呼腊菜；春月食者，俗呼春菜；四月食者，谓之夏芥。芥心嫩薹，谓之芥蓝，瀹食脆美。三月开黄花，四出，结荚一二寸，子大如苏子而色紫，味辛，研末泡过，为芥酱以侑肉食，辛香可爱。

性温，味辛。大叶者良，细叶有毛者不佳。煮食动风气，生食发丹石毒。有疮疡痔疾便血者忌之。同兔肉食成邪病，同鲫鱼食发水肿。

主治：通肺豁痰，利膈开胃，除肾经邪气，利九窍，明耳目，温中止咳逆，下气除冷气及头面风。《素问》云：辛走气，气病人无多食辛，多则肉胝而唇寒，此类是矣。陆佃云：望梅生津，食芥堕泪，五液之自外至也；慕而垂涎，媿而汗出，五液之自内生也。

【附方】

牙龈肿烂出臭水者。芥菜杆烧存性，研末频傅之，即愈。

飞丝入目青菜汁点之，如神。

漆疮搔痒芥菜煎汤洗之。

痔疮肿痛芥叶捣饼，频坐之。

【子】

性热，味辛。多食昏目动火，泄气伤神。主治：温中散寒，豁痰利窍。治胃寒吐食，肺寒咳嗽，风冷气痛，口噤唇紧，消散壅肿瘀血，去一切邪寒疰气，喉痹。治风毒肿及麻痹，射工毒，捣末醋和涂之。扑损瘀血，腰痛肾冷，和生姜研涂贴之。又治心痛，酒调服之。研末作酱，食香美，通利五脏。研末水调涂顶囟，止衄血。

【附方】

感寒无汗水调芥子末，填脐内，以热物隔衣熨之，取汗出妙。

身体麻木芥菜子末，醋调涂之。

中风口噤舌本缩者。用芥菜子一升，研，入醋二升，煎一升，傅颔颊下效。

小儿唇紧用马芥子，捣汁曝浓，揩破频涂之。

喉痹肿痛芥子末，水和傅喉下，干即易之。又用辣芥子研末，醋调取之，点入喉内，待喉内鸣，却用陈麻骨烧烟，吸入立愈。

耳卒聋闭芥子末、人乳汁和，以绵裹塞之。

雀目不见真紫芥菜子，炒黑为末，用羊肝一具分作八服，每用芥末三钱捻肝上，笋箨裹定，煮熟冷食，以汁送下。

目中翳膜芥子一粒，轻手挼入眼中，少顷，以井华水、鸡子青洗之。

眉毛不生芥菜子、半夏等分为末，生姜自然汁调搽，数次即生。

鬼疰劳气芥子三升研末，绢袋盛，入三斗酒中七日，温服，一日三次。

热痰烦运方见白芥。

霍乱吐泻芥子捣细，水和傅脐上。

反胃吐食芥子末，酒服方寸匕，日三服。

上气呕吐芥子末，蜜丸梧子大，井华水，寅时下七丸，申时再服。

脐下绞痛方同上。

腰脊胀痛芥子末，调酒贴之立效。

走疰风毒作痛，用小芥子末和鸡子白涂之。

一切痈肿猪胆汁和芥子末贴之，日三上，猪脂亦可。

痈肿热毒家芥子末，同柏叶捣涂，无不愈者，大验，得山芥更妙。

热毒瘰疬小芥子末，醋和贴之，看消即止，恐损肉。

五种瘘疾芥子末，以水、蜜和傅，干即易之。

射工中人有疮。用芥子末，和酒厚涂之，半日痛即止。

妇人经闭不行至一年者，脐腹痛，腰腿沉重，寒热往来。用芥子二两为末，每服二钱，热酒食前服。

阴证伤寒腹痛厥逆。芥菜子研末，水调贴脐上。

白芥菜

以八、九月下种，冬生可食。至春深，茎高二三尺，其叶花而有丫，如花芥叶，青白色，茎易起而中空，性脆，最畏狂风大雪，须谨护之，乃免折损。三月开黄花，香郁，结角如芥角，子大如粱米，黄白色。又有一种，茎大而中实者，尤高，其子亦大，此菜虽是芥类，迥然别种也，然入药胜于芥子。

性温，味辛。热病人不可食。

主治：冷气，安五脏，功与芥同。

【子】

性温，味辛。痰在皮里膜外及胁下，非白芥子莫能达，古方控涎丹用之，正此义也。《医通》云：凡老人苦于痰气喘嗽，胸满懒食，不可妄投燥利之药，反耗真气，宜三子养亲汤治之。盖白芥子白色主痰，下气宽中；苏子紫色主气，定喘止嗽；萝卜子白种者主食，开痞降气。各微炒研破，看所主为君，每剂不过三四钱，用生绢袋盛入，煮汤饮之，勿煎太过，则味苦辣。若大便素实者，入蜜一匙，冬月加姜一片，尤良。**主治：利气豁痰，除寒暖中，散肿止痛，治喘嗽反胃，痹木脚气，筋骨腰节诸痛，发汗，面目黄赤。胸胁支满，上气多唾者，每用温酒吞下七粒。又醋研，傅射工毒。熨恶气，遁尸飞尸，及暴风毒肿流四肢疼痛。烧烟及服，辟邪魅。**入镇宅方用。

【附方】

反胃上气白芥子末，酒服一二钱。

热痰烦运白芥子、黑芥子、大戟、甘遂、芒硝、朱砂等分为末，糊丸梧子大，每服二十丸，姜汤下，名白姜丸。

冷痰痞满黑芥子、白芥子、大戟、甘遂、胡椒、桂心等分为末，糊丸梧子大，每服十丸，姜汤下，名黑芥丸。

腹冷气起白芥子一升，微炒研末，汤浸蒸饼丸小豆大，白姜汤吞十丸，甚妙。

脚气作痛方见白芷。

小儿乳癖白芥子研末，水调，摊膏贴之，以平为期。

防痘入目白芥子末，水调涂足心，引毒归下，令疮疹不入目。

肿毒初起白芥子末，醋调涂之。

胸胁痰饮白芥子末五钱，白术一两为末，枣肉和捣丸梧子大，每白汤服五十丸。

诸葛菜

《纲目》作芜菁，又名蔓菁，又名九英菘。武侯出师所止，令兵士种此者，取其初出甲，便可生啖，一也；叶舒可煮食，二也；久居则随以滋长，三也；弃不令惜，四也；回则易寻而采，五也；冬有根可食，六也，比诸蔬其利甚溥，至今蜀人呼为诸葛菜。六月种者，根大而叶蠹；八月种者，叶美而根小；惟七月初种者，根叶俱良，根长而白，味辛微苦，茎粗叶大而厚阔，夏初起薹，开黄花，四出如芥，结角亦如芥子，均圆似芥子而紫赤色，可长食。

性温，味辛微苦。

主治：利五脏，轻身益气，常食通中，令人肥健，消食下气，治嗽止消渴，去心腹冷痛，及热毒，风肿，乳痈，妒乳寒热，根同功。

【附方】

预禳时疾立春后遇庚子日，温蔓菁汁，合家大小并服之，不限多少，一年可免时疾。

鼻中衄血诸葛菜，生捣汁饮。

大醉不堪连日病困者。蔓菁菜入少米煮熟，去滓，冷饮之良。

饮酒辟气干蔓菁根二七枚，蒸三遍，碾末，酒后水服二钱，即无酒气也。

一切肿毒生蔓菁根一握，入盐花少许，同捣封之，日三易之，《肘后方》用蔓菁叶不中水者，烧灰和腊猪脂封之。

疔肿有根用大针刺作孔，削蔓菁根如针大，染铁生衣刺入孔中，再以蔓菁根、铁生衣等分，捣涂于上，有脓出即易，须臾根出宜瘥，忌油腻、生冷、五辛、黏滑、陈臭。

乳痈寒热蔓菁根并叶，去土，不用水洗，以盐和捣涂之，热即换，不过三五次即瘥，冬月只用根。此方已救十数人，须避风。

女子妒乳生蔓菁根捣，和盐、醋、浆水煮汁，洗之，五六度良。又方和鸡子白封之亦妙。

阴肿如斗生蔓菁根捣封之，治人所不能治者。

豌豆斑疮芜菁根捣汁，挑疮破涂之，三食顷，根出矣。

犬咬伤疮重发者。用蔓菁根捣汁服之佳。

小儿头秃芜菁叶烧灰，和脂傅之。

飞丝入眼蔓菁菜揉烂，帕包，滴汁三两点即出也。

【子】

性平，味苦辛。《仙经》云：九蒸九晒，捣末长服，可断谷长生。蜘蛛咬者，恐毒入内，捣末酒服，亦以油和傅之，园中无蜘蛛，是其相畏也。李濒湖曰：其性可升可降，能汗能吐，能下能利小便，又能明目解毒，其功甚大，而世罕用之何哉？夏初采之，炒过榨油，同麻油炼熟，一色无异，西人多食之，点灯甚明，但烟亦损目耳。

主治：明目，疗黄胆，利小便，煮汁服，主癥瘕积聚，少少饮汁，治霍乱心腹胀，末服之，主目明，为油入面膏，去黑皯皱纹，入丸药服，令人肥健，尤宜妇人，压油涂头，能变蒜发。

【附方】

明目益气芜菁子一升，水九升，煮汁尽，日干，如此三度，研细，水服方寸匕，日三，亦可研水和米煮粥食。

常服目明使人洞视肠腑。用芜菁子三升，以苦酒三升煮熟，日干研筛末，以井华水服方寸匕，日三，无所忌。《抱朴子》云：服尽一斗，能夜视有所见物。

青盲眼障但瞳子不坏者，十得九愈。用蔓菁子六升，蒸之气遍，合甑取下，以釜中热汤淋之，乃曝干，还淋，如是三遍，即收杵为末食，上清酒服方寸匕，日再服。

虚劳目暗方同上法。

补肝明目芜菁子淘过一斤，黄精二斤同和，九蒸九晒为末，每空心米饮服二钱，日再服。又方，蔓菁子二升，决明子一升和匀，以酒五升煮干，曝为末，每服二钱，温水调下，日二。

风邪攻目视物不明，肝气虚者。用蔓菁子四两，入瓷瓶中烧黑，无声取出，入蛇蜕二两，又烧成灰，为末，每服半钱，食后酒下，日三服。

服食辟谷芜菁子熟时采之，水煮三过，令苦味尽，曝捣为末，每服二钱，温水下，日三次，久可辟谷。

黄汗染衣涕唾皆黄。用蔓菁子捣末，平日以井华水服一匙，日再服，加至两匙，以知为度，每夜以帛浸小便，逐日看之，渐白则瘥，不过服五升已来也。

黄疸如金睛黄，小便赤。用生蔓菁子末，熟水服方寸匕，日三服。

急黄黄疸及内黄，腹结不痛。用蔓菁子捣末，水绞汁服，当得嚏，鼻中出黄水，及下利则愈。以子压油，每服一盏更佳。

热黄便结用芜菁子捣末，水和绞汁服，少顷当泻一切恶物，沙石草发并出。

二便关格胀闷欲绝。蔓菁子油一合，空腹服之即通，通后汗出勿怪。

心腹作胀蔓菁子一大合，拣净捣烂，水一升和研，滤汁一盏，顿服，少顷自利，或自吐，或得汗，即愈。

霍乱胀痛芜菁子，水煮汁饮之。

妊娠溺涩芜菁子末，水服方寸匕，日二服。

风疹入腹身体强，舌干硬。用蔓菁子三两为末，每温酒服一钱。

瘭疽发热疽着手、足、肩、背，累累如米起，色白，刮之汁出，复发热。用芜菁子熟捣，帛裹，展转其上，日夜勿止。

骨疽不愈愈而复发，骨从孔中出者。芜菁子捣傅之，用帛裹定，日一易之。

小儿头秃蔓菁子末，和酢傅之，一日三上。

眉毛脱落蔓菁子四两，炒研，醋和涂之。

面黡痣点蔓菁子研末，入面脂中，夜夜涂之，亦去面皱。

萝　卜

音罗北。《纲目》作莱菔，又名紫花菘，又名温菘。六月下种，秋采苗，冬掘根，春末抽高薹，开小花紫碧色，初夏结角，子大如大麻子，圆长不等，黄赤色，五月亦可再种。其叶有大者如诸葛菜，细者如花芥，皆有细柔毛；其根有红、白二色；其状有长、圆二类，大抵生沙壤者脆而甘，生瘠土者坚而辣。根、叶皆可生、可熟、可菹、可酱、可豉、可醋、可糖、可腊、可饭，乃蔬中之最有利益者。生食升气，熟食下气，入脾、肺、肠、胃、三焦，久食渗血，令人髭发白，能制麦毒。捣烂作傅饦，食之最佳，饱食亦不发热。酥煎食之下气。凡人饮食过度，生嚼咽之便消。惟服地黄、何首乌人不宜食，食之令人髭发白。《洞微志》云：有人病狂，云梦中见女子引入宫中，令歌。有道士云：此犯大麦毒也。遂以药同萝卜治之，果止。又鼻衄危甚，以自然汁和无灰酒饮之即止，盖血随气运，气逆故血妄行，性能下气，而酒导之故也。有中豆腐毒，百治不效，后饮萝卜汤而瘳。又有逃难入石窟中，贼以烟熏之垂死，摸得其菜一束，嚼汁咽下即安。此法备急，不可不知。

性温，根味辛甘，叶味辛苦。不可与地黄、何首乌同食，动气，惟生姜可制之。

主治：利五脏，调关节，温中宽胃，治肺痿吐血，止咳，利膈及二便。生食止渴宽中；煮食化痰消导下气消谷，去痰癖，制面毒，行风气，及邪热气；同羊肉、银鱼煮食，治劳瘦咳嗽；同猪肉食益人；生捣服，治噤口痢并衄血，主吞酸，化积滞，解酒毒，散瘀血；末服治五淋；丸服治白浊；煎汤洗脚气；饮汁治下痢及失音并烟熏欲死；生捣涂打扑、汤火伤；杀鱼腥毒，治豆腐积。

【附方】

食物作酸萝卜，生嚼数片，或生菜嚼之亦佳，绝妙，干者、熟者、盐腌者，及人胃冷者，皆不效。

反胃噎疾萝卜，蜜煎浸，细细嚼咽良。

消渴饮水独胜散，用出丫子萝卜三枚，净洗切片，日干为末，每服二钱，煎猪肉汤澄清调下，日三服，渐增至三钱，生者捣汁亦可，或以汁煮粥食之。

肺痿咳血萝卜，和羊肉或鲫鱼，煮熟频食。

鼻衄不止萝卜捣汁半盏，入酒少许热服，并以汁注鼻中，皆良；或以酒煎沸，入萝卜再煎，饮之。

下痢噤口萝卜捣汁一小盏，蜜一盏，水一盏，同煎，早一服，午一服，日晡米饮吞阿胶丸百粒，如无萝卜，以子擂汁亦可。一方加枯矾七分，同煎。一方只用萝卜菜煎汤，日日饮之。《普济方》用萝卜片，不拘新旧，染蜜噙之，咽汁，味淡再换，觉思食，以肉煮粥与食，不可过多。

痢后肠痛方同上。

大肠便血大萝卜皮（烧存性）、荷叶（烧存性）、蒲黄（生用）

等分为末，每服一钱，米饮下，神效。

肠风下血蜜炙萝卜，任意食之，昔一妇人服此有效。

酒疾下血连旬不止。用大萝卜二十枚，留青叶寸余，以井水入罐中，煮十分烂，入淡醋，空心任食。

大肠脱肛生萝卜捣，实脐中束之，觉有疮，即除。

小便白浊生萝卜剜空留盖，入吴茱萸填满，盖定签住，糯米饭上蒸熟，取去茱萸，以萝卜焙研末，糊丸梧子大，每服五十丸，盐汤下，日三服。

沙石诸淋疼不可忍。用萝卜切片，蜜浸少时，炙干数次，不可过焦，细嚼盐汤下，日三服，名瞑眩膏。

遍身浮肿出丫子萝卜、浮麦等分，浸汤饮之。

脚气走痛萝卜煎汤洗之，仍以萝卜晒干为末，铺袜内。

偏正头风生萝卜汁一蚬壳，仰卧，随左右注鼻中，神效。王荆公病头痛，有道人传此方，移时遂愈也，以此治人，不可胜数。

失音不语萝卜生捣汁，入姜汁同服。

喉痹肿痛萝卜汁和皂荚浆服，取吐，同上。

满口烂疮萝卜自然汁，频漱去涎，妙。

烟熏欲死方见前。

汤火伤灼生萝卜捣涂之，子亦可。

花火伤肌方同上。

打扑血聚皮不破者。用萝卜或叶捣封之。

【子】

性平，味辛。主治：长于利气，生能升，熟能降。升则吐风痰，散风寒，发疮疹；降则定痰喘咳嗽，调下痢后重，止内痛，逐痰，有推墙倒壁之功，消食除胀，利大小便。研汁服，吐风痰；同醋研，消肿毒。

【附方】

上气痰嗽喘促唾脓血，以莱菔子一合，研细，煎汤，食上服之。

肺痰咳嗽莱菔子半升，淘净，焙干，炒黄为末，以糖和丸芡子大，绵裹含之咽汁，甚妙。

齁喘痰促遇厚味即发者。萝卜子淘净，蒸熟晒研，姜汁浸蒸饼丸绿豆大，每服三十丸，以口津咽下，日三服，名清金丸。

久嗽痰喘萝卜子炒、杏仁去皮尖炒等分，蒸饼丸麻子大，每服三五丸，时时津咽。

高年气喘萝卜子炒，研末，蜜丸梧子大，每服五十丸，白汤下。

宣吐风痰《胜金方》用萝卜子末，温水调服三钱，良久吐出涎沫，如是摊缓风者，以此吐后用紧疏药，疏后服和气散，瘥。丹溪吐方，用萝卜子半升擂细，以水一碗滤取汁，入香油及蜜些须，温服，后以桐油浸过晒干鹅翎探吐。

中风口噤萝卜子、牙皂荚各二钱，以水煎服，取吐。

小儿风寒萝卜子生研末一钱，温葱酒服之，取微汗大效。

风秘气秘萝卜子，炒，一合，擂水，和皂荚末二钱，服立通。

气胀气蛊莱菔子研，以水滤汁，浸宿砂一两一夜，炒干，又浸又炒，凡七次，为末，每米饮服一钱，如神。

小儿盘肠气，通用萝卜子炒黄研末，乳香汤服半钱。

年久头风莱菔子、生姜等分，捣取汁，入麝香少许，嗃入鼻中，即止。

痰气喘息萝卜子炒、皂荚烧存性，等分为末，姜汁和，炼蜜丸梧子大，每服五七十丸，白汤下。

牙齿疼痛萝卜子十四粒生研，以人乳和之。左疼点右鼻，右疼点左鼻。

疮疹不出萝卜子生研末，米饮服二钱，良。

胡萝卜

八月下种，苗如邪蒿，肥茎有白毛，辛臭如蒿，不可食，冬月掘根，生熟皆可啖，兼果蔬之用。有黄、赤二种，开碎白花，攒簇如伞，与子俱似蛇床子花。

性微温，味甘辛。

主治：补中下气，利胸膈肠胃，安五脏，令人健食，有益无损。

【子】

主治：久痢。

胡　荽

一名蒝荽，俗作芫荽，非也。八月下种，晦日尤良。初生柔茎圆叶，叶有花歧，根软而白。冬春采之，香美可食，亦可作葅，道家五荤之一，故忌之。立夏后开细花淡紫色，成簇，如芹菜花；五月收子，子如大麻子，亦辛香；六、七月下种，可竟冬食。子叶皆可用，生熟俱可，宜肥地种之。

性温，味辛，微毒。可和生菜食，本是荤菜，损人精神，胡臭、口臭、䘼齿及脚气、金疮人，及服一切补药，药中有白术、丹皮者，皆不可食。又不可同斜蒿食，久食令人多忘，发痼疾。

主治：辛温香窜，内通心脾，外达四肢，能辟一切不正之气，痧疹痘疮出不爽快者，作酒饮之立出，消谷进食，利大小肠，止头痛，治肠风。用热饼裹食，甚良，合诸菜食，气香，令人口爽，辟飞尸、鬼疰、蛊毒、鱼肉毒。

【附方】

疹痘不快用胡荽二两，切，以酒二大盏，煎沸沃之，以物盖定，勿令泄气，候冷去滓，微微含喷，从项背至足令遍，勿噀头面。

热气结滞经年数发者。胡荽半斤，五月五日采，阴干，水七升，煮取一升半，去滓分服，未瘥更服。春夏叶、秋冬根茎并可用。

孩子赤丹胡荽汁涂之。

面上黑子蒝荽煎汤，日日洗之。

产后无乳干蒝荽，煎汤饮之，效。

小便不通胡荽二两，葵根一握，水二升，煎一升，入滑石末一两，分三四服。

肛门脱出胡荽，切，一升，烧烟熏之，即入。

解中蛊毒胡荽根捣汁，半升，和酒服，立下神效。

蛇虺螫伤胡荽苗、合口椒等分，捣涂之。

【子】

性平，味辛酸。炒用主治消谷能食，蛊毒五痔，及食肉中毒，吐下血，煮汁冷服，又以油煎，涂小儿秃疮，发痘疹，杀鱼腥。

【附方】

食诸肉毒吐下血不止，痿黄者。胡荽子一升，煮令发裂，取汁冷服半升，日夜各一服，即止。

肠风下血胡荽子和生菜，以热饼裹食之。

痢及泻血胡荽子一合，炒，捣末，每服二钱。赤痢，砂糖水下；白痢，姜汤下；泻血，白汤下，日二。

五痔作痛胡荽子炒，为末，每服二钱，空心温酒下，数服见效。

痔漏脱肛胡荽子一升，粟糠一升，乳香少许，以小口瓶烧烟熏之。

肠头挺出秋冬捣胡荽子，醋煮熨之，甚效。

牙齿疼痛胡菜子（即胡荽子）五升，以水五升，煮取一升，含漱。

芹　菜

《纲目》作苦芹。有水、旱二种。水芹，生江湖陂泽之涯；旱芹生平地，亦有种之田园中者。二月生苗，其叶对节而生似川芎，其茎有节稜而中空，其气芬芳。五月开细白花，如蛇床花，楚人采以济饥，其利不小。《诗》云：觱沸槛泉，言采其芹。可生可熟，可腌可菹，食之俱宜。

性平，味甘。和醋食，损齿，有鳖瘕不可食，赤芹害人，不可食。

主治：烦渴，崩中带下，止血，去伏热，杀石药毒，捣汁服，去小儿暴热，大人酒后热，鼻塞身热，去头中风热，利口齿、大小肠，五种黄病。

【附方】

小儿吐泻芹菜切细，煮汁饮之，不拘多少。

小便淋痛水芹菜白根者，去叶捣汁，井水和服。

小便出血水芹捣汁，日服六七合。

旱 芹

《纲目》作堇。黄花有毛者不可用。

性寒，味甘。

主治：除心下烦热，主寒热，鼠瘘瘰疬，生疮，结核聚气，下瘀血，止霍乱，与香薷同功。生捣汁，半升，服能杀鬼毒，即吐出，洗马毒疮，并服之，又涂蛇蝎毒及痈肿。

【附方】

结核气堇菜，晒干为末，油煎成膏，摩之，日三五度便瘥。

湿热气旱芹菜日干为末，糊丸梧子大，每服四十丸，空心温酒下，大杀百虫毒。

蛇咬疮生杵堇汁涂之。

紫 芹

又名赤芹。生水滨，叶似赤芍，青色，长三寸许，叶上黄斑，其汁可以制汞、伏朱砂、擒三黄，号为起贫草。

【花】

性温，味酸。

主治：大人小儿脱肛。收花二斤，曝干为散，加磁毛末七两，同研细，涂肛上纳入，即使人噀冷水于面上，即吸入腹中，每日一涂药噀面，不过六七度即安矣，又以热酒半升，和散一方寸匕，空腹服之，日再服，加至二方寸匕为度。五岁以下，即以半点子汁，和酒服之，忌生冷。

马　芹

与芹同类而异种，处处卑湿地有之。三、四月生苗，一本丛生如蒿，白毛蒙茸，嫩时可茹，叶似水芹。五、六月开碎花，攒簇如小茴香花，青白色。结子亦如小茴子，故又名野茴香。

性温，味甘辛。

主治：益脾胃，利胸膈，去冷气，作茹食。

【子】

性温，味辛。主治：温中暖脾，治反胃，心腹胀满，开胃下气消食，调味用之，炒研醋服，治卒心痛，令人得睡。

【附方】

慢脾惊风马芹子、丁香、白僵蚕等分为末，每服一钱，炙橘皮煎汤下。名醒脾散。

香　菜

《纲目》作罗勒。处处有之，须三月枣叶生时种之乃生，否则不生。常以鱼腥水、米泔、沟水浇之，则香而茂，不宜粪水。园旁水侧宜广种之，饥年可以济用，子大如蚕，灰色而不光，七月收之。

性温，味辛。又名兰香。李东垣神功丸用之以治牙疼口臭，云无则以藿香代之，与诸菜同食，味辛香能辟腥气。

主治：调中消食，去恶气，消水气，宜生食；疗齿根烂疮，为灰用之甚良；患哕呕者，取汁服半合，冬月用干者煮汁，其根烧灰，傅小儿黄烂疮，辟飞尸、鬼疰、蛊毒。

【附方】

鼻疳赤烂兰香叶生灰二钱，铜青五分，轻粉二字，为末，日傅三次。

反胃咳噫生姜四两捣烂，入兰香叶一两，椒末一钱，盐和面四两，裹作烧饼，煨熟，空心吃，不过两三度效，反胃，入甘蔗汁和之。

【子】

主治：目翳及尘物入目，以三五颗安目中，少顷当湿胀，与物同出。为末，点之亦可，又主风赤眵泪。

【附方】

目昏浮翳兰香子，每用七个，睡时水煎服之，久久有效也。

走马牙疳小儿食肥甘，肾受虚热，口作臭息，次第齿黑，名曰崩砂；渐至龈烂，名曰溃槽；又或血出，名曰宣露；重则齿落，名曰腐根。用兰香子末、轻粉各一钱，密陀僧醋淬，研末，半两，和匀，每以少许傅齿及龈上，立效，内服甘露饮。

白花菜

三月种之，柔茎延蔓，一枝五叶，叶大如拇指。秋开小白花，长蕊，结小角，长二三寸，其子黑色而细，惟宜盐菹食之。又一种黄花者，名为黄花菜，形相同而性味亦同也。

性微寒，味苦辛。

主治：下气，煎汤洗痔，捣烂傅风湿痹痛，擂酒饮止疟。

辣米菜

《纲目》作焊菜，音空。生田园间小草也，冬月布地丛生，长二三寸，柔梗细叶，二月开细花，黄色，细结角长三分，角内有细子，可连根叶拔而食之，味极辛辣。朱文公饮后，辄以供蔬品。

性温，味辛。细切以生蜜洗拌或略汋食之，爽口消食，多食发久病，生热。

主治：去冷气，腹内久寒，饮食不消，食之令人能食，利胸膈，豁冷痰，止心腹痛。

荇菜

与莼一类二种也。并根连水底，叶浮水上，其叶似马蹄而圆者，莼也似莼而微尖长者，荇也。夏月俱开黄花，亦有白花者，结实大如棠梨，中有细子。江南人多食之。凫喜食之，又名凫葵，《诗经》作莕。

性冷，味甘。

主治：消渴，去热利小便，捣汁服疗寒热，捣傅诸肿毒火丹游肿。

【附方】

一切痈疽及疮疖，用荇丝菜或根，马蹄草茎或子，即莼也，各取半碗，同苎麻根五寸去皮，以石器捣烂，傅毒四围，春夏秋日换四五次，冬换二三次，换时以荠水洗之，甚效。

谷道生疮荇叶捣烂，绵裹纳之下部，日三次。

毒蛇螯伤牙入肉中痛不可堪者，勿令人知，私以荇叶覆其上穿，以物包之，一时折牙自出也。

点眼去翳荇丝菜根一钱半，捣烂，即叶如马蹄开黄花者，川楝子十五个，胆矾七分，石决明五钱，皂荚一两，海螵蛸二钱，各为末，同菜根以水一钟煎一宿，去滓，一日点数次，七日见效也。

莼音纯菜

生湖泽中，叶如荇菜而差圆，形似马蹄，其茎紫色，大如筯，柔滑可羹，同鲈鱼煮更美，鸡汤同煮亦佳。晋张翰临秋风思鲈蓴，味极滑美也。

性寒，味甘滑。多食性滑，发痔，壅气不下，损胃及齿，和醋食，令人骨痿。

主治：消渴，热痹热疸，厚肠胃，安下焦，逐水，解百药毒并蛊气，和鲫鱼作羹食，下气止呕，多食，压丹石，补大小肠虚气，不宜过多。

【附方】

一切痈疽马蹄草即莼菜，春夏用茎，冬月用子，就于根侧寻取，捣烂傅之，未成即消，已成即毒散，用菜亦可。

头上恶疮以黄泥包豆豉煨熟，取出为末，以莼菜油调傅之。

数肿疔疮马蹄草（又名缺盆草）、大青叶、臭紫草各等分，擂烂，以酒一碗浸之，去滓，温服，三服立愈。

石莼菜

生南海，附石而生，似紫菜，色青。

性平，味甘。

主治：下水，利小便，风秘不通，五膈气，并脐下结气，煮汁饮之。

蔛　菜

所在有之，生水旁，叶似牛舌，独茎而长，花青白色，亦堪蒸啖，同鱼蒸食更美。

性寒，味甘。

主治：暴热喘息，小儿丹肿。

牛舌菜

《纲目》作羊蹄，又名败毒菜，又名秃菜，以治秃疮名也。近水及湿地极多，叶长尺余，似牛舌之形。入夏起薹，开花结子，叶花一色，夏至即枯，秋深又生，凌冬不死，根长近尺，赤黄色，如大黄及胡萝卜形，为茹滑美。

【根】

性寒，味苦。须先煮去苦水二三次，再作羹食。

主治：头秃疥瘙，除热，女子阴蚀浸淫，疽痔，杀虫疗蛊毒，治癣，新采者，磨醋涂速效。杀一切虫，醋磨贴肿毒，捣汁二三匙，入水半盏煎之，空腹温服，治产后风秘，殊效。

【附方】

大便卒结羊蹄根一两，水一大盏，煎六分，温服。

肠风下血败毒菜根洗，切，用连皮老姜各半盏，同炒赤，以无灰酒淬之，碗盖少顷，去滓，任意饮。

喉痹不语羊蹄独根者，勿见风日及妇人鸡犬，以三年醋研如泥，生布拭喉外令赤，涂之。

面上紫块如钱大，或满面俱有。野大黄四两取汁，穿山甲十片烧存性，川椒末五钱，生姜四两取汁和研，生绢包擦，如干，入醋润湿，数次如初，累效。

疬疡风驳羊蹄草根于生铁上磨，好醋旋旋刮涂，硫黄少许更妙，日日用之。

汗斑癜风羊蹄根二两，独科扫帚头一两，枯矾五钱，轻粉一钱，生姜半两，同杵如泥，以汤燥浴，用手抓患处起粗皮，以布包药，着力擦之，暖卧取汗即愈也。乃盐山刘氏方，比用硫黄者更妙。

头风白屑羊蹄草根杵，同羊胆汁涂之，永除。

头上白秃独根羊蹄，勿见妇女鸡犬风日，以陈醋研如泥，生布擦赤傅之，日一次。

癣久不瘥《简要济众方》用羊蹄根杵绞汁，入轻粉少许，和如膏，涂之，三五次即愈。《永类方》治癣经年者，败毒菜根独生者，即羊蹄根，捣三钱，入川百药煎二钱，白梅肉擂匀，以井华水一盏，滤汁澄清，天明空心服之，不宜食热物，其滓抓破擦之，三次即愈。《千金方》治细癣，用羊蹄根五升，桑柴灰煮四五沸，取汁洗之，仍以羊蹄汁和矾末涂之。

漏瘤湿癣浸湿日广，痒不可忍，愈后复发，出黄水。羊蹄根（捣），和大醋洗净涂上，一时以冷水洗之，日一次。

疥疮有虫羊蹄根（捣），和猪脂，入盐少许，日涂之。

【叶】

性寒，味甘滑。

主治：小儿疳疮，杀鱼毒，作菜多食，滑大腑，止痒。不宜过多食，令人下气。连根烂蒸一碗，治肠痔泻血甚效。

【附方】

悬痈舌肿咽生息肉。羊蹄草煮汁热含，冷即吐之。

【实】

主治：赤白杂痢，妇人血气。

山羊蹄菜

《纲目》作酸模，又名山大黄。形似牛舌菜而味酸，茎叶俱细，其叶酸美，人亦采食其英。

性寒，味酸微苦。

主治：暴热腹胀，生捣汁服，当下利，杀皮肤小虫，治疥疔痢，去汗斑，同紫萍捣擦，数日即没。

【附方】

瘭疽毒疮肉中忽生点子如粟豆，大者如梅李，或赤或黑，或青或白。其中有核，核有深根，应心。肿泡紫黑色，能烂筋骨，毒入脏腑杀人，宜灸点上百壮，以酸模叶薄其四面，防其长也，内服葵根汁，其毒自愈。

蒲　笋

《纲目》作香蒲，又名蒲蒻，又名蒲儿根。从生水际，似莞而褊，有脊而柔。二、三月苗，采其嫩根，瀹过作鲊，一宿可食，亦可炸食、蒸食，及晒干磨粉食。《诗》云其蔌伊何？惟笋及蒲是矣。八、九月收叶以为席，亦可作扇。

性平，味甘。

主治：补中气，和血脉，去热燥，利小便，心下邪气，口中臭烂，坚齿明目聪耳，久服轻身耐老，生啖止消渴，捣汁服治妊妇劳热烦躁，胎动下血。

【附方】

妒乳乳痈蒲黄草根捣封之，并煎汁饮及食之。

热毒下痢蒲根二两，粟米二合，生煎服，日二次。

蒲黄即蒲花上黄粉也。破血消肿者生用之，补血止血者须炒用，以三重纸包，焙令色黄，蒸半日，再焙干用之妙。性平，味甘。主治：入足厥阴经血分药也，故能治血治痛，生则能行，熟则能止，与五灵脂同用，能治一切心腹诸痛，利小便，通经络，崩中带下，月候不调，下乳汁，止泄精，颠扑血闷，排脓，疮疖，游风肿毒。

【附方】

舌胀满口以蒲黄频掺即愈。又方，同干姜末等分，干搽亦即安。

重舌生疮蒲黄末傅之，不过三上瘥。

肺热衄血蒲黄、青黛各一钱，新汲水服之，或去青黛，入油发灰等分，生地黄汁调下。

吐血唾血蒲黄末二两，每日温酒或冷水服三钱效。

老幼吐血蒲黄末，每服半钱，生地黄汁调下，量人加减，或入发灰等分。

小便出血方同上。

小便转胞以布包蒲黄裹腰肾，令头致地数次，取通。

金疮出血闷绝。蒲黄半两，热酒灌下。

瘀血内漏蒲黄末二两，每服方寸匕，水调下，服尽止。

肠痔出血蒲黄末方寸匕，水服之，日三服。

小儿奶痔蒲黄，空心温酒服方寸匕，日三。

脱肛不收蒲黄，和猪脂傅，日三五度。

胎动欲产日月未足者。蒲黄二钱，井华水服。

产妇催生蒲黄、地龙洗焙、陈橘皮等分为末，另收，临时各炒一钱，新汲水调服，立产。此常亲用，甚妙。

胞衣不下蒲黄二钱，井水服之。

产后下血羸瘦迨死。蒲黄二两，水二升，煎八合，顿服。

产后血瘀蒲黄三两，水三升，煎一升，顿服。

儿枕血瘕蒲黄三钱，米饮服。

产后烦闷蒲黄方寸匕，东流水服，极良。

坠伤扑损瘀血在内烦闷者。蒲黄末，空心温酒服三钱。

关节疼痛蒲黄八两，熟附子一两为末，每服一钱，凉水下，日一。

阴下湿痒蒲黄末，傅三四度瘥。

聤耳出脓蒲黄末，掺之。

口耳大衄蒲黄、阿胶炙各半两，每用二钱，水一盏，生地黄汁一合，煎至六分，温服，急以帛紧两乳，止乃已。

耳中出血蒲黄炒黑研末，掺入。

【滓】蒲黄中筛出赤滓，名曰蒲萼也。

主治：炒用涩肠，止泻血之痢。

茭　笋

即茭白，一名菰笋，又名菰菜。江湖陂泽中皆有之，生水中，叶如蒲苇辈，春末生白芽如笋，即菰菜也，又谓之茭白。生熟皆可啖，甜美，其中心如小儿臂者，名菰手。晋张翰思吴中莼菰，即此也。

性冷滑，味甘。不可过食，惟服金石人相宜耳。

主治：利五脏邪气，酒皶面赤，白癞疬疡，目赤，热毒风气，卒心痛，可盐醋煮食之，去烦热，止渴，除目黄，利二便，止热痢。同鲫鱼为羹食，开胃口。解酒毒，压丹石毒发。

【菰手】笋之大如小儿臂者。

性冷滑，味甘。发冷气，令人下焦寒，禁同蜜食，动痼疾，服巴豆人忌食。

主治：心胸中浮热风气，滋人齿，煮食止渴及小儿水痢。

【根】

性大寒，味甘。亦如芦根，冷利更甚。

主治：肠胃痼热，消渴，止小便利，捣汁饮之，烧灰，和鸡子白，涂火烧疮。

芦　笋

又名虇，音拳。按毛苌《诗疏》云：苇之初生曰葭，未秀曰芦，长成曰苇。苇，伟大也；芦，色芦黑也；葭，嘉美也。逆水嫩根如笋，可作蔬菜。《雷公炮炙论》序云：益食加觞，须煎朴芦。注云：用逆水芦根并厚朴二味等分，煎汤服。盖甘能益胃，寒能降火故也。芦有数种，性味皆同，故不多载。

性寒，味甘。忌巴豆。

主治：膈间客热，止渴，利小便。解河豚鱼及诸鱼蟹诸肉毒。

【根】

性味同。

主治：开胃清热，止消渴，客热噎哕反胃，呕逆不下食，伤寒内热，寒热时疾，烦闷泻痢，利小便，孕妇心热。

【附方】

骨蒸肺痿不能食者，苏游芦根饮主之。芦根、麦门冬、地骨皮、生姜各十两，橘皮、茯苓各五两，水二斗，煮八升，去滓分五服，取汗乃瘥。

劳复食复欲死。并以芦根煮浓汁饮。

呕哕不止厥逆者。芦根三斤，切，水煮浓汁，频饮二升，必效。若以童子小便煮服，不过三升愈。

五噎吐逆心膈气滞，烦闷不下食。芦根五两（剉），以水三大盏，煮取二盏，去滓温服。

反胃上气芦根、茅根各二两，水四升，煮二升，分服。

霍乱烦闷芦根三钱，麦门冬一钱，水煎服。

霍乱胀痛芦根一升，生姜一升，橘皮五两，水八升，煎三升，分服。

食狗肉毒心下坚，或腹胀，口干，忽发热妄语。芦根煮汁服。

中马肉毒方同上。

鯸鮧鱼①毒方同上。

食蟹中毒方同上。

中药箭毒方同上。

【茎叶】

性味同。

主治：霍乱呕逆，肺痈烦热，痈疽，烧灰淋汁，煎膏，蚀恶肉，去黑子，莘治金疮，生肉灭痕。

【附方】

霍乱烦渴腹胀。芦叶一握，水煎服。又方，芦叶五钱，糯米二钱半，竹茹一钱，水煎，入姜汁、蜜各半合，煎两沸，时时呷之。

吐血不止芦荻外皮烧灰，勿令白，为末，入蚌粉少许，研匀，麦门冬汤服一二钱，三服可救一人。

肺痈咳嗽烦满发热，心胸甲错。苇茎汤，用苇茎切二升，水二斗，煮汁五升，入桃仁五十枚，薏苡仁、瓜瓣各半升，煮取二升服，

① 鯸鮧鱼：河豚。

当吐出脓血而愈。

发背溃烂陈芦叶为末，以葱椒汤洗净，傅之神效。

痈疽恶肉白炭灰、白荻灰等分，煎膏涂之，蚀尽恶肉，以生肉膏贴之，亦去黑子。此药只可留十日，久则不效。

小儿秃疮以盐汤洗净，芦苇灰傅之。

【花】又名蓬蕽。

性、味同。

主治：霍乱，解中鱼蟹毒，俱煮汁服，烧灰吹鼻止衄血，亦入崩中药。

【附方】

干霍乱病心腹胀痛。芦蓬茸一把，水煮浓汁，顿服一升。

诸般血病水芦花、红花、槐花、白鸡冠花、茅花等分，水二钟，煎一钟服。

泽　兰

又名水香、都梁香、虎兰、孩儿菊。根名地笋。可作蔬菜，生下地水旁，叶如兰，二月生苗，赤节，四叶相植支节间，叶可作浴汤。

【叶】凡用细剉，以绢袋盛，悬于屋南畔角上，令干用。

性温，味苦辛。

主治：胎前产后百病，通九窍，利关节，生新血，破宿血，消癥瘕，通小肠，长肌肉，消扑损瘀血，衄血吐血，头风目痛，妇人劳瘦，男子面黄，治金疮，痈肿脓疮。

【地笋】即根如笋。

性温，味甘。

主治：利九窍，通血脉，排脓理血，止鼻红，吐血，产后心腹痛，产后可作蔬菜食之，甚佳。

【子】

主治：妇人三十六疾。

【附方】

产后水肿血虚浮肿。泽兰、防己等分为末，每服二钱，醋酒下。

小儿蓐疮嚼泽兰心，封之，良。

疮肿初起泽兰，捣封之，良。

损伤瘀肿方同上。

产后阴翻产后阴户燥热，遂成翻花。泽兰四两，煎汤熏洗二三次，再入枯矾煎洗之，即安。

海带菜

同肉煮食，甚佳。

性寒，味咸。宜多浸去咸味煮烂。

主治：催生，治妇人病，疗风下水，散结气，消瘿瘤，颈下硬核痛。

木　耳

一名木檽，而、软二音。又名木菌，窘、卷二音。又名树鸡，又名木蛾。生于朽木之上，无枝叶，乃湿热余气所生。曰耳，曰蛾，象形也；曰檽，以湿软者佳也；曰鸡，因味似也。各木皆生，其良毒亦必随木性，不可不审。然今货者亦多杂木，惟桑、柳、楮、榆之耳为多云。

性平，味甘，有小毒。单耳，古槐、桑树上者良，柘木次之，其余树上多动风气，发痼疾，恶蛇虫过者有毒，枫树上者令人笑不止，色变者、夜视有光者、欲烂不生虫者皆有毒，并捣冬瓜蔓汁解，又赤色者及仰生者皆不可食。

主治：益气不饥，轻身强志，治痔。诸药不效者，用煮羹常食自愈。

【附方】

眼流冷泪木耳一两（烧存性），木贼一两为末，每服二钱，以清米泔煎服。

血疰脚疮桑耳、楮耳、牛屎菰各五钱，胎发灰，男用女，女用男，三钱，研末，油和涂之，或干涂之。

崩中漏下木耳半斤，炒见烟，为末，每服二钱一分，头发灰三分，共二钱四分，以应二十四气，好酒调服，出汗。

新久泄痢干木耳一两炒，鹿角胶二钱半炒，为末，每服三钱，温酒调下，日二。

血痢下血木耳炒研五钱，酒服，亦用井华水服，或以水煮盐醋食之，以汁送下。

一切牙痛木耳、荆芥等分，煎汤频漱。

【桑耳】

主治：黑者治女人漏下赤白血病，癥瘕积聚，阴痛，阴阳寒热，月水不调。其黄熟陈白者，止久泄；其金色者，治癖饮腹痛、金疮，产后血凝，男子痃癖，止血衄，肠风泻白，心腹痛，利五脏，宣肠胃气，排毒气，压丹石人发热，和葱豉作羹食。

【附方】

少小鼻衄小劳辄出。桑耳熬焦捣末，每发时，以杏仁大塞鼻中，数度即可断。

五痔下血桑耳作羹，空心饱食，三日一作，待孔卒痛如鸟啄状，取大小豆各一升合捣，作两囊蒸之，及热，更互坐之，即瘥。

脱肛泻血不止。用桑黄一两，熟附子一两，为末，炼蜜丸梧子大，每米饮下二十丸。

血淋疼痛桑黄、槲白皮各二钱，水煎服，日一次。

月水不断肉色黄瘦，血竭，暂止数日复发，小劳辄剧，久疾失治者，皆可服之。桑黄焙研，每服二钱，食前热酒下，日二服。

崩中带下桑耳炒黑为末，酒服方寸匕，日三服，取效。

赤白带下桑耳切碎，酒煎服。

遗尿且涩桑耳为末，每酒下方寸匕，日三服。

留饮宿食桑耳二两，巴豆一两去皮，五升米下蒸过，和枣膏捣丸麻子大，每服一二丸，取利止。

心下急痛桑耳（烧存性），热酒服二钱。

瘰疬溃烂桑黄菰五钱，水红豆一两，百草霜三钱，青苔二钱，片脑一分为末，鸡子白调傅，以车前、艾叶、桑皮煎汤洗之，甚妙。

咽喉痹痛五月五日，收桑上木耳，白如鱼鳞者，临时捣碎，绵包弹子大，蜜汤浸，含之立效。

面上黑斑桑耳焙研，每食后热汤服一钱，一月愈。

足趾肉刺先以汤浸，刮去一层，用黑木耳贴之，自消烂不痛。

【槐耳】

主治：五痔，脱肛下血，心痛，妇人阴中疮痛，治风破血。

【附方】

肠痔下血槐树上木耳为末，饮服方寸匕，日三服。

崩中下血不问年月远近。用槐耳烧存性为末，每服方寸匕，温酒下。

产后血疼欲死者。槐鸡半两为末，酒浓煎饮服之，立愈。

蛔虫心痛槐木耳（烧存性）为末，水服枣许，若不止，饮热水一升，蛔虫立出。

月水不调劳损黄瘦，暂止复发，小劳辄剧者。槐蛾炒黄、赤石脂各一两，为末，食前热酒服二钱，桑黄亦可。

脏毒下血槐耳烧一两，干漆烧一两为末，每服一钱，温酒下。

【榆耳】八月采之。

主治：令人不饥。

【附方】

服食方《淮南万毕术》云：八月榆檽，以美酒渍曝，同青粱米、紫苋实蒸熟为末，每服三指撮，酒下，令人辟谷不饥。

【柳耳】

主治：补脾理气。

【附方】

反胃吐痰柳树蕈五七个，煎汤服，即愈。

【柘耳】又名柘黄。

主治：肺痈，咳唾脓血腥臭，不问脓成不成，用一两研末，同百齿霜二钱，糊丸梧子大，米饮下三十丸，效。

【杨栌耳】出南山。

主治：老血结块，破血止血，煮服之。

石　耳

生山石崖上，远望如烟。天台、四明、黄山、庐山、河南、宣州、巴西俱多。状如地耳，有沙，洗去泥土，作茹胜于木耳，佳品也。

性平，味甘。

主治：久食益色，至老不改，令人不饥，大小便少，明目益精。

【附方】

泻血脱肛石耳五两（炒），白枯矾一两，密陀僧五钱为末，蒸饼丸梧子大，每服米饮下二十丸。

地　耳

一名地踏蕈，亦石耳之属。生于湿地者也，状如木耳，春夏雨中便生，雨后即急采之，作茹甚佳，见日便干化矣。

性寒，味甘。

主治：明目益气，令人有子。

杉 菌

积年杉木上生，状若菌，采无时。

性微温，味甘辛。

主治：心脾气痛及暴心痛。

皂荚菌

生皂荚树上木耳也，不堪食，采得焙干备用。

性温，味辛，有毒。

主治：积垢作痛，泡汤饮之，微泄效，未已再服。又治肿毒初起，磨醋涂之，良。

【附方】

肠风泻血皂荚树上蕈，瓦焙为末，每服一钱，温酒下。

香 蕈

品类不一，陈仁玉著《菌谱》甚详。以浙江台温处州为佳，味香美可茹。

性温，味甘，微毒。

主治：益气不饥，治风破血。松蕈治溲浊不禁，食之有效。

天花菜

又名天花蕈。出山西五台山，形如松花而大，香味如蕈，白色，茹食甚美，有损无益。

性温，味甘，有毒。以所出之处多蛇故也。

主治：益气杀虫。

蘑菰蕈

出山东、淮北诸处。埋桑柘诸木于土中。浇以米泔，待菰生，采之，长二三寸，本小末大，白色柔软中空，状如未开玉簪花。俗名鸡腿蘑菰。一种状如羊肚，有蜂窠眼者，名羊肚菜，五台、关东皆产。

性温，味甘，有毒。动气发病，不可多食。

主治：益肠胃，化痰理气。

竹　蕈

一名竹肉。生朽竹根节上，状如木耳，红色。

性寒，味甘咸。生苦竹上者有大毒，不用。

主治：一切赤白痢，和姜、酱食之。苦竹肉，灰汁炼过三次食，杀三虫毒邪气，破老血。

鸡枞蕈

出云南，生沙地，高脚伞头，土人采烘寄远，以充方物，点茶烹肉皆宜，气味皆似香蕈。

主治：益胃，清神，治痔。

土　菌

一名杜蕈。凡从地中出者皆主疮疥，牛粪上黑菌尤佳，若烧地上经秋雨生重臺者，名仙人帽，大主血痢。

性寒，味甘，有毒。惟生桑槐树上者良，生田野中者有毒杀人。又多发冷气，令人腹中微微痛，动痔疾，令人昏昏多睡、无力。凡蕈冬春无毒，夏秋有毒，因蛇、虫从下过也。夜中有光者，欲烂无虫者，煮之不熟者，煮干照人无影者，上有毛下无纹者，仰卷赤色者并有毒杀人。中其毒者，地浆及屎汁解之。《菌谱》云：杜菌生土中，与山中鹅膏蕈相乱，凡中其毒者，必笑不止，解之以苦茗、白矾。

主治：烧灰，傅疮疥。

【附方】

疔肿黑牯牛抛粪石上，待生菌子，焙干，豨莶草等分为末，以竹筒去两头，紧缚，合住疔上，用水和末一钱入筒内，少顷沸起则根拔出，未出，再作二三次。

甜　菜

《纲目》作萘菜，又名莙薘菜。正、二月下种，宿根亦自生，叶青白色，似白菜叶而短，茎亦相类但小耳，生熟皆可食，作鲊蒸亦香美。夏盛冬枯，其茎烧灰淋汁，洗衣甚白。四月开细白花，细子状如茱萸梂而轻虚，土黄色，内有细子，根白。

性寒滑，味甘苦。多食动气。先有腹冷病，食必破腹。

主治：补中下气，理脾气，去头风，和五脏。捣汁服主冷热痢，时行壮热，解风热毒；夏月以菜作粥食解热，止热毒痢；煎汤饮开胃，通心膈，宜妇人；捣烂傅灸疮，止痛，又止血生肌，及诸禽兽伤，傅之立愈。

【根】

性平，味甘。

主治通经脉，下气，开胸膈。

【子】

主治：煮半生，捣汁服，治小儿热。醋浸揩面，去粉滓。

【附方】

痔瘘下血莙薘子、芸薹子、荆芥子、芫荽子、莴苣子、蔓菁子、萝卜子、葱子等分，以大鲫鱼一个，去鳞肠，装药在内，缝合，入银、石器内，上下用火炼熟，放冷为末，每服二钱，米饮下，日二服。

东风菜

先春而生，故有此号。又名冬风，言得冬气也。生平泽，茎高二三尺，而紫叶似杏叶而长，极厚软，上有细毛，同肥肉作羹食，香如马兰，味如酪美。

性寒，味甘。

主治：风毒壅热，头痛目眩，肝热眼赤，堪入羹臛食。

荠 菜

有大小数种。小荠叶花茎扁，味美，其最小者，名沙荠也。大荠科叶皆大，而味不及，其根有毛者，名菥蓂，味不甚佳。并以冬至后生苗，二、三月起茎五六寸，开细白花，整整如一，结荚如小萍而有三角，荚内细子如葶苈子，四月收之。

性温，味甘。

主治：利肝和中，利五脏。根，治目痛，明目益胃。根、叶烧灰，治赤白痢极效。

【附方】

暴赤眼痛胀碜涩。荠菜根杵汁滴之。

眼生翳膜荠菜和根茎叶洗净，焙干为细末，每夜卧时先洗眼，挑末米许，安两大眦头，涩痛忍之，久久膜自落也。

肿满腹大四肢枯瘦，尿涩。用甜葶苈炒、荠菜根等分为末，炼蜜丸弹子大，每服一丸，陈米汤下，只二三丸，小便清，十余丸，腹如故。

【子】患气入食动冷气，不可与面同食，服丹石人不可食，煮粥作饼皆可食。

主治：明目，目痛，青盲不见物，补五脏不足，祛腹胀、风毒邪气，治壅去翳，解热毒，久服，视物鲜明。

【花】

主治：布席下辟蛊，又辟蚤蛾。阴干研末，枣汤日服二钱，治久痢。

大荠菜

《纲目》作菥蓂，音锡。蓂与荠同一物，但分大小耳，有毛，其子功用相同，味甘花白，即甜葶苈也。

性平，味甘。

主治：和中益气，利肝明目。

【子】

性微温，味辛甘。得蔓荆子、细辛良，恶干姜，使苦参。

主治：明目，目痛泪出，除痹，补五脏，疗心腹腰痛，治肝家积聚，眼目赤肿。

【附方】

眼目热痛泪出不止。菥蓂子捣筛为末，卧时铜簪点少许入目，当有热泪及恶物出，甚佳。

眼中胬肉方同上，夜夜点之。

鹅肠菜

《纲目》作繁缕，下湿地极多。正月生苗，叶大如指头，细茎引蔓，断之中空，有一缕如丝，作蔬甘脆。三月以后渐老，开细瓣白花，结子大如稗粒，中有细子如葶苈子，五月五日采用。

性平，味甘酸。不可合鉏鲊食，发消渴，令人多忘。

主治：积年恶疮，痔不愈，破血，下乳汁，产妇宜食之，亦不可久食。产后腹有块痛，以酒炒，绞汁温服，又曝干为末，醋糊和丸，空心服五十丸，取下恶血，捣汁涂恶疮有效。

【附方】

食治乌髭繁缕为齏，久久食之，能乌髭发。

小便卒淋繁缕草满两手，水煮，常常饮之。

产妇有块作痛。繁缕方见上。

丈夫阴疮茎及头溃烂，痛不可忍，久不瘥者。以五月五日，繁缕烧焦五分，入新出蚯蚓屎二分，入少水，和研作饼，贴之，干即易。禁酒面五辛及热食等物，甚效。

鸡肠菜

生下湿地。三月生苗，叶似鹅肠而色微深，茎带紫，中不空，无缕。四月有小茎开五出小紫花，结小子，其苗作蔬，不如鹅肠，生嚼涎滑，可以掇蝉。

性平，味辛微苦。

主治：毒肿，止小便利，疗蠼螋溺疮，主遗溺，洗手足伤水烂，五月五日作灰和盐，疗一切疮及风丹遍身痒痛。亦可捣封，日五六易之，作菜食，益人，去脂膏毒气，又烧傅疳䘌，取汁和蜜服，治小儿赤白痢，研末或烧灰，揩齿去宣露。

【附方】

止小便利鸡肠草一斤，于豆豉汁中煮，和米作羹及粥，频食之。

小儿下痢赤白。鸡肠草捣汁一合，和蜜服，甚良。

气淋胀痛鸡肠草三两，石苇去毛一两，每用三钱，水一盏，煎服。

风热牙痛浮肿发歇，元脏气虚，小儿疳蚀。鸡肠草、旱莲草、细辛等分为末，每日擦三次。名祛痛散。

发背欲死鸡肠草，捣傅之。

反花恶疮鸡肠草，研汁拂之，或为末，猪脂调搽，极效。

一切头疮鸡肠草烧灰，和盐傅之。

漆疮瘙痒鸡肠草，捣涂之。

射工中人成疮者。以鸡肠草，捣涂之，经日即愈。

苜　蓿

处处田野有。陕、陇人亦有种者，年年自生，刈苗作蔬，一年可三刈。二月生苗，一科数十茎，茎似灰藋，一枝三叶，叶似决明叶而小如指顶，绿色碧艳。入夏及秋开细黄花，结小荚圆扁，旋转有刺，数荚累累，老则黑色，内有米如穄米，可为饭，亦可酿酒。京中有苜蓿园，北人甚重之，可饲牧牛马。

性平，味苦涩。少食好，多食令冷气入筋中，同蜜食令人下利。

主治：安中，利五脏，轻身健旺，洗去脾胃间邪热气，通小肠诸恶热毒，煮和酱食，亦可作羹，利大小肠，干食益人。

【根】

主治：热病烦满，目黄赤，小便黄，酒疸，捣服一升，令人吐利即愈，捣汁煎饮，治沙石淋痛。

苦藏菜

《纲目》作败酱，俗作苦舌菜。处处原野有之。春初生苗，深冬始凋，初时叶布地似白菜而狭长有锯齿，绿色，面深背浅。夏秋茎高二三尺而柔弱，数寸一节，节间生叶，四散如伞，顶开白花成簇如芹花。采嫩者水沟一二次，晒干再蒸，苦味既去，转觉清香，同肉作羹甚美。

性平，味苦甘。

主治：血气心腹痛，破癥结，血运吐血，鼻衄，赤眼障膜努肉，聤耳毒风顽痹，破多年凝血，能化脓为水，除瘫肿、浮肿，暴热火疮赤气，疥瘙疽痔，久治不愈，用同猪大肠煮，空心食即安。马鞍热气，疮疖疥癣，丹毒，排脓补瘘，催生落胞，产后诸病，止腹痛，余疹烦渴。本脾胃肝经之药，善排脓破血，故仲景治痈及古方女科皆用之，乃易得之物，后人多轻忽而不用，惜哉。

【附方】

腹痛有脓薏苡仁附子败酱汤，用薏苡仁十分，附子二分，败酱五分，捣为末，每以方寸匕，水二升，煎一升，顿服，小便当下，即愈。

产后恶露七八日不止。败酱、当归各六分，续断、芍药各八分，芎䓖、竹茹各四分，生地黄（炒）十二分，水二升，煮取八合，空心服。

产后腰痛乃血气流入腰腿，痛不可转者。败酱、当归各八分，芎䓖、芍药、桂心各六分，水二升，煮八合，分二服，忌葱。

产后腹痛如锥刺者。败酱草五两，水四升，煮二升，每服二合，日三服，良。

蠼螋尿疮绕腰者。败酱煎汁涂之，良。

同　蒿

又名蓬蒿。八、九月下种，冬春采食，肥茎，花叶微似白蒿，四月起薹，高二尺余，开深黄色花，状如单瓣菊花，一花结子近百成球，如苦荬子，最易繁茂。孙真人载在《千金》菜类，可生可熟，可腌可菹，香美。

性平，味甘辛。多食动风气。

主治：安心气，养脾胃，消痰饮，利肠胃。

邪　蒿

根叶似青蒿，细软色浅，三、四月生苗，根叶皆可茹。

性温，味辛。生食微动风，作羹食良，不与胡荽同食，令人汗臭。

主治：胸膈中臭烂恶邪气，利肠胃，通血脉，续不足气，煮熟，和酱醋食，治五脏恶邪气厌谷者，治脾胃肠癖，大渴热中，暴疾恶疮。

青　蒿

一名香蒿。处处有之，二月生苗，茎粗如指而肥软，茎叶色并深青，微似茵陈，其根白硬。七、八月开细黄花颇香，结实大如麻子，中有细子，嫩时醋腌为菹，杂香菜食之。《诗》云：呦呦鹿鸣，食野之蒿。即此也。

性寒，味甘微苦。童便浸晒干用。

主治：补中益气，轻身驻颜，黑发明目，治骨蒸热劳，单服最效，留热在骨节间，及疟疾寒热，妇人血气，腹内满，及冷热久痢，秋冬用子，春夏用苗，并捣汁服，亦晒干为末，小便入酒和服，治鬼气尸疰，疥瘙痂痒，恶疮，杀虫，生捣傅金疮，止血止痛，烧灰隔纸淋汁，和石灰煎，治恶疮息肉黡瘢。

【附方】

男妇劳瘦青蒿细剉，水三升，童子小便五升，同煎取一升半，去滓入器中煎成膏，丸如梧子大，每空心及卧时，温酒吞下二十丸。

虚劳寒热肢体倦疼，不拘男妇。八、九月青蒿成实时采之，去枝梗，以童子小便浸三日，晒干为末，每服二钱，乌梅一个，煎汤服。

骨蒸鬼气童子小便五大斗澄清，青蒿五斗，八、九月拣带子者最好，细剉相和，纳大釜中，以猛火煎取三大斗，去滓，溉釜令净，再以微火煎，可二大斗，入猪胆一枚，同煎一大斗半，去火待冷，以瓷器盛之，每欲服时，取甘草二三两，炙熟为末，以煎和捣千杵为丸，空腹粥饮下二十丸，渐增至三十丸止。

骨蒸烦热青蒿一握，猪胆汁一枚，杏仁四十个（去皮尖，炒），以童子小便一大盏，煎五分，空心温服。

虚劳盗汗烦热口干。用青蒿一斤取汁熬膏，入人参末、麦门冬末各一两，熬至可丸，丸如梧子大，每食后米饮服二十丸，名青蒿煎。

疟疾寒热《肘后方》用青蒿一握，水二升，捣汁服之。《存仁方》用五月五日天未明时采青蒿阴干四两，桂心一两为末，未发前酒服二钱。《经验方》用端午日采青蒿叶阴干，桂心等分为末，每服一钱，先寒用热酒，先热用冷酒，发日五更服之，切忌发物。

温疟痰甚但热不寒。用青蒿二两，童子小便浸焙，黄丹半两为末，每服二钱，白汤调下。

赤白痢下五月五日采青蒿、艾叶等分，同豆豉捣作饼，日干，名蒿豉丹，每用一饼，以水一盏半煎服。

鼻中衄血青蒿捣汁服之，并塞鼻中，极验。

酒痔便血青蒿用叶不用茎、用茎不用叶，为末，粪前冷水，粪后水酒调服。

金疮扑损《肘后方》用青蒿捣封之，血止则愈。一方用青蒿、麻叶、石灰等分，五月五日捣和晒干，临时为末，搽之。

牙齿肿痛青蒿一握，煎水漱之。

毒蜂螫人嚼青蒿封之即安。

耳出浓汁青蒿末，绵裹纳耳中。

鼻中息肉青蒿灰、石灰等分，淋汁熬膏点之。

【子】

性凉，味甘。

主治：明目开胃，炒用治劳瘦，壮健人，小便浸用，煎水洗恶疮、疥癣、风疹，功同叶。

【附方】

积热眼涩三月三日或五月五日采青蒿花或子，阴干为末，每井华水空心服二钱，久服明目，可夜看书，名青金散。

白蒿

一名蘩，又名蒌蒿。蒌蒿白色者，发生香美可食，生蒸皆宜。《诗》云：呦呦鹿鸣，食野之苹。苹即白蒿也。《诗》云：于以采蘩，于沼于沚。

性平，味甘。

主治：补中益气，利膈开胃，五脏邪气，风寒湿痹，黑发耐饥，杀河豚鱼毒。生挼，醋腌为菹食，甚益人；捣汁服去热黄及心痛；晒为末，米饮，空心服一匙，治夏月暴水痢；烧灰淋汁煎，治淋沥疾。

【附方】

恶疮癞疾但是恶疾遍体面目有疮者，皆可服之。用白艾蒿十束如升大，煮取汁，以曲及米一如酿酒法，候熟稍服之。

黄花菜

《纲目》作萱草，又名忘忧，又名鹿葱，又名宜男。下湿地冬月丛生，叶如蒲蒜而柔弱，新旧相代，四时青翠，五月抽茎开花，六出四垂，朝开暮蔫，至深秋乃尽，其花有红、黄、紫三色。肥土所生，则花厚色深有斑纹，起重薹，开有数月；瘠土所生，则花薄而色淡，开亦不久。采花晒干，可以为葅。《诗》云：焉得谖草，言树之背，可以忘忧，故名忘忧。鹿食九种解毒之草，此乃其一，故名鹿葱。怀妊妇人佩之生男，故又名宜男。

性凉，味甘。

主治：消食，利湿热，煮食治小便赤涩，身体烦热，除酒疸，作葅利胸膈，安五脏，令人好欢乐，无忧，轻身明目。根主治沙淋，下水气酒疸黄色遍身者，捣汁服，大热衄血，研汁一大盏，和生姜汁半盏，细呷之，吹乳、乳痈肿痛，擂酒服，以滓封之。

【附方】

通身水肿鹿葱根叶，晒干为末，每服二钱，入席下尘半钱，食前米饮服。

小便不通萱草根，煎水频饮。

大便后血萱草根和生姜，油炒，酒冲服。

食丹药毒萱草根，研汁服之。

竹叶菜

《纲目》作鸭跖草，又名淡竹叶，又名竹鸡草，又名蓝姑草。处处平地有之。三、四月生苗，紫茎竹叶，嫩时可食。四、五月开花如蛾形，两翼如翅，碧色可爱，巧匠采其花，取汁作画色及彩羊皮灯，青碧如黛也。

性大寒，味苦。

主治：寒热瘴疟，痰饮喉痹，疔肿，肉癥涩滞，小儿丹毒，发热狂痫，大腹痞满气肿，热痢，蛇犬咬，痈疽等毒，和赤小豆煮食，下水气湿痹，利小便。

【附方】

小便不通竹鸡草一两，车前草一两，捣汁入蜜少许，空心服之。

下痢赤白蓝姑草即淡竹叶菜，煎汤日服之。

喉痹肿痛鸭跖草汁，点之。

五痔肿痛耳环草、碧蝉儿花，挼软纳患处，即效。

滑　菜

《纲目》作葵，又名露葵。古人种为常食，今之种者颇少。有紫茎、白茎二种，以白为胜。大叶小花，花紫黄色，其最小者名鸭脚葵，其实大如指顶，皮薄不拘，实内子轻虚如榆荚仁。四、五月种者可留子，六、七月种为秋葵，至八、九月种者为冬葵，经年收采，正月复生者为春葵，然宿根至春亦生。按王祯《农书》云：葵，阳草也，其菜易生，郊野甚多，不拘肥瘠地皆有之，为百菜之主。备四时之馔，本丰而耐旱，味甘而无毒，可防荒俭，可为菹腊。其枯梓可以绑簇，根子又能疗疾，咸无遗弃，诚蔬茹之要品，民生之资益者也。而今人不复食之，亦无种者，何哉？

性寒滑，味甘。为百菜主，其心伤人，宜去之。作菜茹甚甘美，但性滑不可多食。其性虽寒，若热食之，令人热闷，宜同蒜煮，温温食之为美。四月及天行病后勿食，露葵勿生食，黄背紫茎者勿食，不可合鲤鱼鲊黍米同食，凡被狂犬咬者，永不可食。

主治：脾之菜也，宜脾利胃气滑大肠，宣导积滞，妊妇食之胎滑易生，除客热，治恶疮，散脓血，女人带下，小儿热毒下痢丹毒，并宜食之，煮汁服利小肠，治时行黄病，干叶为末及烧灰服治金疮出血，服丹石人宜食，润燥利窍，功与子同。

【附方】

肉锥怪疾有人手足忽长倒生肉刺如锥，痛不可忍者。但食葵菜即愈。

诸瘘不合先以泔清温洗拭净，取葵菜微火烘暖贴之，不过二三百叶，引脓尽，即肉生也。忌诸鱼蒜、房事。

汤火伤疮葵菜为末，傅之。

蛇蝎螫伤葵菜捣汁，服之。

误吞铜钱葵菜捣汁，冷饮。

丹石发动口干咳嗽者。每食后饮冬月葵齑汁一盏，便卧少时。

【根】

性寒，味甘。

主治：利窍滑胎，止消渴，散恶毒气，疗恶疮，热淋，利小便，解蜀椒毒，治疳疮出黄汁。

【附方】

二便不通胀急者。生冬葵根二斤，捣汁三合，生姜四两，取汁一合，和匀，分二服，连用即通也。

消渴引饮小便不利。葵根五两，水三大盏，煮汁，平旦服，日一服。

消中尿多日夜尿七八升，冬葵根五斤，水五斗，煮三斗，每日平旦服二升。

漏胎下血血尽子死。葵根茎烧灰，酒服方寸匕，日三。

瘭疽恶毒肉中忽生一黡子，大如豆粟，或如梅李，或赤或黑，或白或青，其黡有核，核有深根，应心，能烂筋骨，毒入脏腑即杀人。但饮葵根汁，可折其热毒。

妒乳乳痈葵根及子为末，酒服方寸匕，日二服。

身面疳疮出黄汁者。葵根烧灰，和猪脂涂之。

小儿蓐疮葵根烧末，傅之。

小儿紧唇葵根烧灰，酥调涂之。

口吻生疮用经年葵根烧灰，傅之。

蛇虺螫伤葵根，捣涂之。

解防葵毒葵根捣汁，饮之。

【附冬葵子】冬月采者，与根叶同功，气味俱薄，淡滑为阳，故能利窍通乳，消肿滑胎也。按陈自明《妇人良方》云：乳妇气脉壅塞乳汁不行，及经络凝滞，奶房胀痛，留蓄作壅毒者，用葵菜子（炒香）、砂仁等分为末，热酒服二钱。此药滋气脉，通营卫，行津液，极验。乃上蔡张不愚方也。性寒滑，味甘。黄芩为使。

主治：脏腑寒热羸瘦，五癃，利小便，久服坚骨长肌肉，轻身延年，通大便，消水气，滑胎，治痢，妇人乳内闭肿痛，出痈疽头，下丹石毒。

【附方】

大便不通十日至一月者。《肘后方》冬葵子三升，水四升，煮取一升服，不瘥更服。《圣惠》用葵子末、人乳汁等分，和服立通。

关格胀满大小便不通欲死者。《肘后方》用葵子二升，水四升，煮取一升，纳猪脂一鸡子，顿服。《千金》用葵子为末，猪脂和丸梧子大，每服五十丸，效止。

小便血淋葵子一升，水三升，煮汁，日三服。

妊娠患淋冬葵子一升，水三升，煮二升，分服。

妊娠下血方同上。

产后淋沥不通。用葵子一合，朴硝八分，水二升，煎八合，下消服之。

妊娠水肿身重，小便不利，洒淅恶寒，起即头眩。用葵子、茯苓各三两为糁，饮服方寸匕，日三服，小便利则愈，若转胞者，加发灰，神效。

生产困闷冬葵子一合，捣破，水二升，煮汁半升，顿服，少时便产。昔有人如此服之，登厕立扑儿于厕中也。

倒生口噤冬葵子炒黄为末，酒服二钱匕，效。

胎死腹中葵子为末，酒服方寸匕，若口噤不开者，灌之，药下即苏。

胞衣不下冬葵子一合，牛膝一两，水二升，煎一升服。

血痢产痢冬葵子为末，每服二钱，入腊茶一钱，沸汤调服，日三。

痎疟邪热冬葵子阴干为末，酒服二钱，午日取花搓手，亦去疟。

痈肿无头孟诜曰：三日后，取葵子二百粒，水吞之，当日即开也。《经验方》云：只吞一粒即破，如吞二粒则有两头也。

便毒初起冬葵子末，酒服二钱。

面上皰疮冬葵子、柏子仁、茯苓、瓜瓣各一两为末，食后酒服方寸匕，日三服。

解蜀椒毒冬葵子煮汁，饮之。

伤寒劳复葵子二升，粱米一升，煮粥食，取汗立安。

蜀　葵

处处人家植之，春初种子，冬月宿根亦生，苗嫩时可以茹食。叶如葵而大，花似木槿而大，有深红、浅红、紫黑、白色，单叶、千叶之异，昔人谓其疏茎、密叶、翠萼、艳花、金粉、檀心，颇善状之。惟红、白二色入药，其实大如指头，皮薄而扁，仁似芜荑仁，轻虚易种，其稭剥皮，可缉布作绳。一种小者，名锦葵，花大如钱，粉红色，有紫缕文。

性微寒，味甘滑。久食令人钝，犬咬人忌食，不宜合猪肉食，宜同蒜作羹妙。

主治：除客热利肠胃，煮食治丹石发热，热毒下痢，作蔬食滑窍治淋润燥，易产，捣烂涂火疮，烧研傅金疮。

【根茎】

主治：客热，利小便，散脓血恶汁。四时红色单叶者根，阴干治带下，排脓血极效。

【附方】

小便淋痛葵花根洗，剉，水煎五七沸，服之如神。

小便血淋葵花根二钱，车前子一钱，水煮，日服之。

小便尿血葵茎，无灰酒服方寸匕，日三。

肠胃生痈怀忠丹，治内痈，有败血腥秽殊甚，脐腹冷痛，用此排脓下血。单叶红蜀葵、白芷各一两，白枯矾、白芍药各五钱为末，黄蜡溶化和丸梧子大，每空心米饮下二十丸，待脓血出尽，服十宣散补之。

诸疮肿痛不可忍者。葵花根去黑皮捣烂，入井华水调稠贴之。

小儿吻疮经年欲腐。葵根烧研，傅之。

小儿口疮赤葵茎炙干为末，蜜和含之。

【花】阴中之阳也，赤者治赤带，白者治白带，赤者治血燥，白者治气燥，皆取其寒滑润利之功也。又紫葵花入染须方用。

性冷，味甘咸。

主治：理心气不足，治带下，目中溜火，和血润燥，通窍利大小便，小儿风疹。

【附方】

二便关格胀闷欲死，二三日则杀人。蜀葵花一两捣烂，麝香半钱，水一大盏，煎服，根亦可用。

痎疟邪热蜀葵花白者阴干，为末，服之，午日取花挼手，亦能去疟。

妇人带下脐腹冷痛，面色痿黄，日渐虚困。用葵花一两，阴干为末，每空心温酒服二钱匕，赤带用赤葵，白带用白葵。

横生倒产葵花为末，酒服方寸匕。

酒皶赤鼻蜀葵花研末，腊猪脂和匀，夜傅旦洗。

误吞针钱葵花煮汁，服之。

蜂蝎螫毒五月五日午时，收蜀葵花、石榴花、艾心等分阴干为末，水调涂之。

【子】炒入宣毒药中，最验。

性冷，味甘。

主治：淋涩，通小肠，催生落胎。用二钱，滑石三钱，为末，顺流水服五钱即下。疗水肿，治一切疮疥并瘢疵赤靨。

【附方】

大小便闭不通者。用白花胡葵子为末，煮浓汁服之。

石淋破血五月五日收葵子炒研，食前温酒下一钱，当下石出。

痈肿无头蜀葵子为末，水调傅之。

黄蜀葵

虽别是一种，而气味主治皆同。二月下种，或宿子在土自生，至夏始长，叶大如蓖麻叶，深绿色，开岐丫，有五尖如人爪形，旁有小尖。六月开花，大如碗，鹅黄色，紫心六瓣面侧，旦开，午收，暮落，人亦呼侧金盏花。随结角，大如拇指，长二寸许，其茎长者六七尺，剥皮可作绳索。

【花】

性寒滑，味甘。

主治：消痈肿，浸油涂汤火伤，小便淋，及催生药。诸恶疮脓水久不瘥者，作末傅之即愈，为疮家要药。

【附方】

沙石淋痛黄蜀葵花一两，炒为末，每米饮服一钱。名独圣散。

难产催生如圣散，治胎脏干涩难产，剧者并进三服，良久腹中气宽，胎滑即下也。用黄葵花焙，研末，熟汤调服二钱，无花用子半合研末，酒淘去滓，服之。

胎衣不下即上方，用红花酒下。

痈疽肿毒黄蜀葵花用盐掺，收瓷器中，密封经年不坏，每用傅之，自平自溃，无花用根叶亦可。

小儿口疮黄葵花烧末，傅之。

小儿木舌黄蜀葵花为末，一钱，黄丹五分，傅之。

汤火灼伤用瓶盛麻油，以箸就树，夹取黄葵花，收入瓶内，勿犯人手，密封收之，遇有伤者，以油涂之，甚妙。

小儿秃疮黄蜀葵花、大黄、黄芩等分为末，米泔净洗，香油调搽。

【子及根】

性寒滑，味甘。葵类虽殊，其性则同，古方少用，今为催生及利小便要药，无花用子或根功皆同。

【附方】

临产催生宗奭曰：临产时以四十九粒，研烂温水服之，良久即产。《经验方》用子焙研三钱，井华水服，无子用根，煎汁服。

便痈初起淮人用黄蜀葵子七七粒，皂角半梃为末，以石膏同醋调涂之。

痈肿不破黄葵子研，酒服一粒，则一头神效。

打扑损伤黄葵子研，酒服二钱。

地 葵

因其苗味似葵也。《纲目》作地肤，又有地麦、落帚、独帚、王篲、王帚、扫帚、益明、涎衣草、白地草、鸭舌草、千心妓女诸名。嫩苗可作蔬茹，一科数十枝，攒簇团团直上，性最柔弱，故将老时可为帚，耐用。

苗叶性寒，味甘微苦涩。

主治：大肠泄泻，和气脉，涩肠胃，解恶疮毒，利小便诸疾。有人年七十，秋间患淋二十余日，百治不效。偶得一方，取地肤草捣自然汁，服之遂愈。至贱之物有回生之功如此。又《圣惠方》治小便不通，用一大把，水煎服，即通。古方亦常用之。捣汁服，主赤白痢，烧灰亦善；煎水日服，治手足烦疼；洗目去热暗，雀盲涩痛。

【附方】

物伤睛陷胬肉突出。地肤洗去土，二两，捣绞汁，每点少许，冬月以干者煮浓汁。

【子】

性寒，味苦。

主治：膀胱热，利小便，客热丹肿，作痒，去皮肤中热气，散恶疮、疝瘕，阴卵癞疾，去热风，可作汤沐浴，与阳起石同服，主丈夫阴痿不起，补气益力。

【附方】

风热赤目地肤子焙一升，生地黄半斤取汁，和作饼，晒干研末，每服三钱，空心酒服。

目痛眯目凡目痛及眯目，中伤有热膜者。取地肤子白汁，频注目中。

雷头风肿不省人事。落帚子同生姜研烂，热酒冲服，取汗即愈。

胁下疼痛地肤子为末，酒服方寸匕。

疝气危急地肤子（即落帚子），炒香研末，每服一钱，酒下。

狐疝阴癞超越举重，卒得阴癞，及小儿狐疝，伤损生癞。并用地肤子五钱，白水二钱半，桂心五分为末，饮或酒服三钱，忌生葱桃李。

久疹腰痛积年，有时发动。六月七月取地肤子干末，酒服方寸匕，日五六服。

血痢不止地肤子五两，地榆、黄芩各一两为末，每服方寸匕，温水调下。

妊娠患淋热痛酸楚，手足烦疼。地肤子十二两，水四升，煎二升半，分服。

肢体疣目地肤子、白矾等分，煎汤频洗。

车轮菜

《纲目》作车前，又有当道、芣苡（音浮以）、马舄、牛遗、牛舌、地衣、虾蟆衣诸名。处处有之，好生路上牛马迹中。春初长苗叶，布地如匙面，中抽数茎作长穗如鼠尾，花甚细密，青色微赤，结子如葶苈，赤黑色，采嫩苗作蔬，甘滑可食。王旻《山居录》有种车前剪苗食法，则昔人常以为蔬矣。

【苗及根】

性寒，味甘。

主治：金疮，止血，鼻衄，瘀血，血瘕，下血，小便赤，除烦下气，杀小虫，主阴癀。叶治尿血，明目，利小便，通五淋。

【附方】

小便不通车前草一斤，水三升，煎取一升半，分三服。一方入冬瓜汁。一方入桑叶汁。

初生尿涩不通。车前捣汁，入蜜少许，灌之。

小便尿血车前捣汁五合，空心服。

鼻衄不止生车前叶捣汁，饮之甚善。

金疮血出车前叶，捣傅之。

热痢不止车前叶捣汁，入蜜一合，煎温服。

产后血渗入大小肠。车前草汁一升，入蜜一合，和煎一沸，分二服。

湿气腰痛虾蟆草连根七科，葱白连须七科，枣七枚，煮酒一瓶，常服，终身不发。

喉痹乳蛾虾蟆衣、凤尾草，擂烂，入霜梅肉煮酒各少许，再研绞汁，以鹅翎刷患处，随手吐痰即消也。

目赤作痛车前草自然汁，调朴硝末，卧时涂眼胞上，次早洗去。

小儿目痛，车前草汁，和竹沥点之。

目中微翳车前叶、枸杞叶等分，手中揉汁出，以桑叶两重裹之，悬阴处一夜，破桑叶取点，不过三五度。

【子】凡用须以水淘洗去泥沙，晒干，入汤液炒过用，如入丸散则以酒浸一夜，蒸熟，研烂作饼，晒干焙研。

性平，味甘微咸。

主治：养肝明目，去风毒、肝中风热、毒风冲眼、赤痛、障翳、脑痛泪出，导小肠热，止暑湿泻痢，气癃湿痹，男子伤中，女人难产，淋沥，心胸烦热，压丹石毒。

【附方】

小便血淋作痛。车前子（晒干）为末，每服二钱，车前叶煎汤下。

石淋作痛车前子二升，以绢袋盛水八升，煮取三升服之，须臾石下。

老人淋病身体热甚。车前子五合，绵裹煮汁，入青粱米四合，煮粥食，常服目明。

孕妇热淋车前子五两，葵根切一升，以水五升，煎取一升半，分三服，以利为度。

滑胎易产车前子为末，酒服方寸匕，不饮酒者，水调服。《诗》云采采芣苡，能令妇人乐有子也。陆玑注云：治妇人产难故也。

横生不出车前子末，酒服二钱。

阴冷闷痛渐入囊内，肿满杀人。车前子末，饮服方寸匕，日二服。

瘾疹入腹体肿舌强。车前子末，粉之良。

阴下痒痛车前子煮汁，频洗。

久患内障车前子、干地黄、麦门冬等分为末，蜜丸如梧子大，服之，累试有效。

补虚明目驻景丸，治肝肾俱虚，眼昏黑花，或生障翳，迎风有泪，久服补肝肾，增目力。车前子、熟地黄（酒蒸，焙）三两，菟丝子（酒浸）五两为末，炼蜜丸梧子大，每温酒下三十丸，日二服。

风热目暗涩痛。车前子、宣州黄连各一两为末，食后温酒服一钱，日二服。

蒡翁菜

《纲目》作恶实，即牛蒡子，又名鼠粘子、大力子、便牵牛、蝙蝠刺。李时珍曰：牛蒡，古人种子，以肥壤栽之，剪苗汋淘为蔬，取根煮曝为脯，云甚益人，今罕食之。二月生苗，起茎高者三四尺，四月开花成丛淡紫色，结实如枫梂而小，萼上细刺百十攒簇之，一梂有子数十颗，其根大者如臂，长者近尺，其色灰黪。七月采子，十月采根。

【子】凡用拣净，以酒拌蒸，待有白霜重出，以布拭去，焙干，捣粉用。

性平，味辛。

主治有四：风湿瘾疹，咽喉风热，散诸肿疮疡之毒，和凝滞腰膝之气。研末浸酒，每日服三钱，除诸风，去丹石毒，利腰脚。又食前熟挼三枚吞之，散诸结节，筋骨烦热毒，吞一枚出痈疽头，炒研煎饮利小便，去皮肤风，通十二经，消斑疹毒。

【附方】

风水身肿欲裂。鼠粘子二两，炒研为末，每温水服二钱，日三服。

风热浮肿咽喉闭塞。牛蒡子一合，半生半熟，为末，热酒服一寸匕。

痰厥头痛牛蒡子（炒）、旋覆花等分为末，腊茶清服一钱，日二服。

头痛连睛鼠粘子、石膏等分为末，茶清调服。

咽膈不利疏风壅涎唾。牛蒡子（微炒）、荆芥穗一两，炙甘草半两，为末，食后汤服二钱，当缓缓取效。

悬痈喉痛风热上抟。恶实（炒）、甘草（生）等分，水煎含咽，名启开散。

喉痹肿痛牛蒡子六分，马蔺子六分，为散，每空心温酒服方寸匕，日再服，仍以牛蒡子三两，盐二两研匀炒热，包熨喉外。

咽喉痘疹牛蒡子二钱，桔梗一钱半，粉甘草节七分，水煎服。

风热瘾疹牛蒡子（炒）、浮萍等分，以薄荷汤服二钱，日二服。

风龋牙痛鼠粘子（炒），煎水含漱吐之。

小儿头疮时出不快，壮热狂躁，咽膈壅塞，大便秘涩，小儿咽喉肿不利，若大便利者勿服。牛蒡子（炒）一钱二分，荆芥穗二分，甘草节四分，水一盏，同煎至七分温服，已出亦可服。名必胜散。

妇人吹乳鼠粘一钱，麝香少许，温酒细吞下。

便痈肿痛鼠粘子二钱，炒，研末，入蜜一匙，朴硝一匙，空心温酒服。

蛇蝎蛊毒大力子煮汁服。

水蛊腹大恶实（微炒）一两，为末，面糊丸梧子大，每米饮下十丸。

历节肿痛风热攻手指，赤肿麻木，甚则攻肩背两膝，遇暑热则大便秘。牛蒡子三两，新豆豉（炒）、羌活各一两为末，每服二钱，白汤下。

【根】须蒸熟焙干用，不尔恐作吐。

【茎】

性平，味甘。根作脯食甚良，冬月采，蒸熟用，茎叶宜煮汁酿酒。刘禹锡《传信方》疗暴中风，用紧细牛蒡根，取时避风，以竹刀刮去土，生布拭了，捣绞取汁一升，和好蜜四合，温分二服，得汗出便瘥，郑中丞食热肉中风，服此而安。

主治：伤寒，寒热汗出，中风面肿，消渴热中，逐水，久服轻身。根主牙齿疼，劳疟诸风脚缓弱，风毒痈疽，咳嗽伤肺，肺壅，疝瘕，冷气积血。根浸酒服，去风及恶疮，和叶捣碎，傅杖疮金疮，永不畏风，主面目烦闷，四肢不健，通十二经脉，洗五脏恶气。可常作菜煮食，令人身轻，切根拌豆面作饭食，治胀壅。茎叶煎汁作浴汤，去皮习习如虫行。又入盐花生捣，搨一切肿毒。

【附方】

时气余热不退，烦躁发渴，四肢无力，不能饮食。用牛蒡根捣汁，服一小盏，效。

天行时疾生牛蒡根捣汁五合，空腹分为二服。服讫，取桑叶一把炙黄，以水一升，煮取五合，顿服，取汗。无叶用枝。

热攻心烦恍惚。以牛蒡根捣汁一升，食后分为二服。

伤寒搐搦汗后覆盖不密，致腰背手足搐搦者，牛蒡根散主之。牛蒡根十条，麻黄、牛膝、天南星各六钱，剉，于盆内研细，好酒一升同研，以新布绞取汁，以炭火半秤，烧一地坑令赤，烧净，倾药汁入坑内，再烧令黑色，取出，于乳钵内细研，每服一钱，温酒下，日三服。

一切风疾十年二十年者。牛蒡根一升，生地黄、枸杞子、牛膝各三升，用袋盛药，浸无灰酒三升内，每任意饮之。

老人中风口目牵动，烦闷不安。牛蒡根（切）一升，去皮晒干，杵为面，白米四合淘净，和作馎饦，豉汁中煮，加葱椒五味，空心食之，恒服极效。

老人风湿久痹筋挛骨痛，服此壮肾，润皮毛益气力。牛蒡根一升（切），生地黄一升（切），大豆二升（炒），以绢袋盛浸一斗酒中，五六日，任性空心温服二三盏，日二服。

头面忽肿热毒风气内攻，或连手足赤肿，触着痛者。牛蒡子根，一名蝙蝠刺，洗净研烂，酒煎成膏，绢摊贴肿处，仍以热酒服一二匙，肿消痛减。

头风掣痛不可禁者，磨膏主之。取牛蒡茎叶，捣取浓汁二升，无灰酒一升，盐花一匙，头糠火煎稠成膏，以摩痛处，风毒自散，摩时须极力令热乃效。冬月用根。

头风白屑牛蒡叶捣汁熬稠涂之，至明，皂荚水洗去。

喉中热肿鼠粘根一升，水五升，煎一升，分三服。

小儿咽肿牛蒡根捣汁，细咽之。

热毒牙痛热毒风攻头面，齿龈肿痛不可忍，牛蒡根一斤捣汁，入盐花一钱，银器中熬成膏，每用涂齿龈上，重者不过三度瘥。

项下瘿疾鼠粘子根一升，水三升，煮取一升半，分为三服，或为末，蜜丸常服之。

耳卒肿痛牛蒡根切，绞汁二升，银锅内熬膏涂之。

小便不通脐腹急痛，牛蒡叶汁，生地黄汁，二合和匀，入蜜二合，每服一合，入水半盏，煎三五沸，调滑石末一钱服。

疖子肿毒鼠粘子叶贴之。

石瘘出脓坚实，寒热，鼠粘子叶为末，和鸡子白封之。

诸疮肿毒牛蒡根三茎，洗，煮烂捣汁，入米煮粥，食一碗，甚良。

积年恶疮反花疮、漏疮不瘥者，牛蒡根捣，和腊月猪脂，日日封之。

月水不通结成癥块，腹筋胀大欲死，牛蒡根二斤，剉，蒸三遍，以生绢袋盛之，以酒二斗浸五日，每食前温服一盏。

进贤菜

《纲目》作葈耳，即苍耳也，又名胡葈、常思、卷耳、爵耳、猪耳、耳珰、地葵、羊负来、葹、道人头、喝起草、野茄、缣丝草。周定王《救荒本草》云：苍耳，叶青白，类黏糊菜叶，秋间结实，比桑椹短小而多刺。嫩叶炸熟，水浸淘拌食，可救饥；其子炒去皮，研为面，可作烧饼食，亦可熬油点灯。

【实】炒熟捣去刺用，或酒拌蒸过用。

性温，味甘。

主治：头风寒痛，周湿周痹，四肢拘挛痛，恶肉死肌，膝痛，一切风气，填髓暖腰脚，治肝热，明目，瘰疬疮疥，及瘙痒，久服益气，炒香浸酒服去风补益。忌猪马肉米泔同食。

【附方】

久疟不瘥苍耳子或根茎亦可，焙，研末，酒糊丸梧子大，每酒服三十丸，日二服，生者捣汁服亦可。

大腹水肿小便不利。苍耳子灰、葶苈末等分，每服二钱，水下，日二服。

风湿挛痹一切风气。苍耳子三两，炒为末，又以水一升半，煎取七合，去滓，呷之。

牙齿痛肿苍耳子五升，水一斗，煮取五升，热食之，冷即吐去，吐后复含，不过一剂瘥。茎叶亦可，或入盐少许。

鼻渊流涕苍耳子（即缣丝草子），炒研为末，每白汤点服一二钱。

眼目昏暗葈耳实一升为末，白米半升作粥，日食之。

嗜酒不已毡中苍耳子七枚，烧灰投酒中饮之，即不嗜。

【茎叶】凡采得去心，取黄精，以竹刀细切，拌蒸五个时辰出，去精，阴干用。

性凉，味苦辛。忌猪马肉、米泔，伏硇砂。

主治：中风伤寒头痛，大风癫痫，头风湿痹，毒在骨髓，腰膝风毒，夏月取晒为末，水服一二钱，冬月酒服，或为丸，每服二三十丸，日三服，满百日，病出如瘑疥成汁出，或斑驳驳，甲错皮起，皮落则肌如凝脂。令人省睡，除诸毒溪毒螫，杀虫疳，湿䘌，久服益耳目聪明，轻身强志。挼叶安舌下出涎，去目黄好睡。烧灰和腊猪脂封疔肿出根。煮酒服，主狂犬咬毒。《斗门方》云：一妇血风攻脑，头旋闷绝，忽死倒地，不知人事。用嫩心阴干为末，酒服一钱五分甚效，此药善通顶门故也。

【附方】

万应膏治一切痈疽发背、无头恶疮、肿毒疔疖，一切风痒臁疮、杖疮，牙疼喉痹。五月五日采苍耳根叶数担，洗净晒萎，细剉，以大锅五口，入水煮烂，以筛滤去粗滓，布绢再滤，复入净锅，武火煎滚，文火熬稠，搅成膏，以新罐贮封，每以傅贴即愈。牙疼即傅牙上，喉痹傅舌上或噙化，二三次即效，每日用酒服一匙，极有效。

一切风毒并杀三虫，肠痔，能进食。若病胃胀满，心闷发热，即宜服之，五月五日午时，附地刈取葈耳叶，洗曝，捣下筛，每服方寸匕，酒或浆水下。日二夜三，若觉吐逆，则以蜜丸服，准计方寸匕数也。风轻者日二服，若身体作粟，或麻豆出，此为风毒出也，可以针刺，溃去黄汁乃止。七月七、九月九，亦可采用。

一切风气苍耳嫩叶一石，切，和麦芽五升作块，于蒿艾中罯二十日成曲，取米一斗炊作饭，看冷暖，入曲三升酿之，封二十日成熟，每空心暖服，神验，封此酒可两重布，不得令密，密则溢出。忌马肉、猪肉。

诸风头晕苍耳叶晒干为末，每服一钱，酒调下，日三服，若吐，则以蜜丸梧子大，每服二十丸，十日全好矣。

血风脑晕方见前。

毒攻手足肿痛欲断。苍耳捣汁渍之，并以滓傅之，立效。春用心，冬用子。

卒中水毒初觉头目微痛，恶寒骨节强急，日醒暮剧，手足逆冷，三日则虫蚀下部，六七日脓溃，食至五脏杀人也。捣常思草绞汁服一二升，并以绵染导其下部。

蛇毒溪毒沙虱射工等所伤，口噤眼黑，手足强直，毒攻腹内成块，逡巡不救。苍耳嫩苗一握，取汁和酒温灌之，以滓厚傅伤处。

疫病不染五月五日午时，多采苍耳嫩叶阴干收之，临时为末，冷水服二钱，或水煎举家皆服，能辟邪恶。

风瘙瘾疹身痒不止。用苍耳茎、叶、子等分为末，每服二钱，豆淋酒调下。

面上黑斑苍耳叶焙为末，食后米饮调服一钱，一月愈。

赤白汗斑苍耳嫩叶尖，和青盐擂烂，五、六月间擦之，五七次效。

大风疠疾《袖珍方》用嫩苍耳、荷叶等分为末，每服二钱，温酒下，日二服。《乾坤生意》用苍耳叶为末，以大枫子油和丸梧子大，每服三四十丸，以茶汤下，日二服。又方，五月五日或六月六日，五更带露采苍耳草，捣取汁，熬作锭子，取半斤，鳢鱼一尾剖开，不去肚肠，入药一锭，线缝，以酒二碗，慢火煮熟，令吃，不过三五个鱼即愈也。忌盐一百日。

卒得恶疮苍耳、桃皮作屑，纳疮中。

反花恶疮有肉如饭粒，破之血出，随生反出。用苍耳叶捣汁，服三合并涂之，日二上。

一切疔肿诜曰：危困者，用苍耳根叶，捣和小儿尿，绞汁冷服一升，日三服，拔根甚验。《养生方》用苍耳根苗烧灰，和醋淀涂之，干再上，不十次，即拔根出。《邵真人方》苍耳根三两半，乌梅肉五个，连须葱三根，酒二钟，煎一钟，热服取汗。

齿风动痛苍耳一握，以浆水煮，入盐含漱。

缠喉风病苍耳根一把，老姜一块，研汁，入酒服。

赤目生疮作痛。道人头末二两，乳香一钱，每用一钱，烧烟嗜鼻。

鼻衄不止苍耳叶捣汁一小盏，服。

五痔下血五月五日采苍耳茎叶为末，水服方寸匕，甚效。

赤白下痢苍耳草不拘多少洗净，用水煮烂，去滓，入蜜，用武火熬成膏，每服一二匙，白汤下。

产后诸痢苍耳叶捣，绞汁温服半盏，日三四服愈。

误吞铜钱苍耳头一把，以水一升，浸水中十余度，饮水愈。

花蜘蛛毒咬人与毒蛇无异。用野缣丝即道人头捣汁一盏，服，仍以渣傅之。

蓝　菜

《纲目》作甘蓝，大叶冬蓝之类也。河东、陇西、羌胡多种食之，汉地少有。其叶长大而厚，煮食甘美，经冬不死，春亦有英，其花黄，生角结子，其功与蓝相近。

性平，味甘。

主治：久食益肾填髓，利脏腑，通经络，散结气，明耳目，益心力，壮筋骨，令人少睡。作菹经宿色黄，和盐食，治黄毒。

蓼　菜

其类甚多，有青蓼、香蓼、水蓼、马蓼、紫蓼、赤蓼、木蓼七种。紫、赤二蓼，叶小狭而厚；青、香二蓼，叶亦相似而俱薄；马、水二蓼，叶俱阔大，上有黑点；木蓼一名天蓼，蔓生，叶似柘叶。六蓼花皆红白，子皆大如胡麻，赤黑而尖扁，惟木蓼花黄白，子皮青滑。诸蓼并冬死；惟香蓼宿根重生，可为生菜。古人种蓼为蔬，其子入药，故《礼记》烹鸡豚鱼鳖，皆实蓼于其腹中，而和羹脍，亦须切蓼也。后世饮食不用，人亦少栽，惟造酒曲者用其汁耳，今以平泽所生香青紫蓼为良。

性温，味辛。多食吐水损阳。

主治：明目温中，耐风，治下水气，面浮肿痈疡，除肾气，去疬疡，止霍乱，治小儿头疮。

【附方】

伤寒劳复因交后卵肿或缩入腹痛。蓼子一把，水挼汁，饮一升。

霍乱烦渴蓼子一两，香薷二两，每服二钱，水煎服。

小儿头疮蓼子为末，蜜和鸡子白，同涂之，虫出不作痕。

蜗牛咬毒毒行遍身者。蓼子煎水浸之立愈。不可近阴，令弱也。

【苗叶】

性温，味辛。食蓼过多，发心痛，和生鱼食，令人脱气，二月食蓼伤人，妇女月事来时食蓼蒜变为淋，与大麦面相宜。

主治：除大小肠邪气，利中益志。作生菜食，能入腰脚；煮汤洗脚，治霍乱转筋；煮汁日饮，治痃癖。捣烂傅狐尿①疮，脚暴软，赤蓼烧灰淋汁浸之，以桑叶蒸罯立愈，杀虫伏砒。

【附方】

蓼汁酒治胃脘冷，不能饮食，耳目不聪明，四肢有气，冬卧足冷。八月三日，取蓼日干，如五升大六十把，水六石，煮取一石，去滓，拌米饭，如造酒法待熟日饮之，十日后目明气壮也。

肝虚转筋吐泻。赤蓼茎叶切三合，水一盏，酒三合，煎至四合，分二服。

霍乱转筋蓼叶一升，水三升，煮取汁二升，入香豉一升，更煮一升半，分三服。

夏月渴死浓煮蓼汁一盏服。

血气攻心痛不可忍。蓼根洗剉，浸酒饮。

小儿冷痢蓼叶捣汁服。

恶犬咬伤蓼叶捣泥傅。

御　菜

《纲目》作落葵，又名燕脂菜。三月种之，嫩苗可食；五月蔓延，

① 尿：原作“屎”，据文义改。

其叶似杏叶而肥厚软滑，作蔬和肉皆宜；八、九月开细紫花，累累结实，大如五味子。熟则紫黑色，揉取汁，红如胭脂，女人饰面点唇及染布物，谓之胡胭脂，亦曰染绛子，但久则色变耳。

性寒滑，味甘酸。脾冷弱人及犬咬过者皆不可食。

主治：滑中散热，利大小肠。

【子】

悦泽人面，可作面脂。蒸过晒干去皮，取仁细研，和白蜜涂，鲜华立见。

蕺　菜

《纲目》作蕺，又名鱼腥草。生湿地山谷阴处，亦能蔓生，叶似荞麦而肥，茎紫赤色。山南江左人好生食之，关中谓之蕺菜，亦可养猪。

性微温，味辛。多食令人气喘，凡有脚气者及小儿皆不可食。

主治：蛷螋尿疮，淡竹筒内煨熟，捣傅恶疮，白秃，散热毒痈肿，痔疮脱肛，断痁疾，解砒毒。

【附方】

背疮热肿蕺菜捣汁涂之，留孔以泄热毒，冷即易之。

痔疮肿痛鱼腥草一握，煎汤熏洗，仍以草挹痔即愈。一方洗后，以枯矾入片脑少许傅之。

疔疮作痛鱼腥草捣烂傅之，痛一二时，不可去草，痛后一二日即愈，徽人所传方也。

小儿脱肛鱼腥草擂如泥，先以朴硝水洗过，用芭蕉叶托住药坐之，自入也。

虫牙作痛鱼腥草、花椒、菜子油等分，捣匀，入泥少许，和作小丸，如豆大，随牙左右塞耳内，两边轮换，不可一齐用，恐闭耳气，塞一日夜取，看有细虫为效。

断截疟疾紫蕺一握，捣烂绢包，周身摩擦，得睡有汗即愈，临发前一时作之。

恶蛇虫伤鱼腥草、皱面草、槐树叶、草决明一处捣烂，傅之甚效。

小巢菜

《纲目》作翘摇，又名野蚕豆。处处皆有，蔓似野绿豆而细，叶似初生槐芽，色青黄。欲花未萼之际采而蒸食，点酒下盐，芼羹作馅，味如小豆藿。以油炸之，缀以米糁名草花，食之佳，作羹尤佳。

性平，味辛。煮食佳，生食令人吐水。

主治：破血，止血，生肌，捣汁服之疗五种黄病，以瘥为度，利五脏，明耳目，去热风，令人轻健益身，止热疟，活血平胃。

【附方】

活血明目漂摇豆为末，甘草汤服二钱，日二服。

热疟不止翘摇杵汁，服之。

灰涤菜

《纲目》作灰藋。处处原野有之，四月生苗，茎有紫红线棱，叶尖有刻面，青背白茎心，嫩叶背面皆有白灰，为蔬颇佳；五月渐老，高者数尺；七、八月开细白花结实，簇簇如球，中有细子，蒸暴取仁，可炊饭及磨粉食。结子成穗者味甘，散穗者味苦，生墙下树下者不可用。

性平，味甘。

主治：恶疮虫、蚕、蜘蛛等咬，捣烂和油傅之，亦可煮食。作汤浴疥癣、风瘙；烧灰纳齿中杀虫䘌，含漱去疳疮。以灰淋汁，蚀息肉，除白癜风，黑子面皯，着肉作疮。

【附方】

疔疮恶肿野灰藋菜叶，烧灰，拨破疮皮，唾调少许，点之，血出为度。

【子仁】

炊饭磨面，食杀三虫。

胭脂菜

《纲目》作藜，又名莱，又名鹤顶草。处处有之，即灰藋之红心者，茎叶稍大，河朔人名落藜，南人名胭脂菜，亦曰鹤顶草，皆因形色名也。嫩时可食，故昔人谓藜藿与膏粱不同，老则茎可为杖。《诗》云：南山有蔓，北山有莱。陆玑注云：莱，即藜也。入外丹用。

性平，味甘。阴草也，捣汁煮粉霜。

主治：杀虫，煎汤洗虫疮，漱齿䘌，捣烂涂诸虫伤，去癜风。

【附方】

白癜风红灰藋五斤，茄子根茎三斤，苍耳根茎五斤，并晒干烧灰，以水一斗，煎汤淋汁，熬成膏，别以好乳香半两，铅霜一分，腻粉一分，炼成牛脂二两，和匀，每日涂三次。

【茎】

烧灰和荻灰、蒿灰等分水和，蒸取汁，煎膏点疣赘黑子，蚀恶肉。

醍醐菜

形似牛皮，蔓捣之有乳汁出，香甜可口，采得以竹刀细切，入砂盆中研如膏，用生绢挼汁出，暖饮之。

性温，味甘。

主治：月水不利，捣叶绞汁，和酒煎服一盏。出《千金方》。

【附方】

伤中崩赤醍醐杵汁，拌酒煎沸，空心服一盏。

黏糊菜

《纲目》作豨莶，音喜枚，又名希仙、火枚草、猪膏母、虎膏、狗膏。处处有之，似地菘而稍薄，对节而生，茎叶皆有细毛，一株分枝数十。八、九月开小黄花，子如同蒿子，外萼有细刺，其嫩苗炸熟，浸去苦味，油盐调食，可去风疾，长大则味苦，不中食矣。

性寒，制透则温，味甘苦辛。凡用须以蜜酒拌，九蒸九晒，生用无益。

主治：肝肾风气，四肢麻痹，骨痛膝弱，风湿诸疮热䘌。烦满不能食，生捣汁三合服，多则令人吐。久疟痰瘧，捣汁服取吐。主金疮，止痛断血生肉，除诸恶疮浮肿，捣封之，汤渍散傅并良。又捣傅虎伤、狗咬、蜘蛛咬、蚕咬、蠼螋溺疮。按节度使成讷与知益州张咏俱有《进豨莶丸表》，言其有治中风偏风，目眼㖞斜等症，详见《纲目》。

【附方】

风寒泄泻火枕丸，治风气行于肠胃泄泻。火枕草为末，醋糊丸梧子大，每服三十丸，白汤下。

痈疽肿毒一切恶疮。豨莶草（端午采者）一两，乳香一两，白矾烧半两为末，每服二钱，热酒调下。毒重者连进三服，得汗妙。

发背疔疮豨莶草、五叶草（即五爪龙）、野红花（即小蓟）、大蒜等分，擂烂，入热酒一碗，绞汁服，得汗立效。

疔疮肿毒端午采豨莶草，日干为末，每服半两，热酒调下，汗出即愈，极有效验。

反胃吐食火枕草焙为末，蜜丸梧子大，每沸汤下五十丸。

珊瑚菜

即防风嫩苗，江东淮浙州郡皆有之。茎叶俱青绿色，茎深而叶淡，似青蒿而短小，春初时嫩紫红色，采作菜茹，极爽口辛甘而香，呼为珊瑚菜。江东宋亳人多食之，五月开细白花似小茴香花，子似胡荽子，根土黄色，与蜀葵根相类，即防风也。

性温，味辛甘。

主治：中风，热汗出。

【附防风】即珊瑚菜根也，有铜芸、茴芸、茴草、屏风、蔄根、百枝、百蜚诸名。防者，御也，其功疗风最要，故名。屏风者，防风隐语也。曰芸、曰茴、曰蔄者，其花如茴香，其气如芸蒿、蔄兰也。

性温，味甘辛。性能制黄芪，黄芪得防风其功愈大，乃相畏而相使者也，得葱白能行周身，得泽泻、藁本疗风，得当归、芍药、阳起石、禹余粮疗妇人子脏风。畏萆薢，杀附子毒。气味俱薄，善升浮走表，卑贱之品，随所引而至，为风药之使。若多用主散，治在表阳分风邪，清头目滞气，疗脊痛项强，解肌表风热，以其辛甘发散之力也。若少用主利窍，治周身骨节疼痛，四肢挛急，经络郁热，及中风半身不遂，血脉壅滞，以其透利关节之功。又取其风能胜湿，如头重目眩，骨痛腰酸，腿膝发肿，及脾湿泄泻，湿热生疮，一切风湿症，为风中之燥剂也。同白芷入活命饮，治诸毒热痈，亦能散邪逐毒；用蜜煮防风同黄芪，去痘疮发痒；同酒洗防风合白芍，又发痘疮不起，因善疏肝气之故也。取山东粗大坚实，金井玉栏润泽者佳，南产色白者不中用。

【花】

主治：四肢拘急，行步不得，经脉虚弱，心腹痛，骨节间痛。

【子】

主治：疗风更优，调服之。

【附方】

自汗不止防风（去芦）为末，每服二钱，浮麦煎汤服。《朱氏集验方》防风用麸炒，猪皮煎汤下。

睡中盗汗防风二两，芎䓖一两，人参半两为末，每服三钱，临卧饮下。

消风顺气老人大肠秘涩。防风、枳壳（麸炒）一两，甘草半两为末，每食前白汤服二钱。

偏正头风防风、白芷等分为末，炼蜜丸弹子大，每嚼一丸，茶清下。

破伤中风牙关紧急。天南星、防风等分为末，每服二三匙，童子小便五升，煎至四升，分二服，即止也。

小儿解颅防风、白及、柏子仁等分为末，以乳汁调涂，一日一换。

妇人崩中独圣散，用防风（去芦头，炙赤）为细末，每服一钱，以面糊酒调下，更以面糊酒涂之，此药累经效验。一方加炒黑蒲黄等分。

解乌头毒附子、天雄毒。并用防风煎汁饮之。

解芫花毒同上。

解野菌毒同上。

解诸药毒已死，只要心间温暖者，乃是热物犯之。只用防风一味，擂，冷水灌之。

珍珠菜

产徽州黄山石崖间，春仲生苗，青翠如蒲；夏初抽茎，开花累累如珠。采茹甘美，干作齏煨肉尤佳，但不可多得。

性平，味甘。

主治：明目聪耳，清头风，利胸膈，生津液，除烦热。

黄瓜菜

二月生苗，田野遍有，小科如荠，三、四月开黄花，形似油菜，但味少苦，取羹茹甚香美。亦可饲鹅。

性微寒，味甘苦。

主治：通结气，利肠胃。

生瓜菜

生平田阴畦间，春生苗，长三四寸，作丛生，叶青而圆，似白苋菜，夏开紫白花，味作生瓜气，故以为名。

性微寒，味甘。

主治：走注攻头面四肢，及阳毒伤寒壮热头痛，心神烦燥，利胸膈，捣汁饮之，又生捣贴肿。

苦　芺

音袄，一名苦板。大如拇指，中空，茎头有薹似蓟，初生可食。浙东人清明节采其嫩苗食之，云一年不生疮疥。捣汁和米为食，其色青，久留不坏，腌作齑，蒸晒可茹。

性凉，味苦。

主治：下气解热，生食或烧灰，治漆疮金疮丹毒，煎汤洗痔甚验。

秦荻藜

生下湿地所在有之，于生菜中最香美。

性温，味辛。

主治：心腹冷胀，下气消食，和酱醋食之，破滞气甚良，为末冲酒服，疗心痛悒悒塞满气。

【子】

主治：肿毒，捣末和醋封之，日三易。

芋

一名土芝，又名蹲鸱。其属虽多，有水旱二种，旱芋山地可种，水芋水田莳之，叶皆相似，但水芋味胜，茎亦可食。芋不开花，或七、八月间有开者，抽茎生花黄色，有一长萼护之，如半边莲花之状也。

性平滑，味甘、微辛。多食难克化，滞气困脾，动宿冷。

主治：宽肠胃，充肌肤，滑中，令人肥白，通肠闭，破宿血，去死肌，产妇食之破血，饮汁止血渴，和鱼煮食，甚下气调中补虚。和鲫鱼、鳢鱼作臛，良久食，治人虚劳。又煮汁洗衣极白。同姜煮食为良，晒干冬月食为佳。

【附方】

腹中癖气生芋子一斤，压破，酒五斤，渍二七日，空腹每饮一升，神良。

身上浮风芋煮汁浴之，慎风半日。

疮冒风邪肿痛。用白芋烧灰傅之，干即易。

头上软疖用大芋捣傅之，即干。

【茎叶】

性冷滑，味辛。主治：除烦止泻，疗妊妇心烦迷闷，胎动不安，又盐研傅蛇虫咬，并痈肿毒痛，及罯毒箭。梗擦蜂螫尤良，汁涂蜘蛛伤。

【附方】

黄水疮芋苗晒干，烧存性，研，搽。

【附录野芋】

弘景曰：野芋形叶与芋相似，芋种三年不采成梠芋，音吕，并能杀人，误食之烦闷垂死者，惟以土浆及粪汁、大豆汁饮之则活矣。藏器曰：野芋生溪涧侧，非人所种者，根叶相似，又有天荷，亦相似而大。时珍曰：小者为野芋，大者为天荷，俗名海芋，详见草部毒草类。野芋根辛冷，有大毒。醋摩傅虫疮恶癣，其叶捣涂毒肿，初起无名者即消，亦治蜂虿螫，涂之良。

土　芋

蔓生如芋，叶如豆，其根圆如卵，以灰汁煮方可食，或蒸亦可食。

性寒，味甘辛。

主治：解诸药毒，生研水服，当吐出恶物便止。煮熟食之，甘美不饥，厚人肠胃，去热嗽。

荠苎

处处平地有之，叶似野苏而稍长有毛，可为生菜，味不甚佳，山野人常茹之。

【茎叶】

性温，味辛。主治：冷气泄痢，生食除胸间酸水，挼碎傅蚁瘘。

萝藦

一名雚，音贯，又名芄兰、白环、藤，实名雀瓢、斫合子、羊婆奶、婆婆针线包。三月生苗，蔓延篱垣，极易繁衍，其根白软，其叶长而后大前尖，根茎叶断之皆有白乳汁，人家多种之。叶厚而大，可生啖，亦蒸煮食之。六、七月开小长花如铃状，其壳青软，中有白绒及浆，霜后枯裂，则子飞，其子轻薄如兜铃子，名斫合子，能治金疮，以斫破傅之即合也。商人取其绒作坐褥代绵，云甚轻暖。《诗》云：芄兰之支，童子佩觿。芄兰之叶，童子佩韘。以其叶有相似，故用为比兴也。

叶及子性温，味甘辛。

主治：虚劳，补益精气，强阴道，叶煮食，功同子，捣子傅金疮，生肤止血，捣叶傅肿毒，取汁傅丹毒、赤肿及蛇虫毒即消，蜘蛛伤频治不愈，捣封二三度，能烂丝毒，即化为脓。

【附方】

补益虚损极益房劳。用萝藦四两，枸杞根皮、五味子、柏子仁、酸枣仁、干地黄各三两为末，每服方寸匕，酒下，日三服。

损伤血出痛不可忍。用篱上婆婆针袋儿擂水服，渣罨疮口，立效。

野绿豆

《纲目》作鹿藿。生麦地田野中，苗叶似绿豆而小，引蔓生，生熟皆可食，二月开淡粉紫花，结小荚，其子大如椒子，黑色，可煮食，或磨面作蒸饼。

性平，味苦。

主治：止头痛，虫毒，腰腹痛，不乐，肠痈瘰疬疡气。

鸡冠苋

《纲目》作青葙，一名草蒿，又名萋蒿、野鸡冠。子名草决明。生田野间，嫩苗似苋可食，长则高三四尺，苗叶花子，俱似鸡冠，但花穗尖长如兔尾，水红色，亦有黄白色者，子在穗中，与鸡冠子、苋子一样难辨，治眼功用亦同。

性凉，味苦。茎叶同。

主治：邪气，皮肤中热，风瘙身痒，杀三虫，恶疮疥虱，痔蚀下部䘌疮，捣汁服，大疗温疠，止金疮血。

【子】

性平，味苦。

主治：镇肝明目，肝脏热毒，冲眼赤瘴，青盲翳肿，治目多效。坚筋骨，益脑髓，治唇口青，去风寒湿痹，恶疮疥疮。

【附方】

鼻衄不止眩冒欲死。青葙子汁三合，灌入鼻中。

【附录 桃朱术】炳曰：青葙一种花黄者名桃朱术，苗相似。藏器曰：桃朱术生园中，细如芹，花紫，子作角，以镜向旁敲之，则子自发，五月五日乃收子，带之令妇人为夫所爱。

【雁来红】

时珍曰：茎、叶、穗、子并与鸡冠同，其叶九月鲜红，望之如花，故名。吴人呼为老少年，一种六月叶红者名十样锦。

【天灵草】

时珍曰：按《土宿真君本草》云：状如鸡冠花，叶亦如之，折之有液如乳，生江湖荆南陂池间，五月取汁可制雄硫煮雌炼砂。

【思蓂子】

敩曰：思蓂子、鼠细子二件，真似青葙子，只是味不同，思蓂子味苦，煎之有涎。

鸡腿根

《纲目》作翻白草，以叶之形名，又名天藕，以根之味名也。生近泽田地，高不盈尺，春生弱茎，一茎三叶，尖长而厚，有纹锯齿，面青背白，四月开小黄花，结子如胡荽子，中有细子，其根状如小白木头，剥去赤皮，内有白色如鸡肉，食之有粉，生熟皆宜，小儿生食之，荒年人掘以为饭食。

性平，味甘微苦。

主治：吐血，下血，崩中，疟疾痈疮。

【附方】

崩中下血用湖鸡腿根一两捣碎，酒二盏，煎一盏服。

吐血不止翻白草，每用五七棵，㕮咀，水二钟，煎一钟，空心服。

疟疾寒热翻白草根五六个，煎酒服之。

无名肿毒方同上。

疔毒初起不拘已成未成。用翻白草十棵，酒煎服，出汗即愈。

浑身疥癞端午日午时采翻白草，每用一握煎水洗之。

臁疮溃烂端午日午时采翻白草，洗收，每用一握，煎汤盆盛围住熏洗，效。

地　菘

《纲目》作天名精，又名天蔓菁，以其似芥菜白菜也，又名活鹿草、皱面草、母猪芥、虾蟆蓝，子名鹤虱，根名土牛膝。嫩苗淘净，炸之可食，长则起茎，开小黄花，如小野菊花，结子如同蒿子，最粘人衣，作狐臭，故俗呼为狐狸臊，炒熟则香可茹。

【根】名土牛膝。

叶同，性寒，味甘辛。主治：吐痰止血，杀虫解毒，凡男妇乳蛾，喉咙肿痛，及小儿惊风，牙关紧急，不醒人事，取根洗净，捣烂入好酒绞汁灌之良久即醒，仍以渣傅项下，或醋调搽亦妙，治牙痛。汤泡少时，以手蘸汤挹痛处即定，或同醋煎漱口，仍以叶塞痛处。止疟烦渴，胸中结热，逐水，大吐下瘀血，血瘕欲死，下血利小便，主眩痹，破血，生肌，止鼻衄，除诸毒肿疔疮，瘘痔金疮。内射身痒，瘾疹不止者揩之立已，解恶虫蛇螫毒，挼以傅之。

【附方】

男女吐血皱面草（即地菘）晒干为末，每服一二钱，以茅花泡汤调服，日二次。

咽喉肿塞《伤寒蕴要》治痰涎壅滞，喉肿水不可下者。地菘一名鹤虱草，连根叶捣汁，鹅翎扫入，去痰最妙。《圣济总录》用土牛膝、鼓捶草同捣汁灌之，不得下者，灌鼻得吐为妙。又方，土牛膝（春夏用茎，秋冬用根）一把，青矾半两同研，点患处，令吐脓血痰沫即愈。

缠喉风肿蚵蚾草（即皱面草），细研，以生蜜和丸弹子大，每噙一二丸即愈，干者为末，蜜丸亦可。

诸骨哽咽地菘、马鞭草各一握，去根，白梅肉一个，白矾一钱，捣作弹丸，绵裹含咽，其骨自软而下也。

风毒瘰疬赤肿。地菘捣傅，干即易之。

疔疮肿毒鹤虱草叶、浮酒糟同捣，傅之，立效。

发背初起地菘杵汁一升，日再服，瘥乃止。

恶疮肿毒地菘捣汁，日服三四次。

恶蛇咬伤地菘捣傅之。

【鹤虱】即地菘子也。

性凉，味苦辛。

主治：杀五脏虫。《验方》云：为杀虫要药，蛔咬心痛，以十两捣筛，蜜丸梧子大，空心蜜汤送五十丸，忌酒肉即愈。小儿蛔虫咬心腹疼，单用研末，肥猪肉汤下之，五岁一服二分，虫出即止。止疟，傅恶疮。虫心痛以淡醋和半匕服，立瘥。

【附方】

大肠虫出不断，断之复生，行坐不得。鹤虱末水调半两服，自愈。

海　藻

一名藫，音单，又名海萝。出近海诸地，采取作海菜，洗去咸味，同肉煮食。

性寒，味咸苦。宜多浸，去咸味，焙干用。

主治：瘿瘤结气，散颈下硬核痛，痈肿，癥瘕，坚气，腹中上下雷鸣，下十二种水肿，疗皮间积聚，暴㿉，瘤气，结热，利小便，辟百邪鬼魅，治气急心下满，疝气下坠痛，卵肿，奔豚气，脚气浮痛，宿食不消，五膈痰壅。

【附方】

海藻酒治瘿气。用海藻一斤，绢袋盛之，以清酒二升浸之，春夏二日，秋冬三日，每服两合，日三，酒尽再作，其滓曝干为末，每服方寸匕，日三服，不过两剂即瘥。

瘿气初起海藻一两，黄连二两，为末，时时舐咽，先断一切厚味。

项下瘰疬如梅李状。宜连服前方、海藻酒消之。

蛇盘瘰疬头项交接者。海藻菜（以荞面炒过）、白僵蚕（炒）等分为末，以白梅泡汤，和丸梧子大，每服六十丸，米饮下，必泄出毒气。

仙人杖

生平泽，叶似苦苣，丛生。陈子昂《观玉篇》序云：予从补阙乔公北征，四月次于张掖河，见生甚多。予家世代服食者，因为乔公言其功，甘心食之。或谓公曰：此白棘也，公乃讥予，因作《观玉篇》焉，事详篇中。

性温，味甘。

主治：作茹食，去痰癖，除风冷，久服坚筋骨，令人不老。

卷三下

菜部下

椿芽

《纲目》作椿樗，香者为椿，臭者为樗，二树相似，南北皆有，但椿木实而叶香可茹，作素菜甚佳，樗木疏而气臭，最为无用，但能同椿多寿耳。嫩芽瀹食，消风祛毒。俗名香椿，芽嫩辛香，叶大便苦，多食动风，不宜与猪肉、热面频食，同豆腐炒茹极佳。

【叶】

煮水洗疮疥风疽，樗根叶尤良，白秃无发，取桃、楸叶心同捣涂之。白皮及根皮。刮去粗皮，阴干，临时切焙用。

性温，味苦涩。

主治：赤白浊，赤白带，赤白久痢，精滑梦遗，燥下湿，去肺胃陈积之痰，去口鼻疳虫，杀蛔虫疥䘌，鬼疰传尸，虫毒下血，止女子血崩，产后血不止，肠血，泻血不住，肠滑泻，缩小便，蜜炙用。

【附方】

去鬼气樗根一握细切，以童儿小便二升，豉一合，浸一宿，绞汁煎一沸，三五日一度，服之。

小儿疳疾椿白皮日干，二两为末，以粟米淘净，研浓汁和丸梧子大，十岁三四丸，米饮下，量大加减，仍以一丸纳竹筒中，吹入鼻内，三度良。

小儿疳痢困重者。用樗白皮捣粉，以水和枣作大馄饨子，日晒少时，又捣，如此三遍，以水煮熟，空肚吞七枚，重者不过七服，忌油腻热面毒物。又方，用樗根浓汁一蚬壳，和粟米泔等分，灌下部，再度即瘥，其验如神，大人亦宜。

休息痢疾日夜无度，腥臭不可近，脐腹撮痛。东垣《脾胃论》用椿根白皮、诃黎勒各半两，母丁香三十个为末，醋糊丸梧子大，每服五十丸，米饮下。唐瑶《经验方》用椿根白皮东南行者，长流水内漂三日，去黄皮，焙为末，每一两加木香二钱，粳米饭为丸，每服一钱二分，空腹米饮下。

水谷下利及每至立秋前后即患痢兼腰痛。取樗根一大两捣筛，以好面捻作馄饨如皂子大，水煮熟，每日空心服十枚，并无禁忌，神良。

下利清血腹中刺痛。椿根白皮，洗刮，晒研，酢糊丸梧子大，每空心米饮下三四十丸。一加苍术，枳壳减半。

脏毒下痢赤白。用香椿洗刮取皮，日干为末，米饮下一钱，立效。

脏毒下血温白丸，用椿根白皮去粗皮，酒浸晒研，枣肉和丸梧子大，每淡酒服五十丸，或酒糊丸亦可。

下血经年樗根二钱，水一盏，煎七分，入酒半盏服。或作丸服，虚者加人参等分，即虎眼树。

血痢下血腊月日未出时，取背阴地北引樗根皮，东流水洗净，挂风处阴干，为末，每二两入寒食面一两，新汲水丸梧子大，阴干，每服三十丸，水煮滚倾出，温水送下，忌见日，则无效。名如神丸。

脾毒肠风因营卫虚弱，风气袭之，热气乘之，血渗肠间，故大便下血。用香椿根（刮去粗皮，焙干）四两，苍术（米泔浸焙）、枳壳（麸炒）各一两为末，醋糊丸如梧子大，每服五十丸，米饮下，日三服。

产后肠脱不能收拾者。樗枝（取皮，焙干）一握，水五升，连根葱五茎，汉椒一撮，同煎至三升，去滓，倾盆内，乘热熏洗，冷时再热，一服可作五次用，洗后睡少时，忌盐酢酱面发风毒物，及用心劳力等事，年深者亦治之。

女人白带椿根白皮、滑石等分为末，粥丸梧子大，每空腹白汤下一百丸。又方，椿根白皮一两半，干姜（炒黑）、白芍药（炒黑）、黄檗（炒黑）各二钱为末，如上法丸服。

男子白浊方同上。

【荚】一名凤眼草。

主治：大便下血。

槐　芽

【苗叶】

性平，味甘微苦。嫩时采茹，治诸风邪气，产难绝伤及瘾疹牙齿诸病，煎汤治惊痫壮热疥癣及疔肿。

【皮茎】

同功。一名怀，音怀。处处有之，木高大，初生嫩芽可炸熟，水淘过食，亦可作饮代茶，或采槐子种畦中，采苗食亦佳，子可染皂。

【附方】

霍乱烦闷槐叶、桑叶各一钱，炙甘草三分，水煎服之。

肠风痔疾用槐叶一斤，蒸熟晒干研末，煎饮代茶，久服明目。

鼻气窒塞以水五升煮槐叶，取三升，下葱豉调和，再煎饮。

【枝】

煎水洗疮及阴囊下湿痒，八月断大枝，候生嫩芽，煮汁酿酒疗大风痿痹甚效，治赤目崩漏，炮热熨蝎毒，青枝烧沥涂癣，煅黑揩牙去虫，煎汤洗痔核，烧灰沐头长发。

【附方】

风热牙痛槐枝烧热，烙之。

胎赤风眼槐木枝如马鞭大，长二尺，作二段齐头，麻油一匙，置铜钵中，晨使童子一人，以其木研之，至暝乃止，令仰卧以涂目，日三度瘥。

九种心痛当太岁上取新生槐枝一握，去两头，用水三大升煎取一升，顿服。

崩中赤白不问远近，取槐枝烧灰，食前酒下方寸匕，日二服。

胎动欲产日月未足者。取槐树东引枝，令孕妇手把之，即易生。

阴疮湿痒槐树北面不见日枝，煎水洗三五遍，冷再暖之。

【木皮 根白皮】

主治：烂疮，喉痹，寒热，煮汁服治下血，煮汁淋阴囊坠肿气痛，煮浆水漱口齿风疳䘌血，治中风皮肤不仁，浴男子阴疝卵肿，浸洗五痔，一切恶疮，妇人产门痒痛，及汤火疮，煎膏止疼，长肉消痈肿。

【附方】

中风身直不得屈伸反复者。取槐皮黄白者切之，以酒或水六升，煮取二升，稍稍服之。

破伤中风避阴槐枝上皮旋刻一片，安伤处，用艾灸皮上百壮，不痛者灸至痛，痛者灸至不痛，用手摩之。

风虫牙痛槐树白皮一握，切，以酪一升煮去滓，入盐少许含漱。

阴下湿痒槐白皮炒，煎水日洗。

痔疮有虫作痒或下脓血。多取槐白皮浓煮汁，先熏后洗，良久，欲大便，当有虫出，不过三度即愈，仍以皮为末，绵裹纳下部中。

蠼螋恶疮槐白皮，醋浸半日，洗之。

【槐胶】

主治：一切风化涎，肝脏风，筋脉抽掣，及急风口噤，或四肢不收顽痹，或毒风周身如虫行，或破伤风口眼偏斜，腰背强硬，任作汤散丸煎，杂诸药用之，亦可水煮和药为丸，煨热，绵裹塞耳，治风热聋闭。

【槐耳】已见菜部。

【花】未开时采收，陈久者良，入药炒用，染物以水煮一沸出之，其稠渣为饼，染色更鲜明。

性凉，味苦。主治：凉大肠，清五痔，心痛，眼赤，杀腹脏虫，及皮肤风热，肠风泻血，赤白痢，并炒研服。炒香频嚼，治失音及喉痹，吐血、血衄、崩中、漏下。

【附方】

衄血不止槐花、乌贼鱼骨等分，半生半炒，为末，吹之。

舌衄出血槐花末傅之，即止。

吐血不止槐花烧存性，入麝香少许研匀，糯米饮下三钱。

咯血唾血槐花炒研，每服三钱，糯米饮下，仰卧一时，取效。

小便尿血槐花（炒）、郁金（煨）各一两为末，每服二钱，淡豉汤下，立效。

大肠下血《经验方》用槐花、荆芥穗等分为末，酒服一钱匕。《集简方》用柏叶三钱，槐花六钱煎汤日服。《袖珍方》用槐花、枳壳等分炒存性为末，新汲水服二钱。

暴热下血生猪脏一条，洗净控干，以炒槐花末填满扎定，米醋炒，锅内煮烂，擂丸弹子大，日干，每服一丸，空心当归煎酒化下。

酒毒出血槐花（半生半炒）一两，山栀子（焙）五钱，为末，新汲水服，二服。

脏毒下血新槐花炒，研，酒服三钱，日三服。或用槐白皮煎汤服。

妇人漏血不止。槐花（烧存性，研）每服二三钱，食前温酒下。

血崩不止槐花三两，黄芩二两为末，每服半两，酒一碗，铜秤锤一枚，桑柴火烧红，浸入酒内，调服，忌口。

中风失音炒槐花，三更后仰卧，嚼咽。

痈疽发背凡人中热毒，眼花头运，口干舌苦，心惊背热，四肢麻木，觉有红晕在背后者。即取槐花子一大抄，铁勺炒褐色，以好酒一碗汗之，乘热饮酒，一汗即愈，如未退再炒一服，极效，纵成脓者亦无不愈。彭幸菴云，此方三十年屡效者。

杨梅毒疮乃阳明积热所生。槐花四两（略炒），入酒二盏，煎十余沸，热服，胃虚寒者勿用。

外痔长寸用槐花煎汤频洗，并服之，数日自缩。

疔疮肿毒一切痈疽发背，不问已成未成，但焮痛者皆治。槐花微炒，核桃仁二两，无灰酒一钟，煎十余沸，热服，未成者二三服，已成者一二服见效。

发背散血槐花、绿豆粉各一升，同炒象牙色，研末，用细茶一两煎一碗，露一夜，调末三钱，傅之，留头，勿犯妇女手。

下血血崩槐花一两，棕灰五钱，盐一钱，水三钟煎减半服。

白带不止槐花（炒）、牡蛎（煅）等分为末，每酒服三钱，取效。

【子】按《太清草木方》云：槐者，虚星之精。十月上巳日采子服之，去百病，长生。又庾肩吾常服槐子，年七十余须发皆黑，目看细字，亦其验也。古方以子冬月入牛胆中渍之，阴干百日，每食后吞一枚，云久服明目通神，白发还黑，有痔及下血者尤宜服之，《雷公炮制》云：取两子三子者，捶碎，牛乳浸一宿，蒸过用。

性寒，味苦。

主治：疏导风热，口齿风，凉大肠，润肝燥，五内邪热，止涎垂，补绝伤，久服明目益气，头不白，延年。治五痔疮瘘，以七月七日取之，捣汁，铜器盛之，日煎令可为丸如鼠屎状，纳窍中，日三易乃愈。治大热难产，催生，吞七粒，并堕胎。杀虫，去风，合房阴干煮饮，明目除热泪，头脑心胸间热风烦闷，风眩欲倒，心头吐涎如醉，治丈夫女人阴疮湿痒，乳瘕，子脏急痛。

【附方】

槐角丸治五种肠风泻血。粪前有血，名外痔；粪后有血，名内痔；大肠不收，名脱肛；谷道四面胬肉如奶，名举痔；头上有孔，名瘘疮；内有虫，名虫痔。并皆治之。槐角（去梗，炒）一两，地榆、当归（酒焙），防风、黄芩、枳壳（麸炒）各半两为末，酒糊丸梧子大，每服五十丸，米饮下。

大肠脱肛槐角、槐花各等分，炒为末，用羊血蘸药，炙熟食之，以酒送下，猪腰子去皮蘸炙亦可。

内痔外痔许仁则方。用槐角子一斗煮汁，晒稠，取地胆为末，同煎，丸梧子大，每饮服十丸，兼作梃子，纳下部，或以苦参末代地胆亦可。

目热昏暗槐子、黄连二两为末，蜜丸梧子大，每浆水下二十丸，日二服。

大热心闷槐子烧末，酒服方寸匕。

榆　芽

又名零榆，白者名枌。处处有之，有数十种，今人不能尽别，惟知荚榆、白榆、刺榆、榔榆数者而已。荚榆、白榆皆大榆也，枝条生荚如钱成串，俗呼榆钱，可作羹，亦可收至冬酿酒，瀹过晒干可为酱，即榆仁酱也。山榆之荚，名芜荑，与此相近，但味稍苦耳，荒岁人取皮为粉，食之当粮。

嫩叶作羹及煠食，消水肿，利小便，下石淋，压丹石。时珍曰：晒干为末，淡盐水拌，或炙，或晒干，拌菜食之，辛滑下水气。煎汁洗酒皶鼻，同枣仁等分蜜丸，治胆热劳不眠。

【白皮】

性平，味甘滑利。主治：利窍，渗湿热，行津液，消痈肿，除邪气，大小便不通，肠胃邪热，气通经脉，滑胎，利五淋，治齁喘不眠，捣涎傅疮癣、小儿头疮、痂疕，生皮捣和三年醋滓，封暴患赤肿，女人妒乳肿，日六七易，效。

【附方】

断谷不饥榆皮、檀皮为末，日服数合。

齁喘不止榆白皮阴干，焙为末，每旦夜用水五合，末二钱，煎如胶服。

久嗽欲死许明则有效方。用厚榆皮削如指大，长尺余，纳喉中，频出入，当吐脓血而愈。

虚劳白浊榆白皮二升，水二斗，煮取五升，分五服。

小便气淋榆枝、石燕子，煎水日服。

五淋涩痛榆白皮阴干焙研，每以二钱，水五合，煎如胶，日二服。

渴而尿多非淋也。用榆皮二片，去黑皮，以水一斗，煮取五升，一服三合，日三服。

身体暴肿榆皮捣末，同米作粥食之，小便良。

临月易产榆皮焙为末，临月三日，服方寸匕，令产极易。

堕胎下血不止。榆白皮、当归（焙）各半两，入生姜水煎服之。

胎死腹中或母病欲下胎。榆白皮煮汁服二升。

身首生疮榆白皮末，油和涂之，虫当出。

火灼烂疮榆白皮嚼，涂之。

五色丹毒俗名游肿，犯者多死，不可轻视。以榆白皮为末，鸡子白和涂之。

小儿虫疮榆皮末，和猪脂涂绵上覆之，虫出立愈。

痈疽发背榆根白皮切，清水洗，捣极烂，和香油，傅之，留头出气，燥则以苦茶频润，不粘更换新者，将愈以桑叶嚼烂随大小贴之，口合乃止，神效。

小儿瘰疬榆白皮生捣如泥封之，频易。

小儿秃疮醋和榆白皮末涂之，虫当出。

【花】

治小儿痫，小便不利，伤热。

【荚仁】

作糜羹食，令人多睡，和牛肉作羹食，治妇人带下。

【子】

酱似芜荑，能助肺杀诸虫，下气，令人能食，消心腹间恶气，卒心痛，涂诸疮癣，以陈者良。

芜　荑

又名莁荑，木名梗，音偏。有大小两种，小者即榆荚也，揉取仁醖为酱，味尤辛美，人多以物和，宜择去之。作酱香美，功胜榆仁，秋月食之尤宜。多食稍热。

性平，味辛。

主治：杀虫止痛，化食积冷气，心腹癥痛，除肌肤中淫淫如虫行。五脏肢节邪气，治肠风痔瘘，逐寸白，恶疮疥癣中恶虫毒，妇人子宫风虚，小儿疳泻冷痢，得诃子、豆蔻良，和猪脂涂热疮，和蜜涂湿癣，和沙牛酪或马酪，治一切疮。

【附方】

脾胃有虫食即作痛，面黄无色。以石州芜荑仁二两，和面炒黄色为末，非时米饮服二钱七分。

制杀诸虫生芜荑、生槟榔各四两为末，蒸饼丸梧子大，每服二十丸，白汤下。

疳热有虫瘦悴，久服充肥。用榆仁一两，黄连一两为末，猪胆汁七枚和，入碗内，饭上蒸之，一日蒸一次，九蒸，乃入麝香半钱，汤浸蒸饼和丸绿豆大，每服五七丸至一二十丸，米饮下。

小儿虫痫胃寒虫上，诸证危恶，与痫相似。用白芜荑、干漆（烧存性）等分为末，米饮调服，一字至一钱。

结阴下血芫荑一两捣烂，纸压去油，为末，以雄猪胆汁丸梧子大，每服九丸，甘草汤下，日五服，三日断根。

脾胃气泄久患不止，芫荑五两捣末，饭丸梧子大，每日空心午饭前陈米饮下三十丸，久服，去三尸，益神驻颜。此方得之章镣，曾用得力。

膀胱气急宜下气。用芫荑捣和食盐末等分，以绵裹如枣大，纳下部，或下恶汁，并下气佳。

婴孩惊瘖风后失瘖，不能言，肥儿丸。用芫荑（炒）、神曲（炒）、麦蘖（炒）、黄连（炒）各一钱为末，猪胆汁打糊丸黍米大，每服十丸，木通汤下。黄连能去心窍恶血。

虫牙作痛以芫荑仁安蛀孔中及缝中甚效。

腹中鳖瘕平时嗜酒，血入于酒则为酒鳖；平时多气，血凝于气则为气鳖；虚劳痼冷，败血杂痰，则为血鳖。摇头掉尾，如虫之行，上侵人咽，下蚀人肛，或附胁背，或隐胸腹，大则如鳖，小或如钱。治法惟用芫荑炒煎服之，兼用暖胃益血理中之类，乃可杀之，若徒事雷丸、锡灰之类，无益也。

木　槿

一名蕣，音舜，《诗》云颜如舜华，即此。又名藩篱草，可用作篱障也。又名花奴、玉蒸，言其美且多也，其木如李而小，可种可插，其花小而艳，或白或粉红，有单叶、千叶之分，五月始开，《逸书》《月令》云仲夏之月木槿荣是也。嫩叶可茹，作饮代茶。

苗并及根性平，味甘滑。

主治：肠风泻血，痢后热渴，作饮服之，令人得睡，并炒食。治赤白带下，肿痛疥癣，洗目令明，润燥活血。

【附方】

赤白带下槿根皮二两切，以白酒一碗半，煎一碗，空心服之。白带用红酒甚妙。

头面钱癣槿树皮为末，醋调，重汤顿如胶，内傅之。

牛皮风癣川槿皮一两，大枫子十五个，半夏五钱，剉，河水井水各一碗，浸露七宿，入轻粉一钱，入水中，秃笔扫涂，覆以青衣，数日有臭涎出，妙。忌浴澡。夏月用尤妙。

癣疮有虫川槿皮煎，入肥皂浸水，频频擦之，或以槿皮浸汁磨雄黄，尤妙。

痔疮肿痛藩蓠草根煎汤，先熏后洗。

大肠脱肛槿皮或叶，煎汤熏洗，后以白矾、五倍末傅之。

五加苗

【苗叶】

作蔬食，去皮肤风湿。又有五佳、五花、文章草、白刺、追风使、木骨、金盐、豺漆、豺节等名。春月于旧枝上抽条，采为蔬食。

【根皮】

性温，味辛。

主治：明目下气，治中风、骨节挛急，补五劳七伤，补中益精，坚筋骨，强志意，久服轻身耐老，治心腹疝气、腹痛，男子阴痿、囊下湿，小便余沥，女人阴痒及腰脊痛，两脚疼痹，破逐恶血，四肢不遂，贼风伤人，软脚脊腰，主多年瘀血在皮肤，痹躄，小儿三岁不能行，疽疮阴蚀，酿酒最宜，治风痹、四肢挛急，作末浸酒饮，治目僻眼䀹。

【附方】

虚劳不足五加皮、枸杞根白皮各二斗，水一石五斗，煮汁七斗，分取四斗，浸曲一斗，以三斗拌饭，如常酿酒法，待熟任饮。

男妇脚气骨节皮肤寒湿疼痛，服此进饮食，健气力，不忘事，名五加皮丸。四两酒浸，远志去心，四两酒浸，并春秋三日、夏二日、冬四日，日干为末，以酒浸为糊丸梧子大，每服四五十丸，空心，温酒下，药酒坏，别用酒为糊。

小儿行迟三岁不能行者用此便走。五加皮五钱，牛膝、木瓜二钱半为末，每服五分，米饮入酒二三点调服。

妇人血劳憔悴困倦，喘满虚烦，噏噏少气，发热多汗，口干舌涩，不思饮食，名血风劳。油煎散，用五加皮、牡丹皮、赤芍药、当归各一两为末，每用一钱，水一盏，用青钱一文，蘸油入药，煎七分，温服。常服能肥妇人。

五劳七伤五月五日采五加茎，七月七日采叶，九月九日取根，制下筛，每酒服方寸匕，日三服，久服去风劳。

目瞑息肤。五加皮不闻水声者，捣末一升，和酒二升，浸七日，一日服二次，禁醋，二七日遍身生疮，是毒出，不出，以生熟汤浴之，取疮愈。

服石毒发或热噤，向冷地卧。五加皮二两，水四升，煮二升半，发时便服。

火灶丹毒从两脚起，如火烧。五加根、叶烧灰五两，取煅铁家槽中水和涂之。

皂荚

嫩芽作蔬茹，除风痹痰热，最能益人。树高大，叶如槐瘦长而尖，枝间多刺，夏开细黄花。结实有三种：一种小如猪牙；一种长而肥厚，多脂而黏；一种长而瘦，枯燥不黏。以多脂者为佳。其木多刺难上，采时以篾箍其树，一夜自落，亦一异也。有不结子者，树凿一孔，入生铁三五斤，泥封之，即结荚。若以铁锤锤皂荚，即自损，铁碾碾之，久则成孔，铁锅爨之，多爆落，盖相犯也。

【荚】凡使，要赤肥并不蛀者，以新汲水浸一宿，用铜刀削去粗皮，以酥反覆炙透，捶去子弦用，每一两用酥五钱，又有蜜炙、酥炙、绞汁、烧灰之异，各依方法。

性温，味辛咸。

主治：通肺及大肠气，开咽喉痹塞，痰气喘咳，风疠疥癣，风痹死肌，利九窍，杀精物，疗腹胀满，消谷，除嗽，明目益精。可为沐药，不入汤。搜肝风，泻肝气，通关节，头风泪出，消痰杀虫，治中风口噤，破坚癥，腹中痛，能堕胎下胞衣。又将浸酒中，取尽其精，煎成膏，涂帛，贴一切肿痛。溽暑久雨时，合苍术烧灰，辟瘟疫邪湿气，烧烟熏久痢脱肛。附黑龙方，治九种喉痹：急喉痹、缠喉风、结喉、烂喉、遁虫、虫蝶、重舌、木舌、飞丝入口等症。用大皂荚四十梃，切，水三斗浸一夜，煎至斗半，入人参末五钱，甘草末一两，煎至五升，去渣，入无灰酒一升，釜煤二七，煎如饧，入瓶封，埋地中一夜，每温酒化下一匙，或扫入喉内，取恶涎尽为度，后含甘草片。

【附方】

中风口噤不开，涎潮壅上。皂角一梃去皮，猪脂涂炙黄色，为末，每服一钱，温酒调下，气壮者二钱，以吐出风涎为度。

中风口㖞皂角五两，去皮为末，三年米醋和之，左㖞涂右，右㖞涂左，干更上之。

中暑不省皂荚一两烧存性，甘草一两微炒，为末，温水调一钱，灌之。

鬼压不寤皂荚末刀圭，吹之，能起死人。

自缢将死皂荚末，吹鼻中。

水溺卒死一宿者尚可活。纸裹皂荚末纳下部，须臾出水即活。

急喉痹塞逡巡不救。皂荚生研末，每以少许点患处，外以醋调厚封项下。须臾便破，出血即愈。或挼水灌之，亦良。《直指方》用皂角肉半截，米醋半盏，煎七分，破出脓血即愈。

咽喉肿痛牙皂一梃去皮，米醋浸炙七次，勿令太焦，为末，每吹少许入咽，吐涎即止。

风痫诸痰五痫膏，治诸风，取痰如神。大皂角半斤去皮子，以蜜四两涂上，慢火炙透捶碎，以热水浸一时，挼取汁，慢火熬成膏，入麝香少许，摊在夹绵纸上晒干，剪作纸花，每用三四片，入淡浆水一小盏中洗淋下，以筒吹汁入鼻内，待痰涎流尽，吃脂麻饼一个，涎尽即愈，立效。

风邪痫疾皂荚（烧存性）四两，苍耳（根、茎、叶，日干）四两，密陀僧一两为末，成丸梧子大，朱砂为衣，每服三四十丸，枣汤下，日二服，稍退，只服二十丸。名抵住丸。

一切痰气皂荚（烧存性）、萝卜子（炒）等分，姜汁入炼蜜丸梧子大，每服五七十丸，白汤下。

胸中痰结皂荚三十梃，去皮切，水五升，浸一夜，挼取汁，慢熬至可丸，丸如梧子大，每食后，盐浆水下十丸。又钓痰膏，用半夏醋煮过，以皂角膏和匀，入明矾少许，以柿饼捣膏，丸如弹子，噙之。

咳逆上气唾浊不得卧，皂荚丸。用皂荚炙，去皮子，研末，蜜丸梧子大，每服一丸，枣膏汤下，日三服，夜一服。

痰喘咳嗽长皂荚三条去皮子，一荚入巴豆十粒，一荚入半夏十粒，一荚入杏仁十粒，用姜汁制杏仁、麻油制巴豆、蜜制半夏，一处火炙黄色为末，每用一字，安手心，临卧以姜汁调之，嗅下，神效。

卒寒咳嗽皂荚烧研，豉汤服二钱。

牙病喘息喉中水鸡鸣。用肥皂荚两梃酥炙，取肉为末，蜜丸豆大，每服一丸，取微利为度，不利更服，一日一服。

肿满入腹胀急。皂荚去皮子，炙黄为末，酒一斗，石器煮沸，服一升，日三服。

二便关格《千金方》用皂荚烧研，粥饮下三钱，立通。《宣明方》铁脚丸，用皂荚炙，去皮子，为末，酒面糊丸，每服五十丸，酒下。《圣惠方》用皂荚烧烟于桶内，坐上熏之，即通。

食气黄肿气喘胸满。用不蛀皂角去皮子，醋涂炙焦为末，一钱，巴豆七枚去油膜，以淡醋研好墨和丸麻子大，每服三丸，食后陈橘皮汤下，日三服，隔一日增一丸，以愈为度。

胸腹胀满欲令瘦者。猪牙皂角，相续量长一尺，微火煨去皮子，捣筛，蜜丸大如梧子，服时先吃羊肉两脔，汁三两日后以肉汁吞药十丸，以快利为度，觉得力更服，以利清水即止药，瘥后一月，不得食肉及诸油腻。

身面卒肿洪满。用皂荚去皮炙黄，剉三升，酒一斗，渍透煮沸，每服一升，一日三服。

卒热劳疾皂荚续成一尺，以土酥一大两微涂缓炙，酥尽捣筛，蜜丸梧子大，每日空腹饮下十五丸，渐增至二十丸，重者不过两剂愈。

急劳烦热体瘦，三皂丸。用皂荚、皂荚树皮、皂荚刺各一斤，同烧灰，以水三斗淋汁，再淋，如此三五度，煎之候少凝，入麝香末一分，以童子小便浸蒸饼丸小豆大，每空心温水下七丸。

脚气肿痛皂角、赤小豆为末，酒醋调，贴肿处。

伤寒初得不问阴阳。以皂角一梃挺肥者，烧赤为末，以水五升和，顿服之，阴病极妙。

时气头痛烦热。用皂角烧研，新汲水一中盏，姜汁、蜜各少许，和二钱服之，先以暖水沐浴后服药，取汗即愈。

卒病头痛皂角末吹鼻取嚏。

脑宣不止不蛀皂角去皮子，蜜炙捶碎，入水挼取浓汁，熬成膏，嗃鼻口内，咬定良久，涎出为度。

齆鼻不通皂角末吹之。

风热牙痛皂角一梃去子，入盐满壳，仍加白矾少许，黄泥固济，煅研，日擦之。

揩牙乌须大皂角二十梃，以姜汁、地黄汁蘸汁十遍，为末，日用揩牙甚妙。

霍乱转筋皂角末吹豆许入鼻，取嚏即安。

肠风下血用长尺皂角五梃，去皮子，酥炙三次，研末，精羊肉十两细切，捣烂，和丸梧子大，每温水下二十丸。

大肠脱肛不蛀皂角五梃，捶碎，水挼取汁二升浸之，自收上，收后以汤烫其腰肚上下，令皂角气行，则不再作。仍以皂角去皮，酥炙为末，枣肉和丸，米饮下三十丸。

下部䘌疮皂角烧研，绵裹导之。

外肾偏疼皂角和皮为末，水调傅之良。

风虫牙痛《外台秘要》方用皂荚末涂齿上，有涎吐之。《十全方》用猪牙皂角、食盐等分为末，日揩之。

便毒肿痛皂角炒焦，水粉炒，等分研末，以热醋调摊贴患处，频以水润之，即效。又方，用猪牙皂角七片煨黄，去皮弦，出火毒，为末，空心温酒服五钱。

便毒痈疽皂角一条，醋熬膏，傅之屡效。

妇人吹乳《袖珍方》用猪牙皂角去皮，蜜炙为末。酒服一钱。又诗云：妇人吹奶法如何，皂角烧灰蛤粉和。热酒一杯调八字，管教时刻笑呵呵。

疔肿恶疮皂角去皮，酥炙焦为末，入麝香少许，人粪少许，和涂，五日后根出。

小儿头疮黏肥及白秃。用皂角烧黑为末，去痂，傅之，不过三次即愈。

小儿恶疮皂角水洗拭干，以少麻油捣烂，涂之。

足上风疮作痒甚者。皂角炙热烙之。

大风诸癞长皂角二十条，炙去皮子，以酒煎稠，滤过候冷，入雪糕丸梧子大，每酒下五十丸。

积年疥疮猪肚内放皂角煮熟，去皂角食之。

射工水毒生疮。皂角长尺二者，苦酒一升煎汁，熬如饧，涂之。

咽喉骨哽猪牙皂角二条切碎，生绢袋盛缝满，线缚项中，立消。

鱼骨哽咽皂角末吹鼻取嚏。

九里蜂毒皂角钻孔，贴叮处，艾炙孔上三五壮即安。

肾风阴痒以稻草烧皂角烟熏十余次，即止。

【子】拣取圆满坚实不蛀者，以瓶煮熟，剥去硬皮一重，取向里白肉两片去黄，以铜刀切，晒用。其黄消肾，勿用。

性温，味辛。

主治：炒舂去赤皮，以水浸软，煮熟，糖渍食之。疏导五脏风热壅塞。核中白肉，入治肺药。核中黄心，嚼食，治膈痰吞酸。仁，和利润肠，治风热大肠虚秘，瘰疬肿毒，疥癣。

【附方】

腰脚风痛不能履地。皂角子一千二百个洗净，以少酥熬香为末，蜜丸梧子大，每空心以蒺藜子酸枣仁汤下三十丸。

大肠虚秘风人、虚人、脚气人，大肠或秘或利。用上方服至百丸，以通为度。

下痢不止诸药不效，服此三服，宿垢去尽，即变黄色，屡验。皂角子瓦焙为末，米糊丸梧桐子大，每服四五十丸，陈茶下。

肠风下血皂荚子、槐实一两，用占谷糠炒香，去糠为末，陈粟米饮下一钱，名神效散。

里急后重不蛀皂角子（米糠炒过）、枳壳（炒）等分为末，饭丸梧子大，每米饮下三十丸。

小儿流涎脾热有痰。皂荚子仁半两，半夏（姜汤泡七次）一钱二分，为末，姜汁丸麻子大，每温水下五丸。

恶水入口及皂荚水入，热痛不止。以皂荚子烧存性一分，砂糖半两和膏，含之。

妇人难产皂荚子二枚，吞之。

风虫牙痛皂角子末绵裹弹子大，两颗，醋煮热，更互熨之，日三五度。

粉滓面䵟皂角子、杏仁等分研匀，夜以津和，涂之。

预免疮疖凡小儿每年六月六日，照年岁吞皂荚子，可免疮疖之患，大人亦可吞七枚或二十一枚，林静斋所传方也。

便痈初起皂角子七个研末，水服，效。一方，照年岁吞之。

一切疔肿皂角子仁作末，傅之，五日愈。

年久瘰疬《阮氏经验方》用不蛀皂角子一百粒，米醋一升，硇砂二钱，同煮干，炒令酥，看疬子多少，如一个服一粒，十个服十粒，细嚼米汤下。酒浸煮服亦可。《圣济总录》言虚人不可用硇砂也。

【刺】一名天丁。

治痈肿妒乳，风疠恶疮，胎衣不下，杀虫。《神仙传》云：左亲骑将军崔言得大风恶疾，双目昏盲，眉发自落，鼻梁崩坼，势不可救。遇异人传方用皂角刺三斤烧灰，蒸一时久，日干为末，食后浓煎大黄汤，调一匕，饮之，一旬眉发再生，肌润目明，后入山修道，不知所终。

【附方】

小儿重舌皂角同灰入朴硝或脑子少许，漱口掺入舌下，涎出自消。

小便淋闭皂角刺（烧存性）、破故纸等分为末，无灰酒服。

肠风下血便前近肾肝，便后近心肺。皂角刺灰二两，胡桃仁、破故纸（炒）、槐花（炒）各一两为末，每服一钱，米饮下。

伤风下痢风伤久不已，而下痢脓血，日数十度。用皂角刺、枳实（麸炒）、槐花（生用）各半两为末，炼蜜丸梧子大，每服三十丸，米汤下，日二服。

胎衣不下皂角刺烧为末，每服一钱，温酒调下。

妇人乳痈皂角刺（烧存性）一两，蚌粉一钱，和研，每服一钱，温酒下。

乳汁结毒产后乳汁不泄结毒者。皂角刺、蔓荆子各烧存性，等分为末，每温酒服二钱。

腹内生疮在肠脏不可药治者。取皂角刺不拘多少，好酒一碗，煎至七分，温服，其脓血悉从小便中出，极效。不饮酒者，水煎亦可。

疮肿无头皂角刺烧灰，酒服三钱，嚼葵子三五粒，其处如针刺为效。

癌瘭恶疮皂角刺（烧存性，研）、白及（少许）为末，傅之。

大风疠疮《选奇方》用黄蘗末、皂角刺灰各三钱，研匀，空心酒服，取下虫物，并不损人。食白粥两三日，服补气药数剂，名神效散。如四肢肿，用针刺出水再服。忌一切鱼、肉、发风之物。取下虫大小长短其色不一，约一二升，其病乃愈也。

发背不溃皂角刺（麦麸炒黄）一两，绵黄芪（焙）一两，甘草半两为末，每服一大钱，酒一盏，乳香一块，煎七分，去滓温服。

【木皮根皮】

主治：风热痰气，杀虫。

【附方】

肺风恶疮瘙痒。用木乳（即皂荚根皮，秋冬采如罗纹者，阴干炙黄）、白蒺藜（炒）、黄芪、人参、枳壳（炒）、甘草（炙）等分为末，沸汤每服一钱。

产后肠脱不收。用皂角树皮半斤，皂角核一合，川楝树皮半斤，石莲子炒去心一合，为粗末，以水煎汤，乘热以物围定，坐熏洗之，挹干便吃补气丸药一服，仰卧。

【叶】

洗风疮澡用。

【附肥皂荚】如皂荚而肥厚多肉，内有黑子数枚，大如指头，色黑而坚，中有白仁如栗，煨熟可食，亦可种之。十月采荚蒸熟，捣烂和香作丸，澡身面去垢而腻润胜于皂荚也。主治：去风湿，下利，便血，疮癣，肿毒。

【附方】

肠风下血独子肥皂烧存性，一片，为末，糊丸成米饮下。

下痢噤口肥皂荚一枚，以盐实其内，烧存性，为末，以少许入白米粥内，食之即效。

风虚牙肿老人肾虚或因凉药擦牙致痛。用独子肥皂，以青盐实之，烧存性，研末，掺之。或入生樟脑十五文。

头耳诸疮眉癣燕窝疮。并用肥皂煅存性一钱，枯矾一分，研匀，香油调涂之。

小儿头疮因伤汤水成脓，出水不止。用肥皂烧存性，入腻粉麻油调搽。

腊梨头疮不拘大人小儿。用独核肥皂去核，填入砂糖，入巴豆二枚扎定，盐泥包，煅存性，入槟榔、轻粉五七分，研匀，香油调搽，先以灰汁洗过，温水再洗，拭干乃搽，一宿见效，不须再洗。

癣疮不愈以川槿皮煎汤，用肥皂去核及内膜，浸汤，时时搽之。便毒初起，肥皂捣烂傅之甚效。

玉茎湿疮肥皂一个，烧存性，香油调搽即愈。

【子】

主治除风气。

棕　榈

俗作棕，又名棕榈，以其皮中毛缕如马鬃也。叶大如扇，上耸四垂毛，可为绳，亦可为褥团。

【笋及子花】

性平，味甘涩。蜀人蜜煮醋浸以供佛寄远。苏东坡有食棕笋诗。主治：涩汤，止泻痢、肠风，崩中带下及养血。

【附方】

大肠下血棕笋煮熟，切片，晒干，为末，蜜汤或酒服一二钱。

【皮】

主治：鼻衄，吐血，破癥。治肠风，赤白痢，崩中带下，烧存性用。又主金疮疥癣，生肌止血。

【附方】

鼻血不止棕榈灰，随左右吹之。

血崩不止棕榈皮烧存性，空心淡酒服三钱。一方，加煅白矾等分。

血淋不止棕榈皮，半烧半炒，为末，每服二钱，甚效。

下血不止棕榈皮半斤，栝楼一个，烧灰，每服三钱，米饮调下。

水谷痢下棕榈皮，烧，研水服，方寸匕。

小便不通棕皮毛烧存性，以水酒服二钱即通，累试甚验。

马　兰

湖泽卑湿处甚多。二月生苗，长叶状如泽兰，人多采汋晒干，为蔬及馒馅。入夏，高一二尺，开紫花，如菊，故又名紫菊云。

【根叶】

性平，味微辛。

主治：破宿血，养新血，止鼻衄吐血，合金疮，断血痢，解酒疸及诸菌毒。生捣，涂蛇咬。主诸疟及腹中急痛，痔疮。时珍曰：辛平，能入阳明血分，故治血与泽兰同功。近人用治痔漏，云有效。春夏取生，秋冬取干者，不用盐醋，白水煮食，并饮其汁。或以酒煮，焙研，糊丸，米饮日日服。仍用煎水，入盐少许，日日熏洗即愈。又方，捣傅片时，看肉平即去之，稍迟，恐肉反出也。

【附方】

诸疟寒热赤脚。马兰捣汁，入水少许，发日少服，或入少糖亦可。

绞肠沙痛马兰根叶细嚼，咽汁立安。

打伤出血竹节草（即马兰）同旱莲草、松香、皂子叶（即柜子叶，冬用皮）为末，搽入刀口，血即止。

喉痹口紧用地白根（即马兰根）或叶，捣汁，入米醋少许，滴鼻孔中，或灌喉中，取痰自开。

水肿尿涩马兰菜一虎口，黑豆、小麦各一撮，酒、水各一钟，煎一钟，食前温服以利小水，四五日愈。

缠蛇丹毒马兰、甘草，擂醋搽之。

香 薷

《纲目》作香菜。有野生，有家莳。三月种之，呼名香菜，以充蔬品，可生可菹，汴洛多作圃种之。暑月作蔬菜，甚宜。亦可生食。八、九月开花，着穗时采，阴干用。

性微温，味辛。宜冷饮，不可热服。

主治：解暑，霍乱腹痛吐下，散水肿，利小便，去热。风卒转筋者，煮汁顿服半升，即止。为末，水服，止鼻衄。下气，除烦热，疗呕逆冷气，调中温胃。主脚气寒热。夏月煎汤，冷饮代茶，可却暑疾。含汁漱口，去臭气。夏月乘凉饮冷，致阳气为阴邪所遏，遂病头疼，发热恶寒，烦躁口渴，或吐或泻或霍乱者，宜此服之。若饮食不节，劳役斫丧之人伤暑，大热大渴，汗泄如雨，烦躁喘促，或泻或吐者，乃劳倦内伤之症，必用清暑益气汤之类，非此所宜也。最宜分别勿误。有石香薷同功。

【附方】

一切伤暑《和剂局方》香薷饮，治暑月卧湿当风，或生冷不节，真邪相干，便致吐利，或发热头痛体痛，或心腹痛，或转筋，或干呕，或四肢逆冷，或烦闷欲死，并主之。用香薷一斤，厚朴（姜汁炙）、白扁豆（微炒）各半斤，剉散，每服五钱，水二盏，酒半盏，煎一盏，水中沉冷，连进二服，立效。《活人书》云，扁豆仁、黄连四两，姜汁同炒黄色用。

水病洪肿，胡洽居士香薷煎。用干香薷五十斤剉，入釜中，以水淹过三七，煮使气力都尽，去滓，澄之，微火煎至可丸，丸如梧子大，一服五丸，日三服。日渐增之，以小便利则愈。

通身水肿深师薷术丸。治暴水、风水、气水，通身皆肿，服至小便利为效。用香薷叶一斤，水一斗，熬极烂，去滓，再熬成膏，加白术末七两和丸梧子大，每服十丸，米饮下，日五、夜一服。

四时伤寒不正之气。用水香薷为末，热酒调服一二钱，取汗。

心烦胁痛连胸欲死者。香薷捣汁一二升服。

鼻衄不止香薷研末，水服一钱。

舌上出血如钻孔者。香薷煎汁，服一升，日三服。

口中臭气香薷一把，煎汁含之。

小儿发迟陈香薷二两，水一盏，煎汁三分，入猪脂半两，和匀，日日涂之。

白秃惨痛即上方，入胡粉，和涂之。

荆　芥

《纲目》作假苏，又名姜芥。原在菜部，《纲目》移入草部，今仍旧贯。原是野生，今为世用，遂多栽莳。二月，布子生苗，取作主菜，甚佳，炒食，辛香。方茎细叶淡黄绿色。八月开花，作穗成房，房如紫苏，房内有细子，如葶苈子，黄赤色，连穗收用。并可点茶。

性温，味苦辛。久食动渴疾，反驴肉、无鳞鱼，惟地浆可解。与蟹同食动风。

主治：辛能疏风，苦能凉血。生用解散风邪，清利头目，发散壅肿，疗头风眩运，目疼，齿痛，咽痛，口疮，颐肿，疮疡痛痒，痘疹不起，皆取疏散之意也。炒黑用，须炒极黑存性。治肠红下血，女科崩漏，产后血晕，取其凉血，及血遇黑则止之义也。肝喜疏散，以此入血分，善收肝中结滞之气，丹溪用治产后，良有深意。治吐血，衄血，下血，血痢，崩中，痔漏单用。治恶风贼风，口面㖞斜，遍身痛痹，心虚忘事，消食下气，醒酒，作菜，生熟皆可，食并煎茶饮之。以豉汁煎服，治暴伤寒，能发汗。捣烂醋和，傅疔肿之毒。

【附方】

头项风强八月后，取荆芥穗作枕，及铺床下，立春日去之。

风热头痛荆芥穗、石膏等分为末，每服二钱，茶调下。

风热牙痛荆芥根、乌桕根、葱根等分煎汤，频含漱之。

小儿惊痫一百二十种。用荆芥穗二两，白矾半生半枯一两，为末，糊丸黍米大，朱砂为衣，每姜汤下二十丸，日二服。

一切偏风口眼㖞斜。用青荆芥一斤，青薄荷一斤，同入砂盆内研烂。生绢绞汁于瓷器中煎成膏，漉去滓三分之一，将二分日干为末，以膏和丸梧子大，每服三十丸，白汤下，早暮各一服。忌动风物。

中风口噤荆芥穗为末，酒服二钱，立愈，名荆芥散。贾似道云：此方出《曾公谈录》，前后用之甚验。其子名顺者，病此已革，服之立定，真再生丹也。

产后中风华佗愈风散，治妇人产后中风口噤，手足瘈疭如角弓，或产后血运，不省人事，四肢强直，或心眼倒筑，吐泻欲死。用荆芥穗子，微焙为末，每服三钱，豆淋酒调服，或童子小便服之。口噤，则挑齿灌之。龂噤，则灌入鼻中，其效如神。大抵产后太眩，则汗出而腠理疏，故易于中风也。时珍曰：此方，诸书盛称其妙。姚僧坦《集验方》以酒服，名如圣散，云药下可立待应效。陈氏方名举卿古拜散。萧存敬方用古老钱煎汤服，名一捻金。王贶《指迷方》加当归等分，水煎服。许叔微《本事方》云：此药委有奇效神圣之功。一妇人产后睡久，及醒则昏昏如醉，不省人事，医用此药及交加散，云服后当睡，必以左手搔头。用之，果然。昝殷《产宝方》云：此病多因怒气伤肝，或忧气内郁，或坐草受风而成，急宜服此药也。戴原礼《证治要诀》名独行散，贾似道《悦生随抄》呼为再生丹。

产后迷闷因怒气发热迷闷者。独行散，用荆芥穗，以新瓦半炒半生，为末，童子小便服一二钱。若角弓反张，以豆淋酒下，或剉散，童尿煎服极妙。盖荆芥乃产后要药，而角弓反张乃妇人急候，得此证者，十全一二而已。

产后血运筑心眼倒，风缩欲死者。取干荆芥穗，捣筛末，每用二钱匕，童子小便一酒盏，调匀，热服，立效。口噤者挑齿，口闭者灌鼻中，皆效。近世名医用之，无不如神也。

产后血眩风虚精神昏冒。荆芥穗一两三钱，桃仁五钱去皮尖炒，为末，水服三钱。若喘加杏仁（去皮尖，炒）、甘草（炒）各三钱。

产后下痢大荆芥四五穗，于盏内烧存性，不得犯油火，入麝香少许，以沸汤些须，调下此药。虽微，能愈大病，不可忽之。

产后鼻衄荆芥焙研末，童子小便服二钱，海上方也。

九窍出血荆芥煎酒，通日服之。

口鼻出血如涌泉，因酒色太过者。荆芥烧研，陈皮汤服二钱，不过二服也。

吐血不止《经验方》用荆芥连根洗，捣汁，半盏服。干穗为末亦可。《圣惠方》用荆芥穗为末，生地黄汁调服二钱。

小便尿血荆芥、缩砂等分为末，糯米饮下三钱，日三服。

崩中不止荆芥穗，于麻油灯上烧焦为末，每服二钱，童子小便服。此夏太君娘娘方也。

痔漏肿痛荆芥煮汤，日日洗之。

大便下血《经验方》用荆芥炒为末，每米饮下，服二钱。妇人用酒下亦可，拌作馄饨食之。同《简便方》用荆芥二两，槐花一两同紫为末，每服三钱，清茶送下。

小儿脱肛荆芥、皂荚等分，煎汤洗之，以铁浆涂上。亦治子宫脱出。

阴癞肿痛荆芥穗，瓦焙为散，酒服二钱，即消。

小儿脐肿荆芥煎汤洗净，以煨葱刮薄，出火毒，贴之即消。

瘰疬溃烂疬疮牵至胸前两腋，块如茄子大，或牵至两肩上，四五年不能疗者，皆治之，其效如神。武进县朱守仁传，云其头不能回头，用此数日减可。如疮烂破者，用荆芥根下一段剪碎，煎沸汤温洗，良久，看烂破处紫黑，以针一刺去血，再洗三四次，愈。用樟脑、雄黄等分为末，麻油调，扫上出水，次日再洗再扫，以愈为度。

疔肿诸毒荆芥一握，切，以水五升，煮取二升，分二服，冷冻饮。

一切疮疥荆芥末，以地黄自然汁熬膏，和丸梧子大，每服三十五丸，茶酒任下。

脚丫湿烂荆芥叶，捣傅之。

缠脚生疮荆芥烧灰，葱汁调傅，先以甘草汤洗之。

小儿风寒烦热有痰，不省人事。荆芥穗半两焙，麝香、片脑各一字为末，每茶服半钱，大人亦治。

头目诸疾一切眼疾，血劳，风气头痛，头旋目眩。荆芥穗为末，每酒服三钱。

癃闭不通小腹急痛，无问久新。荆芥、大黄为末等分，每温水服三钱。小便不通，大黄减半；大便不通，荆芥减半。名倒换散。

紫　苏

有紫、白二种，皆以二、三月下种，或宿子在地自生。其茎方，其叶圆而有尖，四围有锯齿。肥地者，面背皆紫；其瘠地者，面青背紫。其面背皆白者，即白苏，乃荏也。紫苏嫩时采叶，和蔬茹之，或盐及梅卤作葅食，甚香美，入糖果中亦佳，夏月作熟汤饮之。五、六月连根采收，以火煨其根，阴干，则经久叶不落。八月开细紫花，成穗作房，如荆芥穗。九月，半枯时收子，子细如芥子，而色黄赤，亦可取油，如荏油，燃灯甚明，或熬之，以油器物用。

【叶】

性温，味辛。不可同鲤鱼食，生毒疮。

主治：属阳，为发生之物，辛温能散，气薄能通，味薄发泄。专解肌发表，疗伤风伤寒，及疟疾初起外感，霍乱，湿热脚气，凡属表症，放邪气出路之要药也。丹溪治春分后温热病，头疼身热，脊强目痛，鼻干口渴。每以此同葛根、白芷，入六神通解散助其威风，发汗解肌，其病如扫。取其辛香，以治抑郁之气停滞胸膈。入心气饮，开心胸郁热神妙。如寒滞腹痛，火滞痢疾，湿滞泄泻，少佐二三分，从内略为疏解，最为妥当。参苏饮治虚人感冒风寒，方中一补一散，古人良有深意，如不遵其义，减去人参，或服之不应，或邪气未散而正气先虚，须知用药得法，全在君臣佐使之间也。此独制鱼虾螃蟹之毒，如过伤其味者，解之。同陈皮、砂仁，则行气安胎；同藿香、乌药，则温中止痛；同香附、麻黄，则发汗解肌；同川芎、当归，则和血散血；同木瓜、厚朴，则散湿解暑，治霍乱脚气；同桔梗、枳壳，则利膈宽肠；同杏仁、萝卜子，则消痰定喘。

【梗】

性微温，味甘辛。体质中通，通可去滞，能使郁滞上下宣行，凡顺气诸品，惟此纯良。其性微温，比枳壳尤缓，病之虚者，宽肠利膈，疏气而迅下。入安胎饮，顺气养阴；入消胀汤，散虚肿满。

【附方】

感寒上气苏叶三两，橘皮四两，酒四升，煮一升半分，再服。

伤寒气喘不止。用赤苏一把，水三升，煮一升，稍稍饮之。

劳复食复欲死者。苏叶煮汁二升，饮之。亦可入生姜、豆豉同煮。

卒啘不止香苏浓煮，顿服三升，良。

霍乱胀满未得吐下。用生苏捣汁饮之，佳。干苏煮汁亦可。

诸失血病紫苏不限多少，入大锅内，水煎令干，去滓熬膏，以炒熟赤豆为末，和丸梧子大，每酒下三五十丸，常服之。

金疮出血不止。以嫩紫苏叶、桑叶同捣贴之。

颠仆伤损紫苏捣傅之，疮口自合。

伤损血出不止以陈紫苏叶蘸所出血，挼烂傅之。血不作脓，且愈后无瘢，甚妙也。

疯狗咬伤紫苏叶嚼傅之。

蛇虺伤人紫苏叶捣饮之。

食蟹中毒紫苏煮汁，饮二升

飞丝入目令人舌上生泡。用紫苏叶嚼烂，白汤蘸之。

乳痈肿痛紫苏煎汤频服，并捣封之。

咳逆短气紫苏茎叶二钱，人参一钱，水一盅，煎服。

【子】炒香研用。

性温，味微辛。

主治：降气。味辛气香主散。降而且散，故专利。郁痰咳逆则气升，喘急则肺胀。以此下气定喘。膈热则痰壅。痰结则闷痛，以此豁痰散结。经云，膻中为上气海，如气郁不舒，及风寒客犯肺经，久遏不散，则邪气与真气相持，故饮食不进。痰嗽发热，似弱非弱，以此清气开郁，大有神效。研汁煮粥，长食，令人肥白身香。其余与叶同功。发散风寒宜用叶，清利上下宜用子。

【附方】

顺气利肠紫苏子、麻子仁等分研烂，水滤取汁，同末煮粥食之。

治风顺气利肠宽中。用紫苏子一升，微炒杵，以生绢袋盛于三十清酒中，浸三宿，少饮之。

一切冷气紫苏子、高良姜、橘皮等分，蜜丸梧子大，每服十丸，空心酒下。

风湿脚气方同上。

风寒湿痹四肢挛急，脚肿不可践地。用紫苏子二两，杵碎，以水三升，研取汁，煮粳米二合，作粥，和葱、椒、姜、豉食之。

消渴变水服此令水从小便出。用紫苏子炒三两，萝卜子炒三两，为末，每服二钱，桑根白皮煎汤服，日三次。

梦中失精苏子一升，熬杵研末，酒服方寸匕，日再服。

上气咳逆紫苏子入水研滤汁，同粳米煮粥食

食蟹中毒紫苏子煮汁，饮之。

水　苏

似苏，而好生水岸，故名。叶辛香，可以煮鸡，可以做蔬，故又有龙脑香苏、鸡苏之名。与荠苧一类二种尔，水苏气香、荠苧气臭为异。三月生苗，方茎中虚，叶似苏叶而微长，密齿，面皱色青，对节生，气甚辛烈。六、七月开花成穗，如苏，水红色，中有细子，可种易生，宿根亦自生，生沃地者，苗高四五尺。其功专与理血下气，清肺辟恶消谷，故《太平和剂局方》治吐血衄血，唾血咳血，下血血淋，口臭口苦，口甜喉腥，邪热诸病，有龙脑薄荷丸方，药多不录，用治血病，果有殊效也。

【茎叶】

性微温，味辛。主治：下气杀谷，消饮食，辟口臭，去邪毒，辟恶气。久服通神明，轻身耐老。治吐血衄血，血崩血痢，肺痿带下，诸气疾及脚肿。酿酒、清酒，及酒煮汁常服，治头风耳眩，及产后中风，恶血不止，服之弥妙。作生菜食，除胃间酸水。

【附方】

漏血欲死鸡苏煮汁一升，服之食。

吐血下血鸡苏茎叶，煎汁饮之。

吐血咳嗽龙脑、薄荷焙研末，米饮服一钱，取效。

衄血不止《梅师方》用鸡苏五合，香豉二合，同捣，搓如枣核大，纳鼻孔中，即止。《圣惠方》用鸡苏二两，防风一两为末，每服二钱，温水下，仍以叶塞鼻，《普济方》用龙脑、薄荷、生地黄等分为末，冷水服。

脑热鼻渊肺壅多涕。鸡苏叶、麦门冬、川芎䓖、桑白皮（炒）、

黄芪（炙）、生地黄（焙）等分为末，炼蜜丸如梧子大，每服四十丸，用人参汤下。

风热头痛热结上焦，致生风气，痰厥头痛。用水苏叶五两，皂荚（炙去皮子）三两，芫花（醋炒焦）一两，为末，炼蜜丸梧子大，每服二十丸，食后荆芥汤下，神效。

耳卒聋闭鸡苏叶生捣，绵裹塞之。

沐发令香鸡苏煮汁，或烧灰淋汁，沐之。

头生白屑方同上。

暑月目昏多眵泪生。龙脑、薄荷叶捣烂，生绢绞汁，点之。

霍乱困笃鸡苏三两，水二升，煎一升，分三服。

中诸鱼毒香苏浓煮汁，饮之，良。

蛇虺螫伤龙脑、薄荷叶研末，酒服，并涂之。

薄　荷

人多栽莳。二月宿根生苗，清明前后分之。方茎，其叶对生，初莳形长而头圆，及长则尖。吴、越、川、湖人多以代茶。可以生啖，可以作茹，令人口香。苏州者，休宁、汉口白出者，茎小而气芳，最佳。江西者，稍粗。川蜀者，更粗。《食医心镜》云，薄荷煎豉汤，暖酒和饮，煎茶生食并宜。

性温，味辛。同薤作齑食，相宜。新病瘥，人勿食之，食则令人虚汗不止。瘦弱人久食，动消渴病。

主治：味辛能散，性温能清。通利六阳之会首，祛除诸热之风邪。取其性锐而轻清，善行头面。用治失音，疗口齿，清咽喉，同川芎，达巅顶以导壅滞之热。取其气香而利窍，善走肌表，用消浮肿，散肌热，除背痛，引表药入营卫，以疏结滞之气。入药每剂止用二三分，勿太过，令人汗出不止，表虚者慎用。主心腹胀满，宿食不消，下气煮汁，饮之发汗，亦堪生食作菜，久食却肾气。辟邪毒，令人口气香洁。煎汤洗漆疮，破血止痢，捣汁合漱，去舌苔语涩。挼叶塞鼻，止衄血。涂蜂螫蛇伤。

【附方】

清上化痰利咽膈，治风热。以薄荷末，炼蜜丸芡子大，每噙一丸，白砂糖和之亦可。

风气瘙痒用薄荷、蝉蜕等分为末，每温酒调服一钱。

舌胎语謇薄荷自然汁，和蜜、姜汁擦之。

眼弦赤烂薄荷，以生姜汁浸一宿，晒干为末，每用一钱，沸汤炮洗。

瘰疬结核或破未破。以新薄荷二斤取汁，皂荚一梃水浸去皮，捣取汁，同于银石器内熬膏，入连翘末半两，连白青皮、陈皮、黑牵半生半炒各一两，皂荚仁一两半，同捣和丸梧子大，每服三十丸，煎连翘汤下。

衄血不止薄荷汁滴之。或以干者水煮，绵裹塞鼻。

血痢不止薄荷叶，煎汤常服。

水入耳中薄荷汁滴入，立效。

蜂虿螫伤薄荷叶，挼贴之。

火毒生疮如灸火毒气入内，两股生疮，汁水淋漓者。用薄荷煎汁频涂之，立愈。

牛　膝

一名山苋菜、对节菜。以其叶似苋，而对节生也。处处有之。以怀庆川中家莳者为良。秋间收子，至春种之。嫩苗可作菜茹，功用同。

性平，味甘带苦涩。甘则能补，带涩能敛，兼苦直下，用之入肾，益肾主闭藏，涩精敛血，引诸药下行。生用则宣，主治癃闭，管涩白浊，茎痛，瘀血阻滞，癥瘕凝结，女人经闭，产后恶阻，取其活血下行之功也。酒制熟则补，主治四肢拘挛，腰膝腿冷，骨节流痛，疟疾燥渴，湿热痿痹，老年失溺，取其补血滋阴之功也。若泻痢脾虚，而腿膝酸痛，及孕妇皆不宜用。治五淋尿血，茎中痛单用一味，大效。有老人久苦淋疾，百治不效。见《集要方》有牛膝汤，服之即愈。又有患血淋，小便在盆变如鼠形，亦用牛膝煎浓汁饮，日五次，则血渐淡而安。又有小便不利，茎中痛欲死，用牛膝一两，河水煎，温服，再以酒煎服，即愈。或入麝香、乳香，尤良。

【附方】

劳疟积久不止者。长牛膝一握，生切，以水六升，煮二升，分三服。清早一服，未发前一服，临发时一服。

消渴不止下元虚损。牛膝五两为末，生地黄汁五升浸之，日曝夜浸，汁尽为度，蜜丸梧子大，每空心温酒下三十丸。久服，壮筋骨，驻颜色，黑发，津液自生。

卒暴癥疾腹中有如石刺，昼夜啼呼。牛膝二斤，以酒一斗渍之，密封，于灰火中温令味出，每服五合至一升，随量饮。

痢下肠蛊凡痢下，应先白后赤，若先赤后白，为肠虫。牛膝二两捣碎，以酒一升渍经一宿，每服一两杯，日三服。

妇人血块土牛膝根洗切，焙捣为末，酒煎温服，极效。福州人单用之。

女人血病万病丸，治女人月经淋闭，月信不来，绕脐寒疝痛，及产后血气不调，腹中结瘕癥不散诸病。牛膝（酒浸一宿，焙），干漆（炒令烟尽）各一两为末，生地黄汁一升，入石器内，慢火熬至可丸，丸如梧子大，每服二丸，空心米饮下。

妇人阴痛牛膝五两，酒三升，煮取一升半，去滓，分三服。

生胎欲去牛膝一握捣，以无灰酒一盏，煎七分，空心服。仍以独根土牛膝涂麝香，插入牝户中。

胞衣不下牛膝八两，葵子一合，水九升，煎三升，分三服。

产后尿血用牛膝水煎，频服。

喉痹乳蛾新鲜牛膝根一握，艾叶七片，捣和人乳，取汁灌入鼻内。须臾痰涎从口鼻出，即愈。无艾亦可。又一方，牛膝捣汁，和陈酢灌之。

口舌疮烂牛膝浸酒含漱，亦可煎饮。

牙齿疼痛牛膝研末含漱。亦可烧灰。

折伤闪朒土牛膝捣，罨之。

金疮作痛生牛膝捣傅，立止。

卒得恶疮人不识者。牛膝根捣，傅之。

痈疖已溃用牛膝略刮去皮，插入疮口中，留半寸在外，以嫩橘叶及地锦草各一握，捣罨其上。牛膝能去恶血，二草温凉止痛，随干随换，有十全之功也。

风瘙瘾疹及痦瘟。牛膝末，酒服方寸匕，日三服。

骨疽癞病方同上。

【茎叶】

主治：寒湿痿痹，老疟淋閟，诸疮。功同根，春夏宜用之。

【附方】

气湿痹痛腰膝痛。牛膝叶一斤切，以米三合，于豉汁中煮粥，和盐、酱，空腹食之。

老疟不断牛膝茎叶一把切，以酒三升，渍服，令微有酒气，不即断，更作，不过三剂止。

溪毒寒热东间有溪毒中人，似射工，但无物。初病，恶寒发热，烦懊，骨节强痛，不急治，生虫食脏杀人。用雄牛膝（茎紫色节大者）一把，以酒、水各一杯同捣，绞汁温饮，日三服。

眼生珠管牛膝并叶捣汁，日点三四次。

紫 菀

又名仙菜、返魂草。处处有之。二、三月，布地生苗，其叶二四相连。五、六月开黄白紫花。根如北细辛，连根叶采之，醋浸，入少盐收藏，作菜辛香可茹，号名仙菜，盐不宜多，多则腐也。

性凉，味甘带苦，色紫体润，恰合肺经血分。

主治：肺焦叶举，久嗽，痰中带血。及肺痿痰喘，消渴，使肺窍有清凉润泽之功。因其色紫类肝，用入肝经，凡劳热不足，肝之表病也；蓄热结气，肝之里病也；吐血衄血，肝之逆上也；便血溺血，肝之妄下也，无不奏效。因其体润，善能滋肾。肾主二便，以此润大便燥结，利小便短赤，开发阴阳，宣通壅滞，大有神功。同生地、麦冬入心，宁神养血。同丹皮、赤芍入胃，清热凉血。夫桑皮色白，为肺中气药，紫菀色紫，为肺中血药，别宜而用。

【附方】

肺伤咳嗽紫菀五钱，水一盏，煎七分，温服，日三次。

久嗽不瘥紫菀、款冬花各一两，百部半两，捣罗为末，每服三钱，姜三片，乌梅一个，煎汤调下，日二，甚佳。

小儿咳嗽声不出者。紫菀末、杏仁等分，入蜜同研，丸芡子大，每服一丸，五味子汤化下。

吐血咳嗽吐血后咳者。紫菀、五味炒为末，蜜丸芡子大，每含化一丸。

产后下血紫菀末，水服五撮。

缠喉风痹不通欲死者。用返魂草根一茎，洗净纳入喉中，待取恶涎出即瘥，神效，更以马牙消津咽之，即绝根本。一名紫菀，南人呼为夜牵牛。

妇人小便卒不得出者。紫菀为末，井华水服三撮，即通。小便血者，服五撮立止。

决　明

叶作菜食，利五脏，明目甚良。决明有二种：一种马蹄决明，茎高三四尺，叶大于苜蓿，而本小末芰，昼开夜合，两两相帖。秋开淡黄花，五出，结角如初生细豇豆，长四五寸。角中子数十粒，参差相连，状如马蹄，青绿色，入眼药最良。一种茳芒决明，《救荒本草》所谓山扁豆是也。苗茎似马蹄决明，但茎叶本小末尖，正似槐叶，夜亦不合，秋开深黄花，结角大如小指，长二寸许，味甘滑。二种苗叶皆可作酒曲，俗呼为独占缸。但茳芒嫩苗及花与角子皆可瀹茹及点茶食，马蹄者略苦耳。

【子】

性平，味苦甘微咸。

主治：肝热风眼赤泪。青盲，目肤淫，赤白膜眼。每旦取一匙，挼净，空心吞之，百日后夜见物光，助肝益肾。以水调末涂肿毒。熁太阳穴，止头痛。又贴胸心，止鼻红。作枕，治头风明目，胜于黑豆。又解蛇毒。园中种之蛇不敢入。

【附方】

积年失明决明子二升为末，每食后，粥饮服，方寸匕。

青盲雀目决明一升，地肤子五两为末，米饮丸梧子大，每米饮下二三十丸。

补肝明目决明子一升，蔓菁子二升，以酒五升煮，曝干为末，每米饮服二钱，温水下，日二服。

目赤肿痛决明子炒研，茶调傅两太阳穴，干则易之，一夜即愈。

头风热痛方同上。

鼻衄不止方见主治。

癣疮延蔓决明子一两为末，入水银、轻粉少许，研不见星，擦破上药，立瘥。此东坡家藏方也。

发背初起草决明生用一升，捣，生甘草一两，水三升，煮一升，分二服。大抵血滞则生疮，肝主藏血，决明和肝气，不损元气也。

【附录茳芒】《拾遗》藏器曰：陶云，决明叶如茳芒。按，茳芒生道旁。叶小于决明，性平无毒，火炙作饮，极香，除痰止渴，令人不睡，调中。隋稠禅师采作五色饮，以进炀帝者是也。又有茳芏，字从土，音吐。一名江蓠子，乃草似莞，生海边，可为席者，与决明叶不相类。时珍曰：茳芒赤决明之一种，故俗犹称独占缸。说见前集解下。

【合明草】《拾遗》藏器曰：味甘性寒，无毒。主暴热淋，小便赤涩，小儿瘈病，明目下水，止血痢，捣绞汁服。生下湿地，叶如四，出花，向夜叶即合。

益　母

《纲目》作茺蔚。一名萑，又名贞蔚、益明、猪麻、野天麻、火杴。处处有之，近水湿处甚繁。春初生苗，如嫩蒿，米浸淘洗，去苦水，煮作菜食，大益女人。入夏长三四尺，茎方如黄麻茎。其叶如艾，而背青，一梗三叶，叶有尖歧，寸许一节，节节生穗，丛簇抱茎。四、五月间，穗内开小花，红紫色，亦有微白色者。每萼内有细子四粒，粒大如同蒿子，有三棱，褐色，药肆作巨胜货之，宜辨。夏至后即枯，其根白色。花白者名蓷菜，功同。

性微温，味甘辛，微苦。苗茎叶根同功。

主治：调经活血，破血解毒，胎漏难产，胎衣不下，血晕，血风血痛，崩中漏下，尿血泻血，疳痢、痔疾，打扑损伤瘀血，二便不通。入面药，令面光泽，治粉刺。捣汁服，主浮肿下水，消恶毒疔肿，乳痈丹游等毒，并傅之。又服汁，主子死腹中，及产后血胀闷。滴汁入耳中，主聤耳；捣傅蛇虺毒；煎汤洗瘾疹。

【子】

性微温，味辛甘。炒香用，或蒸熟，晒，舂去壳，取仁用。

主治：明目益精，除水气，疗血逆大热，头痛心烦。顺气活血，养肝益心，安神定魄，治风解热，调女人经脉，崩中带下，胎前产后诸症。久服，令人有子。同四物香附，为女科要药。

【附方】

济阴返魂丹昝殷《产宝》曰：此方乃吉安文江高师禹备礼求于名医所得者，其效神妙，活人甚多，能治妇人胎前产后，诸疾危证。用野天麻（又名益母，又名火妆，又名负担，即茺蔚子也。叶似艾叶，茎类火麻，方梗凹面，四、五、六月节节开花，红紫色如蓼花，南北随处皆有，白花者不是），于端午、小暑，或六月六日，花正开时，连根收采阴干，用叶及花子。忌铁器，以石器碾为细末，炼蜜丸如弹子大，随证嚼服，用汤使。其根烧存性，为末，酒服，功与黑神散不相上下。其药不限丸数，以病愈为度，或丸如梧子大，每服丸。又可捣汁滤净，熬膏服之。胎前脐腹痛，或作声者，米饮下；胎前产后，脐腹刺痛，胎动不安，下血不止，当归汤下；产后，以童子小便化下一丸，能安魂定魄，血气自然调顺，诸病不生。又能破血痛，养脉息，调经络，并温酒下。胎衣不下，及横生不顺，死胎不下，经日胀满，心闷心痛，并用炒盐汤下。产后血晕，眼黑血热，口渴烦闷，如见鬼神，狂言不省人事，以童子小便和酒化下。产后结成血块，脐腹奔痛，时发寒热，有冷汗，或面垢颜赤，五心烦热，并用童子小便、酒下，或薄荷自然汁下。产后恶露不尽，结滞刺痛，上冲心胸满闷，童子小便、酒下。产后泻血水，以枣汤下。产后痢疾，米汤下。月水不调，温酒下。产后中风，牙关紧急，半身不遂，失音不语，童便、酒下。产后气喘咳嗽，胸膈不利，恶心吐酸水，面目浮肿，两胁疼痛，举动失力，温酒下。产后月内咳嗽，自汗发热，久则变为骨蒸，童便、酒下。产后鼻衄，舌黑口干，童便、酒下。产后两太阳穴痛，呵欠心忪，气短羸瘦，不思饮食，血风身热，手足顽麻，百节疼痛，并米饮化下。产后大小便不通，烦躁口苦者，薄荷汤下。妇人久无子息，温酒下。

益母膏《近效方》治产妇诸疾及折伤内损有瘀血，每天阴则痛，神方也。三月采益母草（一名负担，一名夏枯草），连根叶茎花，洗择令净，于箔水摊曝水干，以竹刀切长五寸，勿用铁刀，置于大锅中，以水浸过二三寸，煎煮，候草烂水减三之二，漉去草，取汁约五六斗，入盆中澄半日，以绵滤去浊滓，以清汁入釜中，慢火煎至一斗，如稀饧状，瓷瓶封收。每取梨大，暖酒和服，日再服，或和羹粥亦可。如远行，即更炼至可丸收之。服至七日，则疼渐平复也。产妇恶露不尽及血晕，一二服便瘥。其药无忌。又能治风，益心力。

女人难产益母草捣汁七大合，煎减半，顿服立止。无新者，以干者一大握，水七合，煎服。

胎死腹中益母草捣熟，以暖水少许，和绞取汁，顿服之。

产后血运心气欲绝。益母草研汁，服一盏，绝妙。

产后血闭不下者。益母草汁一小盏，入酒一合，温服。

带下赤白益母草，花开时采，捣为末，每服二钱，食前温汤下。

小便尿血益母草捣汁，服一升立瘥。此苏澄方也。

赤白杂痢困重者。益母草（日干）、陈盐梅（烧存性）等分为末，每服三钱，白痢干姜汤，赤痢甘草汤下，名二灵散。

小儿疳痢垂死者。益母草嫩叶，同米煮粥食之，取足，以瘥为度，甚佳。饮汁亦可。

痔疾下血益母草叶，捣汁饮之。

一切痈疮妇人妒乳乳痈，小儿头疮，及浸淫黄烂热疮，疥疽阴蚀。并用天麻草切五升，以水一斗半，煮一斗，分数次洗之，以杀痒。

急慢疔疮《圣惠方》用益母草捣，封之，仍绞五合服，即消。《医方大成》用益母草，四月连花采之，烧存性。先以小尖刀十字划开疔根，令血出，次绕根开破，捻出血，拭干，以稻草心蘸药，捻入疮口，令到底，良久当有紫血出，捻令血净，再捻药入，见红血乃止，一日夜捻药三五度，重者二日根烂出，轻者一日出。有疮根胀起，即是根出，以针挑之，出后仍傅药生肌易愈。忌风寒、房室、酒肉、一切毒物。

疖毒已破益母草捣傅，甚妙。

勒乳成痈益母为末，水调涂乳上，一宿自瘥。生捣亦得。

喉闭肿痛益母草捣烂，新汲水一碗，绞浓汁顿饮，随吐愈。冬月用根。

聤耳出汁茺蔚茎叶汁，滴之。

粉刺黑斑《闺阁事宜》云五月五日收带根天麻，紫花者，晒干烧灰。以商陆根捣自然汁，加酸醋，和搜灰，作饼，炭火过，收之。半年方用，入面药，甚能润肌。苏颂曰：唐天后炼益母草泽面法，五月五日采根苗具者，勿令着土，曝干捣罗，以面水和成团如鸡子大，再曝干。仍作一炉，四旁开窍，上下置火，安药中央。大火烧一炊久，即去大火，留小火养之，勿令火绝。经一伏时出之，瓷器中研治，筛再研，三日收用，如澡豆法，日用。一方，每十两加滑石一两，胭脂一钱。

马咬成疮苦低草，切细，苦醋炒涂之。

新生小儿益母草五两，煎水浴之，不生疮疥。

夏枯草

原野间甚多。苗高一二尺许，其茎微方，叶对节生，茎端作穗，长一二寸，开淡紫小花，一穗有细子四粒。嫩苗瀹过，浸去苦味，油盐拌之可食。

性凉，味苦辛。

主治：寒热，瘰疬，鼠瘘，头疮，破癥，散瘿结气，脚肿湿痹。除目珠痛，神效。至夜疼甚者，以砂糖水浸一两服之。有连眉棱骨及半边头痛，用黄连膏即更甚，用夏枯草二两，香附二两，甘草四钱为末，每服一钱五分，清茶调服即愈。

【附方】

明目补肝肝虚目睛痛，冷泪不止，血脉痛，羞明怕日。夏枯草半两，香附子一两为末，每服一钱，浓茶汤调下。

赤白带下夏枯草花开时采，阴干，为末，每服二钱，食前米饮下。

血崩不止夏枯草为末，每服方寸匕，米饮调下。

产后血晕心气欲绝者。夏枯草捣绞汁，服一盏，大妙。

扑伤金疮夏枯草，口嚼烂，罯上即愈。

汗斑白点夏枯草煎浓汁，日日洗之。瘰疬马刀，不问已溃未溃，或日久成漏，用夏枯草六两，水二钟，煎七分，食远温服。虚甚者，则煎汁熬膏服，并涂患处，兼以十全大补汤加香附、贝母、远志，尤善。此物生血，乃治瘰疬之圣药也，其草易得，其功甚多。

红花

《纲目》作红蓝花，又名黄蓝。二月、八月、十二月皆可以下种，雨后布子，如种麻法。初生嫩叶、苗，可食。叶如小蓟，花如大蓟而红子。收，淘净，捣碎煎汁，入醋，拌蔬食，极肥美。又可为车脂及烛。

性温，味辛，色红类血。味辛性温，善通利经脉，为血中气药，能泻而又能补，各有妙义。若多用三四钱，则过于辛温，使血走散。同苏木逐瘀血，合肉桂通经闭，佐归芎治遍身胸腹血气刺痛，此其行导活血之力也。若少用七八分，取其味辛，以疏肝气，色赤以助血海，大补血虚，此其调畅和血之功也。若止用二三分，取其色赤入心，以配心血，又借辛味，解散心经邪火，令血调和，此其滋养生血之效也。分两多寡之义，能令攻守、补泻不同，操权者安可不详为酌量也哉？调剂当以此为例。治产后血晕，口噤血闷。按《养疴漫笔》云，有徐妇产晕，已死，但胸膈微热。有名医陆公曰：此血闷也，得红花数十斤，乃可活。急购得，以大锅煮汤，盛三桶，舁妇寝其上，熏之，冷再加。二时指动，半日乃起。此得唐许胤宗以黄芪汤熏柳太后风病法也。腹内恶血不尽，绞痛，胎死腹中，并酒煮服。亦主虫毒。

【附方】

六十二种风张仲景治六十二种风，兼腹内血气痛。用红花一大两，分为四分，以酒一大升，煎钟半，顿服之，不止再服。

一切肿疾红花（熟）捣，取汁服，不过三服，便瘥。

喉痹壅塞不通者。红蓝花捣，绞取汁一小升服之，以瘥为度。如冬月无生花，以干者浸湿绞汁，煎服，极验。

热病胎死红花，酒煮汁，饮二三盏。

胎衣不下方同上。

产后血晕心闷气绝。红花一两为末，分作二服，酒二盏，煎一盏，连服。如口噤，斡开灌之，或入小便尤妙。

聤耳出水红蓝花三钱半，枯矾五钱为末，以绵杖拭净吹之，无花则用枝叶。一方去矾。

噎膈拒食端午采头次红花（无灰酒拌，焙干）、血竭（瓜子样者）等分为末，无灰酒一盏，隔汤顿热，徐咽。初服二分，次日四分，三日五分。

【子】

主治：天行痘疮，水吞数颗，功与花同。

【附方】

血气刺痛红蓝子一升，捣碎，以无灰酒一大升，拌子，曝干，重捣筛，蜜丸梧子大，空心酒下四十丸。

疮疽不出红花子、紫草茸各半两，蝉蜕二钱半，水、酒钟半，煎减半，量大小加减服。

女子中风血热烦渴。以红蓝子五合，熬捣，旦日取半大匙，以水一升煎取七合去渣，细细咽之。

【苗】

生捣，涂游肿；炒食，益女人。

昆布

又名纶布，音关。生登莱者，搓出绳索之状。出闽浙者，大叶似菜。盖海中诸菜，性味相近，主疗一致，虽稍不同，亦无大异也。

性寒，味咸。

主治：十二种水肿，瘿瘤结聚，气破积聚，利水道，去面肿，恶疮鼠瘘。治阴癀肿，含之咽汁。

【附方】

昆布臛治膀胱结气，急宜下气。用高丽昆布一斤，白米泔浸一宿，洗去咸味，以水一斛煮熟，劈细，入葱白一握，寸断之，更煮极烂，乃下盐、酢，糁姜橘椒末，调和食之。仍宜食粱米、粳米饭，极能下气，无所忌。海藻亦可依此法作之。

瘿气结核瘰瘰肿硬。以昆布一两洗去咸，晒干为散，每以一钱绵裹，好醋中浸过，含之咽汁，味尽再易之。

项下五瘿方同上。

项下卒肿其囊渐大，欲成瘿者。昆布、海藻等分为末，蜜丸杏核大，时时含之，咽汁。

百部

又名婆妇草、野天门冬，处处有之。其根数十相连如天冬，苗有细叶如茴香，其茎青肥，嫩时可食，煮炒皆宜。其根长者近尺，新亦肥实，生时劈开，晒干用之。

性微温，味甘。

主治：肺热润肺，咳嗽上气，火炙酒渍饮之，并治疥癣，去虫蚕咬毒。治传尸骨蒸劳疳，杀蛔虫、寸白虫及一切树木蛀虫，烬之即死。杀虱及蝇蠓。

【附方】

暴咳嗽《张文仲方》用百部根渍酒，每温酒一升，日三服。《葛洪方》用百部、生姜各捣汁等分，煎服二合。《续十全方》用百部藤根捣自然汁，和蜜等分，沸汤煎膏噙咽。《普济方》治卒咳不止，用百部根悬火上炙干，每含咽汁，勿令人知。

小儿寒嗽百部丸，用百部（炒）、麻黄（去节）各七钱半为末，杏仁去皮尖炒，仍以水略煮三五沸，研泥，入熟蜜和丸皂子大，每服二三丸，温水下。

三十年嗽百部根二十斤，捣取汁，煎如饴，服方寸匕，日三服。《深师》加蜜二斤，《外薹》加饴一斤。

遍身黄肿掘新鲜百条根，洗捣，罨脐上。以糯米饭半升，拌水酒半合，揉软，盖在药上，以帛包住。待一二日后，口内作酒气，则水从小便中出，肿自消也。百条根，一名野天门冬，一名百部，状如葱头，其苗叶柔细，一根下有百余个数。

误吞铜钱百部根四两，酒一升，渍一宿，温服一升，日再服。

百虫入耳百部炒研，生油调一字于耳门上。

熏衣去虱百部、秦艽为末，入竹笼烧烟熏之，自落。亦可煮汤洗衣。

蒲公英

一名金簪草，又名黄花地丁。江之南北颇多，他处亦有，岭南绝无。小科布地，四散而生，茎、叶、花、絮并似苦苣但小耳。嫩苗可食，二月采花，三月采根。可制汞，伏三黄。亦有紫花者。

性平，味甘。

主治：妇人乳痈，水肿，煮饮及封之立消。解食毒，散滞气，化热毒，消恶肿、结核、疔肿，擦牙，乌须发，壮筋骨。白汁涂恶刺、狐屎刺疮。

【附方】

还少丹昔日越王曾遇异人得此方，极能固齿牙，壮筋骨，生肾水。凡年未及八十者服之，须发反黑，齿落更生，年少服之，至老不衰。得遇此方，宿有仙缘，当珍重之，不可轻泄，用蒲公英一斤，一名耩耨草，又名蒲公罂，生平泽中，三、四月甚有之，秋后亦有放花者，连根带叶取一斤洗净，勿令见天日，晾干，入斗子，解盐一两，香附子五钱，二味为细末，入蒲公草内淹一宿，分为二十团，用皮纸三四层裹扎定，用六一泥即蚯蚓粪如法固济，入灶内焙干，乃以武火煅通红为度，冷定取出，去泥为末。早晚擦牙漱之，吐、咽甚便，久久方效。

乳痈红肿蒲公英一两，忍冬藤二两，捣烂，水二钟，煎一钟，食远服，睡觉病即去矣。

疳疮疔毒蒲公英捣烂覆之，即黄花地丁也。别更捣汁，和酒煎服，取汗。

多年恶疮蒲公英捣烂，贴。

蛇螫肿痛方同上。

茄

一名落苏。二月下种移栽，株高二三尺，有团如栝楼者，长四五寸者，有青紫白三色。一种渤海茄，白而坚实；一种番茄，白而扁，甘脆不涩，生熟可食；一种紫茄，蒂长味甘；一种水茄，形长味甘，可以止渴。洪容斋《随笔》云，浙西常茄皆紫，其白者为水茄，江西常茄皆白，其紫者为水茄，亦一异也。

性寒，味甘。脏冷人不可多食，致腹痛，动气，发疮，女人伤子宫。秋后食多损目。

主治：寒热五脏劳，散血止痛，消肿，宽肠，温病传尸劳气。醋磨，傅肿毒。老裂者烧灰，治乳裂。

【附方】

妇人血黄黄茄子竹刀切，阴干为末，每服二钱，温酒调下。

肠风下血经霜茄连蒂烧存性，为末，每日空心温酒服二钱匕。

久患下血大茄种三枚，每用一枚，湿纸包煨熟，安瓶内，以无灰酒一升半沃之，蜡纸封闭三日，去茄暖饮。

腹内鳖癥陈酱茄儿烧存性，入麝香、轻粉少许，脂调贴之。

卵㿗偏坠用双蒂茄子，悬于房门上，出入用眼视之，茄蔫所患亦蔫，茄干亦干矣。又法，用双茄悬门上，每日抱儿视之，二三次，钉针于上，十余日消矣。

大风热痰用黄老茄子，大者不计多少，以新瓶盛，埋土中，经一年尽化为水，取出入苦参末同丸梧子大，食已及卧时酒下三十丸，甚效。此方出江南人传。

腰脚拘挛腰脚风血积冷，筋急拘挛疼痛者。取茄子五十斤切洗，以水五斗煮取浓汁，滤去滓，更入小铛中，煎至一升以来，即入生粟粉同煎，令稀稠得所，取出搜和，更入麝香、朱砂末同丸如梧子大，每日用秫米酒送下三十丸，近暮再服，一月乃瘥。男子、女人通用皆验。

磕扑青肿老黄茄极大者，切片如一指厚，新瓦焙研为末。欲卧时，温酒调服二钱匕，一夜消尽，无痕迹也。

坠损跌扑散血止痛。重阳日收老茄子百枚，去蒂四破切之，硝石十二两捣碎，以不津器先铺茄子一重，乃下硝石一重，如此间铺令尽，以纸数层密封，安置净处，上下以新砖承覆，勿犯地气。至正月后取出，去纸两重，日中曝之，逐日如此。至二、三月，度茄已烂，开瓶倾出，滤去滓，别入新器中，以薄绵盖头，又曝，至成膏乃可用。每以酒调半匙，空腹饮之，日再，恶血散，则痛止而愈矣。若膏久干硬，即以饭饮化动用之。

发背恶疮用上方，以酒服半匙，更以膏涂疮口四围，觉冷如水，疮干便瘥。其有根本在肤腠者，亦可内消。

热毒疮肿生茄子一枚，割去二分，去瓤二分，似罐子形，合于疮上即消也。如已出脓，再用取瘥。

牙齿肿痛隔年糟茄，烧灰频频干擦，立效。

虫牙疼痛黄茄种烧灰擦之，效。

喉痹肿痛糟茄或酱茄，细嚼咽汁。

妇人乳裂秋月冷茄子裂开者，阴干烧存性研末，水调涂。

【蒂】

烧灰，米饮服二钱，治肠风下血及血痔，口齿疮䘌。生切，擦癜风。白癜用白，紫癜用紫。俱蘸硫、附末擦之，即消。

【附方】

风蛀牙痛茄蒂烧灰，掺之。或加以细辛末等分，日日用之。

【花】

治金疮牙痛。

【附方】

牙痛秋茄花干之，旋烧研涂痛处，立止。

【根及枯茎叶】

主治：冻疮皴裂，煮汤渍之，良。散血消肿，治血淋下血，血痢阴挺，齿䘌口蕈。

【附方】

血淋疼痛茄叶熏干为末，每服二钱，温酒或盐汤下，隔年者尤佳。

肠风下血方同上，米饮下。

久痢不止茄根烧灰、石榴皮等分为末，以砂糖水服之。

女阴挺出茄根烧存性，为末，油调在纸上，卷筒安入内，一日一上。

口中生蕈用醋漱口，以茄母烧灰、飞盐等分，米醋调稀，时时擦之。

牙痛取牙茄科以马尿浸三日，晒干为末，每用点牙即落，真妙。

牙齿䘌痛茄根捣汁，频涂之。陈茄树烧灰，傅之，先以露蜂房煎汤漱过良。

夏月趾肿不能行走者。九月收茄根悬檐下，逐日煎汤洗之。

苦　茄

生岭南。树小有刺。

【子】

醋磨，涂痈肿。

根可作汤浴。又主瘴气。

苦　瓠

一名苦匏，又名苦壶卢。《诗》云：瓠有苦叶。《国语》云：苦匏不材于人，共济而已。瓠、匏同音。

【瓤及子】

性寒，味苦。主治：大水。面目四肢浮肿，下水，令人吐利，石淋，痰饮。煮汁渍阴，疗小便不通。滴鼻中，出黄水，去伤冷鼻塞，黄疸，吐蛔虫。治痈疽疥癣。

【附方】

急黄病苦瓠一枚，开孔，以水煮之，搅取汁，滴入鼻中，去黄水。

黄疸肿满苦壶卢瓤如大枣许，以童子小便二合，浸之一时，取两酸枣大，纳两鼻中，深吸气，待黄水出，良。又方，用瓠瓤熬黄为末，每服半钱，日一服，十日愈。然有吐者，当详之。

大水胀满头面洪大。用莹净好苦瓠白瓤，捻如豆粒，以面裹煮一沸，空心服七枚，至午当出水一斗，三日水自出不止，大瘦乃瘥，二年内忌咸物。《圣惠》用苦壶卢瓤一两，微炒为末，每日粥饮服一钱。

通身水肿苦瓠膜炒二两，苦葶苈五分，捣合丸小豆大，。每服五丸，日三，水下止。又用苦瓠膜五分，大枣七枚，捣丸，一服三丸，如人行十里许，又服三丸，水出更服一丸，即止。

石水腹肿四肢皆瘦削。用苦瓠膜炒一两，杏仁半两炒去皮尖，为末糊丸小豆大，每饮下十丸，日三，水下止。

水蛊洪肿苦瓠瓤一枚，水二升，煮至一升，煎至可丸，如小豆大，每米饮下十丸，待小便利，作小豆羹食。勿饮水。

小便不通胀急者。用苦瓠子三十枚炒，蝼蛄三个焙，为末，每冷水服一钱。

小儿闪癖取苦瓠未破者，煮令热，解开熨之。

风痰头痛苦瓠膜取汁，以苇管灌入鼻中，其气上冲脑门，须臾恶涎流下，其病立愈除根，勿以昏运为疑。干者浸汁亦效，其子为末吹入亦效。年久头风皆愈。

鼻窒气塞苦壶卢子为末，醇酒浸之，夏一日，冬七日，日日少少点之。

眼目昏暗七月七日，取苦瓠白瓤，绞汁一合，以酢二升，古钱七文，同以微火煎减半，每日取沫纳眦中，神效。

弩肉血翳秋间取小柄壶卢，或小药壶卢，阴干，于紧小处锯断，内挖一小孔，如眼孔大。遇有此病，将眼皮上下用手挣开，将壶卢孔合定，初虽甚痛苦，然瘀肉、血翳皆渐下，不伤睛也。

齿䘌口臭苦瓠子为末，蜜丸半枣大，每旦漱口了含一丸，仍涂齿龈上，涎出吐去，妙。

风虫牙痛壶卢子半升，水五升，煎三升，含漱之。茎叶亦可，不过三度。

恶疮癣癞十年不瘥者。苦瓠一枚，煮汁搽之，日三度。

九瘘有孔苦瓠四枚，大如盏者，各穿一孔如指大，汤煮十数沸，取一竹筒，长一尺，一头插瓠孔中，一头注疮孔上，冷则易之，用遍乃止。

痔疮肿痛苦壶卢、苦荬菜，煎汤先熏后洗，乃贴熊胆、密陀僧、胆矾、片脑末，良。

下部悬痈择人神不在日，空心，用井华水调百药煎末一碗服之，微利后，却用秋壶卢，一名苦不老，生在架上而苦者，切片，置疮上，灸二七壮。萧端式病此连年，一灸遂愈。

卒中蛊毒或吐血，或下血，皆如烂肝者。苦瓠一枚，水二升，煮一升服，立吐即愈。又方，用苦酒一升，煮令消，服之取吐，神验。

死胎不下苦壶卢烧存性，研末，每服一钱，空心热酒下。

聤耳出脓干瓠子一分，黄连半钱为末，以绵先缴净，吹入半字，日二次。

鼻中息肉苦壶卢子、苦丁香等分，入麝香少许，为末，纸撚点之。

【花】

治一切瘘疮，霜后收晒，研末傅之。

【蔓】

治麻疮，煎汤浴之即愈。

【附方】

小儿白秃瓠藤同裹盐，荷叶煎浓汁，洗三五次愈。

苦　瓜

一名锦荔枝，又名癞葡萄。苦以味名，荔枝、葡萄皆以实及茎叶相似而得名。

性寒，味苦。

主治：除邪热，解劳乏，清心明目。

【子】

主治：益气壮阳。

壶　卢

俗作葫芦者非。一名匏瓜，又名瓠瓜。有长瓠、悬瓠、壶卢、匏瓜、蒲卢，名状不一，实一类也。俱以正、二月下种，生苗引蔓延缘。其叶似冬瓜叶而稍团，有柔毛，嫩时可食。《诗》云：幡幡瓠叶，采之烹之。五、六月开白花，结实白色，大小长短，各有种色。瓤中之子，齿列而长，谓之瓠犀。

性平滑，味甘。多食令人吐利。患脚气、虚胀、冷气者忌之。

主治：除烦，消热，利水道，润心肺，治石淋，消渴，恶疮，鼻中肉烂痛。服丹石人宜之。

【附方】

腹胀黄肿用亚腰壶卢，（连子）烧存性，每服一个，食前温酒下，不饮酒者白汤下，十余日见效。

【叶】

为茹耐饥。

【蔓须花】能解毒。

【附方】

预解胎毒七、八月，或三伏日，或中秋日，剪壶卢须如环子脚者阴干，于除夜煎汤浴小儿，则可免出痘。

【子】

主治：齿龈或肿或露，齿摇疼痛，用八两，同牛膝四两，每服五钱，煎水含漱，日三四次。

败　瓢

乃壶卢破开为之，当以苦匏及年久者为佳。

性平，味苦。

主治：消肿杀虫，痔漏下血，崩中赤白带。

【附方】

中满鼓胀用三五年陈壶卢瓢一个，以糯米一斗作酒，待熟，以瓢于炭火上炙热，入酒浸之，如此三五次，将瓢烧存性，研末，每服三钱，酒下，神效。

大便下血败瓢（烧存性）、黄连等分研末，每空心温酒服二钱。

赤白崩中旧壶卢瓢（炒存性）、莲房（炒存性）等分研末，每服二钱，热水调服，三服，有汗为度，即止，甚者五服止，取妙。忌房事、发物、生冷。

脑漏流脓破瓢、白鸡冠花、白螺蛳壳各烧存性等分，血竭、麝香各五分，为末，以好酒洒湿熟艾，连药揉成饼，贴在顶门上，以熨斗熨之，以愈为度。

腋下瘤瘿用长柄茶壶卢烧存性，研末搽之，以消为度。一府校老妪右腋生一瘤，渐长至尺许，其状如长瓠子，久而溃烂，一方士教以此法用之，遂出水，消尽而愈。

汤火伤灼旧壶卢瓢，烧灰傅之。

王　瓜

一名土瓜。又有钩薽、老鸦瓜、马瓟瓜、赤电子、野甜瓜、师姑草、公公须诸名。三月生苗，其蔓多须，故呼为公公须。与地黄苗名婆婆奶，可为属对。嫩时可茹。其叶圆如马蹄而有尖，面青背淡，涩而不光。六、七月开五出小黄花，成簇结子，累累如瓜熟时，有红、黄二色。根如栝楼之小者，澄粉白腻，须深掘二三尺乃得正根。江西人沃土取根作蔬食，味如山药。

【根】

性寒，味甘。

主治：消渴内痹，天行热疾，酒黄病，壮热心烦闷。诸邪热结鼠瘘，散痈肿留血，利大小便，治面黑面疮，破癥癖，落胎，带下不通，下乳汁，逐四肢骨节中水，治马骨刺人疮。主蛊毒，小儿闪癖，痞满，痰疟。并取根叶捣汁服，取吐下。

【附方】

小儿发黄土瓜根生捣汁三合，与服，不过三次。

黄疸变黑医所不能治。用土瓜根汁，平旦温服一小升，午刻黄水当从小便出，不出再服。

小便如疳乃肾虚也。王瓜散，用王瓜根一两，白石脂二两，菟丝子酒浸二两，桂心一两，牡蛎粉二两为末，每服二钱，大麦粥饮下。

小便不通土瓜根捣汁，入少水解之，筒吹入下部。

大便不通上方吹入肛门内。二便不通，前后吹之，取通。

乳汁不下土瓜根为末，酒服一钱，一日二服。

经水不利带下，少腹满，或经一月再见者，土瓜根散主之。土瓜根、芍药、桂枝、䗪虫各三两为末，酒服方寸匕，日三服。

妇人阴㿗方同上。

一切漏疾土瓜根捣傅之，燥则易。

中诸蛊毒土瓜根大如指，长三寸，切，以酒半升渍一宿服，当吐下。

面上痱瘖土瓜根捣末，浆水和匀，入夜别以浆水洗面涂药，旦复洗之，百日光彩射人，夫妻不相识也。曾用有效。

耳聋灸法湿土瓜根，削半寸塞耳内，以艾灸七壮，每旬一灸，愈乃止。

【子】

主治：反胃吐食。生用润心肺，治黄病；炒用治肺痿、吐血、肠风泻血、赤白痢。

【附方】

消渴饮水雹瓜去皮，每食后嚼二三两，五七度瘥。

传尸劳瘵赤雹儿，俗名王瓜，焙为末，每酒服一钱。

反胃吐食马雹儿灯上烧存性一钱，入好枣内，平胃散末二钱，酒服，食即可下。即野甜瓜，北方多有之。

热痰头风悬栝楼一个，赤雹儿七个（焙），大力子（即牛蒡子，焙）四两为末，每食后茶或酒服三钱，忌动风发热之物。

筋骨痛挛马雹儿子，炒开口，为末，酒服一钱，日二服。

赤目痛涩不可忍。小圆栝楼，篱上大如弹丸，红色，皮上有刺者，九月、十月采，日干，槐花（炒）、赤芍药等分为末，每服二钱，临卧温酒下。

瘀血作痛赤雹儿烧存性，研末，无灰酒空心服二钱。

大肠下血王瓜一两（烧存性），地黄二两，黄连半两为末，蜜丸梧子大，米饮下三十丸。

黄　瓜

《纲目》作胡瓜。正、二月下种，三月生苗引蔓。叶如冬瓜叶，亦有毛。四、五月开黄花，结瓜围二三寸，长者至尺许，青色，皮上有瘖瘟，如疣子，至老则黄赤色。其子与菜瓜子同一种。五月种者，霜时结瓜，白色而短，并生熟可食，兼蔬蓏之用，糟酱不及菜瓜也。

性寒，味甘，有小毒。多食动寒热，多疟病，发疮疥。病后及小儿俱忌食之，不可多用醋。

主治：清热解渴，利水道。

【附方】

小儿热痢嫩黄瓜同蜜食十余枚，良。

水病肚胀四肢浮肿。用胡瓜一个，破开，连子以醋煮一半至烂，空心俱食之，须臾下水也。

小儿出汗香瓜丸，用黄连、胡黄连、黄蘗、川大黄煨熟，鳖甲醋炙、柴胡、芦荟、青皮等分为末，用大黄瓜黄色者一个，割下头，填药至满，盖定签住，慢火煨熟，同捣烂，入面糊丸，绿豆大，每服二三丸，大者五七丸至十丸，食后新水下。

咽喉肿痛老黄瓜一枚去子，入硝填满，阴干为末，每以少许吹之。

杖疮焮肿六月六日，取黄瓜入瓷瓶中，水浸之，每以水扫于疮上，立效。

火眼赤痛五月取老黄瓜一条，上开小孔，去瓤，入芒硝令满，悬阴处，待硝透出，刮下，留点眼甚效。

汤火伤灼五月五日掐黄瓜入瓶内封，挂檐下，取水刷之，良。

丝　瓜

又名天罗。二月下种，生苗引蔓，延树竹，或作棚架。其叶大于蜀葵，而多丫尖，有细毛刺，取汁可染绿。其茎有棱。六、七月开黄花，五出，微似黄瓜花，其瓜大寸许，长一二尺，嫩时去皮，可烹可暴，点茶充蔬。老则大如杵，筋络缠纽如织成，经霜乃枯，惟可藉靴履，涤釜器，故村人呼为洗锅罗。

性冷，味甘。入药用老者。

主治：痘疮不快，枯者烧存性，入朱砂研末，蜜水调服，甚妙。煮食，除热利肠。老者烧存性服，去风化痰，凉血解毒，杀虫，通经络，行血脉，下乳汁，治大小便下血，痔漏崩中，黄积，疝痛，卵肿，血气作痛，痈疽疮肿，齿䘌痘疹胎毒，暖胃补阳，固气和胎。

【附方】

痘疮不快初出或未出，多者令少，少者令稀。老丝瓜近蒂三寸，连皮烧存性，研末，砂糖水服。

痈疽不敛疮口太深。用丝瓜捣汁，频抹之。

风热腮肿丝瓜烧存性，研末，水调搽之。

肺热面疮苦丝瓜、牙皂荚并烧灰，等分，油调搽。

玉茎疮溃丝瓜连子捣汁，和五倍子末，频搽之。

坐板疮疥丝瓜皮焙干为末，烧酒调搽之。

天泡湿疮丝瓜汁调辰粉，频搽之。

手足冻疮老丝瓜烧存性，和腊猪脂涂之。

肛门酒痔丝瓜烧存性，研末，酒服二钱。

痔漏脱肛丝瓜烧灰、多年石灰、雄黄各五钱，为末，以猪胆、鸡子清及香油和调贴之，收上乃止。

肠风下血霜后干丝瓜，烧存性为末，空心酒服二钱。一名蛮瓜，一名天罗，一名天丝瓜是矣。

下血危笃不可救者。丝瓜（即天罗一个烧存性）、槐花减半为末，每空心米饮服二钱。

酒痢便血腹痛，或如鱼脑五色者。干丝瓜一枚连皮烧研，空心酒服二钱。一方煨食之。俗名鱼鱍是也。

血崩不止老丝瓜烧灰、棕榈烧灰等分，盐酒或盐汤服。

经脉不通干丝瓜一个为末，用白鸽血调成饼，日干研末，每服二钱，空心酒下，先服四物汤三服。

乳汁不通丝瓜连子烧存性，研，酒服一二钱，被覆取汗即通。

干血气痛妇人血气不行，上冲心膈，变为干血气者。用丝瓜一枚烧存性，空心温酒服。

小肠气痛绕脐冲心。连蒂老丝瓜，烧存性，研末，每服三钱，热酒调下，甚者不过二三服即消。

卵肿偏坠丝瓜架上初结者留下，待瓜结尽叶落取下，烧存性为末，炼蜜调成膏，每晚好酒服一匙，如在左左睡，在右右睡。

腰痛不止天罗布瓜子仁炒焦，擂酒服，以渣傅之。

喉闭肿痛天罗瓜研汁，灌之良。

卒然中风防风、荆芥一两，升麻半两，姜三片，水一盏，煎半盏，以丝瓜子研，取浆半盏，和匀灌之，如手足麻痒，以羌活煎汤洗之。

化痰止嗽天罗即丝瓜，烧存性为末，枣肉和丸弹子大，每服一丸，温酒化下。

风虫牙痛经霜干丝瓜，烧存性为末，擦之。

风气牙痛百药不效者用此，大能去风，惟蛀牙不效。天罗即生丝瓜一个，擦盐，火烧存性，研末频擦，涎尽即愈。腮肿，以水调贴之。马敏叔云：此乃严月轩家传屡效之方，一试即便可睡也。

食积黄疸丝瓜连子烧存性为末，每服二钱，因面得病面汤下，因酒得病温酒下，连进数服愈。

小儿浮肿天罗、灯草、葱白等分，煎浓汁服，并洗之。

水蛊腹胀老丝瓜去皮一枚剪碎，巴豆十四粒，同炒，豆黄去豆，以瓜同陈仓米再炒熟，去瓜，研米为末，糊丸梧子大，每服百丸，白汤下。盖米收胃气，巴豆逐水，丝瓜象人脉络，借其气以引之也。此乃元时杭州名医宋会之之方。

【叶】

主治：癣疮。频挼掺之，疗痈疽丁肿卵癞。

【附方】

虫癣清晨采露水丝瓜叶七片，逐片擦七下，如神。忌鸡、鱼，发物。

阴子偏坠丝瓜叶烧存性三钱，鸡子壳烧灰二钱，温酒调服。

头疮生蛆头皮内时有蛆出。以刀切破，挤丝瓜叶汁搽之，蛆出尽绝根。

汤火伤灼丝瓜叶焙研，入辰粉一钱，蜜调搽之，生者捣傅，一日即好也。

鱼脐疔疮丝瓜叶即虞刺叶也，连须葱白、韭菜等分，同入石钵内，研烂取汁，以热酒和服。以渣贴腋下，病在于左手贴左腋，右手贴右腋；病在左脚贴左胯，右脚贴右胯；在中贴心、脐。用帛缚住，候肉下红线处皆白则散矣。如有潮热，亦用此法，却令人抱住，恐其颤倒，则难救矣。

刀疮神药古石灰、新石灰、丝瓜根叶初种放两叶者、韭菜根各等分，捣一千下作饼，阴干为末，擦之。止血，定痛，生肌，如神效。侍御苏海峰所传。

【藤根】

主治：齿䘌脑漏，杀虫解毒。

【附方】

预解痘毒五、六月取丝瓜蔓上卷须，阴干，至正月初一日子时，用二两半煎汤，父母只令一人知，温浴小儿身面上下，以去胎毒，永不出痘，纵出亦少也。

诸疮久溃丝瓜老根熬水，扫之，大凉即愈。

喉风肿痛丝瓜根，以瓦瓶盛水浸饮之。

脑崩流汁鼻中时时流臭黄水，脑痛，名控脑砂，有虫食脑中也。用丝瓜藤近根三五尺，烧存性，每服一钱，温酒下，以愈为度。

牙宣露痛《海上妙方》用丝瓜藤阴干，临时火煅存性，研搽即止，最妙。《惠生堂方》用丝瓜藤一握，川椒一撮，灯心一把，水煎浓汁，漱吐，其痛立住如神。

咽喉骨鲠七月七日取丝瓜根阴干，烧存性，每服二钱，以原鲠物煮汤服之。

腰痛不止丝瓜根烧存性为末，每温酒服二钱，神效甚捷。

菜　瓜

《纲目》作越瓜，又名稍瓜。二、三月下种，生苗就地引蔓，青叶黄花并如冬瓜花叶而小。夏秋之间结瓜，有青、白二色，大如瓠子。一种长者，至二尺许，俗呼羊角瓜，生熟皆可食。可充果蔬，酱、豉、糖、醋藏浸皆宜，亦可作葅。

性寒，味甘。生食多冷中动气，心痛，瘕结，发疮，又令人虚弱。不益小儿，病后不可食，不可同牛乳食，又昏人耳目。

主治：利肠胃，止烦渴，利小便，去烦热，解酒毒，宣泄热气。烧灰，傅口吻疮及阴茎热疮。和饭作鲊，久食益肠胃。

南　瓜

二月下种，宜沙沃地，四月生苗，引蔓甚繁，一木可结数十，其色或绿或黄或红。经霜收置暖处，可留至春。其肉厚，不可生食。去皮、瓤瀹食，同猪肉煮食更良，亦可蜜煎。

性温，味甘。多食发脚气，黄疸。不可同羊肉食。

主治：补中益气。

冬　瓜

一名白瓜。又名水芝，又名地芝。三月生苗引蔓，大叶团而有尖，茎叶皆有刺毛。六、七月开黄花，结实。大者径尺余，长三四尺。嫩时绿色有毛，老则苍色有粉，其皮坚厚，其肉肥白。其瓤谓之瓜练，白虚如絮，可以浣练衣服。其子谓之瓜犀，在瓤中成列。霜后取之，其肉可煮为茹，可蜜为果，其子仁亦可食，盖兼蔬果之用。收瓜忌酒、漆、麝香、糯米，触之则烂。

性冷利，味甘。

主治：小腹水胀，利小便，止渴，益气耐老，除心胸满，去头面热，消热毒痈肿。切片摩痱子，甚良。捣汁服，止消渴烦闷，解毒。

【附方】

积热消渴白瓜去皮，每食后吃三二两，五七度良。

消渴不止冬瓜一枚削皮，埋湿地中，一月取出，破开，取清水，日饮之。或烧熟绞汁，饮之。

消渴骨蒸大冬瓜一枚，去瓤，入黄连末填满，安瓮内，待瓜消尽，同研，丸梧子大，每服三四十丸，煎冬瓜汤送下良。

产后痢渴久病津液枯竭，四肢浮肿，口舌干燥。用冬瓜一枚，黄土泥厚五寸，煨熟绞汁饮。亦治伤寒痢渴。

小儿渴利冬瓜汁饮之。

小儿魃病寒热如疳。用冬瓜、萹蓄各四两，水二升，煎汤浴之。

婴孩寒热冬瓜炮熟，绞汁饮之。

水病危急冬瓜不拘多少，任意吃之，神效无比。

十种水气浮肿喘满。用大冬瓜一枚，切盖去瓤，以赤小豆填满，盖合签定，以纸筋泥固济，日干，用糯糠两大箩，入瓜在内，煨至火尽，取出切片，同豆焙干研末，水糊丸梧子大，每服七十丸，煎冬瓜子汤下，日三服，小便利为度。

发背欲死冬瓜截去头，合疮上，瓜烂，截去更合之，瓜未尽，疮已小敛矣，乃用膏贴之。

痔痛肿痛冬瓜煎汤洗之。

马汗入疮干冬瓜烧研，洗净傅之。

食鱼中毒冬瓜汁饮之，良。

面黑令白冬瓜一个，竹刀去皮，切片，酒一升半，水一升，同煮烂滤去滓，熬成膏，瓶收，每夜涂之。

【瓤】一名瓜练。

性平，味甘。

主治：绞汁服，止烦躁热渴，利小便，治五淋，压丹石毒。洗面澡身，去皯黵，令人悦泽白皙。

【附方】

消渴烦乱冬瓜瓤干者一两，水煎饮。

水肿烦渴小便少者。冬瓜白瓤，水煮汁，淡饮之。

【子】

性平，味甘。久服寒中。

主治：令人悦泽，好颜色，益气不饥。久服耐老，除烦满不乐。可作面脂，去皮肤风及黑皯，润肌肤，治肠痈。

【附方】

服食法取冬瓜仁七升，以绢袋盛，投三沸汤中，须臾取曝干，如此三度。又与清苦酒渍之二宿，曝干为末，日服方寸匕，令人肥悦明目，延年不老。又法，取子三五升，去皮为丸，空心日服三十丸，令人白净如玉。

补肝明目治男子五劳七伤，明目。用冬瓜仁，方同上。

悦泽面容白瓜仁五两，桃花四两，白杨皮二两，为末，食后饮服方寸匕，日三服，欲白加瓜仁，欲红加桃花。三十日面白，五十日手足俱白。一方有橘皮，无杨皮。

多年损伤不瘥者。瓜子末，温酒服之。

消渴不止小便多。用干冬瓜子、麦门冬、黄连各二两，水煎饮之。冬瓜苗叶，俱治消渴，不拘新干。

男子白浊陈冬瓜仁炒为末，每空心米饮服五钱。

女子白带方同上。

【瓜皮】

可作丸服，亦入面脂。主驴马汗入疮肿痛，阴干为末涂之，又主折伤损伤。

【附方】

跌扑伤损用干冬瓜皮一两，真牛皮胶一两，剉入锅内，炒存性，研末，每服五钱，好酒热服，仍饮酒一瓯，厚盖取微汗，其痛即止，一宿如初，极效。

损伤腰痛冬瓜皮烧研，酒服一钱。

【叶】

治肿毒。杀蜂，疗蜂叮。主消渴，疟疾寒热。又焙研，傅多年恶疮。

【附方】

积热泻痢冬瓜叶嫩心，拖面煎饼食之。

【藤】

烧灰可出绣黥。煎汤，洗黑鼾，并疮疥。捣汁服，解木耳毒。煎水洗脱肛。烧灰可淬铜铁，伏砒石。

花　椒

《纲目》作秦椒，以其初来自秦也。一名椒，音毁；又名大椒。

处处有之，种易蕃茂。其叶对生，尖而有刺，四月开细花，五月结实，生青熟红，大于蜀椒，其目不及蜀光黑也。《纲目》载入果部。味本辛辣，果中无所用之。气味辛香，入作料，与蔬菜拌炒相宜。今移入菜部，余做此。青嫩时油酱炒食，佳。

性温，味辛，有小毒。凡用，须去目及闭口者，以酒拌蒸二时，放冷，密盖待冷，取出入瓷器中，勿令走气也。又法，微炒使出汗，乘热入竹筒中，以梗捣去里面黄壳，取红用，未尽再捣。或只炒热，隔纸铺地上，以碗覆，待冷，研取红用。诸椒皆同。诸椒辛爽，不宜多食，令人气乏，伤血损目，五月尤忌。闭口者杀人。

主治：温中，去寒痹，除风邪，坚齿发，明目轻身。上气咳嗽，久风湿痹，喉痹，吐逆疝瘕，下种湿气，恶风遍身，四肢㾓痹，口齿浮肿摇动。女人月闭不通，产后余疾。腹中冷痛，出汗。利五脏，止多年痢。生毛发，灭瘢。

【附方】

膏痹尿多其人饮少。用秦椒二分出汗，瓜蒂二分，为末，水服方寸匕，日三服。

手足心肿乃风也。椒、盐末等分，醋和傅之，良。

损疮中风以面作馄饨包秦椒，于灰中烧之令热，断开口，封于疮上，冷即易之。

久患口疮大椒，去闭口者，水洗面拌，煮作粥，空腹吞之，以饭压下。重者可再服，以瘥为度。

牙齿风痛秦椒煎，醋含漱。

百虫入耳椒末一钱，醋半盏，浸良久，少少滴入，自出。

川　椒

《纲目》作蜀椒，又名巴椒、汉椒、南椒、点椒、蓎藙（音唐毅）。椒以川产为良，肉厚皮皱，其子光黑如瞳仁，故谓之椒目也。

性热，味辛。忌同花椒，不宜多食。杏仁为之使，得盐味佳。畏款冬、防风、附子、雄黄，可收水银。中其毒者，凉水、麻仁浆解之。

主治：温中，散寒，除湿，解郁结，消宿食，通三焦，暖脾胃，补右肾命门，起阳衰，溲数足弱，久泻痢。一妇年七十余，病泻五年，百治不效，予以感应丸五十丸投之，大便二日不行，再以平胃散加椒红、茴香、枣肉为丸，与服，遂瘳。此除湿消食，温脾肾之功也。又《上清诀》曰：凡人伤饱，觉气上冲，心胸痞闷者，以水吞生椒一二十粒，即散，以其能通三焦，引正气下行也。**治头风下泪，寒邪咳逆，逐骨节皮肤死肌，寒热痹痛，破癥结，杀蛔虫，开腠理，通血脉，调关窍，耐寒暑，可作膏药。**

【附方】

椒红丸治元脏伤惫，目暗耳聋，服此百日，觉身轻少睡，足有力，是其效也，服及三年，心智爽悟，目明倍常，面色红悦，髭须光黑。用蜀椒去目及合口者，炒出汗，曝干，捣取红，一斤，以生地黄捣自然汁，入铜器中，煎至一升，候稀稠得所，和椒末丸梧子大，每空心暖酒下三十丸。合药时，勿令妇人、鸡犬见。诗云：其椒应五行，其仁通六义。欲知先有功，夜间无梦寐。四时去烦劳，五脏调元气。明目腰不痛，身轻心健记。别更有异能，三年精自秘。回老返婴童，康健不思睡。九虫顿消亡，三尸自逃避。若能久饵之，神仙应可冀。

补益心肾仙方椒苓丸，补益心肾，明目驻颜，顺气祛风，延年。真川椒一斤（炒去汗），白茯苓十两（去皮）为末，炼蜜丸梧子大，每服五十丸，空心盐汤下，忌铁器。

虚冷短气川椒三两，去目并合口者，以生绢袋盛，浸无灰酒五升中三日，随性饮之。

腹内虚冷川生椒（择去不拆者用）四十粒，以浆水浸一宿，令合口，空心，新汲水吞下。久服暖脏腑，驻颜，黑发明目，令人思饮食。

心腹冷痛以布裹椒安痛处，用熨斗熨，令椒出汗即止。

冷虫心痛川椒四两，炒出汗，酒一碗淋之，服酒。

阴冷入腹有人阴冷，渐渐冷气入腹，阴囊肿满，日夜疼闷欲死。以布裹椒，包囊下，热气大通，日再易之，以消为度。

呃噫不止川椒四两，炒研，面糊丸梧子大，每服十丸，醋汤下，神效。

传尸劳疰最杀劳虫。用真川椒红色者，去子及合口，以黄草纸二重隔之，炒出汗，取放地上，以砂盆盖定，以火灰密遮四旁约一时许，为细末，去壳，以老酒浸，白糕和丸梧子大，每服四十丸，食前盐汤下，服至一斤，其疾自愈。此药兼治诸痹，用肉桂煎汤下；腰痛，用茴香汤下；肾冷，用盐汤下。昔有一人病此，遇异人授是方，服至二斤，吐出一虫如蛇而安，遂名神授丸。

历节风痛白虎历节风，痛甚，肉里枯虚生虫，游走痒痛。兼治痹疾，半身不遂。即上治劳疰神授丸方。

寒湿脚气川椒二三升，疏布囊盛之，日以踏脚，贵人所用。

诸疮中风生蜀椒一升，以少面裹椒，勿令漏气，分作两裹，于煻灰火中烧熟，刺头作孔，当疮上罨之，使椒气射入疮中，冷即易之。须臾疮中出水，及遍体出冷汗，即瘥也。

疮肿作痛生椒末、釜下土、荞麦粉等分，研，醋和，傅之。

囊疮痛痒红椒七粒，葱头七个，煮水洗之。一人途中苦此，湘山寺僧授此方，数日愈，名驱风散。

手足皲裂椒四合，以水煮之，去渣，渍之半食顷，出令燥，须臾再浸，候干，涂猪羊脑髓，极妙。

漆疮作痒《谭氏方》用汉椒煎汤洗之。《相感志》云：凡至漆所，嚼川椒涂鼻上，不生漆疮。

夏月湿泻川椒（炒，取红）、肉豆蔻（煨）各一两为末，粳米饭丸梧子大，每量人米饮服百丸。

飧泻不化及久痢。小椒一两（炒），苍术二两（土炒），碾末，醋糊丸梧子大，每米饮服五十丸。

久冷下痢或不痢，腰腹苦冷。用蜀椒三升，酢渍一宿，曲三升，同椒一升，拌作粥食，不过三升，瘥。

老小泄泻小儿水泻及人年五十以上患泻。用椒一两，醋二升，煮醋尽，慢火焙干，碾末，瓷器贮之，每服二钱匕，酒及米饮下。

水泻奶疳椒一分，去目碾末，酥调，少少涂脑上，日三度。

食茶面黄川椒红炒，）碾末，糊丸梧子大，每服十丸，茶汤下。

伤寒齿衄伤寒呕血，继而齿缝出血不止。用开口川椒四十九粒，入醋一盏，同煎熟，入白矾少许，服之。

风虫牙痛《总录》用川椒红末，水和白面丸皂子大，烧热，咬之，数度愈。一方花椒四钱，牙皂七七个，醋一碗煎，漱之。

头上白秃川椒末，猪脂调傅，三五度便愈。

妇人秃鬓汉椒四两，酒浸，密室内日日搽之，自然长也。

蝎螫作痛川椒目，嚼细涂之，微麻即止。

百虫入耳川椒碾细，醋浸灌之，自出。

毒蛇咬螫以闭口椒及叶，捣，封之，良。

蛇入人口因热取凉，卧地上，有蛇入口，不得出者。用刀破蛇尾，纳生椒二三粒，裹定，须臾即自退出也。

小儿暴惊啼哭绝死。蜀椒、左顾牡蛎各六铢，以酢浆水一升，煮五合，每灌一合。

舌謇语吃川椒以生面包丸，每服十粒，醋汤送下。

痔漏脱肛每日空心嚼川椒一钱，凉水送下，三五次即收。

肾风囊痒川椒、杏仁研膏，涂掌心合阴囊而卧，甚效。

【椒目】

主治：水肿胀满，利小便，十二种水气，止气喘，补肾虚，耳卒鸣聋，膀胱急胀。

【附方】

水气肿满椒目（炒）捣如膏，每酒服方寸匕。

留饮腹痛椒目二两，巴豆一两（去皮心），熬，捣，以枣膏和丸麻子大，每服二丸，吞下其痛即止。又方，椒目十四粒，巴豆一枚，豉十六枚，合捣为二丸，服之，取吐利。

痔漏肿痛椒目一撮，碾细，空心水服三钱，如神。

崩中带下椒目炒，碾细，每温酒服一钧。

眼生黑花年久不可治者。椒目（炒）一两，苍术（炒）一两，为末，醋糊丸梧子大，每服二十丸，醋汤下。

【叶】

治奔豚，伏梁气，及外肾钓，并霍乱转筋。和艾及葱研，以醋拌罨之，杀虫。洗脚气及漆疮。

【根】

治肾与膀胱虚冷。血淋，色瘀者煎汤细饮，色鲜者勿服。

野　椒

《纲目》作崖椒。生山谷，不甚香。子灰色，不黑无光。用炒鸡鸭良。

性热，味辛。

主治：肺气上喘，咳嗽。同野姜为末，酒服寸匕。

蔓　椒

又名猪椒、狗椒，以其气浊也。生林箐间，枝软如蔓，子叶皆似椒。采同菜煮炒肉皆可食。

性温，味辛带苦。子根茎同。

主治：风寒湿痹，历节痛，除四肢厥气。膝痛，煎汤蒸浴取汗。贼风挛急，通身水肿，用枝叶煎汁，蒸如饧状，每空心服一匙，日三服。

【根】

主痔，烧末服，并煮汁浸之。

地　椒

即蔓椒之小者。贴地生，叶形小，味辛。以煮羊肉，味甚香美。

性温，味辛。

主治：淋泄肿痛，可作杀蛀虫药。

【附方】

牙痛地花椒、川芎䓖尖，等分为末，擦之。

胡　椒

因其辛辣似椒，故得椒名。生南番诸国，及交趾、云南、海南诸地。蔓生附树缠藤，状如梧桐子而无核，生青熟红皮皱。食品，为日用之物。

性热，味辛。多食损肺，助火昏目。

主治：温中下气，暖肠胃，除寒湿，调五脏，壮肾阳，去寒痰，治冷痢、反胃、虚胀、胃口虚冷、宿食不消、霍乱气逆、心腹卒痛、冷气上冲、胃寒吐水、大肠寒滑、脏腑中风冷、牙齿浮热作痛。杀一切鱼鳖蕈毒。

【附方】

心腹冷痛胡椒三七粒，清酒吞之。或云一岁一粒。

心下大痛《寿域方》用椒四十九粒，乳香一钱，研匀，男用生姜，女用当归，酒下。又方，用椒五分，没药三钱，研细，分二服，温酒下。又方，胡椒、绿豆各四十九粒，研烂，酒下，神效。

霍乱吐利孙真人用胡椒三十粒，以饮吞之。《直指方》用胡椒四十九粒，绿豆一百四十九粒，为末，研匀，木瓜汤服一钱。

反胃吐食戴原礼方用胡椒醋浸，日干，如此七次，为末，酒糊丸梧子大，每服三四十丸，醋汤下。《圣惠方》用胡椒七钱半，煨姜一两，水煎分二服。《是斋百一方》用胡椒、半夏（汤泡）等分为末，姜汁糊丸梧子大，每姜汤下三十丸。

夏月冷泻及霍乱。用胡椒碾末，饭丸梧子大，每米饮下四十丸。

赤白下痢胡椒、绿豆各一岁一粒，为末，糊丸梧子大，红用生姜，白用米汤下。

小儿虚胀塌气丸，用胡椒一两，蝎尾半两为末，面糊丸粟米大，每服五七丸，陈米饮下。一方加莱菔子半两。

大小便闭关格不通，胀闷二三日则杀人。胡椒二十一粒，打碎，水一盏，煎六分，去滓，入芒硝半两，煎化服。

虚寒积癖在背膜之外，流于两胁，气逆喘急，久则营卫凝滞，溃为痈疽，多致不救。用胡椒二百五十粒，蝎尾四个，生木香二钱半，为末，粟米饭丸绿豆大，每服二十丸，橘皮汤下。名磨积丸。

房劳阴毒胡椒七粒，葱心二寸半，麝香一分，捣烂，以黄蜡溶和，做成条子，插入阴内，少顷汗出即愈。

惊风内钓胡椒、木鳖子仁，等分为末，醋调黑豆末，和杵丸绿豆大，每服三四十丸，荆芥汤下。

发散寒邪胡椒、丁香各七粒，碾碎，以葱白捣膏，和涂两手心，合掌握定，夹于大腿内侧，温覆取汗则愈。

伤寒咳逆日夜不止，寒气攻胃也。胡椒三十粒，打碎，麝香半钱，酒一盅，煎半盅，热服。

风虫牙痛《卫生易简方》用胡椒、荜茇等分为末，蜡丸麻子大，每用一丸塞蛀孔中。《韩氏医通》治风、虫、客寒三般牙痛，呻吟不止，用胡椒九粒，绿豆十一粒，布裹捶碎，以丝绵包作一粒，患处咬定，涎出吐去，立愈。《普济方》用胡椒一钱半，以羊脂拌打，四十丸，擦之追涎。

阿伽陁丸治妇人血崩。用胡椒、紫檀香、郁金、茜根、小檗皮等分为末，水丸梧子大，每服三十粒，阿胶汤下。时珍曰：按《酉阳杂俎》，胡椒出摩伽陁国，此方之名，因此而讹者也。

沙石淋痛胡椒、朴硝等分为末，每服用二钱，白汤下，日二。名二拗散。

蜈蚣咬伤胡椒嚼封之，即不痛。

大茴香

《纲目》作蘹香，俗作茴香。兹以山居，从俗写，便耳。宿根，深冬生苗作丛，肥茎丝叶。五、六月开花，如蛇床花而色黄。结子大如麦粒，轻而有细棱。今以番舶来者，实别八角，又名曰八角茴香。广西左右江，峒中亦有之，形色各列，但气味相同耳。北人得之，咀嚼解酒。

性温，味辛。得酒良，炒黄用。夏月祛蝇，辟臭。臭肉下少许，亦无臭气。多食目发疮，食料不宜过用。

主治：暖丹田，补命门，开胃，下气，调中，止痛，霍乱呕吐，膀胱胃间冷气，及盲肠气。治干霍乱，脚气，肾劳，㿗疝，阴痛，诸瘘及蛇伤。去铃丸，用茴香二两，连皮生姜四两，同入坩器内，淹一伏时①，慢火炒之，又入坩器内，淹一伏时，慢火炒，入盐一两，为末，糊丸梧子大，每服三五十丸，空心盐酒下。能治脾胃虚弱，亦治小肠疝气。

【附方】

开胃进食茴香二两，生姜四两，同捣匀，入净器内，湿纸盖一宿。次以银石器中，文武火炒黄焦，为末，酒糊丸梧子大，每服十丸至二十五丸，温酒下。

瘴疟发热连背项者。茴香子捣汁，服之。

大小便闭鼓胀气促。八角茴香七个，大麻仁半两为末，生葱白三

---

① 淹一伏时：原作“淹伏一时”，据文义乙正。

七根，同研煎汤，调五苓散末服之，一日一服。

小便频数茴香（不拘多少）淘净，入盐少许，炒研为末，炙糯米糕蘸食之。

伤寒脱阳小便不通。用茴香末，以生姜自然汁调傅傅腹上。外用茴香末，入益元散服之。

肾消饮水小便如膏油。用茴香（炒）、苦楝子（炒）等分为末，每食前酒服二钱。

肾邪冷气力弱者。用大茴香六两，分作三分，用生附子一个，去皮，分作三分。第一度，用附子一分，茴香一分，同炒黄，出火毒一夜，去附子，研茴香为末，空心盐酒下一钱。第二度，用二味各一分，同炒存性，出火毒，以附子去一半，留一半，同茴香为末，如前服。第三度，各一分，同炒存性，出火毒，全研为末，如前服之，神效。

肾虚腰痛茴香炒研，以猪腰子批开，掺末入内，湿纸裹，煨熟，空心食之，盐酒送下。

腰痛如刺《简便方》用八角茴香炒研，每服二钱，食前盐汤下。外以糯米一二升炒熟，袋盛，拴于痛处。《活人心统》思仙散，用八角茴香、杜仲各炒研三钱，木香一钱，水一盅，酒半盅，煎服。

腰重刺胀八角茴香炒为末，食前酒服二钱。

疝气入肾茴香炒作二包，更换熨之。

小肠气坠《直指》用八角茴香、小茴香各三钱，乳香少许，水服取汗。《孙氏集效方》治小肠疝气，痛不可忍，用大茴香、荔枝核炒黑，各等分研末，每服一钱，温酒调下。《濒湖集简方》用大茴香一两，花椒五钱，炒研，每酒服一钱。

膀胱疝痛《本事方》用舶茴香、杏仁各一两，葱白焙干五钱，为末，每酒服二钱，嚼胡桃送下。《集要》治疝气膀胱小肠痛，用茴香盐炒、晚蚕沙盐炒，等分为末，炼蜜丸弹子大，每服一丸，温酒嚼下。

疝气偏坠大茴香末一两，小茴香末一两，用牙猪尿胞一个，连尿入二末，于内系定，罐内以酒煮烂，连胞捣丸如梧子大，每服五十丸，白汤下。仙方也。

胁下刺痛小茴香一两炒，枳壳五钱麸炒，为末，每服二钱，盐酒调服，神效。

辟除口臭茴香煮羹及生食并得。

蛇咬久溃小茴香捣末，敷傅之。

小茴香

《纲目》作莳萝。其子簇生，状如蛇床子而短，微黑色。

性温，味辛。苗子同性味，可作食料。

主治：下气利膈，主膈气。消食，滋食味，健脾，开胃气，治胃气。壮筋骨，除疝。温肠，杀鱼肉毒。小儿气胀，霍乱呕逆，腹冷不下食，两肋痞满。

【附方】

闪挫腰痛莳萝作末，酒服二钱匕。

牙齿疼痛舶上莳萝、芸薹子、白芥子，等分研末，口中含水，随左右嗃鼻，神效。

毕澄茄

海南诸番皆有之。蔓生，春开白花，夏结黑实，与胡椒一类二种，正如大腹子与槟榔相近耳。

性热，味辛。采得去柄及皱皮，用酒浸蒸三时，杵细，晒干用。

主治：暖脾胃，止呕吐、哕逆下气，消食。一切冷气，痃澼，霍乱吐泻，肚腹疼，肾气膀胱冷，皮肤风，心腹气胀。令人能食，疗鬼气。能染发及香身。

【附方】

脾胃虚弱胸膈不快，不进饮食。用毕澄茄为末，姜汁打神曲糊丸梧子大，每姜汤下七十丸，日二服。

噎食不纳毕澄茄、白豆蔻等分为末，干舐之。

反胃吐食吐出黑汁，治不愈者。用毕澄茄为末，米糊丸梧子大，每姜汤下三四十丸，日一服。愈后服平胃散三百帖。

伤寒咳逆呃噫，日夜不定者。用毕澄茄、高良姜各等分为末，每服二钱，水六分，煎十沸，入酢少许，服之。

痘疮入目羞明生翳。毕澄茄末，吹少许入鼻中，三五次效。

鼻塞不通肺气上攻而致者，毕澄茄丸。用毕澄茄半两，薄荷叶三钱，荆芥穗一钱半，为末，蜜丸芡子大，时时含咽。

吴茱萸

处处有之，以吴产者为好，所以有吴之名也。枝柔而肥，叶长而皱。其子结于梢头，累累成簇而无核，与椒不同。俗尚九月九日，谓之上九，吴萸到此日气烈熟色赤，折插头顶，云辟恶气。《记》：桓景随费长房学道，长房谓之曰，九月九日，尔家有灾，宜各作绛囊，盛吴萸，系臂上，登高饮菊花酒，可免。景如言，举家登山，夕还，见鸡犬牛羊一时暴死。长房曰此代之矣。今则习以为例。又《淮南》云，井上宜种吴萸，叶落井中，饮水无瘟疫。悬于屋，辟鬼魅。屋东种之，增年除害。

性热，味辛，微苦，有小毒。陈久者良。闭口者有毒，勿用。多食伤神，动火，昏目，咽闭发疮。凡用须盐汤浸去苦烈汁，或醋煮，熬干，焙用。

主治：辛热能散能温，苦热能燥能坚，故共所治之症，皆取其散寒温中，燥湿解郁之力。下气止痛，利五脏，去冷痰，逐风邪，开腠理。咳逆寒热，饮食不消，心腹诸冷绞痛，中恶心腹痛，霍乱转筋，胃冷吐泻，腹痛，厥阴痰涎，头痛，痞满吞酸，胃膈不通，阴毒腹疼，疝气，脚气，喉舌口疮。止泻痢，厚肠胃。消水肿，通关节，下产后余血，心痛，遍身𤸷痹刺痛，腰脚软弱。利大肠壅气，肠风痔疾，杀三虫，鬼魅疰气，牙齿虫䘌，诸恶虫毒。东垣云浊阴不降，厥气上逆，咽膈不通。口开目瞪，阴寒隔塞，气不得上下，此病不已，令人寒中，腹满膨胀下利，宜吴萸之苦热泄之，诸药不可代也。冲脉为病，逆气里急，宜此主之。《集验方》云常子正苦痰饮，每食饱或阴晴节变，率十日一发，头疼背寒，呕吐酸水，即数日伏枕不食，久治不效。偶得吴仙丹方，服之便已，小便作茱萸气，酒饮皆随小水出也。方用吴萸（汤泡七次）、茯苓等分为末，蜜丸梧子大，热水下五十丸。又方，只用吴萸酒浸三宿，茯苓末拌之，每吞百粒，温酒下。又咽喉口舌生疮，以萸末醋调，贴两足心，移夜便愈。其性虽热，而能引热下行故也。又治小儿痘疮口噤者，嚼吴萸一二粒，拌之即开。

【附方】

风𤸷痒痹茱萸一升，酒五升，煮取一升半，温洗之立止。

贼风口偏不能语者。茱萸一升，姜豉三升，渍酒五升，和煎五沸，待冷服半升，一日三服，得少汗即瘥。

冬月感寒吴茱萸五钱，煎汤服之，取汗。

头风作痛茱萸煎浓汤，以绵染头，拭发根，良。

呕涎头痛吴茱萸汤。用茱萸一升，枣二十枚，生姜一大两，人参一两，以水五升，煎取三升，每服七合，日三服。

呕吐胸满方同上。

脚气冲心吴茱萸、生姜擂汁饮，甚良。

肾气上哕肾气自腹中起，上筑于咽喉，逆气连属，而不能出，或至十声上下，不得喘息。此由寒伤胃脘，肾虚气逆，上乘于胃，与气相并，《难经》谓之哕。《素问》云：病重者，其声哕，宜服此方。如不止，灸期门、关元、肾俞穴，用吴茱萸醋炒热，橘皮、附子去皮，各二两为末，面糊丸梧子大，每姜汤下七十丸。

阴毒伤寒四肢逆冷。用茱萸一升酒拌，湿绢袋二个，包蒸极热，更互熨足心，候气透，痛亦即止，累有效。

中恶心痛吴茱萸五合，酒三升，煮沸，分三服。

心腹冷痛方同上。

冷气腹痛吴茱萸二钱，擂烂，以酒一盅调之，用香油一杯，入锅煎热，倾茱酒入锅，煎一滚，取服，立止。

脾元气痛发歇不可忍。用茱萸一两，桃仁一两，和炒，茱焦去茱，取桃仁，去皮尖，研细，葱白三茎，煨熟，酒浸温服。

寒疝往来吴茱萸一两，生姜半两，清酒一升，煎温分服。

小肠疝气夺命丹，治远年近日小肠疝气，偏坠掣疼，脐下撮痛，以致闷冒及外肾肿硬，日渐滋长，及阴间湿痒成疮。用吴茱萸去梗一斤，分作四分，四两酒浸，四两醋浸，四两汤浸，四两童子小便浸，一宿同焙干，泽泻二两，为末，酒糊丸梧子大，每服五十丸，空心盐汤或酒吞下。《如宜方》名星斗丸。

小儿肾缩乃初生受寒所致。用吴茱萸、硫黄各半两，同大蒜研涂其腹。仍以蛇床子烟熏之。

妇人阴寒十年无子者。用吴茱萸、川椒各一升，为末，炼蜜丸弹子大，绵裹内阴中，日再易之，但子宫开，即有子也。

子肠脱出茱萸三升，酒五升，煎二升，分三服。

醋心上攻如浓酸。用茱萸一合，水三盏，煎七分，顿服。近有人心如蛰破，服此二十年不发也，累用有效。

食已吞酸胃气虚冷者。吴茱萸（汤泡七次，焙干）、姜（炮）等分为末，汤服一钱。

转筋入腹茱萸炒二两，酒二盏，煎一盏，分二服，得下即安。

霍乱干呕不止。吴茱萸（泡，炒干）、姜（炮）等分，水煎服之。

多年脾泄老人多此，谓之水土同化。吴茱萸三钱，炮过，入水煎汁，入盐少许，通口服。盖茱萸能暖膀胱，水道既清，大肠自固，他药虽热，不能分解清浊也。

脏寒泄泻倦怠减食。吴茱萸汤泡过，炒，猪脏半条，去脂洗净，装满扎定，文火煮熟，捣丸梧子大，每服五十丸，米饮下，日二服。

滑痢不止方同上。

下痢水泄吴茱萸（泡，炒），黄连（炒）各三钱，水煎服，未止再服。

赤白下痢《和剂局方》戊己丸，治脾胃受湿，下痢腹痛，米谷不化。用吴茱萸、黄连、白芍药各一两，同炒为末，蒸饼丸梧子大，每服二三十丸，米饮下。《百一选方》变通丸，治赤白痢，日夜无度，及肠风下血。用川黄连二两，吴茱萸二两汤泡七次，同炒香，拣出，各自为末，粟米饭丸梧子大，另收，每服三十丸。赤痢，甘草汤下黄连丸；白痢，干姜汤下茱萸丸；赤白痢，各用十五丸，米汤下。此乃浙西河山纯老以传苏韬光者，救人甚效。《邓笔峰集与方》二色丸，治痢及水泄肠风。用吴茱萸二两，黄连二两，同炒香，各自为末，以百草霜末二两，同黄连作丸，以白芍药末二两，同茱萸作丸，各用饭丸梧子大，各收，每服五十丸。赤痢，乌梅汤下连霜；白痢，米饮下茱芍丸；赤白痢，各半服之。

赤痢脐痛茱萸合黑豆汤，吞之。

肠痔常血下部痒痛如虫咬者。掘地作坑，烧赤，以酒沃之，捣茱萸三升，入坑，乘热坐有孔板熏之，冷乃下，不过三四度愈。

腹中癥块茱萸三升，捣，和酒煮熟，布裹熨癥上，冷更炒热，更番熨之，癥移走，逐熨之，消乃止。

产后盗汗啬啬恶寒。茱萸一鸡子大，酒三升，渍半日，煮服。

口疮口疳茱萸末，醋调涂足心，一夕愈。

咽喉作痛方同上。

牙齿疼痛茱萸煎酒，含漱之。

小儿头疮吴茱萸炒焦为末，入汞粉少许，猪脂、醋调涂之。

小儿瘭疮一名火钓疮，一名火烂疮。茱萸煎酒拭之良。

老小风疹方同上。

痈疽发背及发乳诸毒。用吴茱萸一升，捣为末，用苦酒调涂布上，贴之。

阴下湿痒吴茱萸煎汤，频洗取效。

骨在肉中不出者，咀茱萸封之，骨当腐出。

鱼骨入腹刺痛不得出者，吴茱萸水煮一盏，温服，其骨必软出，未出再服。

蛇咬毒疮用吴茱萸一两为末，冷水和，作二服，立安。

肩疽白秃并用吴茱萸，盐腌过，炒研，醋和涂之。

寒热怪病寒热不止数日，四肢坚如石，击之似钟磬声，日渐瘦恶。用茱萸、木香等分煎汤，饮之愈。

【叶】

性热，味苦辛。

主治：霍乱下气，止心腹痛，冷气内外肾钓痛，研罨之神验，干即易。转筋者，同艾捣，以醋和，罨之。大寒犯脑，头痛，以酒拌叶，袋盛蒸熟，更互枕熨之，痛止为度。

【枝】

主治：大小便卒关格不通，取南行枝如手第二指中节，含之立下。

【根及白皮】

主治：中恶腹中刺痛，下痢不禁，疗漆疮，白癣，杀三虫、牙虫，止痛蛲虫。喉痹咳逆，止泻消食，女人经产余血。

【附方】

寸白虫茱萸（东北阴细根大如指者，勿洗去土）四寸，切，以水、酒各一升，渍一宿，平旦分再服，当取虫下。

肝劳生虫眼中赤脉。吴茱萸根为末一两半，粳米半合，鸡子白三个，化蜡一两半，和丸小豆大，每米汤下三十丸，当取虫下。

脾劳发热有虫在脾中为病，令人好呕者。取东行茱萸根大者一尺，大春子八升，橘皮二两，三物㕮咀，以酒一斗，浸一宿，微火薄暖之，绞去滓，平旦空腹服一升，取虫下，或死或半烂，或下黄汁。凡作药时，切忌言语。

肾热肢肿拘急。茱萸根一合半，桑白皮三合，酒二升，煮一升，日二服。

食茱萸

古名藙（音毅），及榝子，又名艾子、越椒、欓子、辣子。与吴茱萸一类二种也。周处《风土记》以椒、萸、姜为三香，入食料用，则自古尚之矣。

性热，味苦辛。多食动火，发疮，病目者忌之。

主治：功同吴茱萸，力少劣尔。温中暖胃，燥湿逐水，消食，除咳逆，去脏腑冷，心腹冷气痛，冷痢带下。杀腥物，疗虫毒。飞尸着喉口者，刺破以子揩之，令血出，当下涎沫而愈。

【附方】

赤白带下欓子、石菖蒲等分为末，每旦盐酒温服二钱。

久泻虚痢腹痛者，欓子丸治之。欓子、肉豆蔻各一两，陈米一两半，以米一分同二味炒黄为末，一分生碾为末，粟米粥丸梧子大，每陈米饮下五十丸，日三服。

盐麸子

一名五構，音倍，又名天盐、木盐、盐梅子、盐肤子，蜀人谓之酸桶。生东南山，原状如椿，其叶两两对生，面青背白，五、六月开花，青黄色，七月结子，大如细豆而扁，生青熟紫，其核淡绿，状如肾形，核外薄皮，上有薄盐，小儿食之。滇蜀人采为木盐，叶上有虫结成五倍子，八、九月取之。

性微寒，味酸咸。

主治：生津降火，化痰润肺，滋肾消毒。收治风湿眼痛，瘴疟，喉中热结，喉痹，止渴，解酒毒黄疸，飞尸蛊毒，天行寒热，咳嗽。黑发，去头上白屑，捣末服之。

【树白皮】

主治：破血，止血，血痢，虫毒，杀蛔虫，并煎汤服之。

【根白皮】

主治：酒疸，捣碎，米泔浸一宿，空心温服一二升。诸骨鲠，以醋煎浓汁，时呷之。

【附录：咸平树】真腊国人，不能为酸，但用咸平树叶及荚与子为之。

【酸角】云南临安诸处有之，状如猪牙皂荚，浸咸水和羹，酸美如醋。

【咸草】扶桑东有女国产咸草，叶似邪蒿而气香味咸，彼人食之。

【附：五倍子】一名文蛤，又名百虫仓，法制过，名百药煎。生于盐麸子树上，八、九月取之。

性平，味酸涩。

主治：敛肺降火，化痰饮，止咳嗽，消渴，盗汗，呕吐，失血，久痢，黄病，心腹痛，小儿夜啼，乌须发，治眼赤湿烂，消肿毒喉痹，敛溃疮金疮，收脱肛，子肠坠下，治牙宣疳䘌，肺脏风毒，流溢皮肤，作风湿癣，疥痒脓水，五痔下血不止，小儿面鼻疳疮，肠虚泄痢，为末服之。口疮掺之，便可饮食。生饮食，消酒毒，毒药。

【附方】

虚劳遗浊玉锁丹，治肾经虚损，心气不足，思虑太过，真阳不固，漩有余沥，小便白浊如膏，梦中频遗，骨节拘痛，面黧肌瘦，盗汗虚烦，食减乏力。此方性温不热，极有神效。用五倍子一斤，白茯苓四两，龙骨二两为末，水糊丸梧子大，每服七十丸，食前用盐汤送下，日三服。

寐中盗汗五倍子末、荞麦面等分，水和作饼，煨熟，夜卧待饥时，干吃二三个，勿饮茶水，甚妙。

自汗盗汗常出为自汗，睡中出为盗汗。用五倍子研末，津调填脐中，缚定，一夜即止也。

心疼腹痛五倍子生研末，每服一钱，铁勺内炒，起烟黑色者为度，以好酒一钟，倾入勺内，服之立止。

消渴饮水五倍子为末，水服方寸匕，日三服。

小儿呕吐不定。用五倍子二个，一生一熟，甘草一握，湿纸煨过，同研为末，每服半钱，米泔调下，立瘥。

小儿夜啼五倍子末，津调填于脐内。

暑月水泄五倍子末，饭丸黄豆大，每服二十丸，荷叶煎水下，即时见效。

热泻下痢五倍子一两，枯矾五钱为末，糊丸梧子大，每服五十丸，米饮送下。

泻痢不止五倍子一两，半生半烧，为末，糊丸梧子大，每服三十丸。红痢烧酒下，白痢水酒下，水泻米汤下。《集灵》用五倍子末，每米饮服一钱。

滑痢不止用五倍子，醋炒七次，为末，米汤送下。

脾泄久痢五倍子炒半斤，仓米炒一升，白丁香、细辛、木香各三钱，花椒五钱，为末，每服一钱蜜汤下，日二服。忌生冷鱼肉。

赤痢不止文蛤炒研末，水浸乌梅肉和丸梧子大，每服七十丸，乌梅汤下。

肠风下血五倍子、白矾各半两为末，顺流水丸梧子大，每服七丸，米饮下，忌酒。

脏毒下血五倍子不拘多少为末，大鲫鱼一枚，去肠胃鳞腮，填药令满，入瓶内，煅存性，为末，每服一钱，温酒下。

粪后下血不拘大人小儿。五倍子末，艾汤服一钱。

肠风脏毒下血不止。五倍子半生半烧为末，陈米饭和丸如梧子大，每服二十丸，食前粥饮送下，日三服。

酒痢肠风下血。见百药煎。

小儿下血肠风脏毒。五倍子末，炼蜜丸小豆大，每米饮服二十丸。

大肠痔疾五倍子煎汤熏洗，或烧烟熏之，自然收缩。

脱肛不收《三因方》用五倍子末三钱，入白矾一块，水一碗煎汤，洗之立效。《简便》用五倍子半斤，水煮极烂，盛，坐桶上熏之，待温以手轻托上，内服参芪升麻药。《普济方》用五倍子、百草霜等分为末，醋熬成膏，鹅翎扫傅上即入。

产后肠脱五倍子末掺之，或以五倍子、白矾煎汤熏洗。

女人阴血因交接伤动者。五倍子末掺之，良。

孕妇漏胎五倍子末，酒服二钱，神效。

风毒攻眼肿痒涩痛不可忍者，或上下睑赤烂，或浮翳，瘀肉侵睛。神效驱风散，用五倍子一两，蔓荆子一两半，为末，服二钱，水二盏，铜、石器内煎汁去滓，乘热洗，留滓再煎用，大能明目去涩。

小便尿血五倍子末，盐梅捣和丸梧子大，每空心酒服五十丸。

风眼赤烂《集灵方》用五倍子煅存性，为末，入飞过黄丹少许，傅之，日三上，甚良。《普济方》用五倍子研末傅之，名拜堂散。

烂弦风眼五倍子、铜青、白墡土等分为末，热汤泡开，闭目淋洗，冷即再热，洗之，眼弦不可入汤。

眼中弩肉方同上。

耳疮肿痛五倍子末，冷水调涂，湿则干掺之。

聤耳出脓《普济方》用五倍子末，吹之。《经验方》用五倍子焙干一两，全蝎烧存性三钱，为末，掺耳中。

鼻出衄血五倍子末吹之。仍以末同新绵灰等分，米饮服二钱。

牙缝出血不止者。五倍子烧存性，研末，傅之即止。

牙齿动摇及外物伤动欲落者。五倍子、干地龙炒，等分为末，先以姜揩过，然后傅之。

风牙肿痛五倍子一钱，黄丹、花椒各五分，为末，掺之即止也。五倍末，冷水调涂颊外，甚效。

唇紧作痛五倍子、诃子等分为末，傅之。

天行口疮五倍子末掺之，吐涎即愈。

咽中悬痈舌肿塞痛。五倍子末、白僵蚕末、甘草末等分，白梅肉捣和丸弹子大，噙咽，其痈自破也。

口舌生疮《儒门事亲》赴筵散，用五倍子、密陀僧等分为末，酱水漱过，干贴之。《院方》加晚蚕蛾。《澹寮方》用五倍子一两，滑石半两，黄檗蜜炙半两，为末，漱净掺之，便可饮食。

白口恶疮状似木耳，不拘大人小儿。并用五倍子、青黛等分为末，以筒吹之。

走马牙疳五倍子、青黛、枯矾、黄檗等分为末，先以盐汤漱净，掺之，立效。

牙龈疳臭五倍子炒焦一两，枯矾、铜青各一钱，为末，先以米泔漱净，掺之，绝效方也。

疳蚀口鼻五倍子烧存性研末，掺之。

下部疳疮《全幼心鉴》用五倍子、枯矾等分研末，先以齑水洗过，搽之。《杏林摘要》用五倍子、花椒（去子，炒）各一钱，细辛（焙）三分，为末，先以葱汤洗净，搽之，一二日生肉也。

阴囊湿疮出水不瘥。用五倍子、腊茶各五钱，腻粉少许，研末，先以葱椒汤洗过，香油调搽，以瘥为度。

鱼口疮毒初起未成脓者，用南五倍子炒黄研末，入百草霜等分，以腊醋调涂于患处，一日一夜即消。

一切诸疮五倍子、黄檗等分为末，傅之。

一切肿毒五倍子炒紫黑色，蜜调涂之。《简便》治一切肿毒，初起无头者，五倍子、大黄、黄檗等分为末，新汲水调涂四围，日三五次。

一切癣疮五倍子（去虫）、白矾（烧过）各等分为末，搽之。干则油调。

小儿口疳白矾装入五倍子内，烧过同研，掺之。

癞头软疖及诸热疮。用五倍子七个研末，香油四两，熬至一半，布绞去渣，搽之，三四遍即可，勿以水洗之。

风癞湿烂五倍子末，津调涂之。

头疮热疮风湿诸毒。用五倍子、白芷等分研末，掺之，脓水即干。如干者，以清油调涂。

疮口不收五倍焙，研末，以腊醋脚调涂四围，效。

一切金疮五倍子、降真香等分炒，研末傅之，皮肉自痊。名啄合山。

金疮出血不止者，五倍子末贴之。若闭气者，以五倍子末二钱，入龙骨末少许，汤服，立效。

杖疮肿痛五倍子去瓤，米醋浸一日，慢火炒黄，研末，干掺之。不破者，醋调涂之。

手足皲裂五倍子末，同牛骨髓填纳缝中，即安也。

鸡骨哽咽五倍子末掺入喉中，即化下。

小儿脱肛五倍子为末，先以艾绒卷倍子末成筒，放便桶内，以瓦盛之，令病者坐于桶上，以火点着，使药烟燻入肛门，其肛自上，随后将白矾为末，复搽肛门，其肛自紧，再不复脱。

鱼口便毒五倍子不拘多少，以净瓦器盛之，用陈醋熬成膏，用绵布摊贴之，如干即换，三五次即愈。

偏坠气痛用五倍子一个，放食盐少许在内，以火纸包定，用水浸湿，放文武火灰内煨存性，为末，酒调服。

染乌须发《圣济总录》用针砂八两，米醋浸五日，炒略红色，研末，五倍子、百药煎、没石子各二两，诃黎勒皮三两，研末各包。先以皂荚水洗髭须，用米醋打荞麦面糊，和针砂末傅上，荷叶包，过一夜，次日取去，以荞麦糊四味，傅之，一日洗去即黑。《杏林摘要》用五倍子一斤研末，铜锅炒之，勿令成块，如有烟起即提下搅之，从容上火慢炒，直待色黑为度，以湿青布包扎，足踏成饼，收贮听用。每用时，以皂角水洗净须发，用五倍子一两，红铜末酒炒一钱六分，生白矾六分，诃子肉四分，没石子四分，硇砂一分为末，乌梅、酸榴皮煎汤，调匀碗盛，重汤煮四五十沸，待如饴状，以眉掠刷于须发上，一时洗去，再上包住，次日洗去，以核桃油润之。半月一染，甚妙。

中河豚毒五倍子、白矾末等分，以水调下。

【百药煎】以五倍一斤，为粗末，真好茶四两，煎浓汁，入酵糟四两，擂烂拌和，器盛置糠缸中罯之，待发起如发面状，即成矣，捏作饼丸，晒干用。又方，每斤用糯米二两，滚水浸过，细茶二两，研末，入罐内封固，六月要一七取开用。又方，每斤入酒曲半斤，研末，细茶四两，研末，用小蓼汁调匀，入钵中安紧，上以稻草封固，另用箩一只，多着稻草，将药钵坐草中，上以稻草盖，置净处，过一七后，看药上霜则成，捏作饼丸，晒干用。

性平，味酸咸，微甘。

主治：清肺化痰定嗽，解热，生津止渴，收湿消酒，乌须发，止下血，久痢脱肛，牙齿宣䘌，面鼻疳蚀，口舌糜烂，风湿诸疮。

余与五倍子同功。

【附方】

敛肺劫嗽百药煎、诃黎勒、荆芥穗等分为末，姜汁入蜜和丸芡子大，时时噙之。

定嗽化痰百药煎、片黄芩、橘红、甘草各等分，其为细末，蒸饼丸绿豆大，时时干咽，数丸甚佳。

清气化痰百药煎、细茶各一两，荆芥穗五钱，海螵蛸一钱，蜜丸芡子大，每服噙一丸，妙。

染乌须发用百药煎一两，针砂（醋炒）、荞麦面各半两，先洗须发，以荷叶熬醋调刷，荷叶包一夜，洗去即黑，妙。

沐发除脏百药煎末，干搽发上，一夜篦之。

揩牙乌须用百药煎半两，玄胡索三钱，雄黄三钱为末，先以姜擦去涎，用此揩牙，以津洗目，日日用之，甚佳。

牙痛引头方同上。

风热牙痛百药煎泡汤噙嗽。

牙龈疳蚀百药煎、五倍子、青盐（煅）各一钱半，铜绿一钱为末，日掺二三次，神效。

炼眉疮癣小儿面湮疮，又名炼银疮。乃母受胎时，食酸辣邪物所致。百药煎五钱，生白矾二钱，为末，油调搽之。

脚肚生疮初起如粟米大，搔之不已，成片，包脚相交，黄水出，痒不可忍，久成痼疾。用百药煎末，唾调逐疮四围涂之，自外入内，先以贯众煎汤洗之，日一次。

乳结硬痛百药煎末，每服三钱，酒一盏，煎数沸，服之取效。

肠痈内痛大枣（连核烧存性）、百药煎等分为末，每服一钱，温酒下，日一，取效。

大肠便血百药煎、荆芥穗（烧存性）等分为末，糊丸梧子大，每服五十丸，米饮下。

肠风下血百药煎二两，半生用，半炒存性，为末，饭丸如梧子大，每服五十丸，米饮下。名圣金丸。

大肠气痔作痛下血。百药煎末，每服三钱，稀粥调服，日二次。

肠风脏毒下血者。用百药煎烧存性，乌梅连核烧过，白芷不见火，为末，水糊丸如梧子大，每服七十丸，米饮下。

酒痢下血百药煎、五倍子、陈槐花等分，焙研末，酒糊丸梧子大，每服五十丸，米饮送下。

下痢脱肛百药煎一块，陈白梅三个，木瓜一握，以水一碗，煎半碗，日二服。

男妇血淋用真百药煎、车前子（炒）、黄连各三钱半，木香二钱，滑石一钱，为末，空心灯草汤服二钱，日二服。

消暑止渴百药煎、腊茶等分为末，乌梅肉捣和丸芡子大，每含一丸。名水瓢丸。

川芎苗

《纲目》作芎䓖，又有胡䓖、香果、山鞠䓖诸名。人多栽莳，清明后宿根生苗，分其枝横埋之，则节节生根。八月根下始结芎䓖，冬可采取晒干用。叶名蘼芜，状如芹而微细，嫩苗可熯食，拌肉炒更佳，亦可作蔬中香料。

性温，味辛。

熯食治身中老风，头中久风，风眩。理咳逆，定惊气，辟邪恶，除蛊毒，鬼疰，去三虫，久服通神，作饮止泄泻。

【附：川芎】

性温，味辛。气香上升，能升清阳之气。居上部功多，因其性味辛温，能横行利窍，使血流气行，为血中之气药。以其气升，主头风头疼，三焦风热，头面游风，暴赤眼痛，血虚头晕，用之升解。以其升散，主治胸膈郁滞，胁肋疼痛，腰背拘急，腿足酸疼，寒痹筋挛，癥瘕瘿瘰，用之疏散。以其性温，流行血海，能通周身血脉，宿血停滞，女人经水不调，一切胎前产后用之温养，但单服及久服，反走散胆中真元，故丹溪云久服能致暴亡。凡禁用者，如心虚血少，惊悸怔忡，肺经气弱，有汗骨蒸，恐此辛温香散故也；如火气升上，吐衄咳嗽，热据瘼喘，中满肿胀，恐此引气上脑故也。蜜和大丸夜服，治风痰有效。齿根出血，含之即止。以川产体圆如雀脑实大色白者佳，枯及油者勿用，小而中虚者名抚芎，能开郁宽胸。

【附方】

生犀丸宋真宗赐高相国，去痰清目，进饮食。生犀丸，用川芎十两紧小者，粟米泔浸，二日换，切片子，日干为末，分作两料，每料入麝、脑各一分，生犀半两，重汤煮，蜜和丸小弹子大，茶、酒嚼下一丸。痰，加朱砂半两；膈痰，加牛黄一分，水飞铁粉一分；头目昏，加细辛一分；口眼㖞斜，加炮天南星一分。

气虚头痛真川芎为末，腊茶调服二钱，甚捷。曾有一妇人产后头痛，一服即愈。

气厥头痛妇人气盛头痛，及产后头痛。川芎䓖、天台乌药等分为末，每服二钱，葱茶调下。

风热头痛川芎䓖一钱，茶叶二钱，水一钟，煎五分，食前热服。

头风化痰川芎洗切，晒干为末，炼蜜丸如小弹子大，不拘时嚼一丸，茶清下。

偏头风痛京芎细剉，浸酒日饮之。

风热上冲头目运眩，或胸中不利。川芎、槐子各一两为末，每服三钱，用茶清调下。胸中不利，以水煎服。

首风旋运及偏正头疼，多汗恶风，胸膈痰饮。川芎䓖一斤，天麻四两为末，炼蜜丸如弹子大，每嚼一丸，茶清下。

失血眩晕方见当归下。

一切心痛大芎一个为末，烧酒服之。一个住一年，两个住二年。

经闭验胎经水三个月不行。验胎法，川芎生为末，空心煎艾汤，服一匙，腹内微动者是有，胎不动者非也。

损动胎气因跌扑举重，损胎不安，或子死腹中。芎䓖为末，酒服方寸匕，须臾一二服，立出良。

崩中下血昼夜不止。《千金方》用芎䓖一两，清酒一大盏，煎取五分，徐徐进之。《圣惠》加生地黄汁二合，同煎。

酒癖胁胀时复呕吐，腹有水声。川芎䓖、三棱（炮）各一两为末，每服二钱，葱白汤下。

小儿脑热好闭目，或太阳痛，或目赤肿。川芎䓖、薄荷、朴硝各二钱，为末，以少许吹鼻中。

齿败口臭水煮芎，含之。

牙齿疼痛大川芎䓖一个，入旧糟内藏一月，取焙，入细辛同研末，揩牙。

诸疮肿痛抚芎煅研，入轻粉，麻油调涂。

产后乳悬妇人产后，两乳忽长，细小如肠，垂过小肚，痛不可忍，危亡须臾，名曰乳悬。将芎䓖、当归各一斤，以半斤剉散，于瓦石器内用水浓煎，不拘多少频服，仍以一斤半剉块，于病人桌下烧烟，令将口鼻吸烟。用尽未愈，再作一料。仍以草麻子一粒，贴其顶心。

桂

入食料，腥素俱宜。惟体素有火者忌之，体寒宜之。温中暖胃，补命门不足，益火消阴，坚筋骨，通血脉，疏气道，宣导百药，无所畏，久服不老。一名牡桂，又名梫。梫者，能侵害他木也，故《吕氏春秋》云桂下无杂木，桂钉木根，其木即死，是也。出交趾、广西浔州府等处，以甘辛香脆者为佳。

性热，味甘辛。

主治：寒痹风瘖，阴盛失血，泻痢惊痫。利肝肺气，心腹痛，寒热，冷痰，霍乱，转筋，头疼腰痛，出汗止烦，止唾止咳，咳嗽鼻齆，堕胎，补下焦不足，治沉寒痼冷，冷病渗泄，冷痢，去营卫中风寒，表虚自汗。春夏为禁药，秋冬下部腹痛，非此不能止。

【心】用紫色厚者，去上粗皮，取心中味辛者用。

性温，味甘、辛、微苦。

主治：九种心痛，腹内冷气，痛不可忍，咳逆结气，壅痹脚痹不仁。止下痢，杀三虫，去鼻中息肉，破血，通经，下胞衣，治一切风气，五劳七伤，通九窍，利关节，益精明目，暖腰膝，除风痹，骨节挛缩，续筋骨，生肌肉，消瘀血，破痃癖癥瘕，风僻失音，喉痹，肠虚失血，内托痈疽，痘疮。能引血化汗化脓，解蛇蝮毒，杀草木毒。

【附牡桂】即木桂也。薄而味淡，去粗皮用。其细枝写桂枝，枝之嫩小者为柳枝。

性温，味甘、辛。

主治：上气咳逆，结气喉呼吸，利关节，补中益气。久服轻身。去伤风头疼，开腠理，解表发汗，除皮肤风湿，冷风疼，心胁痛，温筋通脉，止烦出汗，泄奔豚，散下焦蓄血，利肺气，横行手臂，治痛风。

【附方】

阴痹熨法寒痹者，留而不去，时痛而皮不仁。刺布衣者，以火焠之；刺大人者，以药熨之。熨法，用醇酒二十斤，蜀椒一斤，干姜一斤，桂心一斤。凡四物，㕮咀渍酒中，用棉絮一斤，细白布四丈，并纳酒中，置马矢煴中，封涂勿使泄气。五日五夜，出布絮曝干，复渍以尽其汁。每渍必捽其口，乃出干之。并用滓与絮复布为复巾，长六七尺，为六七巾。每用一巾，生桑炭火炙巾，以熨寒痹所刺之处，令热入至病所，寒则复炙巾以熨之，三十遍而止。汗出以巾拭身，亦三十遍而止。起步内中，无见风。每刺必熨，如此病已矣。

足躄筋急桂末，白酒和涂之，一日一上。

中风口喎面目相引，偏僻颊急，舌不可转。桂心酒煮取汁，故布蘸榻病上，正即止。左喎榻右，右喎榻左，常用大效。

中风逆冷吐清水，宛转啼呼。桂一两，水一升半，煎半升，冷服。

中风失音桂着舌下，咽汁。又方，桂末三钱，水二盏，煎一盏服，取汗。

喉痹不语方同上。

偏正头风天阴风雨即发。桂心末一两，酒调涂，傅额上及顶上。

暑月解毒桂苓丸，用肉桂（去粗皮，不见火）、茯苓（去皮）等分为细末，炼蜜丸龙眼大，每新汲水化服一丸。

桂浆渴水夏月饮之，解烦渴，益气消痰。桂末一大两，白蜜一升，以水三斗，先煎取一斗，入新瓷瓶中，乃下二物，打二三百转，先以油纸一重覆上，加二重封之，每日去纸一重，七日开之，气香味美，格韵绝高，今人多作之。

九种心痛《圣惠方》用桂心二钱半为末，酒一盏半，煎半盏饮，立效。《外台秘要》桂末酒服方寸匕，须臾六七次。

心腹胀痛气短欲绝。桂二两，水一升二合，煮八合，顿服之。

中恶心痛方同上。

寒疝气痛四肢逆冷，全不饮食。桂心研末一钱，热酒调下取效。

产后心痛恶血冲心，气闷欲绝。桂心为末，狗胆汁丸芡子大，每热酒服一丸。

产后瘕痛桂末，酒服方寸匕，取效。

死胎不下桂末二钱，待痛紧时，童子小便温热调下。名观音救生散，亦治产难横生。加麝香少许，酒下，比之水银等药，不损人。

血崩不止桂心不拘多少，砂锅内煅存性，为末，每米饮空腹服一二钱。名神应散。

反腰血痛桂末和苦酒涂之，干再上。

吐血下血《肘后》用桂心为末，水服方寸匕。王璆曰：此阴采阳之症也，不可服凉药。南阳赵宣德暴吐血，服二次而止，其甥亦以二服而安。

小儿久痢赤白。用桂（去皮，以姜汁炙紫）、黄连（以茱萸炒过）等分为末，紫苏、木瓜煎汤服之。名金锁散。

小儿遗尿桂末、雄鸡肝等分，捣丸小豆大，温水调下，日二服。

婴儿脐肿多因伤湿。桂心炙热熨之，日四五次。

外肾偏肿桂末水调方寸匕，涂之。

食果腹胀不拘老小。用桂末，饭和丸绿豆大，吞五六丸，白汤下，未消再服。

打扑伤损瘀血溷闷，身体疼痛。辣桂为末，酒服二钱。

乳痈肿痛桂心、甘草各二分，乌头一分炮，为末，和苦酒涂之，纸覆住，脓化为水，神效。

重舌鹅口桂末和姜汁涂之。

诸蛇伤毒桂心、苦蒌等分为末，竹筒密塞，遇毒蛇伤即傅之。塞不密，即不中用也。

闭口椒毒气欲绝，或出白沫，身体冷。急煎桂汁服之，多饮新汲水一二升。

中钩吻毒，解芫青毒并煮桂汁，服之。

甘　草

为诸药之君，九土之精，治七十二种金石毒，解一千二百般草木毒，调和众味有功，故有国老之号。凡饮食菜果中加入些些，可免毒害，得黑豆、大豆更良，名甘豆汤。岭南有虫毒，凡饮食时，先取炙甘草一寸，嚼之咽汁，若中毒，随即吐出，仍以炙甘草三两，生姜四两，水六升，煎二升，日三服，毒随大小溲出。

又常带三五寸，随身备急。若经含甘草，而食物不吐者，非毒物也。又有蜜甘、蜜草、美草、蕗草、灵通国老诸名，以大径寸结紧断文者为佳。

性平，味甘。色黄，味甘属土，土居中央，兼乎五行，专入脾经。取性气缓，缓可去急，热药用之缓其热，寒药用之缓其寒。使补不至于骤，而泻不至于迅，有调和相协之义，故称曰国老。生用凉而泻火，主散表邪，消痈肿，和咽痛，解百药，除胃积热，去尿管痛，此甘凉除热之力也。炙则温而补中，主脾虚滑泻，胃虚口渴，寒热咳嗽，气短困倦，劳役虚损，此甘温助脾之功也。但味厚而太甜，补药中不宜多用，恐恋膈不思食也。如心肺火盛，痢痰初起，中满肿胀气郁，呕吐，并嗜酒者，不宜用之。粗大者解毒消肿，入六一散用，细者不堪。忌猪肉，与海藻、大戟、芫花、甘遂等物相反，同服杀人。

主治：温中下气，安魂定魄，补五劳七伤，一切虚损，惊悸，烦闷，健忘。通九窍，利百脉，益精养气，壮筋骨，除烦满短气，伤脏咳嗽，止咳，通经脉，利血气，主腹中冷痛。生用泻火热，熟用散表寒。去咽痛，除邪热，缓正气，养阴血，补脾胃，润肺。吐肺痿之脓血，消五发之疮疽，解小儿胎毒，惊痫，降火止痛。梢生用治胸中积热，去茎中痛，加酒煮玄胡索、苦楝子尤妙。头生用，能行足厥阴阳明二经污浊之血。消肿导毒，主痈肿，宜入吐药。

【附方】

伤寒心悸脉结代者。甘草二两，水三升，煮一半，服七合，日一服。

伤寒咽痛少阴症，甘草汤主之。用甘草二两，蜜水炙，水二升，煮一升半，服五合，日二服。

肺热喉痛有痰热者。甘草（炒）二两，桔梗（米泔浸一夜）一两，每服五钱，水一钟半，入阿胶半斤，煎服。

肺痿多涎肺痿吐涎沫，头眩，小便数而不咳者，肺中冷也，甘草干姜汤温之。甘草（炙）四两，干姜（炮）二两，水三升，煮一升，五合分服。

肺痿久嗽涕唾多，骨节烦闷寒热。以甘草三两炙，捣为末，研细，每日取小便三合，调甘草末一钱，服之。

小儿热嗽甘草二两，猪胆汁浸五宿，研末，蜜丸绿豆大，食后薄荷汤下十丸。名凉膈丸。

初生解毒小儿初生，未可便与朱砂、蜜。只以甘草一指节长，炙碎，以水二合，煮取一合，以绵染点儿口中，可为一蚬壳，当吐出胸中恶汁，此后待儿饥渴，更与之。令儿智慧无病，出痘稀少。

初生便闭甘草、枳壳（煨）各一钱，水半盏煎服。

小儿撮口发噤。用甘草二钱半，水一盏，煎六分，温服，令吐痰涎。后以乳汁点儿口中。

婴儿目涩月内目闭不开，或肿羞明，或出血者名慢肝风。用甘草一截，以猪胆汁炙为末，每用米泔调少许，灌之。

小儿遗尿大甘草头煎汤，夜夜服之。

小儿尿血甘草一两二钱，水六合，煎二合，一岁儿一日服尽。

小儿羸瘦甘草三两，炙焦为末，蜜丸绿豆大，每温水下五丸，日二服。

大人羸瘦甘草三两炙，每旦以小便煮三四沸，顿服之良。

赤白痢下崔宣州衍所传方，用甘草一尺炙，劈破，以淡浆水蘸水一升半，煎取八合服，立效。《梅师方》，用甘草一两（炙），肉豆蔻七个（煨），剉，以水三升，煎一升，分服。

舌肿塞口不治杀人。甘草煎浓汤，热漱，频吐。

太阴口疮甘草二寸，白矾一粟大，同嚼，咽汁。

发背痈疽崔元亮《海上集验方》云李北海言此方乃神授，极奇，秘用。甘草三大两，生捣筛末，大麦面九两和匀，取好酥少许入内，下沸水搜如饼状，方圆大于疮一分，热傅肿上，以绸片及故纸隔令通风，冷则换之。已成者脓水自出，未成者肿便内消，乃当吃黄芪粥为妙。又一法，甘草一大两，水炙捣碎，水一大升浸之，器上横一小刀子，露一宿，平旦以物搅，令沫出，去沫服之，但是疮肿发背皆甚效。

诸般痈疽甘草三两，微炙，切，以酒一斗同浸觥中，用黑铅一片，溶成汁，投酒中取出，如此九度，令病者饮酒至醉，寝后即愈也。

一切痈疽诸发预期服之，能消肿逐毒，使毒不内攻，功效不可具述。用大横文粉草二斤，捶碎，河水浸一宿，揉取浓汁，再以密绢过银石器内，慢火熬成膏，以瓷罐收之，每服一二匙，无灰酒或白汤下，曾服丹药者亦解之。或微利，无妨。名国老膏。

痈疽秘塞生甘草二钱半，井水煎服，能疏导，下恶物。

乳痈初起炙甘草二钱，新水煎服，仍令人咂之。

些小痈疖发热时。即用粉草节晒干，为末，热酒服一二钱，连进数服，痛热皆止。

痘疮烦渴粉甘草、炙栝楼根等分，水煎服之。甘草能通血脉，发疮痘也。

阴下悬痈生于谷道前后，初发如松子大，渐如莲子，数十日后赤肿如桃李，成脓即破，破则难愈也。用横文甘草一两四寸，截断，以溪涧长流水一碗，河水、井水不用，以文武火慢慢蘸水炙之，自早至午，至水尽为度，劈开视之，中心水润乃止。细剉，用无灰好酒二小碗，煎至一碗，温服，此日再服，便可保无虞。此药不能急消，过二十日方得消尽。兴化守康朝病已破，众医拱手，服此二剂即合口。乃韶州刘从周方也。

阴头生疮蜜炙甘草末，频频涂之，神效。

阴下湿痒甘草煎汤，日洗三五度。

代指肿痛甘草煎汤，渍之，良。

冻疮发裂甘草煎汤洗之，次以黄连、黄檗、黄芩末，入轻粉，麻油调傅。

汤火疮灼甘草煎蜜涂。

蛊毒药毒甘草节以真麻油浸之，年久愈妙，每用嚼咽或水煎服，神效。

小儿中蛊饮死者。甘草半两，水一盏，煎五分，服当吐出。

牛马肉毒甘草煎浓汁，饮一二升，或煎酒服取吐或下，如渴，不可饮水，饮之即死。

饮馔中毒未审何物，卒急无药，只煎甘草荠苨汤，入口便活。

水莨菪毒菜中有水莨菪，叶圆而光，有毒，误食令人狂乱，伏若中风，或作吐。以甘草煮汁，服之即解。

卷四上

果部上

木实曰果，草实曰蓏。熟则可食，干则可脯。丰俭可以济时，疾苦可以备药。辅助粒食，以养民生。故《素问》云五果为助。五果者，以五味、五色应五脏。李、杏、桃、栗、枣是矣。古书欲知五谷之收否，但看五果之盛衰。李主小豆，杏主大麦，桃主小麦，栗主稻，枣主禾。《礼记·内则》列果品菱、椇、榛、瓜之类。《周官》职方氏辨五地之物，山林宜皂物，柞栗之属。川泽宜膏物，菱芡之属。丘陵宜核物。梅李之属。甸师掌野果蓏，场人树果蓏珍异之物，以时藏之。观此，则果蓏之土产常异，性味良毒，岂可纵嗜欲而不知物理乎？况四方风土，厚薄不同，人事培植，浓淡各异，且橘过淮为枳，粤人以槟榔为佳果，以苦瓜为常蔬，询之别处，又多不然。至于本草一书，明李氏《纲目》，可谓集大成者矣。后世纂述，多遵法则。然以秦椒、胡椒等入果部，以极辣之物，何堪作果？今移入菜部，以食料调和五味，椒辣尚可相助为理也。然菜之中有可作果，果之中有时作菜，菜果二部原可互相为用也。果可为助，有服之可延年轻身者，如黄精、桑椹、枸杞之类，又何必远求丹砂于勾漏乎？但服食宜常不宜杂，久之自效耳。集果部。

李

绿叶白花，树能耐久。其种近百。其子大者如杯如卵，小者如弹如樱。其味甘、酸、苦、涩数种。其色青、绿、紫、朱、黄、赤、缥绮、胭脂、青皮、紫灰之殊。其形有牛心、马肝、柰李、杏李、水李、离核、合核、无核、扁缝之异。其产有武陵、房陵诸李。早则麦李、御李，四月熟；迟则晚李、冬李，十月、十一月熟。又有季春李，冬花春实也。北方一种御黄李，形大肉厚核小，甘香；江南建宁一种均亭李，紫而肥大，味甘如蜜；有擘李，熟则自裂；有糕李，肥黏如糕，皆美品也。今人用盐曝、糖藏、蜜煎为果，惟晒干白李有益。其法以夏李色黄时摘之，以盐挼去汁，合盐晒萎去核，复晒干。为酒、作饤皆佳。

【实】

性微温。味见前。不沉水、苦涩者不可食。多食发虚热，临水食发痰疟，不可合雀肉及浆水食，合蜜食损五脏，服术人忌之。

主治：暴食，去痼热，调中。去骨节间劳热，肝病宜食之。蒸晒干，名嘉庆子，入果品。

【核仁】

性平，味苦。

主治：僵仆踒折，瘀血骨痛，令人好颜色，治女少腹肿满，利小肠，下水气，除浮肿，除面䵟黑子。

【附方】

女人面䵟用李核仁去皮细研，以鸡子白和如稀饧涂之，至旦以浆水洗去，后涂胡粉，不过五六日效。忌见风。

蝎虿螫痛苦李仁嚼涂之，良。

【根白皮】刮去粗皮，炙黄用，仲景奔豚汤中用之。

性寒。

治消渴，止心烦逆，奔豚气，疗疮。煎水含漱，治齿痛。煎汁饮，主赤白痢。炙黄煎汤，日再饮之，治女人卒赤白带下。小儿暴热，解丹毒。

【苦李皮根】

味咸。

治脚下气，主热毒烦躁。

【附方】

小儿丹毒从两股走及阴头，用李根烧为末，以田中流水和，涂之。

咽喉卒塞无药处以皂角末吹鼻取嚏，仍以李树近根皮，磨水涂喉外，良验。

【花】

主人面泽。去粉滓、皯黯。

【附方】

面黑粉滓用李花、梨花、樱桃花、白葵花、白莲花、红莲花、旋覆花、秦椒各六两，桃花、木瓜花、丁香、沉香、青木香、钟乳粉各三两，珍珠、玉屑各二两，蜀水花一两，大豆末七合，为细末瓶收，每日盥櫃，用洗手面，百日光洁如玉也。

【叶】

治小儿壮热，痁疾惊痫，煎汤浴之，良。

【附方】

恶刺疮痛李叶、枣叶捣汁点之，效。

【树胶】

主治：目翳，定痛消肿。

杏

一名甜梅。叶圆有尖，二月开红花，亦有千叶者，不结实。甘而有沙者为沙杏；黄而带酸者为梅杏；青而带黄者为柰杏。其金杏，大如梨，黄如橘。北方肉杏甚佳，赤大而扁，谓之金刚拳。

性热，类梅者味酸，类桃者味甜。多食动宿疾，生痰热。产妇小儿尤忌之。

主治：曝脯食，止渴，去冷热毒。心之果，心病宜食之。

【核仁】以汤浸去皮尖，研碎用。如治风寒，则留皮尖，取其发散也。

性凉，味苦，略辛。双仁者杀人，可以毒狗。凡桃杏花皆五出，若六出者必双仁，有毒也。作汤如白沫不解者，食之气壅。经宿者，动冷气。辛能散结破气，苦能利下润燥，色白入肺。

主治：暴盛风寒，发热咳嗽，气逆喘促，小儿风热疹子。盖病由客邪犯肺，以此佐风药发散，则气清肺宁矣。因其味浊主沉，以能坠痰，治喉痹不通，以能下气，润大肠燥结，盖肺与大肠为通达。如老年便闭，同桑皮、紫菀宣通涩滞，妙甚。其桃仁疗狂，用治破血，除血分之燥；杏仁下喘，用治破气，除气分之燥，当分别而用。同天冬煎，润心肺，杀虫，治诸疮疥，消肿，去头面诸风气，瘡疱。杀狗毒，解锡毒，化索面豆粉积。

【附方】

杏金丹《左慈秘诀》云亦名草金丹，方出浑皇子，服之长年不死。夏姬服之，寿年七百，乃仙去也。世人不信，皆由不肯精心修治故也。其法，须人罕到处，寅月镬斸杏树地下通阳气，二月除树下草，三月离树五步作畦垄以通水，亢旱则引泉灌溉，有霜雪则烧火树下，以救花苞，至五月杏熟自落。收仁六斗，以汤浸去皮及双仁者，用南流水三石，和研，取汁两石八斗，去滓，以新铁釜，用酥三斤，以糠火及炭燃釜，少少磨酥至尽，乃纳汁入釜，釜上安盆，盆上钻孔，用弦悬车辖至釜底，以纸塞孔，勿令泄气，初着糠火，一日三动车辖，以滚其汁，五日有露液生，十日自霜起，又二日白霜尽，即金花出，丹乃成也。开盆炙干，以翎扫下，枣肉和丸梧子大，每服三丸，空心暖酒下。至七日宿疾皆除，瘖盲、挛跛、疝痔、瘿痫、疮肿，万病皆愈，久服通灵。不死云云，衍文不录。颂曰：古方用杏仁，修治如法，自朝蒸至午，便以慢火微炒，至七日乃收之。每旦空腹啖之，久久不止，驻颜延年，云是夏姬之法。然杏仁能使人血溢，少误必出血不已，或至萎顿，故近人少有服者。或云服至二三年，往往或泻，或脐中出物，皆不可治也。

杏酥法颂曰：去风虚，除百病。捣烂杏仁一石，以好酒二石，研，滤取汁一石五斗，入白蜜一斗五升搅匀，封于新瓮中，勿泄气。三十日看酒上酥出，即掠取，纳瓷器中，贮之。取其酒滓，团如梨大，置空屋中，作格安之，候成饴脯状，旦服一枚，以前酒下。藏器曰：杏酪服之，润五脏，去痰嗽，生熟吃俱可，若半生半熟，服之杀人。

又法宗奭曰：治肺燥喘热，大肠秘，润五脏。用杏仁去皮研细，每一升入水一升半，捣稠汁，入生姜四两，甘草一寸，银石器中慢火熬成稀膏，入酥二两同收，每夜沸汤点服一匙。

万病丸治男妇五劳七伤，一切诸疾。杏仁一斗二升，童子小便煮七次，以蜜四两拌匀，再以童便五升于碗内重蒸，取出，日晒夜露数日，任意嚼食，即愈。

补肺丸治咳嗽。用杏仁二大升，山中者不用，去双仁者，以童子小便二斗浸之，春夏七日，秋冬二七日，连皮尖于砂盆中研，滤取汁，煮令鱼眼沸，候软如面糊，即成。以粗布摊曝之，可丸即丸服之，食前后总须服三五十丸，茶、酒任下。忌白水粥。

咳嗽寒热旦夕加重，少喜多嗔，面色不润，忽进忽退，积渐少食，脉弦紧者。杏仁半两去皮尖，童子小便浸七日，漉出温水淘洗，砂盆内研如泥，以小便三升煎如膏，每服一钱，熟水下。妇人室女服之尤妙。

久患肺气喘急，至咳甚者不过二剂，永瘥。杏仁去皮尖二两，童子小便浸，一日一换，夏月三四换，满半月取出，焙干研细，每服一枣大，薄荷一叶，蜜一鸡子大，水一钟，煎七分，食后温服。忌腥物。

咳逆上气不拘大人小儿。以杏仁三升去皮尖，炒黄研膏，入蜜一升，杵熟，每食前含之，咽汁。

上气喘急杏仁、桃仁各半两，去皮尖炒研，用水调生面和丸梧子大，每服十丸，姜、蜜汤下，微利为度。

喘促浮肿小便淋沥。用杏仁一两，去皮尖熬研，和米煮粥，空心吃二合，妙。

头面风肿杏仁捣膏，鸡子黄和杵，涂帛上，厚裹之，干则又涂，不过七八次即愈也。

风虚头痛欲破者。杏仁去皮尖，晒干研末，水九升，研滤汁，煎如麻腐状，取和羹粥食，七日后大汗出，诸风渐减。此法神妙，可深秘之。慎风、冷、猪、鸡、鱼、蒜、醋。

头面诸风眼瞤鼻塞，眼出冷泪。用杏仁三升研细，水煮四五沸，洗头，待冷汗尽，三度愈。

偏风不遂失音不语。生吞杏仁七枚，不去皮尖，逐日加至七七枚，周而复始，食后仍饮竹沥，以瘥为度。

破伤风肿杏仁杵膏，厚涂上，燃烛遥炙之。

金疮中风角弓反张。用杏仁杵碎，蒸令气溜，绞脂服一小升，兼摩疮上，良。

温病食劳杏仁五两，酢二升，煎取一升，服之取汁，瘥。

心腹结气杏仁、桂枝、橘皮、诃黎勒皮等分为丸，每服三十丸，白汤下。无忌。

喉痹痰嗽杏仁（去皮，熬黄）三分，和桂末一分，研泥，裹含之，咽汁。

喉热生疮方同上。

卒失音声方同上。

肺病咯血杏仁四十个，以黄蜡炒黄，研入青黛一钱，作饼，用柿饼一个，破开包药，湿纸裹煨熟食之，取效。

卒不小便杏仁二七枚，去皮尖，炒黄研末，米饮服之。

血崩不止诸药不效，服此立止。用甜杏仁上黄皮烧存性，为末，每服三钱，空心热酒服。

五痔下血杏仁去皮尖及双仁者，水三升，研滤汁，煎减半，同米煮粥食之。

谷道䘌痛肿痒。杏仁杵膏，频频傅之。

阴疮烂痛杏仁烧黑研成膏，时时傅之。

产门虫疽痛痒不可忍。用杏仁去皮烧存性，杵烂绵裹，纳入阴中，取效。

身面疣目杏仁烧黑研膏，擦破，日日涂之。

面上皯皰杏仁去皮，捣和鸡子白，夜涂之，旦以暖酒洗去。

两颊赤痒其状如痱，名头面风。以杏仁频频揩之。内服消风散。

耳卒聋闭杏仁七枚，去皮拍碎，分作三分，以绵裹之，着盐如小豆许，以器盛于饭上蒸熟，令病人侧卧，以一裹捻油滴耳中，良久又以一裹滴之，取效。

耳出脓汁杏仁炒黑捣膏，绵裹纳入，日三四易之，妙。

鼻中生疮杏仁研末，乳汁和傅。

疳疮蚀鼻杏仁烧，压取油傅之。

牙齿虫䘌杏仁烧存性，研膏，发裹纳虫孔中，杀虫去风，其痛便止，重者不过再上。

牙龈痒痛杏仁一百枚去皮，以盐方寸匕，水一升，煮令汁出，含漱吐之，三度愈。

风虫牙痛杏仁针刺于灯上烧烟，乘热搭病牙上，又复烧搭七次，绝不疼，病牙逐时断落也。

目中赤脉痒痛，时见黑花。用初生杏子仁一升，古五铢钱七文，入瓶内蜜封，埋门限下，一百日化为水，每夕点之。

胎赤眼疾杏仁压油，半鸡子壳，食盐一钱，入石器中，以柳枝一握紧束，研至色黑，以熟艾一团安枕内，烧烘之，令气透火尽即成，每点少许入两眦，甚妙。

目中翳遮但瞳子不破者，用杏仁二升去皮，面裹作三包，煻火煨熟，去面研烂，压去油，每用一钱，入铜绿一钱，研匀点之。

目生弩肉或痒或痛，渐覆瞳人。用杏仁去皮二钱半，腻粉半钱，研匀，绵裹箸头点之。

伤目生弩《广利方》用生杏仁七枚去皮，细嚼，吐于掌中，乘热以绵裹箸头，点弩肉上，不过四五度愈。《总录》用杏仁研膏，人乳化开，日点三次。

小儿血眼儿初生艰难，血瘀眦睚，遂溅渗其睛，不见瞳人。轻则外胞赤肿，上下弦烂，用杏仁二枚去皮尖，嚼，乳汁三五匙，入腻粉少许，蒸熟，绢包频点；重者加黄连、朴硝，最良。

小儿脐烂成风。杏仁去皮，研傅。

小儿咽肿杏仁炒黑研烂，含咽。

针入肉内不出者，双杏仁捣烂，以车脂调贴，其针自出。

箭镝在咽或刀刃在咽膈诸隐处。杵杏仁傅之。

狐尿疮痛杏仁研烂，煮一两沸，及热浸之，冷即易。

狗咬伤疮烂嚼杏仁，涂之。

食狗不消心下坚胀，口干发热妄语。杏仁一升去皮尖，水三升煎沸，去渣取汁，分三服，下肉为度。

解狼犬毒杏仁捣烂，水和服之。

一切食停气满膨胀。用红杏仁三百粒，巴豆二十粒同炒，色变去豆不用，研杏仁为末，橘皮汤调下。

白癜风斑杏仁连皮尖，每早嚼二七粒，揩令赤色，夜卧再用。

诸疮肿痛杏仁去皮，研滤取膏，入轻粉，麻油调搽神效。不拘大人小儿。

小儿头疮杏仁烧研傅之。

蛆虫入耳杏仁捣泥，取油滴入。非出则死。

【杏花】

主治：补不足，女子伤中，寒热痹，厥逆。

【附方】

妇人无子二月丁亥日，取杏花、桃花阴干为末，戊子日和井华水服方寸匕，日用三服。

粉滓面皯杏花、桃花各一升，东流水浸七日，洗面三七遍，极妙。

【叶】

主治：人卒肿满身而洪大。煮浓汁热渍，亦少少服之。

【枝】

主治：堕伤。取一握，水一升煮减半，入酒三合和匀分服，效。

【附方】

坠扑瘀血在内，烦闷者，用东引杏树枝三两，细剉微熬，好酒一升，煎十余沸，分二服。

【根】

主治：食杏仁多，致迷乱将死。切碎，煎汤服，即解。

【巴旦杏】原出回回地，今关西诸土亦有。树如杏而小，壳内仁甘美，点茶食之，味如榛子。

性平，味甘。

主治：止咳下气，消心腹逆闷。

梅

树叶似杏而长尖，先众木而花。其子酸，曝干为脯，入羹、臛、齏中。《梅谱》云：江梅野生，不经栽接，花小而香，子小而硬。消梅子圆松脆，多液无滓，惟可生啖。绿萼梅枝跗皆绿。重叶梅花叶重叠，结实多双。红梅花色如杏。杏梅色淡红，实扁而斑，味全似杏。鸳鸯梅即多叶红梅也，一蒂双实。苦楝接梅则花带黑色。《化书》云：

李接桃而本强者，其实毛；梅接杏而本强者，其实甘。梅子采半黄者，以烟熏之为乌梅，青者盐淹曝干为白梅。亦可蜜煎、糖藏，以为果饤。熟者笮汁晒收为梅酱，夏月调水饮止渴。

【实】

性平，味酸。多食损齿伤筋，蚀脾胃，发痰热。服黄精人忌食之。食而齿齼者，嚼胡桃肉解之。李时珍曰：梅，花开于冬而实熟于夏，得木之全气，故味酸，所谓曲直作酸也。肝为乙木，胆为甲木。人之舌下有四窍，两窍通胆，故食梅则津生者，类相感应也。

【乌梅】用须去核，微炒。造法：取青梅篮盛，于突上熏黑。若以稻灰淋汁润湿蒸过，则肥泽不蛀。

性平，味酸涩。忌猪肉。

主治：下气，除热烦满，安心，止肢体痛、偏枯不仁、死肌，去青黑痣，蚀恶肉，去痹，利筋脉，止下痢，好唾口干。水渍汁饮，治伤寒烦热，止渴，调中。去痰，治瘴疟，止吐逆霍乱，除冷热痢。虚劳骨蒸，消酒毒，令人得睡。和建茶、干姜为丸服，止休息痢。敛肺涩肠，止久嗽，反胃噎膈，蛔厥吐利，消肿涌痰。杀虫，解鱼毒、马汗毒、硫黄毒。

【白梅】一名盐梅，又名霜梅。取大青梅以盐汁渍之，日晒夜渍，十日成矣。久乃上霜。

性平，味酸咸。

主治：中风，惊痫，喉痹，痰厥，僵仆，牙关紧闭者。取梅肉揩擦牙龈，涎出即开。又治血痢，曾鲁公痢血百余日，用盐梅一，研烂，合腊茶，入醋服之而安。梁公病亦血痢，陈应之用乌梅、胡黄连、灶下土等分为末，茶调服亦效。盖血得寒则止，得酸则敛，得苦则收故也。**烦渴霍乱吐下，下血血崩，功同乌梅。**

【附方】

诸疮弩肉《鬼遗方》用乌梅肉烧存性，研傅恶肉上，一夜立尽，未痊再傅。

痈疽疮肿已溃未溃皆可用。盐白梅烧存性为末，入轻粉少许，香油调涂四围。

喉痹乳蛾冰梅丸，用青梅二十枚，盐十二两，腌五日，取梅汁入明矾三两，桔梗、白芷、防风各二两，猪牙皂角三十条，俱为细末，拌汁，和梅入瓶收之，每用一枚，噙咽津液。凡中风痰厥，牙关不开，用此擦之尤佳。《总录》用白梅包生矾末，作丸含咽，或纳吞之。

消渴烦闷乌梅肉二两，微炒为末，每服二钱，水二盏，煎一盏，去滓，入豉二百粒，煎至半盏，温服。

泄痢口渴乌梅煎汤，日饮代茶。

产后痢渴乌梅肉二十个，麦门冬十二分，每以一升，煮七合，细呷之。

赤痢腹痛《直指》用陈白梅，同真白蜜、水各半，煎饮之。《圣惠》用乌梅肉炒、黄连各四两为末，炼蜜丸梧子大，每米饮服二十丸，日三服。

便痢脓血乌梅一两去核，烧过为末，每服二钱米饮下，立止。

久痢不止肠垢已出。《肘后》用乌梅肉二十个，水一盏，煎六分，食前分二服。《袖珍》用乌梅肉、白梅肉各七个捣烂，入乳香末少许，杵丸梧桐子大，每服二三十丸，茶汤下，日三。

小便尿血乌梅烧存性研末，醋糊丸梧子大，每服四十丸，酒下。

血崩不止乌梅肉七枚，烧存性研末，米饮服之，日二。

大便不通气奔欲死者，乌梅十颗，汤浸去核，丸枣大，纳入下部，少时即通。

霍乱吐利盐梅煎汤，细细饮之。

蛔虫上行出于口鼻。乌梅煎汤频饮并含之，即安。

水气满急乌梅、大枣各三枚，水四升，煮二升，纳蜜和匀，含咽之。

梅核膈气取半青半黄梅子，每个用盐一两，腌一日夜，晒干，又浸又晒至水尽乃止。用青钱三个，夹二梅，麻线缚定，通装瓷罐内，封埋地下，百日取出。每用一枚，含之咽汁，入喉即消。收一年者治一人，二年者治二人，其妙绝伦。

心腹胀痛短气欲绝者，乌梅二七枚，水五升，煮一沸，纳大钱二七枚，煮二升半，顿服之。

劳疟劣弱乌梅十四枚，豆豉二合，桃、柳枝各一虎口，甘草三寸，生姜一块，以童子小便二升，煎一半，温服即止。

久咳不已乌梅肉微炒，罂粟壳去筋膜蜜炒，等分为末，每服二钱，睡时蜜汤调下。

痰厥头痛如破者，乌梅肉三十个，盐三撮，酒三升，煮一升，顿服，取吐即愈。

伤寒头痛壮热，胸中烦痛，四五日不解。乌梅十四枚，盐五合，水一升，煎半升，温服取吐，吐后避风良。

折伤金疮干梅烧存性，傅之，一宿瘥。

马汗入疮作痛。用乌梅连核捣烂，以头醋和傅，仍先刺疮，出去紫血，乃傅之系定。

猘犬伤毒乌梅末，酒服二钱。

指头肿痛痛甚者，乌梅肉，和鱼鲊捣，封之，妙。

伤寒䘌疮生下部者，乌梅肉三两炒，为末，炼蜜丸梧子大，以石榴根皮煎汤，食前下三十丸。

小儿头疮乌梅烧末，生油调涂。

香口去臭曝干梅脯，常时含之。

硫黄毒发令人背膊疼闷，目暗漠漠。乌梅肉焙一两，砂糖半两，浆水一大盏，煎七分，呷之。

【核仁】

性平，味酸。

主治：明目，益气，不饥，除烦热。治代指忽然肿痛，捣烂，和醋浸之。

【花】

味微酸涩。梅花汤，用半开梅花，溶蜡封花口，投蜜罐中，过时，以一二朵，同蜜一匙，点沸汤服。又蜜渍梅花法，用白梅肉少许，浸雪水，润花露一宿，蜜浸荐酒。又梅花粥法，用落英入熟米粥，再煮食之。杨诚斋有“蜜点梅花带露餐”，又“脱蕊收将熬粥吃”之句，皆取其助雅致、清神思也。

【叶】

主治：休息痢及霍乱，煮浓汁饮之。清水揉梅叶，洗蕉葛衣，经夏不脆。夏衣生霉，以梅叶煎汤洗之，即去。

【附方】

中水毒病初起头痛恶寒，心烦拘急，旦醒暮剧。梅叶捣汁三升，饮之良。

下部虫䘌梅叶、桃叶一斛，杵烂，蒸极热，内小器中，隔布坐蒸之，虫尽死也。

月水不止梅叶焙、棕榈皮灰各等分为末，每服二钱，酒调下。

【根】出土者，杀人，勿用。

主治：风痹。初生小儿，取根同桃李根煮汤浴之，无疮热之患。煎汤饮治霍乱，止休息痢。

【榔梅】出均州太和山。相传真武折梅枝插于榔树，誓曰：吾道若成，开花结果。后如其言。今树在五龙宫北，杏形桃核，道士采而蜜煎，以充贡献。

实 性平，味甘、酸。

主治：生津止渴，清神下气消酒。

桃

品类甚多，易于栽种，且早结实。五年宜以刀劙其皮，出其脂液，则多延数年。其花有红、白、紫、千叶、二色之殊。其实有红桃、绯桃、碧桃、缃桃、白桃、乌桃、金桃、银桃、胭脂桃，皆以色名者也；有绵桃、油桃、御桃、方桃、扁桃、偏核桃，皆以形名者也；有五月早桃、十月冬桃、秋桃、霜桃，皆以时名者也，并可供食。汉明帝时，常山献巨核桃，霜下始花，隆暑方熟。蜀后主有桃核杯半扇，容水五升，良久如酒味，可饮。昔人谓桃为仙果，殆此类欤。生桃切片，瀹过曝干为脯，可充果食。又桃醋法，取烂熟纳瓮中，盖口七日，漉去皮核，密封二七日，酢成香美。凡柿接桃为金桃，李接桃为李桃，梅接桃为脆桃。树生虫，煮猪头，汁浇之即止。

【实】性热，味甘辛，酸涩。各从其类。多食令人有热，发膨胀，生疮疖，动丹石毒，生者尤损人。同鳖食患心痛。服术人忌食之。

主治：作脯食，益颜色。肺之果也，肺病宜食之。冬桃食之，解劳热。

【核仁】行血宜连皮尖生用。润燥活血宜汤浸去皮尖，炒黄用，或麸炒，或烧存性，各随本方。双仁者有毒，不可用。

性平，味苦甘。香附为之使。

苦重于甘，气薄味厚，沉而降阴中之阳，手足厥阴经血分药也。苦以泄滞血，甘以生新血，故破凝血者用之。其功有四：治热入血室，一也；泄腹中滞血，二也；除皮肤血热燥痒，三也；行皮肤凝滞之血，四也。肝者，血之源，血聚则肝气燥。肝苦急，急食甘以缓之。桃仁之甘以缓肝散血，故张仲景抵挡汤用之，以治伤寒八九日，内有蓄血，发热如狂，小腹满痛，小便自利者。又当汗失汗，热毒深入，吐血及血结胸，烦躁谵语者。又治风痹骨蒸，肝疟寒热，鬼疰疼痛，咳逆上气。消心下坚硬，除卒暴击血，止心腹痛，润大便，杀小虫。又每服嚼一枚，和蜜，涂手面良。治产后血痛。

【附方】

延年去风令人光润。用桃仁五合，去皮，用粳米饭浆同研，绞汁，令尽温，温洗面极妙。

偏风不遂及癖疾。用桃仁二千七百枚，去皮尖双仁，以好酒一斗三升，浸二十一日，取出晒干，杵细作丸如梧子大，每服二十丸以原酒吞之。

风劳毒肿挛痛，或牵引小腹及腰痛。桃仁一升去皮尖，熬令黑烟出，热研如脂膏，以酒三升搅，和服，暖卧取汗，不过三度瘥。

疟疾寒热桃仁一百枚去皮尖，乳钵内研成膏，不得犯生水，入黄丹三钱，丸梧桐子大，每服三丸，当发日面北温酒吞下。五月五日午时合之，忌鸡、犬、妇人见。

骨蒸作热桃仁一百二十枚，留尖去皮及双仁，杵为丸，平旦井华水频服之，令尽量饮酒至醉，仍须任意吃水，隔日一剂。百日不得食肉。

上气喘急方见杏仁。

上气咳嗽胸满气喘。桃仁三两去皮尖，以水一大升研汁，和粳米二合，煮粥食之。

卒得咳嗽桃仁三升去皮，杵，着器中密封蒸熟，日干，绢袋盛，浸二斗酒中，七日可饮，日饮四五合。

尸疰鬼疰乃五尸之一，又挟鬼邪为祟，其病变动，有三十六种至九十九种，大略使人寒热淋沥，沉沉默默不知所苦，而无处不恶，累年积月，以至于死，死后复传旁人。急以桃仁五十枚，研泥，水煮取四升，服之取吐，吐不尽，三四日再吐。

传尸鬼气咳嗽，痃癖注气，血气不通，日渐消瘦。桃仁一两去皮尖，杵碎，水一升半煮汁，入米作粥，空心食之。

鬼疰心痛桃仁一合，烂研，煎汤服之。

卒然心痛桃仁七枚去皮尖，研烂，水一合服之。

人好魇魅桃仁熬去皮尖，三七枚，以小便服之。

下部虫䘌病人齿无色，舌上白，喜睡，愦愦不知痛痒处，或下痢，乃下部生虫食肛也。桃仁十五枚，苦酒二升，盐一合，煮六合，服之。

崩中漏下不止者，桃核烧存性，研细，酒服方寸匕，日三。

妇人难产数日不出。桃仁一个劈开，一片书可字，一片书出字，吞之即生。

产后百病千金桃仁煎，治妇人产后百病诸气。取桃仁一千二百枚，去皮尖双仁，熬，捣极细，以清酒一斗半，研如麦粥，纳入瓶中，面封，入汤中煮一伏时，每服一匙，温酒和服，日再。

产后身热如火，皮如粟粒者，桃仁研泥，同腊猪脂傅之，日日易之。

产后血闭桃仁二十枚去皮尖，藕一块，水煮服之，良。

产后阴肿桃仁烧研，傅之。

妇人阴痒桃仁杵烂，绵裹塞之。

男子阴肿作痒。用桃仁炒香为末，酒服方寸匕，日二，仍捣傅之。

小儿卵㿗方同上。

小儿烂疮初起，肿浆似火疮。桃仁研烂，傅之。

小儿聤耳桃仁炒研，绵裹，日日塞之。

风虫牙痛铁刺桃仁，灯上烧，烟出吹灭，安痛齿上咬之，不过五六次愈。

唇干裂痛桃仁捣和猪脂傅。

大便不快里急后重。用桃仁三两去皮，吴茱萸二两，食盐一两，同炒熟，去盐、茱，每嚼桃仁五七粒。

急劳咳嗽烦热。用桃仁三两（去皮尖），猪肝一枚，童子小便五升，同煮干，于木臼内捣烂，入蒸饼和丸梧子大，每温水下三十丸。

冷劳减食渐至黑瘦。用桃仁五百颗，吴茱萸三两，同入铁铛中，微火炒一炊久，将桃仁去皮，微黄色，即渐加火，待微烟出，即乘热收入新瓶内，厚纸封住，勿令泄气，每日空心取桃仁一十粒去皮嚼之，以温酒下，至重者服五百粒愈。

预辟瘴疠桃仁一斤，吴茱萸、青盐各四两，同炒熟，以新瓶密封一七，取出，拣去茱、盐，将桃仁去皮尖，每嚼一二十枚。山居尤宜之。

【桃毛】实上之毛，刮取用之。

性平，味辛。

主治：破血闭，下血瘕，寒热积聚，带下诸疾，破癖气、恶鬼邪气。

【桃枭】系桃实着树，经冬不落者。正月采之，中实者良。一名桃奴，言其不能成实也；一名神桃，言其辟恶也。千叶桃花，结子在树不落者，名鬼髑髅，十一月采得，以酒拌蒸，从巳至未，焙干，以铜刀切，焙取肉用。

性微温，味苦。

主治：杀百鬼精物精魅，五毒不祥，疗中恶腹痛。胡洽治中恶毒气，有桃枭汤。治肺气，腰痛，破血。疗心痛，酒磨暖服之。凡吐血诸药不效，烧存性，研末，米汤调服，有验。小儿虚汗，妇人妊娠下血，破伏梁结气，止邪疟。烧烟熏痔疮。烧黑油调，傅小儿头上肥疮软疖。

【附方】

伏梁结毒在心下不散。桃奴三两为末，空心温酒服二钱。

鬼疟寒热树上自干桃子二七枚，为末，滴水丸梧子大，朱砂为衣，每服一丸，侵晨面东井华水下，良。

五种疟疾家宝通神丸，用神桃即桃奴十四粒，巴豆七粒，黑豆一两，研匀，以冷水和丸梧子大，朱砂为衣，发日五更念药王菩萨七遍，井华水下一丸，立瘥，不过二次，妙不可言。

妊娠下血不止。用桃枭烧存性，研，水服取瘥。

盗汗不止树上干桃子一个，霜梅二个，葱根七个，灯心二茎，陈皮一钱，稻根、大麦芽各一撮，水二钟，煎服。

白秃头疮干桃一两，黑豆一合，为末，腊猪脂调搽。

小儿头疮树上干桃烧研，入腻粉，麻油调搽。

食桃成病桃枭烧灰二钱，水服取吐，即愈。陆光禄说，有人食桃不消化作病时，于林间得槁桃，烧服，登时吐出，即愈，此以类相攻也。

【花】三月三日采，阴干用。勿用千叶者，令人鼻衄、目黄。

性平，味苦。叶茎皮胶，性味相同。

主治：杀疰恶鬼，利大小便，消肿满，破石淋，治心腹痛及秃疮，利宿水，痰饮积滞，一妇人滑泻数年，百治不效。或言此伤饮有积也。桃花落时，以棘针刺取数十萼，勿犯人手，以面和作饼，煨熟食之，米饮送下，不一二时，泻下如倾，六七日行至数百行，昏困，惟饮凉水而平。**治风狂。**一妇人丧夫发狂，闭之室中，夜断窗棂，登桃树上食桃花几尽，及旦家人接下，自是遂愈也。此亦惊怒伤肝，痰夹败血所致，偶得桃花利痰饮、散滞血之功，与张仲景治积热发狂用承气汤，蓄血发狂用桃仁承气汤之意相同。**研末傅头上肥疮、手足㾦疮。**

【附方】

大便艰难桃花为末，水服方寸匕，通。

产后秘塞大小便不通。用桃花、葵子、滑石、槟榔等分为末，每空心葱白汤服二钱，即利。

心腹积痛三月三日采桃花，晒干，杵末，以水服二钱匕，良。

疟疾不已桃花为末，酒服方寸匕，良。

痰饮宿水桃花散。收桃花，阴干为末，温酒服一合，取利，觉虚食少粥，不似转下药也。

脚气肿痛桃花一升，阴干为末，每温酒细呷之，一宿即消。

腰脊作痛三月三日取桃花一斗一升，井华水三斗，曲六升，米六斗，炊熟，如常酿酒，每服一升，日三服，神良。

脓瘘不止桃花为末，猪脂和傅之，日二。

头上秃疮三月三日收未开桃花阴干，与桑椹赤者等分作末，以猪脂和，先取灰汁洗去痂，即涂之。

头上肥疮一百五日。寒食节收桃花为末，食后以水半盏，调服方寸匕，日三，甚良。

黄水面疮方同上。

足上㾦疮桃花、食盐等分，杵匀，醋和傅之。

雀卵面皰桃花、冬瓜仁（研末）等分，蜜调傅之。

干粪塞肠胀痛不通。用毛桃花湿者一两，和面三两，作馄饨煮熟，空心食之。日午，腹鸣如雷，当下恶物也。

面上粉刺㾦子如米粉。用桃花、丹砂各三两，为末，每服一钱，空心井水下，日三服。十日却，二十日小便当下黑汁，面色莹白也。

令面光华三月三日收桃花，七月七日收鸡血，和涂面上，三二日后脱下，则光华颜色也。

【叶】采嫩者名桃心，入药尤胜。

主治：伤寒，时气，风痹无汗，疗头风，通大小便，止霍乱腹痛。除尸虫，出疮中小虫，除恶气，小儿寒热客忤。

【附方】

风袭项强不得顾视。穿地作坑，煅赤，以水洒之令冷，铺生桃叶于内，卧席上，以项着坑上，蒸至汗出，良久即瘥。

小儿伤寒时气。用桃叶三两，水五升，煮十沸取汁，日五六遍淋之，后烧雄鼠粪二枚，服之，妙。

二便不通桃叶杵汁半升，服。冬用桃皮。

霍乱腹痛桃叶三升切，水五升，煮一升，分二服。

除三尸虫桃叶杵汁，服一升。

肠痔出血桃叶一斛，杵，纳小口器中，坐蒸之，有虫自出。

女人阴疮如虫咬痒痛者，生捣桃叶，绵裹纳之，日四五易。

足上瘑疮桃叶捣，和苦酒傅之。

鼻内生疮桃叶嫩心，杵烂塞之。无叶用枝。

身面癣疮日午捣桃叶，取汁搽之。

诸虫入耳桃叶挼熟塞之，或捣汁滴之，或作枕，枕一夕自出。

【茎】及【白皮】树皮、根皮皆可，用根皮尤良。并取东行者，刮去粗皮，取白皮用。

主治：除邪鬼，中恶腹痛，去胃中热。治疰忤心腹痛，解蛊毒，辟疫疠，疗黄疸身目如金，杀诸疮虫。

【附方】

天行疫疠常以东行桃枝煎熬汤，浴之，佳。

黄疸如金晴明时，清晨勿令鸡、犬、妇人见，取东引桃根，细如箸、若钗股者，一握，切细，以水一大升，煎一小升，空腹顿服。后三五日，其黄离离如薄云散开，百日方平复也。黄散后，可时时饮清酒一杯，则眼中易散，否则散迟。忌食热面、猪、鱼等物。此是徐之才家秘方也。

肺热喘急《集验》治肺热闷喘急，客热往来，欲死，不堪服药者。用桃皮、芫花各一升，以水四升，煮取一升。以故布纳汁中，取放胸口，温四肢，盈数刻即止。

喉痹塞痛桃皮煮汁三升服。

心虚健忘令耳目聪明。用戊子日取东引桃枝三寸枕之。又方，五月五日，日未出时，取东引桃枝，刻作三寸木人，着衣带领中佩之。

卒得心痛东引桃枝一把，切，以酒一升，煎半升，顿服，大效。

鬼疰心痛东引桃枝一握，去粗皮切，水二升，煎半升，顿服。

解中蛊毒用东引桃白皮烘干，大戟、斑蝥去足翅熬，三物等分为末，以冷水服半方寸匕，即出，不出更服。或因酒得以酒服，因食得以食服。初虞世云：此乃李饶州法也。亦可以米泔丸服。

卒得恶疮人不识者，取桃皮作屑，纳之。

卒患瘰疬不痛者，取桃树白皮贴疮上，灸二七壮，良。

热病口疮成䘌。桃枝煎浓汁，含之。下部有疮，纳入之。

下部䘌疮桃白皮煮取浓汁如稀饧，入熊胆少许，以绵蘸药，纳入下部疮上。

五痔作痛桃根水煎汁浸洗之，当有虫出。

小儿湿癣桃树青皮为末，和醋频傅之。

狂狗咬伤桃白皮一握，水三升，煎一升服。

水肿尿短桃皮三斤去内外皮，秫米一斗，女曲一升，以水二斗煮桃皮，取汁一斗，以一半渍曲，一半渍秫饭，如常酿成酒，每服一合，日三次。以体中有热为候，小便多，是病去。忌生冷、一切毒物。

妇人经闭数年不通，面色萎黄，唇口青白，腹内成块，肚上筋起，腿胫或肿，桃根煎煮之。用桃树根、牛蒡根、马鞭草根、牛膝、蓬蒿各一斤，剉，以水三斗，煎一斗去滓，更以慢火煎如饧状，收之，每以热酒调服一匙。

牙疼颊肿桃白皮、柳白皮、槐白皮等分，煎酒热漱，冷则吐之。

小儿白秃桃皮五两煎汁，入白面沐之，并服同上。

【桃胶】桃茂盛时，以刀割树皮，久则胶溢出，采收，以桑灰汤浸过，取二十斤，绢袋盛于栎灰汁一石中煮五七沸，取挂高处，候干再煮，如此三次，曝干，研末，蜜和丸梧子大，每空心酒服二十丸。除百病，数月断谷，身轻不老，久则晦有夜光如月。

主治：炼服不饥，忍风寒。下石淋，破血。治中恶鬼疰，和血益气，除下痢，止痛。

【附方】

虚热作渴桃胶如弹丸大，含之佳。

石淋作痛桃木胶如枣大，夏以冷水三合，冬以汤三合，和服，日三服。当下石，石尽即止。

血淋作痛桃胶（炒）、木通、石膏各一钱，水一盏，煎七分，食后服。

产后下痢赤白，里急后重，腹痛。用桃胶焙干、沉香、蒲黄炒，各等分为末，每服二钱，食前米饮下。

痘靥发搐黑陷者，用桃胶煎汤饮之，或水熬成膏，酒化服之，大效。

【桃符】桃乃西方之木，五木之精，仙木也。味辛气雄，故能厌伏邪气，制百鬼，今人门上用桃符以此。《玉烛宝典》云：户上着桃板辟邪，取《山海经》神荼、郁垒居东海蟠桃树下，主领众鬼之义。

主治：中恶，精魅邪气，水煮汁服之。

【桃橛】音掘，即杖也。人多钉于地上，以镇家宅，三载者良。

主治：卒心腹痛，鬼疰，破血，辟邪，恶气胀满，煮汁服之，与桃符同功。

【附方】

风虫牙痛门下桃橛烧取汁，少少纳孔中，以蜡固之。

栗

但可种成，不可移栽，霜降乃熟。其苞自裂而子坠者可藏，苞未裂则易腐也。其花作条，大如箸头，长四五寸，可以点灯。大者为板栗，中心扁子者为栗楔，稍小者为山栗，山栗之圆而末尖者为锥栗，圆小如橡子者为莘栗，小如指头者为茅栗，即《尔雅》所谓板栗也，一名栵栗，可炒食之。

性温，味甘咸。生食则发气，熟食则滞气。小儿尤不可食，食则生虫、致病。患风症水肿宜忌食。

主治：益气，厚肠胃，补肾，耐饥生食，治腰脚不遂。治肾虚腰脚无力，以袋盛悬干，每旦吃十余颗，次吃猪肾粥助之，久必强健。盖风干之栗胜于日晒，仍须细嚼，连液吞咽，则有益，若顿食至饱，反致伤脾矣。按苏子由诗云：老去自添腰脚病，山翁服栗旧传方。客来为说晨与晚，三咽徐收白玉浆。此得食栗之诀也。疗筋骨断碎，肿痛瘀血，生嚼涂之，有效。肾之果也，肾病人宜食之。

【栗楔】音屑。一球三颗，其中扁者是也。

主治：吐血血久不止，每日生嚼，细咽十数枚。活血有效。今衡山合活血丹用之。筋骨风痛，每日生食七枚，破冷痃癖，又生嚼罯恶刺，出箭头，傅瘰疬肿毒痛。

【附方】

小儿疳疮生嚼栗子傅之。

苇刺入肉方同上。

马汗入肉成疮者，方同上。

马咬成疮独颗栗子，烧研傅之。

熊虎爪伤方同上。

小儿口疮大栗煮熟，日日与食之，甚效。

衄血不止宣州大栗七枚刺破，连皮烧存性，出火毒，入麝香少许研匀，每服二钱，温水下。

金刃斧伤用独壳大栗，研傅，或仓卒嚼傅亦可。

【栗荴】音孚。内薄皮也。

主治：捣散，和蜜涂面，令光，去皱纹。

【附方】

骨鲠在咽栗子内薄皮，烧存性，研末，吹入咽中即下。《圣济总录》用栗子肉上皮半两为末，鲇鱼肝一个，乳香二钱半，同捣，丸梧子大，看鲠远近，以线系绵裹一丸，水润吞之，提线钓出也。

【栗壳】黑壳也。

主治：反胃消渴，煮汁饮之，并可止泻血。

【附方】

鼻衄不止累医不效。栗壳烧存性，研末，粥饮服二钱。

【毛球】外刺包也。

主治：煮汁，洗火丹毒肿。

【花】

主治：瘰疬。

【树皮】

主治：煮汁，洗沙虱、溪毒，疔疮毒。治丹毒五色无常，剥皮有刺者，煎水洗之。

【根】

主治：偏肾气，酒煎服之。

【天师栗】张天师学道于蜀青城山所遗，味美，独房若橡为异耳。武当山亦有之。

性温，味甘。

主治：久食已风挛。

枣

其类甚繁，木赤心有刺。四月生小叶，尖觥光泽。五月开小白花微青。南北皆有，惟齐、晋所出者肥大甘美。切而晒干者为枣脯，煮熟榨出者为枣膏，蒸熟者为胶枣，加以糖、蜜拌制者为蜜枣，以麻油叶同蒸则色更润泽。捣枣胶晒干者为枣油。

生枣性热，味甘。多食令人热渴膨胀，助湿热，瘦人尤忌。

【大枣】此即晒干大枣也，名干枣，宜入药。亦有用胶枣之肥大者。

性平，味甘。有齿疾、疳病、虫匶人忌食之，小儿尤不宜食。又忌与葱同食。与鱼同食令腰腹痛。

主治：和阴阳，调营卫，生津液。邪在营卫者，辛甘以解之。

故用姜、枣以和之，生发脾胃升腾之气也。补中益气，坚志强力，润心肺，止嗽，除烦闷，心下悬，除肠澼，通九窍，助十二经，和百药，养脾平胃脾之果也，脾病宜食之。同光粉烧，治疳痢。小儿患秋痢，与蛀枣食之良。杀乌头，附子、天雄毒。

【附方】

调和胃气以干枣去核，缓火逼燥，为末，量多少入少生姜末，白汤点服，调和胃气甚良。

反胃吐食大枣一枚去核，用斑蝥一枚去头翅，入在内，煨熟去蝥，空心食之，白汤送下，良。

小肠气痛大枣一枚去核，用斑蝥一枚去头翅，入枣内，纸包煨熟，去蝥食枣，以桂心荜澄茄汤下。

伤寒热病后，口干咽痛，喜唾。大枣二枚，乌梅十枚，捣入蜜丸，含一杏仁大，咽汁甚效。

妇人脏燥悲伤欲哭，象若神灵数凭者，大枣汤主之。大枣十枚，小麦一升，甘草二两，每服一两，水煎服之。亦补脾气。

妊娠腹痛大红枣十四枚，烧焦为末，以小便煎服之。

大便燥塞大枣一枚去核，入轻粉半钱，缚定，煨熟食之，仍以枣汤送下。

咒枣治疟执枣一枚，咒曰：吾有枣一枚，一心归大道。优他或优降，或劈火烧之。念七遍，吹枣上，与病人食之，即愈。

烦闷不眠大枣十四枚，葱白七茎，水三升，煮一升，顿服。

上气咳嗽治伤中筋脉急，上气咳嗽者。用枣二十枚去核，以酥四两微火煎，入枣肉中，液尽酥取，取之。常含一枚，微微咽之即瘥。

肺疽吐血因啖辛辣热物致伤者。用红枣连核烧存性、百药煎煅过，等分为末，每服二钱米饮下。

耳聋鼻塞不闻音声、香臭者。取大枣十五枚去皮核，蓖麻子三百枚去皮，和捣，绵裹塞耳鼻，日一度。三十余日，闻声及香臭也。先治耳，后治鼻，不可并塞之。

久服香身用大枣肉，和桂心、白瓜仁、松树皮为丸，久服之。

走马牙疳新枣肉一枚，同黄檗烧焦为末，油和傅之，若加砒少许更妙。

诸疮久坏不愈者。枣膏三升，煎水频洗，取愈。

痔疮疼痛大肥枣一枚剥去皮，取水银放掌中，以唾研令极熟，傅枣瓤上，纳入下部良。

下部虫痒蒸大枣取膏，以水银和捻长三寸，以绵裹，夜纳下部中，明日虫皆出也。

卒急心痛《海上方》诀云：一个乌梅二个枣，七枚杏仁一处捣。男酒女醋送下之，不害心疼直到老。

食椒闭气京枣食之即解也。

【三年陈枣核中仁】道士陈孜语袁仲阳曰：今春当有疾，可服枣核中仁二十七枚。后果大病，服之而安。又云：常服则百邪不复干也。仲阳服之有效。又孟节能含枣核，不食可至十年也。此皆藉枣以生津受气以咽之，又能达黄宫，以交坎离之义耳。

主治：腹痛邪气，恶气，卒疰忤。烧研，掺胫疮，良。

【叶】

主治：和葛粉，揩热痱疮，良。小儿壮热，煎汤浴之。

【附方】

小儿伤寒五日以后热不退。用枣叶半握，麻黄半两，葱白、豆豉各一合，童子小便二钟，煎一钟，分二服，取汗。

反胃呕哕干枣叶一两，藿香半两，丁香二钱半，每服二钱，姜三片，水一盏煎服。

【木心】

主治：中蛊腹痛，面目青黄，淋露骨立。剉取一斛，水淹三寸，煮至二斗，澄清煎五升，旦服五合，取吐即愈。又煎红水服之，能通经脉。

【根】

主治：小儿赤丹，从脚趺起，煎汤浴之。

【附方】

令发易长取东行枣根三尺，横安甑上蒸之，两头汗出，收取傅发，即易长。

【皮】

主治：同老桑树皮并取北向者，等分烧研，每用一合，井水煎，澄取清，洗目。一月三洗，昏者复明。忌荤、酒、房事。

【仲思枣】北齐时有仙人仲思，得此种之，又名仙枣。隋时信都郡献仲思枣，长四寸，围五寸，肉肥核小有味，观此，则《广志》之王母枣、谷城枣，皆此类也。

性温，味甘。

主治：补虚益气，润五脏，去痰嗽冷气。久服令人肥健，好颜色，不饥。

【苦枣】处处有之，色青而小。

性寒，味苦。

主治：伤寒热伏在脏腑，狂荡烦满，大小便闭涩。取肉煮研，和蜜丸服。

【千年枣】《纲目》作无漏子。名海枣，又名波斯枣。从波斯国来，状如枣，色类砂糖，皮肉软烂，极甘，但核全别，两头不尖，双卷而圆耳。性温，味甘。

主治：补中益气，除痰嗽，补虚损，好颜色，令人肥健。

梨

树高二三丈，尖叶，光腻有细齿。二月开白花如雪，六出。上巳无风，则结实必佳。古谚云：上巳有风梨有蠹，中秋无月蚌无胎。品类甚多，必须棠梨、桑树接过者则结子早而佳。有青、黄、红、紫四色。乳梨，即雪梨；鹅梨，即绵梨；消梨，即香水梨也，俱为上品。可以治病。与萝卜相间收藏，或削梨蒂种于萝卜上藏之，皆可经年不烂。

性寒，味甘酸涩，各从其类。多食寒中，乳妇、血虚者尤忌。

主治：润肺凉心，消痰降火，热嗽止渴，除贼风，止心烦、气喘，热狂客热，中风不语，伤寒热发，利大小便。卒瘖风不语者，捣汁频服。胸中痞塞热结者，宜多食之。一人状若有疾，厌厌无聊，见名医杨吉老曰：君热症已极，气血消烁，此去三年，当以疽死。其人急归，遇茅山道士，教以日吃好梨一颗，如生梨已尽，取干者泡汤，食滓饮汁，疾自当平。果如言而安。**切片贴火伤，止痛不烂。解丹石毒、疮毒、酒毒。**

【附方】

消渴饮水用香水梨，或鹅梨，或江南雪梨皆可，取汁，以蜜汤熬成，瓶收，无时以热水或冷水调服，愈乃止。

卒得咳嗽颂曰：崔元亮《海上方》用好梨去核，捣汁一碗，入椒四十粒，煎一沸，去滓，纳黑饧一大两，消讫，细细含咽，立定。诜曰：用梨一颗，刺五十孔，每孔纳椒一粒，面裹灰火煨熟，停冷，去椒食之。又方，去椒，纳酥、蜜，面裹烧熟，冷食。又方，切片，酥煎食之。又方，捣汁一升，入酥、蜜各一两，地黄汁一升，煎成含咽。凡治嗽，须喘急定时，冷食之，若热食，反伤肺，令嗽更剧，不可救也。若反伤，可作羊肉汤饼，饱食之即住。

痰喘气急梨剜空，纳小黑豆令满，留盖合住系定，糠火煨熟，捣作饼，每日食之，至效。

暗风失音生梨捣汁一盏饮之，日再服。

小儿风热昏懵躁闷，不能食。用消梨三枚切破，以水二升，煮取汁一升，入粳米一合，煮粥食之。

赤目胬肉日夜痛者。取好梨一颗，捣绞汁，以绵裹黄连片一钱，浸汁，仰卧点之。

赤眼肿痛鹅梨一枚捣汁，黄连末半两，腻粉一字，和匀绵裹浸梨汁中，日日点之。

反胃转食药物不下。用大雪梨一个，以丁香十五粒刺入梨内，湿纸包四五重，煨熟食之，服之神良。

【花】

主治：去面黑粉滓。

【叶】

主治：霍乱吐利不止，煮汁服。作煎，治风，疗小儿寒疝。捣汁服，解中菌毒。

【附方】

小儿寒疝腹痛，大汗出。用梨叶浓煎七合，分作数服，饮之大良。此徐玉经验方也。

中水毒病初起，头痛恶寒，拘急心烦。用梨叶一把捣烂，以酒一盏搅饮。

蠼螋尿疮出黄水。用梨叶涂之，干即易之。

食梨过伤梨叶煎汁解之。

【木皮】

主治：解伤寒时气。

【附方】

伤寒温疫已发未发。用梨木皮、大甘草各一两，黄秫谷一合为末，锅底煤一钱，每服三钱，白汤下，日二服，取愈。此蔡医博方也。

霍乱吐利梨枝，煮汁饮。

气积郁冒人有气从脐左右起上冲，胸满气促，郁冒厥者。用梨木灰、伏出鸡卵壳中白皮、紫菀、麻黄（去节）等分为末，糊丸梧子大，每服十丸，酒下；亦可为末，服方寸匕，或煮汤服。

结气咳逆三十年者，服之亦瘥。方同上。

【鹿梨】山梨也，处处有之。大如杏，可食。

性寒，味酸涩。煨食治痢。

【根皮】

治疮疥，煎汁洗之。

【附方】

一切疮鹿梨散。用鹿梨根、蛇床子各半斤，真剪草四两，硫黄三钱，轻粉一钱，为末，麻油调傅之。小儿涂于绢衣，着之，七日下解，自愈。

一切癣鹿梨根，刮皮捣烂，醋和，麻布包擦之。干者为末，以水和捣。

【棠梨】野梨也，处处山林有之。其树接梨甚佳。有甘酢、赤白二种，霜后可食。

性寒，味甘酸涩，烧食止滑利。

【枝叶】

主治：霍乱吐泻不止，转筋，腹痛，取一握，同木瓜二两，煎汁，细呷之。

【附方】

反胃吐食棠梨叶，油炒去刺为末，每旦酒服一钱。

【海棠梨】《纲目》作海红。状若木瓜而小，二月开红花，至八月结实乃熟。以枝接梨及木瓜者，易茂。

性平，味酸甘。

主治：泄痢。

枸杞子

须用河西甘州者，圆如樱桃，曝干紧小少核，干亦红润者，拣去枝梗，酒润一夜，蒸熟。

性平，味甘美，如葡萄，可作果食。体润滋阴，入肾补血；

味甘助阳，入肾补气。故能明目聪耳，添精髓，健筋骨，养血脉，疗虚损劳怯，骨节痛、风腰痛、膝肿，大小便少利，凡真阴不足之症，悉宜用之。又因色紫类肝，更能益肝，起男子阴痿、女人血枯，体味浓厚有力，为峻补之剂。盖人参固气，令精不遗；枸杞滋阴，使火不泄，二品相须而用。久服明目安神，令人长寿。

附枸杞苗、根皮苗名甜菜，根皮名地骨皮，又有枸檵、枸棘、苦杞、天精、地节、地仙、却老、羊乳、仙人杖、西王母杖诸名。

【苗】

性平，味甘，微苦。和羊肉作羹益人，除风明目。采晒干作饮代茶，止消渴热烦，益阳事。解面毒。与乳酪相恶。汁注目中，去风障、赤膜、昏痛。去上焦心肺客热。

主治：除烦益志，补五劳七伤，壮心气，去皮肤骨节间风，消热毒，散疮肿。

【地骨皮】

性寒，味苦。细剉拌面，煮熟吞之，去肾家风，益精气。

主治：皮能散表，外去无定虚邪；若能入骨，内除有汗骨蒸。取其体轻，能浮沉上下，上理头风痛，中去胸胁气，下利大小肠，通能奏功。入泻白散清金调气，疗肺热有余咳嗽；同养血药强阴解肌，调痘疮不足皮焦。以其性寒，酒煮二两，治湿热黄疸，最为神效。愈金疮，煎汤漱口，止齿血骨槽风。牡丹皮去血中之热，地骨皮去气中之热，宜别而用。但虚寒者忌之。又治足指及足底恶疮，用鲜地骨皮煎汤熏之，竟日即有黄水出，连熏三日愈。去内骨及土用。

【附方】

枸杞煎治虚劳，退虚热，轻身益气，令一切痈疽永不发。用枸杞三十斤，春夏用茎、叶，秋冬用根、实，以水一石，煮取五斗，以滓再煮取五斗，澄清去滓，再煎取二斗，入锅煎如饧，收之，每早酒服一合。

金髓煎枸杞子逐日摘红熟者，不拘多少，以无灰酒浸之，蜡纸封固，勿令泄气，两月足，取入沙盆中擂烂，滤取汁，同浸酒入银锅内，慢火熬之，不住手搅，恐粘住不匀，候成膏如饧，净瓶内收，每早温酒服二大匙，夜卧再服。百日身轻气壮，积年不辍，可以羽化也。

枸杞酒《外台秘要》云：补虚，去劳热，长肌肉，益颜色，肥健人，治肝虚冲感下泪。用生枸杞子五升，捣破，绢袋盛浸好酒二斗中，密封勿泄气，二七日，服之任性，勿醉。《经验方》枸杞酒：变白，耐老轻身。用枸杞子二升，十月壬癸日，面东采之，以好酒二升，瓷瓶内浸三七日，乃添生地黄汁三升，搅匀密封，至立春前三十日开瓶，每空心暖饮一盏，至立春后髭发却黑。勿食芜荑、葱、蒜。

四神丸治肾经虚损，眼目昏花，或云翳遮睛。甘州枸杞子一升，好酒润透，分作四分，四两用蜀椒一两炒，四两用小茴香一两炒，四两用芝麻一两炒，四两用川楝肉一两炒，拣出枸杞，加熟地黄、白术、白茯苓各一两为末，炼蜜丸，日服。

肝虚下泪枸杞子二升，绢袋盛浸一斗酒中，密封三七日，饮之。

目赤生翳枸杞子捣汁，日点三五次，神验。

面䵟皯皰枸杞子十斤，生地黄三斤为末，每服方寸匕，温酒下，日二服，久则童颜。

注夏虚病枸杞子、五味子研细，滚水泡，封三日，代茶饮，效。

地骨酒壮筋骨，补精髓，延年耐老。枸杞根、生地黄、甘菊花各一斤，捣碎，以水一石煮取汁五斗，炊糯米五斗，细曲拌匀，入瓮如常封酿，待熟澄清，日饮三盏。

虚劳客热枸杞根为末，白汤调服。有痼疾人勿服。

骨蒸烦热及一切虚劳烦热，大病后烦热，并用地仙散。地骨皮二两，防风一两，甘草炙半两，每用五钱，生姜五片，水煎服。

热劳如燎地骨皮二两，柴胡一两为末，每服二钱，麦门冬汤下。

虚劳苦渴骨节烦热，或寒。用枸杞根白皮，切，五升，麦门冬三升，小麦二升，水二斗，煮至麦熟，去滓，每服一升，口渴即饮。

肾虚腰痛枸杞根、杜仲、萆薢各一斤，好酒三斗渍之，罂中密封，锅中煮一日，饮之任意。

吐血不止枸杞根、子、皮为散，水煎，日日饮之。

小便出血新地骨皮洗净，捣自然汁，无汁则以水煎汁，每服一盏，入酒少许，食前温服。

带下脉数枸杞根一斤，生地黄五斤，酒一斗，煮五升，日日服之。

天行赤目暴肿。地骨皮三斤，水三斗，煮三升，去滓，入盐一两，取二升，频频洗点。

风虫牙痛枸杞根白皮，煎醋漱之，虫即出。亦可煎水饮。

口舌糜烂地骨皮汤，治膀胱移热于小肠，上为口糜，生疮溃烂，心胃壅热，水谷不下。用柴胡、地骨皮各三钱，水煎服之。

小儿耳疳生于耳后，肾疳也。地骨皮一味，煎汤洗之，仍以香油调末，搽之。

气瘘疳疮多年不愈者，应效散，又名托里散。用地骨皮，冬月为末，每用纸燃蘸入疮内，频用自然生肉，更以米饮服二钱，一日三服。

男子下疳先以浆水洗之，后搽地骨皮末，生肌止痛。

妇人阴肿或生疮。枸杞根煎水频洗。

十三种疔春三月上建日采叶，名天精；夏三月上建日采枝，名枸杞；秋三月上建日采子，名却老；冬三月上建日采根，名地骨，并暴干为末。如不得依法采，但得一种亦可。用绯缯一片裹药，牛黄一梧子大，及钩棘针三七枚，赤小豆七粒，为末，先于缯上铺乱发一鸡子大，乃铺牛黄等末，卷作团，以发束定，熨斗中炒令沸定，刮捣为末，以一方寸匕，合前枸杞末二匕，空心酒服二钱半，日再服。

痈疽恶疮脓血不止。地骨皮不拘多少，洗净，刮去粗皮，取细白穰，以粗皮同骨煎汤洗，令脓血尽，以细穰贴之，立效。有一朝士，腹胁间病疽经岁，或以地骨皮煎汤淋洗，出血一二升。家人惧，欲止之。病者曰：疽似少快。更淋之，用五升许，血渐淡乃止。以细穰贴之，次日结痂愈。

瘭疽出汗着手、足、肩、背，累累如赤豆，用枸杞根、葵根叶煮汁，煎如饴，随意服之。

足趾鸡眼作痛作疮。地骨皮同红花研细，傅之，次日即愈。

火赫毒疮此患急，防毒气入心腹。枸杞叶捣汁服，立瘥。

目涩有翳枸杞叶、车前叶二两，挼汁，以桑叶裹，悬阴地一夜，取汁点之，不过三五度。

五劳七伤房事衰弱。枸杞叶半斤，切，粳米二合，豉汁和煮作粥，日日食之良。

澡浴除病正月一日、二月二日、三月三日、四月四日以至十二月十二日，皆用枸杞叶煎汤洗澡。令人光泽，百病不生。

山茱萸肉

一名蜀酸枣，又有肉枣、魃实、鸡足、鼠矢诸名。叶如梅，有刺。二月开花如杏，四月实如酸枣，可食。以汤炼去酸味，糖煎可作果品食之。

性平，味酸。凡用须去核，核能滑精，不可用。以酒润去核，净蒸透晒干用。色紫微酸，体盾濡润，专入肝胆，滋阴益血。

主治：目昏耳鸣，口苦舌干，面青色脱，汗出振寒，为补肝助胆良品。夫心乃肝之子，心苦散乱而喜收敛，敛则宁静，静则清和，以此收其涣散，治心气虚弱，惊悸怔忡，即虚则补母之义也；肾乃肝之母，肾喜润恶燥，司藏精气，藉此酸能收脱，敛水生津，治遗精白浊，阳道不兴，小水无节，腰膝软弱，腿足疼痛，即子令母实之义也。

【附方】

草还丹益元阳，补元气，固元精，壮元神，乃延年续嗣之至药也。山茱萸酒浸，取肉一斤，破故纸酒浸，焙干半斤，当归四两，麝香一钱，为末，炼蜜丸梧子大，每服八十一丸，临卧盐酒下。

桑　椹

一名文武实。《典术》云：桑乃箕星之精。以构接则桑大，桑根下埋龟甲，则茂盛不蛀。

主治：**利五脏，养血气，除关节痛。单食止消渴，久服不饥，安魂镇神，令人聪明，变白不老。多收暴干为末，蜜丸长服。捣汁饮，解中酒毒。酿酒服，利水气消肿。**桑之精英，尽在于此。采摘微研，以布滤汁，石器熬成稀膏，量多少入蜜熬稠，贮瓷器中。每抄一二钱，食后夜卧，以沸汤点服。治服金石发热口渴，生精神，去小肠热，以其性微凉故也。《仙方》日干为末，蜜丸酒服。《月令》云：四月宜饮桑椹酒，能理百种风热。其法用椹汁三斗，重汤煮至一斗半，入白蜜二合，酥油一两，生姜一合，煮令得所，瓶收，每服一合，和酒饮之。以汁熬烧酒，藏之经年，味力愈佳。食干椹可济饥，金末大饥，民皆食椹得活。平时宜收采也。

【附方】

水肿胀满水不下则满溢，水下则虚竭还胀，十无一活，宜用桑椹酒治之。桑心皮切，以水二斗，煮汁一斗，入桑椹再煮之，取五升，以糯米饭五升，酿酒饮。

瘰疬结核文武膏。用文武实即桑椹子二斗黑熟者，以布取汁，银石器熬成膏，每白汤调服一匙，日三服。

诸骨硬咽红椹子细嚼，先咽汁，后咽滓，新水送下。干者亦可。

小儿赤秃桑椹取汁频服。

小儿白秃黑椹入罂中曝三七日，化为水，洗之，三七日神效。

拔白变黑黑椹一斤，蝌蚪一斤，瓶盛封闭，悬屋东头一百日，尽化为黑泥，以染白发如漆。

发白不生黑熟桑椹，水浸日晒，搽涂，令黑而复生也。

阴症腹痛桑椹绢包风干，过伏天，为末，每服三钱，热酒下，取汗。

【附根白皮】即桑白皮，拣上白者佳，如色灰味苦者，不堪用。忌铁器，以竹刀去粗皮，蜜炙用。亦可煮汁染褐色，久不落。

性平，味甘淡。淡主渗主疏散，体轻色白，专入肺经，疏气渗热。

主治：喘满咳嗽，热痰唾血，皆由实邪郁遏肺窍，不得通畅，藉此渗之散之，以利肺气，诸症自愈。故云：泻肺之有余，非桑皮不可。又因皮主走表，以此治皮里膜外水气浮肿，及肌肤邪热，浮风燥痒，悉能去之。盖治温以清，此为清中清品。同甘菊、扁豆通鼻塞热壅。合沙参、黄芪止肠风下血，皆有神功。研汁治小儿天吊，惊痫客忤，及傅鹅口疮，去寸白虫。可以缝金疮。

【附方】

咳嗽吐血甚者。殷鲜桑根白皮一斤，米泔浸三宿，刮去黄皮，剉细，入糯米四两，焙干为末。每服一钱，米饮下。

消渴尿多入地三尺桑根，剥去白皮，炙黄黑，剉，以水煮浓汁，随意饮之。亦可入少米，勿用盐。

产后下血炙桑白皮，煮水饮之。

白露不绝锯截桑根，取屑五指撮，以淳酒服之，日三服。

坠马拗损桑根白皮五斤为末，一升煎膏，傅之便止。已后亦无宿血，终不发动。

金刃伤疮新桑白皮烧灰，和马粪涂疮上，数易之。亦可煮汁服之。

杂物眯眼新桑根皮洗净，捣烂入眼，拨之自出。

发鬓堕落桑白皮剉二升，以水淹浸，煮五六沸，去渣，频频洗沐，自不落也。

发槁不泽桑根白皮、柏叶各一斤，煎汁沐之，即润。

小儿重舌桑根白皮煮汁，涂乳上饮之。

小儿流涎脾热也，胸膈有痰。新桑根白皮捣自然汁涂之，甚效。干者煎水。

小儿天吊惊痫客忤。家桑东行根，取研汁服。

小儿火丹桑根白皮煮汁浴之，或为末，羊膏和涂之。

石痈坚硬不作脓者。蜀桑白皮，阴干为末，烊胶和酒调傅，以软为度。

【皮中白汁】

治小儿口疮白漫，拭净涂之。又涂金刃伤，燥痛，仍以白皮裹之。涂蛇、蜈蚣、蜘蛛伤。取枝烧沥，治大风疮疥。生眉发。

【附方】

小儿鹅口桑皮汁和胡粉涂之。

小儿唇肿桑木汁涂之即愈。

解百毒气桑白汁一合服之，须臾吐利自出。

破伤中风桑沥、好酒，对和温服，以醉为度。醒服消风散。

【叶】

性温，味甘苦。

主治：劳热咳嗽，明目，长发，除寒热出汗。炙熟煎饮代茶，止渴。煎浓汁服，能除脚气水肿，利大小肠，通关节，下气。嫩叶煎酒服，治一切风。蒸熟捣罯，风痛出汗，并扑损瘀血。挼烂，涂蛇虫伤。研汁治金疮，及小儿唇吻疮，解蜈蚣毒。干叶煎汁，止霍乱腹痛吐下。鸡桑叶煮汁熬膏服，去老风宿血。配扶桑丸，可常服。以四月正盛时采，至十月霜后又采，与前同阴干，捣末丸任服。又煎汤淋洗，去风痹最妙。兼治痢疾。

【附方】

青盲洗法昔武胜军宋仲孚患此二十年，用此法二年，目明如故。新研青桑叶焙干，逐月按日，就地上烧存性，每以一合于瓷器内，煎减二分，倾出澄清，温热洗目，至百度，屡试有验。正月初八、二月初八、三月初六、四月初四、五月初六、六月初二、七月初七、八月二十、九月十二、十月十三、十一月初二、十二月三十。

风眼下泪腊月不落桑叶煎汤，日日温洗，或入芒硝。

赤眼涩痛桑叶为末，纸卷烧烟熏鼻取效。海上方也。

头发不长桑叶、麻叶煮米泔沐之，七次，可长数尺。

吐血不止晚桑叶焙研，凉茶服三钱，只一服止，后用补肝肺药。

小儿渴疾桑叶不拘多少，逐片染生蜜，绵系蒂上，绷阴干细切，煎汁日饮之代茶。

霍乱转筋入腹烦闷。桑叶一握煎饮，一二服立定。

大肠脱肛黄皮桑树叶三升，水煎过，带温罨纳之。

肺毒风疮状如大风，绿云散。用好桑叶净洗，蒸熟一宿，日干为末，水调二钱匕服。

痈口不敛经霜黄桑叶为末傅之。

穿掌肿毒新桑叶研烂，盦之即愈。

汤火伤疮经霜桑叶烧存性为末，油和傅之，三日愈。

手足麻木不知痛痒。霜降后桑叶煎汤，频洗。

【枝】

主治：遍体风痒干燥，水气、脚气、风气，四肢拘挛，上气眼晕，肺气咳嗽，消食利小便。久服轻身，耳目聪明，疗口干及痈疽后渴。用嫩条细切一升，熬香煎饮，久服，终身不患偏风，亦无禁忌。可以常服。

【附方】

服食变白久服通血气，利五脏。鸡桑嫩枝，阴干为末，蜜和作丸，每日酒服六十丸。

水气脚气桑条二两，炒香，以水一升，煎二合。每日空心服之，亦无禁忌。

风热臂痛桑枝一小升切炒，水三升，煎二升，一日服尽。许叔微云：常病臂痛，诸药不效，服此数剂寻愈。观《本草切用》及《图经》言其不冷不热，可以常服。《抱朴子》言：一切仙药，不得桑枝煎不服，可知矣。

解中蛊毒令人腹内坚痛，面黄青色，淋露骨立，病变不常。桑木心剉一斛，着釜中，以水淹三斗，煮取二斗，澄清，微火煎得五升，空心服五合，则吐蛊毒出也。

刺伤手足犯露水肿痛，多杀人。以桑枝三条，煻火炮热断之，以头熨疮上令热，冷即易之，尽二条，则疮自烂。仍取韭白或薤白傅上，急以布裹之，有肿更作。

紫白癜风桑枝十斤，益母草三斤，水五斗，漫煮至五斤，去滓再煎成膏，每卧时温酒调服半合，以愈为度。

【桑柴灰】

蒸淋取汁为煎，与冬灰等分，同灭痣疵、黑子，蚀恶肉。煮小豆食，大下水胀。傅金疮，止血生肌。桑霜治噎食积块。

【附方】

目赤肿痛桑灰一两，黄连半两，为末，每以一钱泡汤，澄清洗之。

洗青盲眼正月八、二月八、三月六、四月四、五月五、六月二、七月七、八月二十、九月十二、十月十七、十一月二十六、十二月三十日，每遇上件神日，用桑柴灰一合，煎汤沃之，于瓷器中澄取极清，稍热洗之，如冷即重汤顿温，不住手洗。久久视物如鹰鹘也。一法以桑灰、童子小便和作丸，每用一丸，泡汤澄洗。

尸疰鬼疰其病变动，乃字三十六种至九十九种，使人寒热淋沥，恍惚默默，不得知所苦，累年积月，以至于死，复传亲人，宜急治之。用桑树白皮曝干，烧灰二斗，着甑中蒸透，以釜中汤三四斗，淋之又淋，凡三度，极浓澄清，止取二斗，以渍赤小豆二斗，一宿曝干，复渍灰汁，尽乃止，以豆蒸熟，或羊肉或鹿肉作羹，进此豆饭，初食一升至二升，取饱。微者三四斗愈，极者七八斗愈。病去时体中自觉疼痒淫淫。若根本不尽，再为之。神效方也。

身面水肿坐卧不得。取东引花桑枝烧灰淋汁，煮赤小豆，每饥即饱食之，不得吃汤饮。

面上痣疵寒食前后，取桑条烧灰淋汁，入石灰熬膏，以自己唾调，点之自落也。

白癜驳风桑柴灰二斗，甑内蒸之，取釜内热汤洗，不过五六度，瘥。

大风恶疾眉发脱落。以桑柴灰，热汤淋取汁洗头面，以大豆水研浆，解泽灰味弥佳，次用熟水入绿豆面濯之。三日一洗头，一日一洗面，不过十度良。

狐尿刺人肿痛欲死。桑灰汁渍之，冷即易。

金疮作痛桑柴灰筛细傅之。

疮伤风水肿痛入腹，则杀人。以桑灰淋汁渍之，冷复易。

头风白屑桑灰淋汁沐之，即良。

【桑耳、桑黄】见菜部。

【桑寄生】有寄屑、寓木、宛童（茑、鸟吊二音）诸名。难得真者，须自采桑上者为佳，他木不用。

性平，味甘苦。采得以铜刀和根枝茎叶细剉，阴干，勿见火。

主治：腰痛，助筋骨，益血脉，充肌肤，坚发齿，长须眉，疗小儿背强、痈肿。去女子崩中、内伤不足，安胎，怀妊漏血，产后余疾，下乳汁。主金疮，去风痹。

【子】

明目，轻身，通神。

【附方】

膈气生桑寄生，捣汁一盏服之。

胎动腹痛桑寄生一两半，阿胶炒半两，艾叶半两，水一盏半，煎一盏，去滓温服。或去艾叶。

毒痢脓血六脉微小，并无寒热。宜以桑寄生二两，防风、大芎二钱半，炙甘草三铢，为末，每服二钱，水一盏，煎八分，和滓服。

下血后虚下血止后，但觉丹田元气虚乏，腰膝沉重少力。桑寄生为末，每服一钱，非时白汤点服。

【桑花】一名桑藓，又名桑钱。生桑树上，白藓如地钱花样，刀刮取炒用。不是桑椹花也。

性温，味苦。

主治：健脾涩肠，止鼻红，吐血，热咳，肠风，崩中带下。

【附方】

大便后血水煎服，或末服。亦止吐血。

【桑柴火】

主治：痈疽发背不起，瘀肉不腐，及阴疮瘰疬流注，臁疮顽疮。然火吹灭，日灸二次，未溃拔毒止痛，已溃补接阳气，去腐生肌。凡一切补药诸膏，宜此火煎之。但不可点艾，伤肌。火以畅达，拔引郁毒，此从治之法也。《抱朴子》云：一切仙药，不得桑煎不服。以桑为箕星之精故也。

【桑螵蛸】

主治：男子虚损，五脏气微，梦寐失精遗溺。久服益气安神。治伤中疝瘕阴痿，添精生子，女人血闭腰痛，通五淋，利小便。炮熟空心食之，止小便多。一男子，小便日数十次，如稠米泔，心神恍惚，瘦瘁食减，得之女劳，令服桑螵蛸散而愈。其方用桑螵蛸、远志、龙骨、菖蒲、人参、茯神、当归、龟甲醋炙各一两为末，卧时人参汤调下二钱。

【附方】

遗精白浊盗汗虚劳。桑螵蛸炙、白龙骨等分为细末，每服二钱，空心用盐汤送下。

小便不通桑螵蛸炙黄三十枚，黄芩二两，水煎分二服。

妇人胞转小便不通。用桑螵蛸炙为末，饮服方寸匕，日用二次。

妇人遗尿桑螵蛸酒炒为末，姜汤服二钱。

妊娠遗尿不禁。桑螵蛸十二枚为末，分二服，米饮下。

产后遗尿或尿数。桑螵蛸炙半两，龙骨一两为末，米饮服二钱。

咽喉肿塞桑上螳螂窠一两烧灰，马屁勃半两研匀，蜜丸梧子大，煎犀角汤，每服三五丸。

咽喉骨哽桑螵蛸醋煎呷之。

底耳疼痛桑螵蛸一个烧存性，麝香一字研末，每用半字，掺入神效，有脓先缴净。

小儿软疖桑螵蛸烧存性研末，油调傅之。

【桑蠹虫】又名桑蝎。

性温，味甘。

主治：补不足，心暴痛，胸下坚满，金疮肉生不足，眼障翳瘀肿，疗风疹，小儿乳霍，惊风，口疮，风疳，起痘，妇人崩中，漏下赤白，堕胎下血，产后下痢。

【附方】

崩中漏下赤白。用桑蝎烧灰，以温酒服方寸匕，日二。

堕胎下血不止。桑木中蝎虫烧末，酒服方寸匕，日二。虫屎亦可。

【粪】

主治：肠风下血，妇人崩中，产痢，小儿惊风，胎癣，咽喉骨鲠。

【附方】

肠风下血枯桑树下虫屎，烧存性，酒服一钱。

产后下痢日五十行。用桑木裹蠹虫粪炒黄，急以水沃之，稀稠得所，服之以瘥为度。此独孤讷祭酒方也。

小儿胎癣小儿头生疮，手爬处即延生，谓之胎癣。先以葱盐汤洗净，用桑木蛀屑烧存性，入轻粉等分，油和傅之。

咽喉骨鲠桑木上虫粪，米醋煎呷。

黄 精

一名黄芝，又名戊己芝、菟竹、仙人余粮、救穷草、米餔、野生姜、重楼、鸡格、龙含、垂珠等名。李时珍曰：黄精为服食要药，故《别录》列于草部之首，仙家以为芝草之类，以其得坤土之精粹，故谓之黄精。《五符经》曰：黄精获天地之淳精，故以为戊己芝，是此义也。余粮、救穷，以功名也。鹿竹、菟竹，因叶似竹而兔鹿食之也。垂珠，以子形也。根如嫩姜，俗名野生姜。九蒸九晒，可以代粮，又名米餔。野生山中，亦可劈根长二寸，稀种之，一年后极稠，子亦可种。其叶似竹而不尖，或四五叶，俱对节而生。其根横行，状如萎蕤。采其苗燥熟，淘去苦味食之，名笔管菜。采得细切一石，以水一石五斗，煮去苦味，漉出，囊中压取汁，澄清再煎，如膏乃止，以炒黑黄豆末，相和得所，捏作饼子如钱大，初服二枚，日增之。亦可焙干筛末，水服。又法，取瓮子去底，釜内安置得所，入黄精令满，密盖蒸至气溜，即晒之，如此九蒸九晒。可以常服。叶、根、花皆可食。但以相对者为正，不对者为偏。

性平，味甘。忌与梅实、花同食。

主治：补中益气，除风湿，安五脏。久服轻身，延年不饥。补五劳七伤，助筋骨，耐寒暑，益脾胃，润心肺。单服九蒸九曝，入蜜饯充果食之，驻颜断谷，补诸虚，止寒热，填精髓，下三尸虫。

【附方】

服食法《圣惠方》用黄精根茎，不限多少，细剉阴干捣末，每日水调末服任多少。一年内变老为少，久久成地仙。《臞仙神隐书》以黄精细切一石，用水二石五斗煮之，自旦至夕，候冷，以手挼碎，布袋榨取汁，煎之，渣干干为末，同入釜中，煎至可丸，丸如鸡子大，每服一丸，日三服。绝粮轻身，除百病。渴则饮水。

补肝明目黄精二斤，蔓菁一升淘，同和，九蒸九晒，为末，空心每米饮下二钱，日二服，延年益寿。

大风癞疮营气不清，久风入脉，因而成癞，鼻坏色败。用黄精根去皮，洁净溪水洗二斤，曝，纳粟米饭中，蒸至米熟，时时食之。

补虚精气黄精、枸杞子等分，捣作饼，日干为末，炼蜜丸梧子大，每汤下五十丸。

萎蕤

音威缕，一名玉竹，又名女萎、威蕤、萎𦻐、委萎、萎蕤、地节等名。处处有之，其根横生似黄精差小，黄白色，长三四寸，性柔多须，最润难燥。其叶如竹，两两相值。亦可采根种之，极易繁也。嫩叶及根，并可煮淘食茹，蜜饯作果极佳。

性平，味甘。采得以竹刀刮去节皮，洗净，蜜水浸蒸用。

主治：补中益气。用代参芪，不寒不燥，大有殊功。**除烦闷，止消渴，润心肺，补五劳七伤，一切虚损。主风温自汗灼热，及劳疟寒热，脾胃虚乏，小便频数，失精，中风暴热，不能动摇，心腹结气，湿毒腰痛，茎中寒，目痛眦烂泪出。时疾寒热客热，头疼不安，久服去面黑䵟，好颜色，轻身不老。服丹石人不调和者，煮汁饮之。**

【附方】

服食法二月、九月采萎蕤根，切碎一石，以水二石煮之，从旦至夕，以手挼烂，布囊榨取汁，熬稠其渣晒为末，同熬至可丸，丸如鸡头子大，每服一丸，白汤下，日三服。导气脉，强筋骨，治中风湿毒，去面皱颜色，久服延年。

赤眼涩痛萎蕤、赤芍药、当归、黄连等分，煎汤熏洗。

眼见黑花赤痛昏暗，甘露汤。用萎蕤（焙）四两，每二服二钱，水一盏，入薄荷二叶，生姜一片，蜜少许，同煎七分，卧时温服，日一服。

小便卒淋萎蕤一两，芭蕉根四两，水二大碗，煎一碗半，入滑石二钱，分三服。

发热口渴小便涩。用萎蕤五两，煎汁饮之。

乳石发热萎蕤三两，炙甘草二两，生犀角一两，水四升，煮一升半，分三服。

痫后虚肿小儿痫病瘥后，血气上虚，热在皮肤，身面俱肿。萎蕤、葵子、龙胆、茯苓、前胡等分为末，每服一钱，水煎服。

酸　枣

一名樲，即山枣也。树似枣而多棘，子如小枣而味酸，核硬如骨。肉酸滑可食，加糖煎之，以当果品。

性平，味酸。仁味甘润，生用治胆热好眠。蒸熟用，治胆虚不得眠，烦热虚汗之症。

主治：心腹寒热，邪结气聚，四肢酸痛湿痹。烦心不得眠，脐上下痛，血转久泄，虚汗烦渴，补中益肝气，坚筋骨，助阴气。能令人肥健，久服安五脏，轻身延年。筋骨风，炒仁研，汤服。

【附方】

胆风沉睡胆风毒气，虚实不调，昏沉多睡。用酸枣仁一两生用，全挺腊茶二两，以生姜汁涂炙微焦，为散，每服二钱，水七分，煎六分，温服。

胆虚不眠心多惊悸。用酸枣仁一两炒香，捣为散，每服二钱，竹叶汤调下。《和剂局方》加人参一两，辰砂半两，乳香二钱半，炼蜜丸服。

振悸不眠《胡洽方》酸枣仁汤，用酸枣仁二升，茯苓、白术、人参、甘草各二两，生姜六两，水八升，煮三升，分服。

虚烦不眠《深师方》酸枣仁汤，用酸枣仁二升、蝭母、干姜、茯苓、芎䓖各二两，甘草炙一两，以水一斗，先煮枣仁减三升，同煮取三升，分服。

骨蒸不眠心烦。用酸枣仁一两，水二盏，研绞取汁，下粳米二合，煮粥候熟，下地黄汁一合，再煮匀食。

睡中汗出酸枣仁、人参、茯苓等分为末，每服一钱，米饮下。

刺入肉中酸枣核烧末，水服立出。

郁　李

一名棠棣，又有薁李、郁李、车下李、爵李、雀梅诸名。山野处处有之。树高五六尺，叶花皆似李，但小若樱桃，甘酸而香。红熟时可作果品，亦可蜜煎。

【核仁】先以汤浸去皮尖，用生蜜浸一宿，漉出阴干，研如膏用。

性平，味甘酸辛。

主治：大腹水肿，面目四肢浮肿，利小便水道，肠中结气，关格燥涩不通。泄膀胱急痛，宣腰胯冷脓，消宿食下气，破癖气，下四肢水。酒服四十九粒，能泻结气，破血润燥。和龙脑，研点赤眼。

【附方】

小儿多热熟汤研郁李仁如杏酪，一日服二合。

小儿闭结襁褓小儿，大小便不通，并惊热痰实，欲得溏动者。大黄酒浸炒、郁李仁去皮研各一钱，滑石末一两，捣和丸黍米大，二岁小儿三丸，量人加减，白汤下。

肿满气急不得卧。用郁李仁一大合，捣末和面作饼吃，入口即大便通，泄气便愈。

脚气浮肿心腹满，大小便不通，气急喘息者。郁李仁十二分捣烂，水研绞汁，薏苡捣如粟大三合，同煮粥食之。

卒心痛刺郁李仁三七枚嚼烂，以新汲水或温汤下，须臾痛止，却呷薄荷盐汤。

皮肤血汗郁李仁去皮研一钱，鹅梨捣汁调下。

【根】

主治：齿龈肿，龋齿坚齿，风虫牙痛，浓煎含漱。去白虫，宣结气，破积聚。小儿身热，作汤浴之。

荠 苨

音齐尼，俱上声。一名杏参，又名杏叶沙参、甛苨、甜桔梗、白面根，苗名隐忍。根茎都似人参，而叶小异。润州、陕州尤多。收以为果，或作脯啖，味甚甘美，奸商往往以乱人参。蜜煎充果，可以寄远。嫩苗炸熟，水淘，盐油拌食。其根换水，煮作羹粥、齑菹食。

性寒，味甘。

主治：利肺气，止咳嗽，强中消渴，和中明目止痛。蒸切作羹粥食，或作齑菹食，蜜饯充果食。压丹石发动，解百药毒，杀蛊毒。治蛇咬，热狂温疾，罯毒箭疮毒，疔肿，辟沙虱短狐毒。

【附方】

强中消渴猪肾荠苨汤，治强中之病，茎长兴盛，不交精液自出，消渴之后，即发痈疽。皆由恣意色欲，或饵金石所致，宜此以制肾中热也。用猪肾一具，荠苨、石膏各三两，人参、茯苓、磁石、知母、葛根、黄芩、栝楼根、甘草各二两，黑大豆一升，水一斗半，先煮猪肾、大豆，取汁一斗，去滓下药，再煮三升，分三服。后人名为石子荠汤。又荠苨丸，用荠苨、大豆、茯神、磁石、栝楼根、熟地黄、地骨皮、玄参、石斛、鹿茸各一两，人参、沉香各半两，为末。以猪肚治净，煮烂杵和丸梧子大，每服七十丸，空心盐汤下。

疔疮肿毒生荠苨根捣汁，服一合，以滓傅之，不过三度。

面上皯皰荠苨、肉桂各一两为末，每用方寸匕，酢浆服之，日一服。又灭瘢痣。

解诸蛊毒荠苨根捣末，饮服方寸匕，立瘥。

解钩吻毒钩吻叶与芹叶相似，误食之杀人。惟以荠苨八两，水六升，煮取三升，每服五合，日五服。

解五石毒荠苨生捣汁多服之，立瘥。

【叶】

主治：腹脏风壅，咳嗽上气，蛊毒，腹痛面目青黄，林露骨立，煮汁一二升饮。

楮　实

一名榖（音媾，亦作构），又名榖桑子，亦名榖实，又名楮桃。雄者皮斑而叶无椏叉，三月开花成长穗，如柳花状，不结子，荒年人采花食之。雌者皮白而叶有椏叉，亦开碎花，结子如杨梅，半熟时水操去子，蜜煎作果食。二种树并易生，叶多涩毛，南人剥皮捣煮，造纸，亦缉练为布。

性寒，味甘。采得后，水浸三日，搅旋投水，浮者去之。晒干，以酒浸一伏时了，蒸半日焙干用。又煎法，六月六日，取五升，以水一斗，煮取五升，去渣，煎如饧用。

主治：助阳气，补虚劳，壮筋骨，健腰膝，益颜色。治阴痿水肿，充肌明目。久服轻身。

【附方】

水气蛊胀楮实子丸，以洁净府。用楮实子一斗，水二斗，熬成膏。茯苓三两，白丁香一两半，为末，以膏和，丸梧子大。从少至多，服至小便清利，胀减为度，后服治中汤养之。忌甘苦峻补，及发动之物。

肝热生翳楮实子研细，食后蜜汤服一钱，日再服。

喉痹喉风五月五日，或六月六日、七月七日，采楮桃阴干，每用一个为末，井华水服之，重者以两个。

身面石疽状如痤疖而皮厚，榖子捣傅之。

金疮出血榖子捣傅之。

目昏难视楮桃、荆芥穗各五百枚，为末，炼蜜丸弹子大，食后嚼一丸，薄荷汤送下，一日三服。

【叶】

嫩采作蔬茹。去四肢风痹，赤白下痢，炒研，搜面作为馎饨食之。主水痢，利小便，去风湿肿胀，白浊疝气，刺风身痒癣疮。鼻衄数升不断者，捣汁三升，再三服之，良久即止。小儿身热，食不生肌，可作浴汤。又主恶疮生肉。

【附方】

水谷下痢见果部橡实下。

老少瘴痢日夜百余度者。取干楮叶三两，熬捣为末，每服方寸匕，乌梅汤下，日再服。取羊肉裹末，纳肛中，痢出即止。

小儿下痢赤白，作渴，得水又呕逆者。构叶炙香，以饮浆半升，浸至水绿，去叶，以木瓜一个，切，纳汁中，煮二三沸，细细饮之。

脱肛不收五花构叶阴干为末，每服二钱，米饮调下，兼涂肠头。

小便白浊构叶为末，蒸饼丸梧子大，每服三十丸，白汤下。

通身水肿楮枝叶煎汁如饧，空腹服一匕，日三服。

虚肥面肿积年气上如水病，但脚不肿。用榖楮叶八两，以水一斗，煮取六升，去滓，纳米煮粥，常食勿绝。

卒风不语榖树叶剉细，酒煮沫出，随多少，日匕饮之。

一切眼翳三月收榖木软叶，晒干为末，入麝香少许。每以黍米大注眦内，其翳自落。

木肾疝气楮叶、雄黄等分为末，酒糊丸梧子大，每盐酒下五十丸。

疝气入囊五月五日采榖树叶，阴干为末。每服一二匙，空心温酒下。

癣疮湿痒楮叶捣傅。

痔瘘肿痛楮叶半斤，捣烂封之。

蝮蛇螫伤楮叶、麻叶，合捣取汁，渍之。

鱼骨哽咽楮叶捣汁啜之。

人耽睡卧花榖叶晒研末，汤服一二钱，取瘥止。

吐血鼻血楮叶捣汁一升，旋旋温饮之。

【枝茎】

捣浓汁，饮半升，治小便不通。煎汤洗浴，去瘾疹痒。

【附方】

头风白屑楮木作枕，六十日一易新者。

暴赤眼痛碜涩者。嫩楮枝去叶，放地火烧，以碗覆之一日，取灰泡汤，澄清温洗。

【树白皮】可做纸。

主治：逐水利小便，水肿，气满喉痹。煮汁酿酒饮，治水肿入腹，短气咳嗽。为散服，治下血、血崩。

【附方】

肠风下血秋采楮皮，阴干为末，酒服三钱，或入麝香少许，日二。

血痢血崩楮树皮、荆芥等分为末，冷醋调服一钱，血崩以煎匕服，神效不可具述。

男妇肿疾不拘久近，暴风入腹，妇人新产上圊，风入脏内，腹中如马鞭短气。楮皮枝叶一大束，切煮汁酿酒，不断饮之。不过三四日即退，可常服之。

风水肿浮一身尽浮，楮皮散。用楮白皮、猪苓、木通各二钱，桑白皮三钱，陈橘皮一钱，生姜三片，水二钟煎服，日一剂。

膀胱石水四肢瘦削，小腹胀满。构根白皮、桑根白皮各二升，白术四两，黑大豆五升，流水一斗，煮四升，入清酒二升，再煮至三升，日再一匕服之。

目中翳膜楮白皮暴干，作一绳子如钗股大，烧灰细研，每点少许，日三五次，瘥乃止。

鱼骨哽咽楮树嫩皮，捣烂为丸，水下二三十丸。

【皮间白汁】一名构胶，又名五金胶漆，能合朱砂为团，故名。汁最黏，用粘金箔。古法粘经书，以楮树汁和白及飞面，调糊接纸，永不脱解，过于胶膝。

主治：癣。傅蛇、虫、蜂、蝎、犬咬。

【附方】

天行病后胀满两胁刺胀，脐下如水肿。以构树枝汁，随意服之。小便利即消。

【楮耳】见菜部木耳下。

蜜饯地黄

又名苄，音户。又名芑，音起。又名地髓。以怀庆者为上。其苗初生塌地，叶如山白菜而毛涩中揸，上有细毛。花红黄色，子如小麦粒。根长四五寸，亦有尺余者，如胡萝卜根。正九月采收，洗净，以竹刀去外皮，生入蜜中浸之，甜脆为佳果。苗可茹，益人。

性凉，味甘微苦。忌铜铁器，葱、蒜、萝卜、诸血，姜汁制则不腻膈，酒制则可助力。

味甘凉血，带苦益阴。色紫入肝，通彻诸经之血热。若吐血、衄血、便血、溺血、血崩、胎漏、血晕，及疮疡诸毒，跌扑折伤，皆属血热，以此清热而凉血；若骨蒸劳怯，目痛头眩，五心烦热，大小肠燥，腰腿酸痛，皆属阴虚，以此滋阴而养血。如忧患焦思，文章苦志，为政劳神，三者未有不动心火，火动则耗血，以致心

虚惊悸，头晕目昏，舌干口燥，宜取濡润。同麦冬养神而生血，盖肝气热则胆虚，此独使肝清而胆受其阴，故有益胆之功。肝木旺则克土，此又使肝平而脾去其仇，更有助脾之效。曰地，土也。曰黄，亦土也。生于中州者良，亦以土厚之地也。顾名思义，其为戊己黄庭之要药。白术健中，实理胃阳，地黄和中，直达脾阴，脾阴润泽，不致火炎土燥，而肺金清爽，滋生肾水。凡治阴虚，有隔二、隔三之法，良有以也。久服轻身不老，固其宜矣。

【附：制熟地黄】取怀庆体实肥大沉水，内有菊花心者，先洗去泥土，以酒拌入柳木甑，于瓦锅蒸透，晒干，如此九次。如胃弱食少气滞，加砂仁末拌匀蒸。如气逆，以真沉香末拌蒸。如有痰，用姜汁拌蒸。交加散以姜炒，用作果品，加蜜拌蒸。

性温，味甘微苦。本产中州，独受中央戊己正土。土之色黄，故名地黄。藉酒蒸熟制黑，而为纯阴。味苦化甘，性凉变温，专入肝脏补血，因肝苦急，用甘缓之，兼主温胆。又心为肝之子，能益心血。取色黑归肾，更补肾水。凡内伤不足，苦志劳神，忧患伤血，纵欲耗精，调经胎产，皆宜用之。安五脏，和血脉，润肌肤，养心神，宁魂魄，滋补真阴，封填骨髓，为圣药也。取其气味浓厚，为浊中浊品，以补肝肾。故凡生熟地黄、天麦门冬、炙龟板、当归身、山萸肉、枸杞、牛膝，皆黏腻润濡之剂，用滋阴血。所谓阴不足者，补之以味也。

【附方】

服食法地黄根净洗，捣绞汁，煎令稠，入白蜜更煎，令可丸，丸如梧子大。每晨温酒送下三十丸，日三服。亦可以青州枣和丸。或别以干地黄末，入膏，丸服亦可。百服，面如桃花，三年身轻不老。《抱朴子》云：楚文子服地黄八年，夜视有光。

地黄煎补虚除热，治吐血唾血，取乳石，去痈疖等疾。生地黄不拘多少，三捣三压，取汁令尽，以瓦器盛之，密盖勿泄气，汤上煮减半，绞去滓，再煎如饧，丸弹子大。每温酒服一丸，日二服。

地髓煎生地黄十斤，洗净，捣压取汁，鹿角胶一斤半，生姜半斤绞取汁，蜜二升，酒四升。文武火煮地黄汁数沸，即以酒研紫苏子四两，取汁入煎一二十沸，下胶。胶化，下姜汁，蜜再煎。候稠，瓦器盛之。每空心酒化一匕服，大有补益。

地黄粥大能利血生精。地黄切二合，与米同入罐中煮之，候熟，以酥二合，蜜一合，同炒香入内，再煮熟食。

地黄酒见谷部酒下。

琼玉膏常服开心益智，发白返黑，齿落更生，辟谷延年。治痈疽劳瘵，咳嗽唾血等症，乃铁瓮城申先生方也。生地黄十六斤取汁，人参末一斤半，白茯苓末三斤，白沙蜜十斤，滤净拌匀，入瓶内，箬封，安砂锅中，桑柴火煮三日夜。再换蜡纸重封，浸井底一夜，取起，再煮一伏时。每以白汤或酒点服一匙。丹溪云：好色虚人，咳嗽唾血者，服之甚捷。国朝太医院进御服食，议加天门冬、麦门冬、枸杞子末各一斤，赐名益寿永真膏。《臞仙方》加琥珀沉香半两。

明目补肾生苄、熟苄各二两，川椒红一两，为末，蜜丸梧子大，每空心盐汤下三十丸。

固齿乌须一治齿痛，二生津液，三变白须，其功极妙。地黄五升，柳木甑内，以土盖上，蒸熟晒干。如此三次，捣为小饼。每噙咽一枚。

男女虚损或大病后，或积劳后，四体沉滞，骨肉酸痛，吸吸少气，或少腹拘急，腰背强痛，咽干唇燥，或饮食无味，多卧少起，久者积年，轻者百日，渐至瘦削。用生地黄二斤，面一斤。捣烂，炒干为末。每空心酒服方寸匕，日三服。忌如法。

虚劳困乏地黄一石，取汁，酒三斗，搅匀煎收。日三服。

病后虚汗口干心躁，熟地黄五两，水三盏，煎一盏半，分三服，一日尽。

骨蒸劳热张文仲方。用生地黄一斤，捣三度，绞汁尽，分再服。若利即减之，以凉为度。

妇人发热欲成劳病，肌瘦食减，经候不调，地髓煎。用干地黄一斤，为末，炼蜜丸梧子大，每酒服五十丸。

妇人劳热心忪，地黄煎。用生干地黄、熟干地黄等分，为末，生姜自然汁，入水相和，打糊丸梧子大，每服三十丸，用地黄汤下，或酒醋汤下亦可，日三服。觉脏腑虚冷，则晨服八味丸，地黄性冷坏脾；阴虚则发热，地黄补阴血故也。

咳嗽唾血劳瘦骨蒸，日晚寒热。生地黄汁三合，煮白粥临熟，入地黄汁搅匀，空心食之。

吐血咳嗽熟地黄末，酒服一钱，日三。

吐血不止生地黄汁一升二合，白胶香二两，以瓷器盛，入甑蒸，令胶消，服之。

肺损吐血或舌上有孔出血。生地黄八两取汁，童便五合同煎热，入鹿角胶炒研一两，分三服。

心热吐衄脉洪数者。生苄汁半升，熬至一合，入大黄末一两，待成膏，丸梧子大，每熟水下五丸至十丸。

鼻出衄血干地黄、地龙、薄荷等分为末，冷水调下。

吐血便血地黄汁六合，铜器煎沸，入牛皮胶一两，待化入姜汁半杯，分三服，便止。或微转一行，不妨。

肠风下血生地黄、熟地黄（并酒浸）、五味子等分为末，以炼蜜丸梧子大，每酒下七十丸。

初生便血小儿初生七八日，大小便血出，乃热传心肺，不可服凉药，只以生地黄汁五七匙，酒半匙，蜜半匙，和服之。

小便尿血吐血，及耳鼻出血。生地黄汁半升，生姜汁半合，蜜一合，和服。

小便血淋生地黄汁、车前叶汁各三合，和煎服。

小儿蛊痢生苄汁一升二合，分三四服，立效。

月水不止生地黄汁，每服一盏，酒一盏，煎服，日二次。

月经不调久而无子，乃冲任伏热也。熟地黄半斤，当归二两，黄连一两，并酒浸一夜，焙研为末，炼蜜丸梧子大。每服七十丸，米饮温酒任下。

妊娠漏胎下血不止，《百一方》用生地黄汁一升，渍酒四合，煮三五沸服之。不止又服。《崔氏方》用生地黄为末，酒服方寸匕，日一夜一。《经心录》加干姜为末。《保命集》二黄丸，用生地黄、熟地黄等分为末，每服半两，白术、枳壳煎汤，空心调下，日二服。

妊娠胎痛妊妇冲任脉虚，惟宜抑阳助阴，内补丸。用熟地黄二两，当归一两，微炒为末，梧子大，每温酒下三十丸。

妊娠胎动生地黄捣汁，煎沸，入鸡子白一枚，搅服。

产后血痛有块，并经脉行后，腹痛不调，黑神散。用熟地黄一斤，陈生姜半斤，同炒干为末。每服二钱，温酒调下。

产后恶血不止。干地黄捣末，每食前热酒服一钱，连进三服。

产后中风胁不得转，交加散。用生地黄五两研汁，生姜五两取汁。交互相浸一夕，次日各炒黄，浸汁干，乃焙为末。每酒服一方寸匕。

产后烦闷乃血气上冲。生地黄汁、清酒各一升，相和煎沸，分二服。

产后百病地黄酒。用地黄汁渍曲二升，净秫米二斗，令发，如常酿之。至熟，封七日，取清，常服令相接。忌生冷、鲊、蒜、鸡、猪肉，一切毒物，未产先三月酿成。夏月不可造。

胞衣不下生地黄汁一升，苦酒三合，相和暖服。

寒疝绞痛来去。用乌鸡一只治如常法，生地黄七斤剉细。甑中同蒸，下以铜器承取汁。清旦服至日晡，令尽。其间当下诸寒澼讫，作白粥食之。久疝者作三剂。

小儿阴肿以葱椒汤暖处洗之，唾调地黄末，傅之。外肾热者，鸡子清调。或加牡蛎少许。

小儿热病壮热烦渴，头痛。生地黄汁三合，蜜半合，和匀，时时与服。

热暍昏沉地黄汁一盏服之。

热瘴昏迷烦闷，饮水不止，至危者，一服见效。生地黄根、生薄荷叶等分，擂烂取自然汁，入麝香少许，井华水调下，觉心下顿凉，勿再服。

温毒发斑黑膏，治温毒发斑呕逆。生地黄二两六钱二字半，好豆豉一两六钱二字半，以猪膏十两合之，露一夜，煎减三分之一，绞去滓，入雄黄，麝香如豆大，搅匀，分作三服，毒从虚中出则愈已。忌芜荑。

血热生癣地黄汁频服之。

疔肿乳痈地黄捣傅之，热即易。性凉消肿，无不效。

痈疖恶肉地黄三斤，水一斗，煮取三升，去滓煎稠，涂纸上贴之，三日一易。

一切痈疽及打扑伤损，未破疼痛者。以生地黄杵如泥，摊在上，掺木香末于中，又摊地黄泥一重贴之，不过三五度即内消也。

打扑损伤骨碎及筋伤烂，用生地黄熬膏，裹之。以竹筒编夹急缚，勿令转动，一日一夕，可十易之则瘥。《类证》云：许元公过桥坠马，右臂臼脱，左右急挼入臼中，昏迷不知痛苦。急召田录事视之，曰：尚可救。乃以药封肿处，中夜方苏，达旦痛止，痛处已白。日日换贴，其瘀肿移至肩背，乃以药下，去黑血三升而愈，即上方也。本出《肘后方》中损伤打扑瘀血在腹者，用生地黄汁三升，酒一升半，煮二升半，分三服。

物伤睛突轻者睑胞肿痛，重者目睛突出，但目系未断者，即纳入，急捣生地黄，绵裹傅之，仍以避风膏药，护其四边。

睡起目赤肿起，良久如常者，血热也，卧则归于肝，故热则目赤肿，良久血散，故如常也。用生地黄汁浸粳米半升，晒干，三浸三晒，每夜以米煮粥食一盏，数日即愈。有人病此，用之得效。

眼暴赤痛水洗生地黄、黑豆各二两，捣膏。卧时以盐汤洗目，闭目以药厚罨目上，至晓，水润取下。

蓐内赤目生地黄薄切，温水浸贴。

牙疳宣露脓血口气。生地黄一斤，盐二合，末，自捣和团，以面包煨令烟断，去面入麝一分，研匀，日夜贴之。

牙齿挺长出一分者。常咋生地黄，甚妙。

牙动欲脱生地黄绵裹咂之，令汁渍根，并咽之，日五六次，良。

食蟹龈肿肉努出者。生地黄汁一碗，牙皂角数条火炙，蘸尽地黄汁，为末傅之。

耳中常鸣生地黄截塞耳中，日数易之，或煨熟，尤妙。

须发黄赤生地黄一斤，生姜半斤，各洗，研自然汁，留滓。用不蛀皂角十条，去皮弦，蘸汁，炙至汁尽为度。同滓入罐内泥固，煅存性为末，用铁器盛。末三钱汤调，停二日，临卧刷染须发上，即黑。

竹木入肉生地黄嚼烂，罨之。

毒箭入肉煎生地黄汁作丸服。至百日，箭出。

猘犬咬伤地黄捣汁，饭饼涂之，百度愈。

【苗叶】

嫩时采可烧食益人。

主治：恶疮似癞十年者，捣烂日涂，盐汤先洗。喂马能寿。

【实】

四月采，阴干捣末，水服方寸匕，日三服，功同地黄。

【花】

为末食，功同地黄。肾虚腰脊痛，为末，酒服方寸匕，日三。

蜜饯砂仁

《纲目》作缩砂密。生西海波斯诸国，广东山泽。嫩时采入蜜中作果，香甘可食。老者晒干，辛香可调食料及糖缠炒用。

性温，味辛。

主治：和中行气，止痛安胎，脾胃逆气结滞，补肺醒脾，养胃益肾，散寒饮、胀痞、噎膈，呕吐冷泻，宿食不消，止休息赤白气痢，腹中冷气虚痛。上气咳嗽，奔豚，一切气，霍乱转筋。消化水谷，能起酒味，疗鬼疰，惊痫邪气，止女子崩中，除咽喉口齿伏热，化铜铁骨鲠。

【附方】

冷滑下痢不禁虚羸。用缩砂仁熬为末，以羊肝薄切，掺之，瓦上焙干为末，入干姜末等分，饭丸梧子大。每服四十丸，白汤下，日二服。又方，缩砂仁、炮附子、干姜、厚朴、陈橘皮等分为末，饭丸梧子大。每服四十丸，白汤下，日二服。

大便泻血三代相传者。缩砂仁为末，米饮热服二钱，以愈为度。

小儿脱肛缩砂去皮为末，以猪腰子一个批开，擦末在内，缚定，煮熟与儿食，次服白矾丸。如气逆肿喘者，不治。

遍身肿满阴亦肿者。用缩砂仁、土狗一个，等分，研，和老酒服之。

痰气膈胀砂仁捣碎，以萝卜汁浸透，焙干为末。每服一二钱，食远，沸汤服。

上气咳逆砂仁洗净，炒研，生姜连皮等分，捣烂，食远泡服。

子痫昏冒缩砂和皮炒黑，热酒调，下二钱。不饮者，米饮下。此方安胎止痛皆效，不可尽述。

妊娠胎动偶因所触，或跌坠伤损，致胎不安，痛不可忍者，缩砂熨斗内炒熟，去皮用仁，捣碎。每服二钱，热酒调下。须臾觉腹中胎动极热，即胎已安矣。神效。

妇人血崩新缩砂仁，新瓦焙研末，米饮服三钱。

热壅咽痛缩砂壳为末，水服一钱。

牙齿疼痛缩砂常嚼之，良。

口吻生疮缩砂壳煅研，擦之即愈。此蔡医博秘方也。

鱼骨入咽缩砂、甘草等分为末，绵裹含之，咽汁，当随痰出矣。

误吞诸物金银铜钱等物不化者，浓煎缩砂，烫饮之即下已。

一切食毒缩砂仁末，水服二钱。

糖饯天门冬

取大而肥者佳。打扁去心，用白糖制为果品。

性寒，味甘微苦。本非肺部药，为肺出气，气有余便是火。壮火食气，反克肺脏，以此体润性寒，最能保定肺气，勿令火扰，则肺清气宁。凡肺热极，痰火盛，以致肺焦叶举，或咳嗽，或喘急，或吐血，或衄血，或风热，或湿痹，俱宜用之，此皆保肺之功也。又取其味厚苦寒，俱属于阴，因肾恶燥，以寒养之，肾欲坚，以苦坚之，故能入肾助元精，强骨髓，生津液，止消渴，润大肠，利小便，此皆滋肾之力也，但肺寒及脾虚者禁用。凡糖果品甚多，如山楂、橘饼、橼片、橙丁、冬瓜、瓠花、天茄之类，难以枚举，果菜俱可互用。

【附方】

服食法孙真人《枕中记》云：八九月采天门冬根，曝干为末，每服方寸匕，日三服。无问山中人间，久服补中益气。治虚劳绝伤、年老衰损、偏枯不遂、风湿不仁、冷痹、恶疮痈疽。癞疾鼻柱败烂者，服之皮脱虫出。酿酒服去癥瘕积聚，风痰癫狂，三虫伏尸，除湿痹。轻身益气，令人不饥，百日还年耐老。酿酒初熟微酸，久停则香美，诸酒不及也。忌鲤鱼。《臞仙神隐》云：用干天门冬十斤，杏仁一斤，捣末，蜜渍，每服方寸匕，名仙人粮。

辟谷不饥天门冬二斤，熟地黄一斤，为末，炼蜜丸弹子大。每温酒化三丸，日三服。居山，远行，辟谷，良。服至十日，身轻目明。二十日，百病愈，颜色如花。三十日，发白更黑，齿落重生。五十日，行及奔马。百日延年。又法天门冬捣汁，微火煎取五斗，入白蜜一斗，胡麻炒末二升，合煎至可丸即止火。下大豆黄末，合作饼，径三寸，厚半寸，一服一饼，一日三服。百日已上有益。又法，天门冬末一升，蜡蜜一升，松脂末一升，和煎丸如梧子大，每日早、午、晚各服三十丸。

天门冬酒补五脏调六腑，令人无病。天门冬三十斤，去心捣碎，以水二石，煮取一石。糯米一斗，细面十斤，如常炊酿酒熟，日饮三杯。

天门冬膏去积聚风痰，补肺疗咳嗽，失血润五脏，杀三虫伏尸，除瘟疫，轻身益气，令人不饥。以天门冬流水泡过，去皮心，捣烂取汁。砂锅文武炭火煮，勿令大沸。以十斤为率，熬至三斤，却入蜜四两，熬至滴水不散。瓶盛埋土中一七，去火毒。每日早晚白汤调服一匙，若动大便，以酒服之。

肺痿咳嗽吐涎沫，心中温温，咽燥而不渴。生天门冬捣汁一斗，酒一斗，饴一升，紫菀四合，铜器煎至可丸，每服杏仁大一丸，日二服。

阴虚火动有痰，不堪用燥剂者。天门冬一斤，水浸洗去心，取肉十二两，石臼捣烂，五味子水洗去核，取肉四两，晒干不见火，共捣丸梧子大。每服二十丸茶下，日三服。

滋阴养血温补下元，三才丸。用天门冬（去心）、生地黄二两，二味用柳甑蒸，以酒浸之。九蒸九晒，待干秤之。人参一两为末，蒸枣肉捣和丸梧子大，每服三十丸。食前温酒下，日三服。

虚劳体痛天门冬酒服方寸匕，日三服之。忌鲤鱼。

肺劳风热止渴去热。天门冬去皮心煮食，或曝干，为末。蜜丸服尤佳，亦可洗面。

妇人骨蒸烦热寝汗，口干引饮，气喘。天门冬十两，麦门冬八两，并去心为末。以生地黄三斤，取汁熬膏，和丸梧子大，每服五十丸，以逍遥散去甘草，煎汤下。

风癫发作则吐，耳如蝉鸣，引胁牵痛。天门冬去心皮，曝捣为末。酒服方寸匕，日三服，久服良。

小肠偏坠天门冬三钱，乌药五钱，以水煎服。

面黑令白天门冬曝干，同蜜捣作丸，日用洗面。

口疮连年不愈者。天门冬、麦门冬（并去心）、玄参等分为末，炼蜜丸弹子大，每噙一丸。乃僧居寮所传方也。

诸般痈肿新掘天门冬三五两，洗净，砂盆擂细。以好酒滤汁顿服，未效再服，必愈。此祖传经验方也。

木　瓜

一名楙，音茂。其树可种可接，可以枝压。其叶光而厚。其实如小瓜而有鼻，津润味不木者为木瓜。圆小于木瓜，味木而酸涩者为木李，亦曰木梨，即榠楂及和圆子也。木瓜性脆可蜜渍之为果，去子，蒸烂捣泥，入蜜与姜作煎，冬月饮尤佳。木桃、木李，性坚，可蜜煎及作糕食之。

性温，味酸涩。多食损齿，忌铁器。凡使以竹刀去皮并子，石臼捣蒸晒干用。今但切片晒干耳，须陈久虫蛀者良。味酸，得肝木之本气，入肝，为血分之涩剂。盖筋之不舒，气之不固，皆因于湿热酸涩，能敛热收湿，为舒筋固气良品。肝藏血，若湿热伤肝，血为热所迫，则筋转而痛，多见于霍乱及脚气红肿，一切湿痹之症以此酸敛其湿热而筋自舒。因能舒筋，故能益血脉也。肺主气，若湿热伤肺，气为湿所滞，则筋缓而软，多见于暑热四肢困倦、神昏腰背、脚膝无力，以此酸收其脱散之气，而气自固，因能固气，故能生津液也。但肝喜疏散，此味酸重，用多泻肝体质，肝实而不濡润，非若山萸可养肝耳。方书云，醒筋骨之湿，莫如木瓜。合筋骨之离，莫如杜仲。古人以此二味酒煎，治久痢为滑则气脱，涩能收之。所谓气脱能收，气滞能和也。脚气冲心，取嫩者一颗，去子煎服。强筋，止呕逆，消食，止水利后渴不止，作饮服之。

【附方】

项强筋急不可转侧，肝肾二脏受风也。用宣州木瓜二个，取盖去瓤，没药二两，乳香二钱半，二味入木瓜内，缚定饭上蒸三四次，烂研成膏。每用三钱，入生地黄汁半盏，无灰酒半盏，暖化温服。许叔微云：有人患此，自午后发，黄昏时定，予谓此必先从足起，少阴之筋自足至项，筋者肝之合。今日中至黄昏，阳中之阴，肺也。自离至兑，阴旺阳弱之时，故《灵宝毕法》云，离至肝，肾气绝而肝气弱。肝肾二脏受邪，故发于此时。予授此及都梁丸，服之而愈。

脚气肿急用木瓜切片，囊盛踏之。广德顾安中患脚气，筋急腿肿，因附舟以足阁一袋上，渐觉不痛。乃问舟子袋中何物，曰宣州木瓜也。及归，制木瓜袋，用之顿愈。

脚筋挛痛用木瓜数枚，以酒水各半，煮烂捣膏，乘热贴于痛处。以帛裹之，冷即换，日三五度。

脐下绞痛木瓜三片，桑叶七片，大枣三枚，水三升，煮半升，顿服即愈。

小儿洞痢木瓜捣汁，服之。

霍乱转筋木瓜一两，酒一升，煎服。不饮酒者，煮汤服。仍煎汤浸青布，裹其足。

霍乱腹痛木瓜五钱，桑叶三片，枣肉一枚，水煎服。

四蒸木瓜圆治肝肾脾三经气虚，为风寒暑湿相搏，流疰经络，凡遇气化更变，七情不和，必至发动，或肿满，或顽痹，憎寒壮热，呕吐自汗，霍乱吐利。用宣州大木瓜四个，切盖剜空听用，一个入黄芪、续断末各半两于内，一个入苍术、橘皮末各半两于内，一个入乌药、黄松节末各半两于内（黄松节，即茯神中心木也），一个入威灵仙、苦葶苈末各半两于内。以原盖按定，用酒浸透，入甑内蒸熟晒，三浸，三蒸，三晒，捣末。以榆皮末水和糊丸如梧子大，每服五十丸，温酒盐汤任下。

肾脏虚冷气攻腹胁，胀满疼痛。用大木瓜三十枚，去皮核，剜空。以甘菊花末、青盐末各一斤，填满，置笼内蒸熟，捣成膏，入新艾茸二斤，搀和丸如梧子大。每米饮下三十丸，日二。

发槁不泽木瓜浸油，梳头。

反花痔疮木瓜为末，以鳝鱼身上涎调贴之，以纸护住。

辟除壁虱以木瓜切片，铺于席下。

【木瓜核】

主治：霍乱，烦躁气急。每嚼七粒，温水咽之。

【枝叶皮根】

主治：煮汁饮，并止霍乱吐下转筋，疗脚气。枝作杖利筋脉。根叶煮汁淋足，可以已蹶。木作桶洗足，甚益人。枝叶煮汁饮，治热痢。

【花】

主治：面黑粉滓。

木　桃

《纲目》作楂子，又名和圆。子小于木瓜，酸涩多渣。

性平，味酸涩。多食伤气损齿。

主治：断痢，去恶心咽酸，止酒痰黄水。煮汁饮，治霍乱转筋功同木瓜。

木　李

《纲目》作榠楂，又名木梨，乃木瓜之大而黄色无重蒂者。木桃乃木瓜之短小而味酸涩者。榲桲乃生于北土者。三物皆木瓜一类，各种形状相似，功用亦同。

性平。味酸。

主治：解酒去痰，食之去恶心，止心中酸水。煨食止痢。浸油梳头，治发白发赤。煮汁服，治霍乱转筋。

榅　桲

性微温，味甘酸。同车螯食，发疝气。有痰热人不宜食。

主治：温中，下气消食，除心间酸水，去臭辟衣鱼，止渴除烦。临卧啖一二枚，生熟皆宜，主水泻肠虚烦热。散酒气，并宜生食。

山　楂

俗作查，字非，然习俗已久，亦难废矣。又名棠梂子，又名山里果，又名赤瓜子，又名猴楂。树高数尺，叶有五尖，桠间有刺。三月开五出小花。实有黄、白二色，肥大者如小林禽，小者如指头，九月乃熟。熟者去皮核，捣和白糖或蜜，作为楂糕，以充果品。或生食，或蒸熟去核，入糖为果。

性微温，味酸甘。九月霜后，取半熟者，去核，曝干，或蒸熟去皮核，捣作饼，或连皮核蒸熟打碎。味酸属甲，带甘属己，甲己化土，以此入脾助其运化。

主消牲肉食积、油腻腥膻果实，痰饮，痞满膨胀，饱闷吞酸，小儿乳滞。能化血块，用治崩漏肠红。产后恶露不尽，儿枕作痛。更善行痘疮，血滞使血活起发，止痛解毒。色类于血，诸失血后，以此佐人参，疏理肝脾，最为良品。治腰痛有效。同三棱，莪术，攻一切积块。同干姜、麝香、青皮合二陈汤，治伤生冷瓜果。同干姜、半夏、萝卜子合二陈汤，治伤素食、豆腐、面粉、油腻。同芩连、神曲、麦芽，治胃热不杀谷。同杏仁，治索粉积。同紫苏，解鱼蟹毒。

【附方】

偏坠疝气山棠梂肉，茴香（炒）各一两为末，糊丸梧子大。每服一百丸，空心白汤下。

老人腰痛及腿痛。用棠梂子、鹿茸（炙）等分为末，蜜丸梧子大，每服百丸，日二服。

肠风下血用寒药、热药及脾弱药，俱不效者，独用山里果，俗名酸枣，又名鼻涕团，干者为末，艾汤调下，应手即愈。

痘疹不快干山楂为末，汤点服之，立出红活。又法猴楂五个，酒煎，入水温服，即出。

痘疹干黑危困者。用棠梂子为末，紫草煎酒，调服一钱。

食肉不消山楂肉四两，水煮食之，并饮其汁。

【核】

主治：化食磨积，㿗疝。

【附方】

难产山楂核，七七粒，百草霜为衣，酒吞下。

阴肾㿗肿方见橄榄。

【木】

主治：水痢，头风，身痒。

【叶】

主治：消积反胃。

【茎叶】

煮汁，洗漆疮。

柰

一名频婆，梵言犹言瑞好也。

性平，味甘。香味俱似林禽而大。盖一类二种也。江南虽有而小，西北多而且佳，珍果也。

主治：生津止渴，补中焦诸不足，益心气，耐饥，卒食饱气壅不通者，捣汁服。

林 檎

一名来禽，又名支林郎果。在处有之，其树似柰，皆二月开粉红花，六、七月熟。熟时研末点汤服，甚美，谓之林檎麨。如树生虫，以洗鱼水浇之即止。

性温，味有甘酸二种。多食发热，生疮疖。

主治：下气消痰，止霍乱肚痛，疗水谷痢。泄精消渴者宜食之。治小儿闪癖。

【附方】

水痢不止林檎半熟者十枚，水二升，煎一升，并林檎食之。

小儿下痢林檎构子同杵汁，任意服之。

小儿闪癖头发竖黄，瘰瘰瘦弱者。干林檎脯研末，和醋，傅之。

【东行根】

主治：白虫蛔虫，消渴好唾。

柹

俗作柿，处处皆有，其种亦多。高树大叶，圆而光泽。四月开小花，黄白色。八、九月乃熟。生置器中自红者，谓之烘柹；日干者，谓之白柹；火干者，谓之乌柹；水浸藏者，谓之醂柹。

烘柹，性寒，味甘。多食动风，同蟹食令人腹痛作泻，以木香磨汁饮之即止。

主治：通耳鼻气，压胃间热，止口渴，续经脉气。

【白柹柹霜】即干柹生霜者。其法用大柹去皮，捻扁，日晒夜露至干，纳瓮中。待生白霜，乃取出。今人谓之柹饼，亦曰柹花。其霜谓之柹霜。

性凉，味甘。

主治：补虚劳不足，开胃涩肠，消痰止渴，治反胃，用干柹饼同干饭日日食之，绝不用水，自愈。润心肺，疗肺痿，心热咳嗽，润声喉，治吐血，咯血，血淋，肠澼痔漏下血，消腹中宿血，去面皯杀虫。霜清上焦心肺热，生津止渴，化痰宁嗽，治咽喉口舌疮痛。

【附方】

肠风脏毒以干柹饼烧灰，饮服二钱，遂止。

小便血淋叶氏用干柹三枚，烧存性，研末，陈米饮服。《经验方》用白柹、乌豆，盐花煎汤，入墨汁，服之。

热淋涩痛干柹、灯心等分，水煎日饮。

小儿秋痢以粳米煮粥，熟时入干柹末，再煮三两沸，食之。奶母亦食之。

反胃吐食干柹三枚，连蒂捣烂，酒服甚效。切勿以它药杂之。

腹薄食减凡男女脾虚腹薄，食不消化，面上黑点者。用干柹三斤，酥一斤，蜜半斤，以酥蜜煎匀，下柹煮十余沸，用不津器贮之。每日空腹食三五枚，甚良。

痰嗽带血青州大柹饼，饭上蒸熟，批开，每用一枚，掺真青黛一钱，卧时食之，薄荷汤下。

产后咳逆气乱心烦。干柹切碎，水煮汁呷。

妇人蒜发干柹五枚，以茅香煮熟，枸杞子酒浸，焙研，各等分，捣丸梧子大，每服五十丸，茅香汤下，日三。

面生皯䵟干柹日日食之。

鼻窒不通干柹同粳米煮粥，日食。

耳聋鼻塞干柹三枚，细切。以粳米三合，豆豉少许，煮粥。日日空心食之。

痘疮入目白柹日日食之良。

臁胫烂疮用柹霜柹蒂，等分烧研，傅之甚效。

解桐油毒干柹饼食之。

【乌柹】火熏干者。

性温，味甘。

主治：服药口苦，及呕逆者，食少许即止。杀虫，疗金疮，火疮，生肉止痛。治狗啮疮。断下痢。

【醂柹】音览，藏柹也。水藏者性冷，盐藏者不佳。水收盐浸之，又有用灰汁澡三四度，经十余日，即可食也。

主治：涩下焦，消宿血。

【柹糕】用糯米洗净一斗，大干柹五十个，同捣粉蒸食，如干，入煮枣泥和拌之。

主治：作饼及糕，与小儿食，治秋痢。黄柹和米粉作糗蒸，与小儿食，止下痢下血有效。

【柹蒂】

性平，味涩。

主治：咳逆。气自脐下冲脉直上至咽膈作呃忒蹇逆之声也，打嚏妙。哕气，煮汁服。

【附方】

咳逆不止济生柹蒂散，治咳逆胸满。用柹蒂、丁香各二钱，生姜五片，水煎服，或为末，白汤点服。洁古加人参一钱，治虚人咳逆。《三因》加良姜、甘草等分；《卫生宝鉴》加青皮、陈皮；《王氏易简》加半夏、生姜。

【木皮】

治下血。晒焙研末，米饮服二钱。汤火疮，烧灰，油调傅。

【根】

主治：血崩，血痢，下血。

【漆柹】《纲目》作椑柹，乃柹之卑小者也。捣碎浸汁，谓之柹漆，可染缯扇。

性寒，味甘涩。不可与蟹同食。

主治：压丹石药发热，利水解酒毒，去胃中热，止烦渴，润心肺，除脏腑发热。

【牛奶柹】《纲目》作君迁子，又名丁香柹，形长如牛奶，有小者如丁香。

性凉，味甘。

主治：止消渴，去烦热，令人润泽，镇心。久服悦颜色。

安石榴

开花有红黄白三色，单叶者结子，千叶者不结子，或结亦少。子有甜酸涩三种。亦有四季开花者，栽极易，折其条盘土中便生也。

【甘石榴】

性温，味甘。多食损肺伤齿。

主治：咽喉燥渴，理乳石毒，制三尸虫。

【酸石榴】

性温，味酸涩。

主治：赤白痢腹痛，连子捣汁，顿服一枚，止泻痢，崩中带下。

【附方】

肠滑久痢黑神散。用酸石榴一个，煅烟尽，出火毒一夜，研末，仍以酸榴一块煎汤服。神效无比。

久泻不止方同上，并《普济方》。

痢血五色或浓，或水，冷热不调。酸石榴五枚，连子捣汁二升，每服五合。神效。

小便不禁酸石榴烧存性，无则用枝烧灰代之，每服二钱，用柏白皮切焙四钱，煎汤一盏，入榴灰，再煎至八分，空心温服，晚再服。

捻须令黑酸石榴结成时，就东南枝上拣大者一个，顶上开一孔，内水银半两于中，原皮封之，麻扎定，牛屎封护，待经霜摘下，顷出壳内水，以鱼鳔笼指蘸水捻发，久久自黑也。

【酸榴皮】勿犯铁器，不论干湿，皆以浆水浸一夜，取出用，其水如墨汁也。

主治：止泻痢，下血脱肛，崩中带下，治筋骨风，腰脚不遂，行步挛急疼痛，涩肠。取汁点目，止泪下。煎服下蛔虫。

【附方】

赤白痢下腹痛食不消化者。《食疗本草》用酸榴皮炙黄为末，枣肉或粟米饭和丸梧子大。每空腹米饮服三十丸，日三服，以知为度。如寒滑，加附子、赤石脂各一倍。《肘后方》用皮烧存性，为末，每米饮服方寸匕，日三服，效乃止。

粪前有血令人面黄。用酢石榴皮炙，研末，每服二钱，用茄子枝煎汤服。

肠滑久痢神妙无比方也。用石榴一个，劈破，炭火簇烧存性，出火毒，为末，每服一钱，别以酸石榴一瓣，水一盏，煎汤调服。

久痢久泻陈石榴皮酢者。焙干研细末，每服二钱，米饮下。患二三年，或二三月，百方不效者，服之便止，不可轻忽之也。

小儿风痫大生石榴一枚，割去顶剜空，入全蝎五枚，黄泥固济，煅存性为末，每服半钱，乳汁调下，或防风汤下亦可。

卒病耳聋八九月间取石榴一个，上作孔，如球子大，内米醋令满，以原皮盖之。水和面裹，煨熟，取起去盖，入少黑李子、仙沼子末，取水滴耳中，勿动。脑中若动勿惊，如此三夜，再作必痛。案《唐慎微本草》收采此方，云出孙真人。而黑李子不知为何物也，其仙沼子即预知子。

食榴损齿石榴黑皮，炙黄研末，枣肉和丸梧子大，每日空心服三丸，白汤下日二服。

疔肿恶疮以针刺四畔，用榴皮着疮上，以面围四畔，灸之，以痛为度，仍内榴末傅上急裹，经宿连根自出也。

脚肚生疮初期如粟，搔之渐开，黄水浸淫，痒痛溃烂，遂致绕胫而成痼疾。用酸榴皮煎汤，冷定，日日扫之，取愈乃止。

【花】

阴干为末，和铁丹服一年，变白发如漆。千叶者治心热吐血。又研末吹鼻，止衄血立效。亦傅金疮出血。

【附方】

金疮出血榴花半斤，石灰一升，捣和阴干，每用少许傅之，立止。

鼻出衄血酢榴花二钱半，黄蜀葵花一钱为末，每服一钱，水一盏，煎服，效乃止。

九窍出血石榴花，揉塞之取效。叶亦可。

橘

与柚柑相类而不同。橘肉甘，皮辛微苦；柑则肉甘，皮厚而辛；柚大肉酸，皮最厚而甘，不甚辛。宋韩彦直有《橘谱》甚详。

【瓣肉】

性温，味甘。亦有酸者，多食生痰滞气。与螃蟹同食，患软痈。

主治：甘者润肺，酸者聚痰，止消渴，开胃，除胸中膈气。以蜜煎充果，食甚佳。亦可酱咀也。

【皮】一名陈皮，一名红皮。以广中者为胜，江西者次之。以纹细色红而薄，内有白膜，味辛甘者为佳。入和中理胃药则留白，入下气消痰药则去白，名为橘红。以白汤入盐洗润透，刮去筋膜，晒干用，亦有煮焙者。

性温，味苦辛。苦能泄能燥，辛能散温能和，其治百病，总是取其理气燥湿化痰之功。同补药则补，同泻药则泻，同升药则升，同降药则降。脾乃元气之母，肺乃摄气之籥，陈皮为二经气分之药，但随所配而补泻升降也。盖治痰须理气，气利痰自行。

主一切痰，功居诸痰药上。佐竹茹以疗热呃，助青皮以导滞气，同苍术、厚朴，平胃中之实。合葱白、麻黄，表寒湿之邪。消谷食，解酒毒，止呕吐，开心膈痞塞，能推陈致新，去霍乱，除膀胱留热停水，利小便。去寸白虫，有痰咳嗽，大肠闷塞，妇人乳痈。入食料，解鱼腥毒。

【附方】

润下丸治湿痰因火泛上，停滞胸膈，咳唾稠黏。陈橘皮半斤，入砂锅内，下盐五钱，化水淹过，煮干。粉甘草二两，去皮蜜炙。各取净末，蒸饼和丸梧桐子大，每服百丸，白汤下。

橘皮汤治男女伤寒，并一切杂病呕哕，手足逆冷者。用橘皮四两，生姜一两，水二升，煎一升，徐徐呷之即止。

宽中丸治脾气不和，冷气客于中，壅遏不通，是为胀满。用橘皮四两，白术二两为末，酒糊丸梧子大，每食前木香汤下三十丸，日三服。

嘈杂吐水真橘皮去白为末，五更安五分于掌心，舐之即睡。三日必效，皮不真则不厌。

霍乱吐泻不拘男女，但有一点胃气存者，服之再生。广陈皮（去白）五钱，真藿香五钱，水二盏，煎一盏，时时温服，出《百一选方》。《圣惠》用陈橘皮末二钱，汤点服，不省者灌之，仍烧砖沃醋，布袋砖安心下，熨之便活。

反胃吐食真橘皮以日照西壁土炒香为末，每服用二钱，生姜三片，枣肉一枚，水二钟煎一钟，温服。

卒然食噎橘皮一两，汤浸去瓤，焙为末。以水一大盏，煎半盏，热服。

诸气呃噫橘皮二两去瓤，水一升，煎五合，顿服。或加枳壳尤良。

痰膈气胀陈皮三钱，水煎热服。

卒然失声橘皮半两，水煎徐呷。

经年气嗽橘皮、神曲、生姜（焙干）等分为末，蒸饼和丸梧子大。每服三五十丸，食后夜卧各一服。有人患此服之，兼旧患膀胱气皆愈也。

化食消痰胸中热气，用橘皮半两，微炒为末，水煎代茶，细呷。

下焦冷气干陈橘皮一斤为末，蜜丸梧子大，每食前温酒下三十丸。

脚气冲心或心下结硬，腹中虚冷。陈皮一斤，和杏仁五两，去皮尖熬，少加蜜捣和丸如梧子大，每日食前，米饮下三十丸。

老人气闭方同上。

大肠闭塞陈皮连白酒煮焙研末，每温酒服二钱，米饮下。

途中心痛橘皮去白，煎汤饮之甚良。

食鱼蟹毒方同上。

风痰麻木凡手及十指麻木，大风麻木，皆是湿痰死血。用橘红一斤，逆流水五碗，煮烂去滓，再煮至一碗，顿服取吐。乃吐痰圣药也，不吐加瓜蒂末。

脾寒诸疟不拘老少孕妇，只两服便止。真橘皮去白切，生姜自然汁浸过一指。银器内重汤煮，干焙研末，每服三钱。用隔年青州枣十个，水一盏，煎半盏，发前服，以枣下之。

小儿疳瘦久服消食和气，长肌肉。用陈橘皮一两，黄连以米泔水浸一日，一两半，研末，入麝三分，用猪胆盛药，以浆水煮熟取出，用粟米饭和丸绿豆大，每服一二十丸，米饮下。

产后尿闭不通者。陈皮一两，去白为末，每空心温酒服二钱，一服即通。此张不愚方也。

产后吹奶陈皮一两，甘草一钱，水煎服即散。

妇人乳痈未成者即散，已成者即溃，痛不可忍者即不疼，神验不可云喻也。用真陈橘皮（汤浸去白，晒，面炒微黄），为末，每服二钱，麝香酒调下。初发者一服见效，名橘香散。

聤耳出汁陈皮烧研一钱，麝香少许为末，日掺，名立效散。

鱼骨鲠咽橘皮常含，咽汁即下。

嵌甲作痛不能行履者。浓煎陈皮汤浸良久，甲肉自离，轻手剪去，以虎骨末傅之即安。

【青皮】乃未黄而青色者，薄而光，其气芳烈。今人多以小柑、小柚、小橙充之，不可不慎辨之。入药以汤浸去瓤，切片，醋炒过用。

性温，味辛微苦。

主治：胸膈气逆，胁痛，小腹疝气，消乳肿，疏肝胆，泻肺气，破坚积，散滞食。去下焦诸湿，治左胁肝经积气，消小儿疳积。最能发汗，汗多者忌之。

【附方】

快膈汤治冷膈气，及酒食后饱满。用青橘皮一斤作四分，四两用盐汤浸，四两用白沸汤浸，四两用醋浸，四两用酒浸。各三日取出去白，切丝，以盐一两炒微焦，研末，每用两二钱，以茶末五分，水煎温服，亦可点服。

理脾快气青橘皮一斤，日干焙研末，甘草末一两，檀香末半两，和匀收之，每用一二钱，入盐少许，白汤点服。

法制青皮常服安神调气，消食解酒益胃，不拘老人小儿。宋仁宗每食后咀数片，乃邢和璞真人所献，名万年草，刘跂改名延年草，仁宗以赐吕丞相。用青皮一斤，浸去苦味，去瓤，炼净白盐花五两，炙甘草六两，舶茴香四两，甜水一斗煮之，不住搅，勿令着底，候水尽，慢火焙干，勿令焦，去甘草、茴香，只取青皮，密收用。

疟疾寒热青皮一两，烧存性研末。发前温酒服一钱，临时再服。

伤寒呃逆声闻四邻。四花青皮全者，研末，每服二钱，白汤下。

产后气逆青橘皮为末，葱白，童子小便，煎二钱服。

妇人乳岩因久积忧郁，乳房内有核如指头，不痛不痒，五七年成痈，名乳岩，不可治也。用青皮四钱，水一盏半，煎一盏，徐徐服之，日一服，或用酒服。

聤耳出汁青皮烧研末，绵包塞之。

唇燥生疮青皮烧研，猪脂调涂。

【橘瓤上筋膜】

主治：口渴吐酒，炒熟煎汤饮。

【核】凡用须以新瓦焙香，去壳取仁研碎入药。

性平，味苦。

主治：小肠疝气，及阴核肿痛。炒研五钱，老酒煎服，或酒糊丸服。又治肾疰腰痛，膀胱气痛，肾冷，炒研，每酒服一钱，酒煎亦可。治酒齄风鼻赤，炒研每服一钱，胡桃肉一个，同擂酒服。

【附方】

腰痛橘核、杜仲各二两，炒研末，每服二钱，盐酒下。

【叶】

主治：导胸膈逆气，行肝气，消肿散毒，乳痈胁痛，用之行经。

【附方】

肺痈绿橘叶洗捣绞汁一盏，服之，吐出脓血即愈。

柑

似橘而圆大，闽、广、温、台、苏、抚、荆州为盛，有朱柑、黄柑、乳柑、石柑、沙柑，各种性同。

性寒，味甘。多食令脾肺冷，生痰。

主治：利肠胃中热毒，解丹石，止暴渴，利小便。

【附方】

难产柑橘瓤阴干，烧存性，研细末，温酒服二钱。

【皮】

性寒，味辛甘。多食令肺燥。

主治：下气调中，解酒毒及酒渴，去白，焙研末，入盐点汤饮之。治产后肌浮，为末酒服。伤寒饮食劳复者，浓煎汁服。山柑皮治咽喉痛。

【核】

作涂面药。

【叶】

主治：聤耳流水，或脓血，取嫩头七个，入水数滴，杵取汁滴之即愈，

橙

其皮可以熏衣，可以芼鲜，可以和葅醢，可以为酱齏，可以蜜煎，可以糖制为橙丁，为橙饼，可以蜜煎为橙膏，盖佳果也。

【肉】性寒，味酸，洗去酸汁，和盐、蜜煎成贮食，止恶心，能去胃中浮风恶气，行风气，疗瘿气，发瘰疬，杀鱼蟹毒。

【皮】

性温，味甘辛，微苦。作酱醋香美，散肠胃恶气，消食下气，去胃中浮风气，和盐贮食，止恶心，解酒病。糖作橙丁，消痰下气，和膈宽中解酒。

【附方】

香橙汤宽中快气，消酒用橙皮二斤，切片，生姜五两切焙，擂烂，入炙甘草末一两，檀香末半两，和作小饼，每嚼一饼沸汤入盐送下。

痔疮肿痛隔年风干橙丁，桶内烧烟熏之，神效。

【核】

主治：面皯粉刺，湿研夜夜涂之。

【附方】

闪挫腰痛橙子核炒研，酒服三钱即愈。

柚

又名朱栾，树叶皆似橙，种其核长成，以接橘甚良。

【肉】性寒，味甘酸。

主治：消食解酒毒，治饮酒人口气，去肠胃中恶气，疗妊妇不思食，口淡。

【皮】

性平，味甘辛。

主治：下气消食，快膈，散愤懑之气，化痰。

【附方】

痰气咳嗽用香栾去核切碎，入瓶内浸酒，封固一夜，煮烂，蜜拌匀，时时含咽。

【叶】

主治：头风痛，同葱捣，贴太阳穴。

【花】

蒸麻油作香泽面脂，长发润燥。

香　橼

俗作圆，《纲目》作枸橼。蜜煎果食，置之几玩，可供玩赏。若安芋片于蒂，而以湿纸围护，可以经久。或捣蒜掩其蒂上，则香更充溢。浸汁浣葛，胜似酸浆。

性温，皮辛，肉酸。

主治：下气，除心间痰水，煮酒饮治痰气咳嗽，煎汤治心下气痛。叶同功。

佛手柑

产闽广多，清香果品。

性温，味甘辛。

主治：顺气宽胸，除白痢，理痰逆，余与香橼同功。

金　橘

其树似橘而不高大，五月开白花结实，秋冬黄熟如金，味甘辛酸，芳香可爱。糖造蜜饯俱佳。

性温，味甘辛酸。

主治：下气快膈，止渴解醒辟臭，皮尤佳。

枇　杷

叶似栗，冬花春实，其子簇结有毛，四月熟。白者为上，黄者次之。杨万里诗云："大叶苇长耳，一枝堪满盘。荔枝分与核，金橘却无酸"是也。

性平，味甘酸。多食发痰湿，同炙肉及热面食令人患热黄病。

主治：止渴下气，利肺气，止吐逆，主上焦热，润五脏。

【叶】凡用须以刷刷去毛净，仍用青布拭之。治胃病以姜汁涂炙，治肺病以蜜水涂炙。

性平，味苦辛。

主治：卒哕不止，下气煮汁服。主消渴，肺气热咳，及肺风疮，胸面上疮，和胃降气，清热解暑毒，疗脚气，治呕哕不止，妇人产后口干。一妇患肺热，久咳目干，发烧肌瘦似劳，以枇杷叶、木通、冬花、紫菀、杏仁（去皮）等分，大黄减半，蜜丸服而安。

【附方】

温病发哕因饮水多者。枇杷叶（去毛，炙）、香、茅根各半斤，水四升煎二升，稍稍饮之。

反胃呕哕枇杷叶（去毛，炙）、丁香各一两，人参二两，每服三钱，水一盏，姜三片，煎服。

衄血不止枇杷叶去毛，焙研末，茶服一二钱，日二。

酒瘡赤鼻枇杷叶、栀子仁等分为末，每服二钱，温酒调下日三服。

面上风疮方同上。

痔疮肿痛枇杷叶（蜜炙），乌梅肉（焙）为末，先以乌梅汤洗贴之。

痘疮溃烂枇杷叶煎汤洗之。

【花】

主治：头风鼻流清涕，辛夷等分研末，酒服二钱，日二服。

【木白皮】

生嚼咽汁，止呕逆不下食，煮汁冷服尤佳。

卷四下

果部下

杨　梅

又名杌子。生江浙、广东山谷，树如圆眼，冬月不凋，二月开花结实，形如楮实子，五月熟，以紫红色为佳。盐藏、蜜渍、糖收、酿酒俱妙。桑树接杨梅则不酸，如树生癞，以甘草钉钉之则无。

性温，味甘酸。多食发热疮，忌与生葱同食。

主治：盐藏食，去痰，止呕哕，消食下酒。干作屑，临饮酒时服方寸匕，止吐酒。止渴，和五脏，能涤肠胃，除烦愦恶气。烧灰服，断下痢。盐者常含一枚咽汁，和五脏下气。

【附方】

下痢不止杨梅烧研，每米饮服二钱，日二服。

头痛不止杨梅为末，以少许嗃鼻取嚏，妙。

头风作痛杨梅为末，每食后薄荷茶服二钱。或以消风散同煎服。或同捣末，以白梅肉和丸弹子大，每食后葱茶嚼下一丸。

一切损伤止血生肌，令无瘢痕。用盐藏杨梅，和核捣如泥，做成梃子，以竹筒收之，凡遇破伤，研末傅之。

【核仁】

主治：脚气。以柿漆拌核曝之，则自裂出。

【树皮及根】

煎汤，洗恶疮疥癣。煎水，漱牙痛，服之解砒毒。烧灰油调，涂汤火伤。

【附方】

中砒毒心腹绞痛，欲吐不吐，面青肢冷。用杨梅树皮煎汤二三碗，服之即愈。

风虫牙痛《普济方》用杨梅根（皮厚者，焙）一两，川芎藭五钱，麝香少许，研末。每用半钱，鼻内嗃之，口中含水，涎出痛止。《摘要方》用杨梅根皮、韭菜根、厨案上油泥等分捣匀，贴于两腮上半时辰，其虫从眼角出也，屡用有效。

樱　桃

树不甚高，春初开白花如雪，结子一颗数十枚。三月熟时须守护，否则鸟食无遗矣。盐藏蜜煎皆可，或同蜜捣作糕食之。凡食须水浸良久，则小虫出，方可食之。

性热，味甘涩。多食发热呕吐，喑风病尤忌。

主治：调中美志，令人好颜色，止泄精，水谷痢。

【叶】

治蛇咬，捣汁饮并傅之。

【枝】

治雀斑，同紫萍、牙皂、白梅肉研和，日用洗面。

【花】

治面黑粉滓。

山婴桃

子小而尖，生青，熟黄赤。

性平，味酸辛苦。

主治：止泄肠澼，除热调中。

白　果

《纲目》作银杏。又名鸭脚，以叶形似也。其果两头尖，三棱为雄，二棱为雌。其仁嫩时绿，久则黄。

性平，味甘苦。多食壅气动风，小儿尤忌。不可同鳗鱼食。生食引疳化痰，消毒解酒杀虫。熟食益人，温肺益气，定喘嗽，缩小便，止白浊。嚼涂鼻面手足，去皶皰皯黯皴皱，及疥癣疳䘌阴虱，生捣浣油腻。

【附方】

寒嗽痰喘白果七个煨熟，以熟艾作七丸，每果入艾一丸，纸包再煨香，去艾吃。

哮喘痰嗽鸭掌散。用银杏五个，麻黄二钱半，甘草炙二钱，水一钟半，煎八分，卧时服。又金陵一铺治哮喘，白果定喘汤，服之无不效者，其人以此起家，其方用白果二十一个炒黄，麻黄三钱，苏子二钱，款冬花、法制半夏、桑白皮蜜炙各二钱，杏仁去皮尖、黄芩微炒各一钱半，甘草一钱，水三钟，煎二钟，随时分作二服，不用姜。

咳嗽失声白果仁四两，白茯苓、桑白皮二两，乌豆半升，沙蜜半斤，煮熟日干为末，以乳汁半碗拌汤，九蒸九晒，丸如绿豆大，每服三五十丸，白汤下，神效。

小便频数白果十四枚，七生七煨，食之取效止。

小便白浊生白果仁十枚，擂水饮，日一服，取效止。

赤白带下下元虚惫。白果、莲肉、江米各五钱，胡椒一钱半，为末，用乌骨鸡一只，去肠盛药，瓦器煮烂，空心食之。

肠风下血银杏煨熟出火气，食之米饮下。

肠风脏毒银杏四十九枚，去壳生研，入百药煎末和丸弹子大，每服二三丸，空心细嚼，米饮送下。

牙齿虫䘌生银杏，每食后嚼一二个良。

手足皴裂生白果嚼烂，夜夜涂之。

鼻面酒皶银杏、酒酻糟，同嚼烂，夜涂日洗，愈。

头面癣疮生白果，生切断，频擦取效。

下部疳疮生白果，杵涂之。

阴风作痒阴毛际肉中，生虫如虱，或红或白，痒不可忍者。白果仁嚼细，频擦之取效。

狗咬成疮白果仁，嚼细涂之。

乳痈溃烂银杏半斤，以四两研酒服之，以四两研傅之。

水疔暗疔水疔色黄，麻木不痛，暗疔疮凸色红，使人昏狂，并先刺四畔，后用银杏去壳，浸油中年久者，捣盦之。

胡　桃

一名羌桃，又名核桃，本出羌胡，汉张骞使西域始得种，还植之。江北陕洛最多，江宁亦有。外有青皮肉包之，其形如桃，果乃其肉核也，故名。

肉甘，皮涩。有痰火积热者不宜多食。

主治：温肺暖肾，补气养血，润燥化痰，益命门，利三焦，虚寒喘嗽。洪迈有痰疾，服胡桃肉三颗，生姜三片，卧时嚼服，即饮汤两三呷，又再嚼桃姜如前数，即静卧而愈。又幼子病痰喘，凡五昼夜不乳食，医告技穷，其妻夜梦观音授方，令服人参胡桃汤，醒时急取参寸许，胡桃肉一枚，煎汤灌之即定。次日以汤剥去桃皮，用之不效，仍连皮用，再宿而安。盖参能定喘，桃连皮能敛肺故也。腰脚重痛，心腹疝痛，血痢肠风。又能进食，润肌肤，黑须发，利小便，去五痔，损伤石淋，散肿毒，发痘疮，制铜毒。捣和胡粉，拔白须发，内孔中则生黑。烧存性，和松脂研傅瘰疬疮。同补骨脂蜜丸，补下元。连壳烧熏手，去鹅掌风。

【油】

核桃性热，味辛酸有毒。

主治：杀虫攻毒，治痈肿，疠风疥癣，杨梅白秃诸疮，润须发。

【附方】

服胡桃法诜曰：凡服胡桃，不得并食，须渐渐食之，初日服一颗，每五日加一颗，至二十颗止，周而复始，常服令人能食，骨肉细腻光润，须发黑泽，血脉通畅，养一切老病。

青蛾丸方见《易简方论》。

胡桃丸益血补髓，强筋壮骨，延年明目，悦心润肌，能除百病。用胡桃仁四两捣膏，入破故纸、杜仲、萆薢末各四两，杵匀，丸梧子大。每空心温酒盐汤任下五十丸，《御药院方》。

消肾溢精胡桃丸，治消肾病，因房欲无节，及服丹石，或失志伤肾，遂致水弱火强，口舌干，精自溢出，或小便赤黄，大便燥实，或小便大利而不甚渴。用胡桃肉、白茯苓各四两，附子一枚，去皮切片，姜汁、蛤粉同焙为末，蜜丸梧子大，每服三十丸，米饮下。

小便频数胡桃煨熟，卧时嚼之，温酒下。

石淋痛楚便中有石子者，胡桃肉一升，细米煮浆粥一升相和，顿服即瘥。

风寒无汗发热头痛。核桃肉、葱白、细茶、生姜等分，捣烂，水一钟煎七分，热服覆衣取汗。

痰喘咳嗽方见前。

老人喘嗽气促，睡卧不得，服此立定。胡桃肉（去皮）、杏仁（去皮、尖）、生姜各一两，研膏，入炼蜜少许，和丸弹子大，每卧时嚼一丸，姜汤下。

产后气喘胡桃肉、人参各一钱，水一盏煎七分，顿服。

久咳不止胡桃仁五十个煮熟去皮，人参五两，杏仁三百五十个，麸炒汤浸去皮，研匀，入炼蜜丸梧子大，每空心细嚼一丸，人参汤下，临卧再服。

食物醋心胡桃烂嚼，以生姜汤下，立止。

食酸齿齼细嚼胡桃即解。

误吞铜钱多食胡桃自化出也。胡桃与铜钱共食即成粉，可证矣。

揩齿乌须胡桃仁（烧过）、贝母各等分为散，日日用之。

眼目暗昏四月内取风落小胡桃，每日午时食饱，以无根水吞下偃卧，觉鼻孔中有泥腥气为度。

赤痢不止胡桃仁、枳壳各七个，皂角不蛀者一挺，新瓦上烧存性，研为细末，分作八服，每临卧时一服，二更一服，五更一服，荆芥茶下。

血崩不止胡桃肉五十枚，灯上烧存性，研作一服，空心温酒调下，神效。

急心气痛核桃一个，枣子一枚，去核夹桃，纸裹煨熟。以生姜汤一钟，细嚼送下，永久不发，名盏落汤。

小肠气痛胡桃一枚，烧灰研末，热酒服之。

便毒初起子和《儒门事亲》用胡桃七个，烧研酒服，不过三服见效。《杨氏经验》用胡桃三枚，夹铜钱一个，食之即愈。

鱼口毒疮端午日午时，取树上青胡桃，筐内阴干，临时令烧为末，黄酒服。少行一二次，有脓自大便出，无脓即消，二三服平。

一切痈肿背痈、附骨疽，未成脓者。胡桃十个，煨熟去壳，槐花一两，研末杵匀，热酒调服。

疔疮恶肿胡桃一个，平破取仁，嚼烂，安壳内合在疮上，频换甚效。

痘疮倒陷胡桃肉一枚，烧存性，干胭脂半钱，研匀，胡荽煎酒调服。

小儿痘疮久不愈，胡桃和皮灯上烧存性，碗盖出火毒，入轻粉少许，生油调涂，一二次愈。

酒皶鼻赤方见橘核。

聤耳出汁胡桃仁烧研，狗胆汁和作梃子，绵裹塞之。

伤耳成疮出脓者，用胡桃杵取油，纳入。

火烧成疮胡桃仁烧黑，研傅。

压扑伤损胡桃仁捣，和温酒顿服便瘥。

疥癣瘙痒油核桃一个，雄黄一钱，艾叶杵熟一钱，捣匀绵包，夜卧裹阴囊，历效勿洗。

【外青皮】

主治：**染髭及帛皆黑**。青皮压油，和詹糖香涂须发，色如漆也。

【附方】

乌髭发胡桃皮、蝌蚪等分，捣泥涂之，一染即黑。《总录》用青胡桃三枚和皮捣细，人乳汁三盏，于银石器内调匀，搽须发三五次，每日用胡桃油润之良。

疬疡风青胡桃皮捣泥，入酱青少许，硇砂少许，和匀，先以泔洗，后傅之。

白癜风青胡桃皮一个，硫黄一皂子大，研匀，日日掺之，取效。

嵌甲胡桃皮烧灰贴。

【皮】

主治：水痢。春月斫皮汁，沐头至黑。煎水可染帛。

【附方】

染须发胡桃根皮一秤，莲子草十斤，切，以瓮盛之，入水五斗，浸一月去滓，熬至五斤，入芸薹子油一斗，慢火煎取五升收之。凡用，先以炭灰汁洗，用油涂之，外以牛柿叶包住，绢裹一夜洗去，用七日即黑也。

【壳】

烧存性，入下血崩中药。

榛　子

古作亲，古字也。生辽东关中，树底丛生，子如小栗，《诗》所谓树之榛栗是也。

【仁】

性平，味甘。

主治：益气力，实肠胃，令人不饥健行，止饥调中开胃。

胡榛子

《纲目》作阿月浑子，胡音也，又名无名子。生西国诸番，岭南山谷亦有。

【仁】

性温，味辛涩。

主治：诸痢，去冷气，令人肥健，治腰阴冷，肾虚痿弱，得木香、山萸良。

苦槠子

处处山谷有之，其木大者数抱，高二三丈，叶如栗叶，凌冬不凋。三、四月开白花，结实如柞子，外有小苞，子圆褐色有尖，生食苦涩，煮炒乃带甘，亦可磨粉。甜槠子粒小，木文细白，俗名面槠；苦槠子粒大木文粗赤，俗名血槠；色黑者名铁槠。

性平，味苦涩。

主治：食之耐饥，令人健行，止泄痢，破恶血，止渴。

【皮、叶】

煮汁饮，止产妇血瘸，叶贴臁疮，一日三换。

甜槠子

《纲目》作钩栗，又名巢钩子。见前。

性平，味甘。

食之耐饥，厚肠胃，令人肥健。

柞　子

《纲目》作橡实，又名橡斗，又名皂斗，又名栎梂，音历求，又名栩。《诗》云集于苞栩，又云山有苞栎，皆一物也。其壳煮汁可染皂，结实如荔核而有尖，其蒂有斗包其半截，其仁如老莲肉，俭岁采以为饭，或捣浸取粉，作腐甚佳。《周礼·职方氏》山林宜皂物、柞栗之属，即此也。嫩叶可煎饮代茶。

性温，味涩苦。取子换水浸十数次，淘去涩味，蒸极熟食之，可以济饥。

主治：下痢，厚肠胃，肥健人，涩肠止泻，煮食止饥，御歉岁。

【附方】

水谷下利日夜百余行者，橡实二两，楮叶炙一两，为末，每服一钱，食前乌梅汤调下。

血痢不止上方加缩砂仁半两。

下痢脱肛橡斗子烧存性，研末，猪脂和傅。

痔疮出血橡子粉、糯米粉各一升炒黄，滚水调作果子，饭上蒸熟食之，不过四五次效。

石痈坚硬如石，不作脓，用橡子一枚，以醋于青石上磨汁涂之，干则易，不过十度即平。

【斗谷】并宜捣细炒焦，或烧存性研用。

性温，味涩。

为末及煮汁服，止下痢并可染皂，止肠风崩中带下，冷热泻痢，并染须发。

【附方】

下痢脱肛橡斗壳烧存性，研末，猪脂和搽，并煎汁洗之。

肠风下血橡斗子壳，用白梅肉填满，两个合定，铁线扎住，煅存性，研末，每服二钱，米饮下。一方用硫黄填满，煅研酒服。

走马牙疳橡斗壳，入盐填满，合定，烧透出火毒，研末，入麝香少许，先以米泔漱过搽之。

风虫牙痛橡斗五个，入盐在内，皂荚一条，入盐在内，同煅过研末，日擦三五次，荆芥汤漱之，良。

【木皮 根皮】

主治：恶疮，因风犯露致肿者，煎汁日洗，令脓血尽乃止。

亦治水痢，消瘰疬。

【附方】

蚀烂痈肿及疣赘瘤痣。用栎木灰四斗，桑柴灰四斗，石灰一斗五升，以沸汤调湿甑中蒸一日，取釜中沸汤七斗，合甑灰淋之，取汁再熬至一升，投乱头发一鸡子大，消尽。又剪五色彩缎入，消尽，瓶盛蜜收，每以少许挑破点之，煎时勿令鸡犬妇人小儿见。

槲　实

亦柞子之类，实似柞子而稍短小，味儓涩，岁荒亦采食之。

性平，味苦涩。蒸煮作粉，涩肠止痢，功同柞子。

【叶】微炙，令焦研用。

性平，味甘苦。

疗痔止血，及血痢，止渴，活血，利小便。

【附方】

卒然吐血槲叶为末，每服二钱，水一盏煎七分，和滓服。

鼻衄不止槲叶顿汁一小盏，顿服即止。

肠风血痔热多者尤佳。槲叶微炙研末，一钱槐花炒研末，一钱米饮调服，未止再服。

冷淋茎痛槲叶研末，每服三钱，水一盏，葱白七寸，煎六分，去滓食前温服日二。

孩子淋槲叶三片，煎汤服一鸡子壳，小便即时下也。

蝼蛄漏疾槲叶烧存性，研，以米泔别浸槲叶，取汁洗疮后，乃纳灰少许于疮中。

鼻上皶皰出脓血者，以泔水煮槲叶，取汁洗之，拭干，纳槲叶灰少许于中，良。

腋下胡臭槲叶三升，切，水煮浓汁，洗毕，即以白苦瓠壳烟熏之，后用辛夷、细辛、杜蘅末，醋浸一夜，傅之。

【木皮】

煎服去虫及漏。煎汤洗恶疮良。能治瘰疬，涩五脏，止赤白痢，肠风下血。

【附方】

赤龙皮汤治诸散烂疮、乳疮，用槲皮切三升，水一斗，煮五升，春夏冷用，秋冬温用洗之，洗毕，乃傅诸膏。

肘骨疽疮槲皮烧研，米饮每服方寸匕。

下部生疮槲皮、榉皮煮汁，熬如饴糖，以导下部。

一切瘘疾《千金》用槲树北阴白皮三十斤，剉，以水一石，煮一斗，去滓煎如饴。又取通都厕上雄鼠屎、雌鼠屎各十四枚，烧汁尽研和之，纳温酒一升，和匀。瘦人食五合，当有虫出也。《崔氏纂要》用槲白皮切五升，水八升，煮令液尽，去滓，再煎成膏，日服枣许，并涂疮上，宜食苜蓿盐饭以助之，以瘥为度。

小儿瘰疬槲树皮，去粗皮，切，煎汤频洗之。

蛊毒下血槲木北阴白皮一大握，长五寸，以水三升，煮取一升，空腹分服，即吐毒出也。

赤白久痢不拘大人小儿，用新槲皮一斤，去黑皮，以水一斗，煎取五升，去滓煎膏，和酒服。

久痢不止槲白皮（姜汁炙五度）一两，干姜（炮）半两，为末，每服二钱米饮酒下。

久疮不已槲木皮一尺，阔六寸，切，以水一斗，煮取五升，入白砂糖十挺，煎取一升，分三服即吐而愈。

荔 枝

一名丹荔，一名离枝，生岭南蜀闽。炎方之果，性最畏寒。其实生时肉白，干时肉红，日晒火烘，卤浸蜜煎，皆可致远，成朵晒干者谓之荔锦，详白居易《荔枝图序》云。

性热，味甘。多食发热烦渴，有火病人尤忌之。

主治：通神益智，止烦渴，头重心燥，背膊劳闷，益人颜色，治瘰疬瘤赘，赤肿疔肿，发小儿痘疮。

【附方】

痘疮不发荔枝肉浸酒饮，并食之，忌生冷。

疔疮恶肿《普济方》用荔枝五个，或三个，不用双数，以狗粪中米淘净为末，与糯米同研成膏，摊纸上贴之，留一孔出毒气。《济生秘览》用荔枝肉、白梅各三个，捣作饼子，贴于疮上，根即出也。

风牙疼痛《普济》用荔枝连壳，烧存性，研末擦牙即止。乃治诸药不效，仙方也。《孙氏集效方》用大荔枝一个，剔开填盐满壳，煅研搽之即愈。

呃逆不止荔枝七个，连皮核烧存性，为末，白汤调下立止。

【核】

性温，味甘涩。

主治：心痛，小肠气痛，以一枚煨存性，研末，新酒调服。治癞疝气痛，妇人血气刺痛。

【附方】

脾痛不止荔枝核为末，醋服二钱，数服即愈。

妇人血气刺痛。用荔枝核（烧存性）半两，香附子（炒）一两，为末，每服二钱，盐汤米饮任下，名蠲痛散。

疝气癞肿孙氏用荔枝核（炒黑色）、大茴香（炒）等分为末，每服一钱，温酒下，皆效方。玉环来笑丹用荔枝核四十九个，陈皮连白九钱，硫黄四钱，为末，盐水打面糊丸绿豆大，遇痛时，空心酒服九丸，良久再服。不过三服其效如神，亦治诸气痛。

阴肾肿痛荔枝核烧研，酒服二钱。

肾肿如斗荔枝核、青橘皮、茴香等分，各炒研，酒服二钱，日三。

【壳】

主治：痘疮出不爽快。煎汤饮之，又解荔枝热浸水饮。

【附方】

赤白痢荔枝壳、橡斗壳（炒）、石榴皮（炒）、甘草（炙）各等分，每以半两，水一盏半，煎七分，温服，日二服。

【花及皮根】

主治：喉痹肿痛，用水煮汁，细细含咽。

龙　眼

俗名圆眼，又名亚荔枝，荔枝奴，出荔枝处皆有之。

性温，味甘。

主治：开胃益脾，补虚长智，除蛊毒，去三虫、五脏邪气，久服强魂，聪明轻身。

【附方】

归脾汤治思虑过度、劳伤心脾、健忘怔忡、虚烦不眠、自汗惊悸，用龙眼肉、酸枣仁（炒）、黄芪（炙）、白术（焙）、茯神各一两，木香半两，炙甘草二钱半，㕮咀，每服五钱，姜三片，枣一枚，水二钟，煎一钟，温服。

【核】

主治：胡臭。六枚，同胡椒二七枚研，遇汗出即擦之。

橄　榄

又名青果，又名忠果、谏果，王元之作诗，比之忠言逆耳，乱乃思之，故名。树高，将熟时，以木钉钉之，或纳盐少许于皮内，其子自落。生食先涩后甘。蜜渍盐藏，皆可致远。盐腌烘干，为榄脯。树有胶脂，为榄香。有乌榄，内仁肥大为榄仁。

性温，味先甘涩，回味则甘。同栗食更香，去两头些些，则可久食。

主治：生津液，止烦渴，咽喉痛，开胃下气，止泻。醉饱后宜食之，消酒毒。咀嚼咽汁，治鱼骨鲠。解一切鱼鳖毒。

【附方】

初生胎毒小儿落地时，用橄榄一个烧研，朱砂末五分，和匀，嚼生脂麻一口，吐唾和药，绢包如枣核大，安儿口中，待咂一个时顷，方可与乳。此药取下肠胃秽毒，令儿少疾，及出痘稀少也。

唇裂生疮橄榄炒研，猪脂和涂之。

牙齿风疳脓血有虫，用橄榄烧研，入麝香少许贴之。

下部疳疮橄榄烧存性，研末，油调傅之。或加孩儿茶等分。

【榄仁】

性平，味甘。

主治：唇吻燥痛，研烂傅之。

【核】

磨汁服，治诸鱼骨鲠，及食鲙成积。又治小儿痘疮倒魇，烧研治下血。

【附方】

肠风下血橄榄核，灯上烧存性研末，每服二钱，陈米饮调下。

阴肾㿗肿橄榄核、荔枝核、山楂核等分，烧存性，研末，每服二钱，空心茴香汤调下。

耳足冻疮橄榄核烧研，油调涂之。

余余甘子

《纲目》作菴摩勒。生岭南交、广、爱等州，泉州山中亦有，状如川楝子，味如橄榄可以蜜渍盐藏，生啖。

性寒，味先苦涩，良久乃甘。

主治：风寒热气，补益强气。合铁粉一斤，变白发成黑，取子压汁和油涂头，生发去风痒。主丹石伤肺，上气咳嗽。服乳石人宜常食之，为末点汤服，解金石毒、硫黄毒。

三　果

《纲目》作毗梨勒。出南海、岭南、交爱等州。形似胡桃而圆短无棱，作浆甚热。

性温，味苦涩《千金方》补肾鹿角丸，用其浆吞之。与余甘子同功。暖腹肠，去一切冷气，作浆染须发，下气止泻痢，烧灰止血。

【附方】

大风发脱毗梨勒烧灰，频擦有效。

五敛子

又名五棱子，又名阳桃，出闽广。其大如拳，其色青黄润绿，形甚诡异，如田家碌碡。以蜜渍之，甘酸而美，晒干以充果食。

性平，味酸甘涩。

主治：风热，生津止渴。

五实子

出潮州府。其大如梨，内有五核，故名。

性温，味甘。

主治：霍乱金疮。

榧　实

又名柀，音彼，又名赤果、玉榧、玉山果。生深山中，树似杉而有文采，冬月开花，实如枣形，外壳坚而肉如榄形，有黑衣，去之，可以生啖，烘干、煮食皆佳。

性温，味甘微涩。同素羹煮味更甜。猪脂炒，其黑皮自脱，同甘蔗食，其渣自软，不宜与鹅肉、绿豆同食。

主治：常食消谷开胃，助筋骨，行营卫，明目轻身，治咳嗽白浊，助阳道，除五痔，去三虫、寸白虫，鬼疰恶毒。

【附方】

寸白虫诜曰：日食榧子七颗，满七日，虫皆化为水也。《外台秘要》用榧子一百枚，去皮，火燃啖之，经宿虫消下也。胃弱者啖五十枚。

好食茶叶面黄者，每日食榧子七枚，以愈为度。

令发不落榧子三个，胡桃三个，侧柏叶一两，捣浸雪水，梳头发永不落且润也。

卒吐血水先食蒸饼两三个，以榧子为末，白汤服三钱，日三服。

尸咽痛痒语言不出，榧实半两，芜荑一两，杏仁、桂各半两，为末，蜜丸弹子大，含咽。

【花】

治水气，去赤虫。

松　子

《纲目》作海松子，又名新罗松子，出辽东、云南。松树五叶一丛者，球内结子，大如巴豆而有三棱，一头尖尔，气味香美可啖。

性温，味甘。

主治：润肺止咳嗽。主诸风头眩，补不足，润皮肤五脏，去死肌，散水气，温肠胃。久服轻身延年不老。同柏子仁，治虚秘。

【附方】

服松子法七月取松实，过时即落难收也，去木皮，捣如膏收之，每服鸡子大，酒调下，日三服，百日身轻，三百日行五百里，绝谷，久服神仙。渴即饮水，亦可以炼过松脂同服之。

肺燥咳嗽苏游凤髓汤用松子仁一两，胡桃仁二两，研膏，和熟蜜半两收之，每服二钱，食后沸汤点服。

小儿寒嗽或作壅喘。用松子仁五个，百部（炒）、麻黄各三分，杏仁四十个，去皮尖以少水略煮三五沸，化白砂糖丸芡子大，每食后含化十丸，大妙。

大便虚秘松子仁、柏子仁、麻子仁等分，研泥，溶白蜡和丸梧子大，每服五十丸，黄芪汤下。

槟　榔

又名宾门，又名洗瘴丹。生交广云南。交广俗，客至先呈此果为敬。生嚼必以扶留藤叶、蛎蚌灰相伴嚼之，吐去红水一口，乃不涩。

性温，味苦辛涩。

主治：下气除瘴，消谷逐水，坠痰，宣利五脏六腑壅滞，通关节九窍，心痛积聚，贲豚膀胱诸气，五膈气，风冷气，脚气，宿食不消，泻痢后重，心腹诸痛，大小便气秘，痰气喘急，诸疟，杀三虫，伏尸，寸白，生捣末服，利水谷道，傅疮生肌止痛，烧灰傅口吻。

【附方】

痰涎为害槟榔为末，白汤每服一钱。

呕吐痰水白槟榔一颗煨热，橘皮二钱半炙为末，水一盏，煎半盏温服。

醋心吐水槟榔四两，橘皮一两为末，每服方寸匕，空心生蜜汤调下。

伤寒痞满阴病下早成痞，按之虚软而不痛。槟榔、枳实等分为末，每服二钱，黄连煎汤下。

伤寒结胸已经汗下后者，槟榔二两，酒二盏，煎一盏，分二服。

蛔厥腹痛方同上。

心脾作痛鸡心槟榔、高良姜各一钱半，陈米百粒，同以水煎服之。

膀胱诸气槟榔十二枚，一生一熟为末，酒煎服之良。此太医秦鸣鹤方也。

本脏气痛鸡心槟榔，以小便磨半个服或用热酒调末一钱服之。

腰重作痛槟榔为末，酒服一钱。

脚气壅痛以沙牛尿一盏，磨槟榔一枚，空心暖服。

脚气冲心闷乱不识人。用白槟榔十二枚为末，分二服，空心暖小便五合，调下，日二服，或入姜汁温酒同服。

脚气胀满非冷非热，或老人、弱人病此。用槟榔仁为末，以槟榔壳煎汁，或茶饮苏汤，或豉汁调服二钱甚利。

干霍乱病心腹胀痛，不吐不利，烦闷欲死。用槟榔末五钱，童子小便半盏，水一盏煎服。

大肠湿闷肠胃有湿，大便秘塞，大槟榔一枚，麦门冬煎汤磨汁温服，或以蜜汤调末二钱服亦可。

大小便闭槟榔为末，蜜汤调服二钱。或以童子小便，葱白同煎，服之亦良。

小便淋痛面煨槟榔、赤芍药各半两为末，每服三钱，入灯心水煎，空心服，日二服。

血淋作痛槟榔一枚，以麦门冬煎汤，细磨浓汁一盏，顿热空心服，日二服。

虫痔里急槟榔为末，每日空心以白汤调服二钱。

寸白虫病槟榔二七枚为末，先以水二升半煮槟榔皮，取一升，空心调末方寸匕，服之，经日虫尽出，未尽再服，以尽为度。

诸虫在脏久不瘥者，槟榔半两，炮，为末，每服二钱，以葱蜜煎汤调服一钱。

金疮恶心白槟榔四两，橘皮一两为末，每空心生蜜汤服二钱。

丹从脐起槟榔末，醋调傅之。

小儿头疮水磨槟榔晒取粉，和生油涂之。

口吻生疮槟榔烧研，入轻粉末傅之良。

聤耳出脓槟榔末吹之。

大腹子

又名大腹槟榔，又名猪槟榔。大腹以形名，所以别鸡心槟榔也。出岭表云南，与槟榔相似，但腹大形扁，而味多涩耳，嚼时以蒌叶一片，蛤粉卷和食之，则减涩味。

性温，味辛涩。

主治：与槟榔同功。

【大腹皮】凡用须先以酒洗，再用大豆汁洗，晒干煨切用。

主治：降逆气，消肌肤中水气浮肿、脚气上壅、瘴疟痞满、胎气恶阻、胀闷，止霍乱，通大小肠，冷热气攻心腹，蛊毒，痰膈，并以姜盐同煎，入疏气药用之良。

【附方】

漏疮恶秽大腹皮，煎汤洗之甚良。

乌癞风疮大腹子，生者或干者，连全皮勿伤动。以酒一升浸之，慢火熬干为末，腊猪脂和傅。

椰　子

一名越王头，又名胥余。生岭南。状如匏，外有粗皮如棱包，皮内有坚壳，圆而微长，壳内有肤，白如猪肤，厚半寸许。味如胡桃，肤内聚浆如酒，其壳可作瓢，肉可糖煎作果寄远。

【附录青田核】

崔豹《古今注》云：乌孙国有青田核，状如桃核，不知其树。核大如数斗，剖之盛水，则变酒，味甚醇美。饮尽随即注水，随尽随成，但不可久，久则苦涩尔，谓之青田酒。汉末蜀王刘璋曾得之。

【树头酒】

《寰宇志》云：缅甸在滇南，有树头棱，高五六丈，结实如椰子，土人以罐盛曲悬于实下，划其实汁流于罐中，以成酒，名树头酒。或不用曲，惟取汁熬为白糖，其树即贝树也，缅人取其叶写书。

【严树酒】

《一统志》云：琼州有严树，呜其皮叶，浸以清水，和以粳酿，或入石榴花叶，数日成酒，能醉人。又《梁书》云：顿逊国有酒树，似安石榴，取花汁贮杯中，数日成酒，盖此类也。又有文章草，可以成酒。

【椰瓢】

性平，味甘。

主治：益气，治风食之不饥，令人面泽。

【浆】

性温，味甘。

主治：止消渴。涂头益发令黑。治吐血水肿，去风热。

【皮】

主治：止血，疗鼻衄。吐逆霍乱，煮汁饮之。卒心痛，烧存性研，以新汲水服一钱。

【壳】

主治：杨梅疮，筋骨痛，烧存性，临时炒热，以滚酒泡服二三钱，暖覆取汁，其痛即止。

桄榔子

生岭南。木似槟榔而光利，故名。结子如青珠，每条百颗，悬挂若伞。

性平，味甘微苦。

主治：破血。

【面】木皮中有屑，如面，可作饼食。

性平，味甘。作饼炙食腴美，令人不饥。补益虚损，腰脚无力，久服轻身辟谷。

莎音梭**木面**

又名穰木，音襄，出交趾，皮中有白粉，如米屑，干之捣末，淋过似面，可作饼食。

性温，味甘。

主治：温补消食，久食耐饥延年。

波罗蜜

生交趾南番，今岭南、云南亦有。树高五六丈，类冬青而黑润。不花而实，实出枝间，大如冬瓜，外有厚皮裹之，如栗球，五、六月熟时，颗重五六斤。剥去外皮，壳内肉层叠如橘囊，味甘如蜜，香气满室。核数百，大如枣，其中仁如栗黄，煮炒食之甚佳，果中之大者，惟此与椰子而已。

性平，味甘。

主治：止渴解烦，醒酒益气，令人悦泽。

【核中仁】

主治：补中益气，耐饥轻身。

无花果

一名映日果，又名优昙钵。枝柯如枇杷树，三月发叶，如花构叶。五月内不花而实，实出枝间，状如木馒头，其内肉采以盐渍，压实令扁，日充果食。熟则紫色软烂，味甘如柿，而无核也。

性平，味甘。

主治：开胃，止泻痢，治五痔，咽喉痛。

【叶】

主治：五痔肿痛，煎汤频熏洗之取效。

附录

【文光果】出景州。形如无花果，肉味如栗，五月成熟。

【天仙果】出四川。树高八九尺，叶似荔枝而小，无花而实，子如樱桃，累累缀枝间，六、七月熟，其味至甘。宋祁《方物赞》云：有子孙枝，不花而实，薄言采之，味埒蜂蜜。

【古度子】出交广诸州。树叶如栗，不花而实，枝柯间生子，大如石榴及楂子，而色赤味酸。煮以为粽食之。若数日不煮，则化作飞蚁，穿皮飞去。

阿勃勒

即波斯皂荚也。树高三四丈，叶似香橼而短小，不花而实，荚长二尺，中有隔，隔内各一子，大如指头，赤色，至坚硬，中黑如墨，味甘如饴，可食，亦可入药也。

性寒，味甘。

主治：心膈间热风，心黄骨蒸寒热，杀三虫。炙黄入药，治热病下痰，通经络，疗小儿疳气。

附录

【罗望子】时珍曰：按《桂海志》云出广西。壳长数寸，如肥皂及刀豆，色正丹，内有二三子，煨食甘美。

沙棠果

《吕氏春秋》云：果之美者，沙棠之实。今岭外宁乡罗浮山中皆有之。木状如棠，黄花赤实，其味如李而无核。

性平，味甘。

主治：食之却水病。

棎　子

音蟾。江南南越山中皆有之，其实如梨，冬熟，味甘酸。

性平，味甘酸。生食之止水痢，熟和蜜食之去嗽。

都桷音角**子**

又名构子，出九真交趾。二、三月开花赤色，子似木瓜，八、九月熟，味酸，以盐酸沤食，或蜜藏皆可。

性平，味酸涩。

主治：久食益气，止泻安神，温肠治痔，解酒止烦渴。

都念子

一名倒捻子，生岭南。窠丛不大，叶如苪李，花似蜀葵，小而深紫，妇女多用染色。子如软柿，外紫内赤无核，头上有四叶，如柿蒂，食时必捻其蒂，故谓之倒捻子。讹而为都念子也，味甚甘软。

性温，味甘酸。

主治：痰嗽，哕气。暖腹脏，益肌肉。

都咸子

生广南山谷。其树如李，子大如指。取子及皮叶，曝干作饮，极香美也。

性平，味甘。火干作饮，止渴润肺，去烦除痰。凡伤寒清涕咳逆上气，宜煎服之。

摩厨子

生西域及南海。子大如瓜，可以为茹。其汁香美，如中国用油。

性平，味甘。

主治：益气润五脏，安神养血，生肌，久服轻健。

韶　子

生岭南。叶如栗，赤色，子大如栗，有棘刺，破其皮内。有肉如猪肪，着核不离。味甘酸，核如荔枝，亦有藤上生者。

性温，味甘。

主暴痢，心腹冷气。

马槟榔

又名马金囊，出云南。蔓生，结子如葡萄，紫色，味甘，内有核，似大枫子。而壳稍薄围长斜扁不等，核内有仁，如文光果状，有旋文，味甜美。

核仁性寒，味甘。凡嚼之者，以冷水一口送下，其甜如蜜，甚佳。

主治：产难，临时细嚼一二枚，井华水送下，须臾立产，再以四枚去壳，两手各握二枚，水自下也。欲断产者常嚼二枚，水下，久则子宫冷，自不孕矣。难产益生方甚多，其仁性寒，勿轻用也。伤寒热病，食数枚，冷水下。又治恶疮肿毒，内食一枚，冷水下，外嚼涂之，既无所伤。

枳 椇

音止矩。又名木蜜、木珊瑚、鸡距子、鸡爪子、蜜屈律。木名白石木、金钩木、枅栱（音鸡供）。高三四丈，叶圆，大如桑柘。夏月开花，枝头结实如鸡爪形，长寸许，纽曲开作鸡爪形，二三歧，嫩时青色，经霜乃黄，嚼之味甘如蜜。每开歧尽处，结一二小子，状如蔓荆子，内有扁核，赤色如酸枣仁形。鸟喜作巢其上，《曲礼》云：妇人之贽，椇榛脯修，即此也。盐藏荷裹，可备冬储。

性平，味甘。多食发蛔虫。

主治：头风，小腹拘急，止渴除烦，去膈上热，止呕逆，解酒毒，润五脏利大小便。喜饮酒人宜常服之。丹溪云一男子年三十余，因饮酒发热，又兼房劳虚之，服补气血药，加葛根以解酒毒，微汗出，人反倦，热如故，此乃气血虚，不禁葛根之散也，必须枳椇子解其毒，遂加而服之，果安。又《苏东坡集》云眉山揭颖臣病消渴，日饮水数斗，饭亦倍常，小便频数，服消渴药逾年，疾益甚，自度必死，予令延蜀医朓肱诊之，笑曰，君几误死。乃取麝香当门子，以酒濡湿，作十数丸，用枳椇子煎汤吞之遂愈。问其故，曰：消渴消中，皆脾弱肾败，土不制水而成疾。今脾脉极热，肾气不衰，当由果实酒物过度，积热在脾，所以食多而饮水。水饮既多，小便不得不多，非消渴也。麝香能制酒果，枳椇胜酒更良，故安也。俗名嬾汉指头，食之如牛乳，小儿最喜食之。功用同蜂蜜。枝叶煎膏亦同，辟虫毒。

【木汁】

功同。

【附方】

腋下胡气用桔枸树凿孔，取汁一二碗，用青木香、东桃、西柳、七姓妇人乳，一处煎一二碗，就热，于五月五日鸡叫时洗了，将水放在十字路口，速回勿顾，即愈。只是他人先遇者，必带去也。桔枸树，即梨枣树也。

【木皮】

主治：五痔和五脏。

梧桐子

性平，味甘。

主治：捣汁涂，拔去白发，根下必生黑者，又治小儿口疮，和鸡子壳烧存性，研掺。

【叶】

主治：发背，炙焦研末，蜜调傅，干即易。

【木白皮】

治肠痔，烧研和乳汁涂须发，变黄赤。

金樱子

一名山石榴，又名山鸡头子，山林间甚多，花最白腻，实似栀子而有刺，核细碎而有白毛。

性平，青嫩味酸涩，黄熟老时味甘。去刺，去核用。煎膏作糖食，作药仍须半黄带涩。

主治：脾泄下痢，缩小便，涩精气，久服耐寒轻身。同芡实作丸，名二仙丹。

【附方】

金樱子煎霜后用竹夹子摘取，入木臼中杵去刺，擘去核，以水淘洗过，捣烂，入大锅，水煎，不得绝火，煎减半，滤过，仍煎似稀饧，每服一匙，用暖酒一盏调服。活血驻颜，其功不可备述。

补血益精金樱子（即山石榴）去刺及子，焙四两，缩砂二两，为末，炼蜜和丸梧子大，每服五十丸，空心温酒服。

久痢不止严紧绝妙。方：罂粟壳醋炒、金樱花叶及子等分为末，蜜丸芡子大，每服五七丸，陈皮煎汤化下。

【花】

主治：止冷热痢，杀寸白虫，和铁粉研，乌发染须。

【叶】

治痈肿，嫩叶研烂，入少盐涂之，留头泄气。又金疮出血，五月五日采，同桑叶、苎叶等分，阴干研末傅之，血止口合，名军中一捻金。

【东行根】

主治：寸白虫。剉二两，入糯米三十粒，水二升，煎五合，空心服，须臾泻下，神验。其皮炒用，止滑痢泻血，崩中带下。煎醋服，化骨硬。

南烛子

一名草木之王，又名乌饭草、染菽、猴菽、牛筋、杨桐，赤者名文烛。叶似栀子，七月开小白花，结子成簇，生青熟紫，内有细核。

性平，味甘酸。常食强筋骨，益气力，固精驻颜。

【附：枝叶】

性平，味酸涩。

主治：止泄除睡，强筋益气力，久服轻身延年。《千金方》南烛煎，益须发，美容颜，兼温补。三月三日采叶并子，入净瓶中干，盛以童便浸满瓶，固济其口，置闲处，经一年取开，每用一匙，温酒调服，日二次。《上元宝经》曰：服草木之王，气与通神；食青烛之精，命不复殒。叶制青精饭见谷部，久服延年。

【附方】

一切风疾久服轻身明目，黑发驻颜。用南烛树，春夏取枝叶，秋冬取根皮，细剉五斤，水五斗，慢火煎取二斗，去滓，净锅慢火，煎如稀饴，瓷瓶盛之，每温酒服一匙，日三服。一方入童子小便同煎。

误吞铜钱不下，用南烛根烧研，熟水调服一钱，即下。

醋林子

以味得名，生四川邛州山野林箐中。木高丈余，枝叶繁茂。三月开白花，九十月子熟累累数十枚成朵，生青熟赤，形似樱桃，采得阴干连核用。獠人采叶入盐和鱼鲊，云胜用醋也。

性温，味酸。

主治：久痢不瘥及痔漏下血，蛔咬心痛，小儿疳蛔，心腹胀满黄瘦，下寸白虫，单捣为末，酒服一钱匕，甚效。盐醋藏者，生津液，醒酒止渴。多食，令人口舌粗坼。

茯苓糕

一名伏灵，又有伏兔、松腴、不死面诸名，抱根者名茯神。松下有茯苓，则上有灵气如盖，有丝牵之，望丝掘得，有大如斗者，有坚如石者，有白如雪者佳，其色黄不白轻松者不佳。

性平，味甘淡。凡用去皮膜捣细，于水盆中搅之，浮者滤去，赤筋膜皆淘净为佳，如作丸散，先蒸过再切，晒干用。同糯米粉，如常加糖作糕，久服补五劳七伤，开心益志，止健忘，暖腰膝，益脾开胃，生津导气，安魂养神，耐饥延年。

主治：胸胁逆气，忧恚惊邪恐悸，心下结痛，寒热烦满，咳逆，口焦舌干，利小便，止消渴好睡，大腹淋沥，膈中痰水，水肿淋结，开胸膈，调脏气，伐肾邪，益气力，止呕逆，主肺痿痰壅，心腹胀满，平火止泻，除虚热，开腠理，泻膀胱，治肾积奔豚，利腰脐间血，小儿惊痫，女人热淋，安胎。

【赤茯苓】

主治：破结气，泻心、小肠、膀胱湿热，利窍行水。

【茯苓皮】

主治：水肿肤胀，开水道腠理。

【茯神】

主治：开心益智，安魂魄，养精神，补劳乏，辟不祥，疗风眩风虚，五劳口干，止惊悸，多恚怒，善忘，心下坚痛坚满，虚人小肠不利，加用之。

【神木】即茯神心内木也，又名黄松节。

主治：心神惊掣，虚而健忘，偏风，口面㖞斜，毒气筋挛不语，脚气痹痛，诸筋牵缩。

【附方】

服茯苓法颂曰：《集仙方》多单饵茯苓，其法取白茯苓五斤，去黑皮，捣筛，以熟绢囊盛，于二斗米下蒸之，米熟即止，曝干又蒸，如此三遍，乃取牛乳二斗和合，着铜器中，微火煮如膏，收之。每食，以竹刀割，随性饱食，辟谷不饥也。如欲食谷，先煮葵汁饮之。又茯苓酥法，白茯苓三十斤，山之阳者甘美，山之阴者味苦，去皮薄切，曝干蒸之，以汤淋去苦味，淋之不止。其汁当甜，乃曝干筛末，用酒三石，蜜三升相和，置大瓮中，搅之百匝，密封勿泄气。冬五十日，夏二十五日，酥自浮出酒上，掠取，其味极甘美。作掌大块，空室中阴干，色赤如枣，饥时食一枚，酒送之，终日不食，名神仙度世之法。又服食法，以茯苓合白菊花，或合桂心，或合术，为散、丸自任，皆可常服，补益殊胜。《儒门事亲》方，用茯苓四两，头白面二两，水调作饼，以黄蜡三两煎熟，饱食一顿，便绝食辟谷，至三日觉难受，以后气力渐生也。《经验后方》服法，用华山梃子茯苓，削如枣大方块，安新瓮内，好酒浸之，纸封一重，百日乃开，其色当如饧糖，可日食一块，至百日肌体润泽，一年可夜视物，久久肠化为筋，延年耐老，面若童颜。《高高记》用茯苓、松脂各二斤，醇酒浸之，和以白蜜，日三服之，久久通灵。又法，白茯苓去皮，酒浸十五日，漉出为散，每服三钱，水调下，日三服。孙真人《枕中记》云：茯苓久服，百日病除，二百日昼夜不眠，二年役使鬼神，四年后玉女来侍。葛洪《抱朴子》云：壬子季服茯苓十八年，玉女从之，能隐能彰，不食谷矣，瘢灭，面体玉泽。又黄初起服茯苓五万日，能坐在立亡，日中无影。

交感丸凡人中年，精耗神衰，盖由心血少，火不下降，肾气惫，水不上升，致心肾隔绝，营卫不和，上则多惊，中则塞痞，饮食不下，下则虚冷遗精。愚医徒知峻补下田，非惟不能生水滋阴，而反见衰瘁，但服此方半年，屏去一切暖药，绝嗜欲，然后习秘固溯流之术，其效不可殚述。俞通奉年五十一，遇铁瓮城申先生授此，服之，老犹如少，年至八十五乃终也，因普示群生，同登寿域。香附子一斤，新水浸一宿，石上擦去毛，炒黄，茯神去皮木四两，为末，炼蜜丸弹子大，每服一丸，侵早细嚼，以降气汤下。降气汤用香附子如上法半两，茯神二两，炙甘草一两半为末，点沸汤服前药。

吴仙丹方见菜部吴茱萸下。

胸胁气逆胀满。茯苓一两，人参半两，每服三钱，水煎服，日三。

养心安神朱雀丸，治心神不定，恍惚健忘不乐，火不下降，水不上升，时复振跳，常服，消阴养火，全心气，茯神二两去皮，沉香半两为末，炼蜜丸小豆大，每服三十丸，食后人参汤下。

血虚心汗别处无汗，独心孔有汗，思虑多则汗亦多，宜养心血。以艾汤调茯苓末，日服一钱。

心虚梦泄或白浊。白茯苓末二钱，米汤调下，日二服，苏东坡方也。

虚滑遗精白茯苓二两，缩砂仁一两，为末，入盐二钱，精羊肉批片，掺药炙食，以酒送下。

漏精白浊方见菜部山药下。

浊遗带下威喜丸，治丈夫元阳虚惫，精气不固，小便下浊，余沥常流，梦寐多惊，频频遗泄，妇人白淫白带并治之。白茯苓去皮四两，作匮以猪苓四钱半入内煮二十余沸，取出日干，择去猪苓，为末，化黄蜡搜和丸弹子大，每嚼一丸，空心津下，以小便清为度，忌米醋。李时珍曰：《抱朴子》言茯苓千万岁，其上生小木，状似莲花，名曰木威喜芝，夜视有光，烧之不焦，带之辟兵，服之长生。《和剂局方》威喜丸之名，盖取诸此。

小便频多白茯苓去皮，干山药去皮，以白矾水瀹过，焙，等分为末，每米饮服二钱。

小便不禁茯苓丸，治心肾俱虚，神志不守，小便淋沥不禁，用白茯苓、赤茯苓等分为末，以新汲水挼洗去筋，控干，以酒煮地黄汁捣膏，搜和丸弹子大，每嚼一丸，空心盐酒下。

小便淋浊由心肾气虚，神舍不守，或梦遗白浊，赤、白茯苓等分为末，新汲水飞去沫，控干，以地黄汁同捣，酒熬作膏，和丸弹子大，空心盐汤嚼下一丸。

下虚消渴上盛下虚，心火炎烁，肾水枯涸，不能交济而成渴证，白茯苓一斤，黄连一斤为末，熬天花粉作糊丸梧子大，每温汤下五十丸。

下部诸疾龙液膏，用坚实白茯苓去皮焙研，取清溪流水淘浸去筋膜，复焙，入瓷罐内，以好蜜和匀，入铜釜内，重汤桑柴炭煮一日，取出收之，每空心白汤下二三匙，解烦郁燥渴，一切下部疾皆可除。

飧泄滑痢不止。白茯苓一两，木香煨半两为末，紫苏木瓜汤下二钱。**妊娠水肿**小便不利，恶寒，赤茯苓（去皮）、葵子各半两为末，每服二钱，新汲水下。

卒然耳聋黄蜡不拘多少，和茯苓末细细嚼，茶汤下。

面䵟雀斑白茯苓末，蜜和，夜夜傅之，二七日愈。

猪鸡骨哽五月五日，取楮子晒干，白茯苓等分为末，每服二钱，乳香汤下，一方不用楮子，以所哽骨煎汤下。

痔漏神方赤白茯苓（去皮）、没药各二两，破故纸四两，石臼捣成一块，春秋酒浸三日，夏二日，冬五日，取出木笼蒸熟，晒干为末，酒糊丸梧子大，每酒服二十丸，渐加至五十丸。

血余怪病手十指节断坏，惟有筋连，无节肉虫出如灯心，长数寸，遍身绿毛卷，名曰血余。以茯苓、胡黄连煎汤，饮之愈。

水肿尿涩茯苓皮、椒目等分煎汤，日饮取效。

玉露霜

即栝楼根、天花粉也，一名白药，又名瑞雪。秋冬取瓜蒌根，去皮净，寸切，水浸，逐日换水，四五日取出，捣如泥，以绢滤汁，澄粉晒干用。伪者用绿豆粉蒸晒，或以上白面同葛粉蒸晒，冲之。用薄荷细末，同白糖调匀，或印成饼，作果品，夏日饵之绝佳。补虚安中，除烦满，止消渴，化热痰，清火咳，除肠胃中痼热，八疸身面黄，唇干口燥，短气，止小便利，通月水，续绝伤，治热狂时疾，通小肠，消肿毒、乳痈、发背、痔瘘、疮疖，排脓，生肌长肉，消扑损瘀血。

【附方】

消渴饮水《千金方》作粉法，取大栝楼根去皮，寸切，水浸五日，逐日易水，取出捣研滤过澄粉，晒干，每服方寸匕，水化下，日三服，亦可入粥及乳酪中食之。《肘后方》用栝楼根薄切，炙取五两，水五升，煮四升，随意饮之。《外台秘要》用生栝楼根三十斤，以水一石，煮取一斗半，去滓，以牛脂五合，煎至水尽，用暖酒先食服，如鸡子大，日一服最妙。《圣惠方》用栝楼根、黄连三两为末，蜜丸梧子大，每服三十丸，日二。又玉壶丸，用栝楼根、人参等分为末，蜜丸梧子大，每服三十丸，麦门冬汤下。

伤寒烦渴思饮。栝楼根三两，水五升，煮一升，分二服，先以淡竹沥一斗，水二升煮好银二两半，冷饮汁，然后服此。

百合病渴栝楼根、牡蛎（熬）等分为散，饮服方寸匕。

黑疸危疾栝楼根一斤，捣汁六合，顿服，随有黄水从小便出，如不出再服。

小儿发黄皮肉面目皆黄。用生栝楼根，捣取汁二合，蜜二大匙，和匀暖服，日一服。

小儿热病壮热头痛。用栝楼根末，乳汁调服半钱。

虚热咳嗽天花粉一两，人参三钱为末，每服一钱，米汤下。

偏疝痛极劫之立住。用绵袋包暖阴囊，取天花粉五钱，以醇酒一碗浸之，自卯至午，微煎滚，露一夜，次早低凳坐定，两手按膝，饮下即愈，未下再一服。

小儿囊肿天花粉一两，炙甘草一钱半，水煎，入酒服。

耳卒烘烘栝楼根削尖，以腊猪脂煎三沸，取塞耳，三日即愈。

耳聋未久栝楼根三十斤，细切，以水煮汁，如常酿酒，久服甚良。

产后吹乳肿硬疼痛，轻则为妒乳，重则为乳痈。用栝楼根末一两，乳香一钱为末，温酒每服二钱。

乳汁不下栝楼根烧存性，研末，饮服方寸匕，或以五钱酒水煎服。

痈肿初起孟诜《食疗》用栝楼根，苦酒熬燥，捣筛，以苦酒和涂纸上贴之。杨文蔚方，用栝楼根、赤小豆等分为末，醋调涂之。

天泡湿疮天花粉、滑石等分为末，水调搽之。

杨梅天泡天花粉、川芎䓖各四两，槐花一两为末，米糊丸梧子大，每空心淡姜汤下七八十丸。

折伤肿痛栝楼根捣涂，重布裹之，热除痛即止。

箭镞不出栝楼根捣傅之，日三易自出。

针刺入肉方同上。

痘后目障天花粉、蛇蜕（洗，焙）等分为末，羊子肝批开，入药在内，米泔汁煮熟切食。次女病此，服之旬余而愈。

【附瓜蒌】《纲目》作栝楼，又名果裸、天瓜、黄瓜、地楼、泽瓜、俗名屎瓜。处处有之。三、四月生，苗引藤蔓，叶如甜瓜叶，有细毛，七月开花，如葫芦花，结子在花下，大如拳，生青熟赤黄如柿。小儿食之，内有扁子，色绿多脂，作青气，炒捣熬油，可点灯。

性寒，味甘。

主治：润肺燥降火，理咳嗽，涤痰结，利咽喉，止消渴，利大肠，除胸痹，悦泽入面，消痈肿疮毒。

【子】炒用补虚劳，口干，润心肺，治吐血，肠风泻血，赤白痢，手面皱。

【茎、叶】

治中热伤暑。

【附方】

痰咳不止栝楼仁一两，文蛤七分为末，姜汁澄浓脚，丸弹子大，噙之。

干咳无痰熟栝楼捣烂绞汁，入蜜等分，加白矾一钱，熬膏，频含咽汁。

咳嗽有痰熟栝楼十个，明矾二两，捣和饼，阴干研末，糊丸梧子大，每姜汤下五七十丸。

痰喘气急栝楼二个，明矾一枣大，同烧存性，研末，以熟萝卜蘸入，药尽病除。

热咳不止用浓茶汤一钟，蜜一钟，大熟栝楼一个去皮，将瓤入茶蜜，汤洗去子，以碗盛于饭上蒸，至饭熟取出，时时挑三四匙，咽之。

肺热痰咳胸膈塞满，用栝楼仁，半夏汤泡七次，焙研，各一两，姜汁打面糊丸梧子大，每服五十丸，食后姜汤下。

肺痿咳血不止。用栝楼五十个（连瓤九焙），乌梅肉五十个（焙），杏仁（去皮尖，炒）二十一个为末，每服一捻，以猪肺一片切薄，掺末入内，炙熟，冷嚼咽之，日二服。

酒痰咳嗽用此救肺。栝楼仁、青黛等分研末，姜汁蜜丸芡子大，每噙一丸。

饮酒发热即上方研膏，日食数匙，一男子年二十病此，服之而愈。

饮酒痰澼两胁胀满，时复呕吐，腹中如水声。栝楼实（去壳，焙）一两，神曲（炒）半两为末，每服二钱，葱白汤下。

小儿痰喘咳嗽，膈热久不瘥，瓜蒌实一枚去子，为末，以寒食面和作饼子，炙黄再研末，每服一钱，温水化下，日三服，效乃止。

妇人夜热痰嗽，月经不调，形瘦者，用瓜蒌仁一两，青黛、香附、童尿浸晒一两五钱，为末，蜜调，噙化之。

胸痹痰嗽胸痛彻背，心腹痞满，气不得通，及治痰嗽。大栝楼去瓤，取子炒熟，和壳研末，面糊丸梧子大，每水饮下二三十丸，日二服。

胸中痹痛引背，喘息咳唾，短气，寸脉沉迟，关上紧数，用大栝楼实一枚切，薤白半斤，以白酒七斤，煮二升，分再服，加半夏四两更善。

清痰利膈治咳嗽。用肥大栝楼洗取子，切，焙，半夏四十九个，汤洗十次，捶焙，等分为末，用洗栝楼水并瓤，同熬成膏，和丸梧子大，每姜汤下三五十丸良。

中风㖞斜用栝楼绞汁，和大麦面作饼，炙熟熨之，正便止，勿令太过。

热病头痛发热进退。用大栝楼一枚，取瓤细剉，置瓷碗中，用热汤一盏沐之，盖定良久，去滓服。

时疾发黄狂闷烦热，不识人者，大栝楼实黄者一枚，以新汲水九合浸淘取汁，入蜜半合，朴硝八分，尽分再服便瘥。

小儿黄疸眼黄脾热。用青栝楼焙研，每服一钱，水半盏，煎七分，卧时服，五更泻下黄物，立可，名逐黄散。

酒黄疸疾方同上。

小便不通腹胀。用栝楼焙研，每服二钱，热酒下，频服，以通为度。绍兴刘驻云：魏明州病此，御医用此方治之，得效。

消渴烦乱黄栝楼一个，酒一盏，洗去皮子，取瓤煎成膏，入白矾末一两，丸梧子大，每米饮下十丸。

燥渴肠秘九月、十月熟栝楼实取瓤，拌干葛粉，银石器中慢火炒熟，为末，食后、夜卧各以沸汤点服二钱。

吐血不止栝楼泥，固煅存性，研三钱，糯米饮服，日再服。

肠风下血栝楼一个烧灰，赤小豆半两为末，每空心酒服一钱。

久痢五色大熟栝楼一个，煅存性，出火毒，为末，作一服，温酒服之。胡大卿一仆，患痢半年，杭州一道人传此而愈。

大肠脱肛生栝楼捣汁，温服之，以猪肉汁洗手，挼之，令暖自入。

小儿脱肛唇白齿焦，久则两颊光，眉赤唇焦，啼哭。黄栝楼一个，入白矾五钱在内固济，煅存性，为末，糊丸梧子大，每米饮下二十丸。

牙齿疼痛栝楼皮、露蜂房烧灰擦牙，以乌柏根、荆柴根、葱根煎汤漱之。

咽喉肿痛语声不出，经进方用栝楼皮、白僵蚕（炒）、甘草（炒）各二钱半，为末，每服三钱半，姜汤下，或以绵裹半钱，含咽，一日二服，名发声散。

坚齿乌须大栝楼一个开顶，入青盐二两，杏仁（去皮尖）三七粒，原顶合扎定，蚯蚓泥和盐固济，炭火煅存性，研末，每日揩牙三次，令热，百日有验。如先有白须，拔去以药投之，即生黑者，其治口齿之功，未易具陈。

面黑令白栝楼瓤三两，杏仁一两，猪胰一具，同研如膏，每夜涂之，令人光润，冬月不皱。

胞衣不下栝楼实一个，取子细研，以酒与童子小便各半盏，煎七分，温服。无实用根亦可。

乳汁不下栝楼子淘洗，控干炒香，瓦上翕令白色，酒服一钱匕，合面卧，一夜流出。

乳痈初发大熟。栝楼一枚熟捣，以白酒一斗，煮取四升，去滓，温服一升，日三服。

诸痈发背初起微赤。栝楼捣末，井华水服方寸匕。

便毒初发黄栝楼一个，黄连五钱，水煎，连服效。

风疮疥癞生栝楼一二个，打碎，酒浸一日夜，热饮。

热游丹肿栝楼子仁末二大两，酽醋调涂。

杨梅疮痘小如指顶，遍身者，先服败毒散，后用此解皮肤风热，不过十服愈。用栝楼皮为末，每服三钱，烧酒下，日三服。

葛 粉

止消渴，利大小便，解酒，去烦热，压丹石，傅小儿热疮，蒸食消酒毒，可断谷不饥。

【附：葛根】有野生，有家种。其蔓延长，取治可作絺綌；其根外紫内白，长者七八尺；其叶有三尖，如枫而长，面青背淡；其花成穗，累累相缀，红紫色；其荚如小黄豆荚，亦有毛；其子绿色，扁扁如盐梅子核，生嚼腥气，八、九月采之。《本经》所谓葛谷是也。

性凉，味甘。生根汁，大寒。根主上升，甘主散表，若多用二三钱，能理肌肉之邪，开发腠理而出汗，属足阳明胃经药，治伤寒发热，鼻干口燥，目痛不眠，疟疾热重。盖麻黄、紫苏专能攻表，而葛根独能解肌耳，因其性味甘凉，能鼓舞胃气。若少用五六分，治胃虚热渴、酒毒呕吐、胃中郁火、牙疼口臭，或佐健脾药，有醒脾之力，且脾主肌肉，又主四肢。如阳气郁遏于脾胃之中，状非表症，饮食如常，但肌表及四肢发热如火，以此同升麻、柴胡、防风、羌活，升阳散火，清肌退热，薛立斋常用神剂也。若金疮，若中风，若痉病以致口噤者，捣生葛汁，同竹沥灌下即醒，干者为末，酒调服亦可。痘疮难，以此发之甚捷。猘狗伤，捣汁饮并末傅之。

【附方】

数种伤寒庸人不能分别，今取一药，兼治天行时气，初觉头痛，内热脉洪者，葛根四两，水二升，入豉一升，煮取半升服，生姜汁尤佳。

时气头痛壮热。生葛根洗净，捣汁一大盏，豉一合，煎六分，去滓分服，汗出即瘥，未汗再服。若心热，加栀子仁十枚。

伤寒头痛二三日发热者，葛根五两，香豉一升，以童子小便八升，煎取二升，分三服，食葱粥取汗。

妊娠热病葛根汁二升，分三服。

预防热病急黄贼风。葛粉二升，生地黄一升，香豉半升，为散，每食后，米饮服方寸匕，日三服，有病五服。

辟瘴不染生葛捣汁一小盏服，去热毒气也。

烦躁热渴葛粉四两，先以粟米半升，煎液漉出，拌匀，煮熟以糜饮和食。

小儿热渴久不止。葛根半两，水煎服。

干呕不息葛根捣汁，服一升，瘥。

小儿呕吐壮热食痫。葛粉二钱，水二盏，调匀，倾入锡锣中，重汤热，以糜饮和食。

心热吐血不止。生葛捣汁半升，顿服，立瘥。

衄血不止生葛捣汁，服三服即止。

热毒下血因食热物发者，生葛根二斤，捣汁一升，入藕一升，和服。

伤筋出血葛根，捣汁饮，干者，煎服，仍熬屑傅之。

臂腰①疼痛生葛根嚼之咽汁，取效乃止。

金创中风痓强欲死。生葛根四大两，以水三升，煮取一升，去滓，分服，口噤者灌之，若干者捣末调三指撮，仍以此及竹沥多服，取效。

服药过剂苦烦。生葛汁饮之，干者煎汁服。

酒醉不醒生葛汁，饮二升，便愈。

诸药中毒发狂烦闷，吐下欲死。葛根煮汁服。

解中鸩毒气欲绝者，葛粉三合，水三盏，调服，口噤者灌之。

虎伤人疮生葛煮浓汁洗之，仍捣末，水服方寸匕，日夜五六服。

【葛壳】

治下痢，解酒毒。

【葛花】

消酒，治肠风下血。

【叶】

挼傅，金疮止血。

【蔓】

治卒喉痹，烧研，水服方寸匕，又消痈肿。

【附方】

妇人吹乳葛蔓烧灰，酒服二钱，三服效。

疖子初起葛蔓烧灰，水调傅之，即消。

小儿口噤病在咽中如麻豆许，令儿吐沫，不能乳食，葛蔓烧灰一字，和乳汁点之，即瘥。

---

① 臂（guì 桂）腰：《诸病源候论》卒然伤腰致痛，谓臂腰。

【松花粉】又名松黄，余见松下。

和白糖印为糕，充果品食但难久留。**润心肺，益气，除风，止血，亦可酿酒。**

【附方】

头旋脑肿三月取松花并苔五六寸如鼠尾者，蒸切一升，以生绢囊，贮浸三升酒中五日，空心暖饮五合。

产后中热头疼颊赤，口干唇焦，烦渴昏闷。用松花、蒲黄、川芎、当归、石膏等分为末，每服二钱，水二合，红花二捻，同煎七分，细呷。

【附录诸粉】

【蕨粉】见菜部。

【苦槠子粉】见前槠子下。

【柞子粉】见前柞子下。

莲　藕

其根藕，其实莲，其茎叶荷，凡湖泽陂池处皆有之。以子种者生迟，藕芽种者易发。其芽穿泥成白蒻，即蔤也，长者至丈余，五、六月嫩时没水取之，可作蔬茹，俗呼藕丝菜。节生二茎，一为藕荷，其叶贴水，其下旁茎生藕也；一为芰荷，其叶出水，其旁茎生花也，其叶清明后生。六、七月开花，花有红、白、粉红三色，花心有黄须，蕊长寸余，须内即莲也，花褪莲房成菂，菂在房如蜂子在窠之状，六、七月采嫩者，生食脆美，至秋房枯子壳黑坚，谓之石莲子，八、九月收之，斫去黑壳，货之四方，谓之莲肉。冬月至春，掘藕食之，藕白有孔有丝，大者如肱臂，长六七尺，凡五六节。大抵野生及红花者，莲多藕劣，种植及白花者，莲少藕佳也。其花白者香，红者艳，千叶者不结子，别有合欢并头者，有夜舒荷夜布昼卷，睡莲花夜入水，金莲花黄，碧莲花碧，绣莲花如绣，皆是异种，故不述。《相感志》云：荷梗塞穴，鼠自去，煎汤，洗镴垢自新，物性然也。

【莲子】一名藕实，又有菂薂，（音吸）、石莲子、水芝、泽芝诸名。石莲剁去黑壳，谓之莲肉，以水浸去赤皮，青心，生食甚佳，入药须蒸熟去心，或晒或焙干用。亦有每一斤，用雄猪肚一个盛贮，煮熟捣末焙用。今药肆一种石莲子，状如土石而味苦，不知何物也。

性平，味甘涩。嫩则性平，老则性温，去皮则不涩，得茯苓、山药、白术、枸杞良，生食过多，微动冷气胀人，蒸食甚良，大便燥涩者，不可食。

主治：补中养神，益气力，除百疾，交心肾，厚肠胃，固精气，强筋骨，补虚损，利耳目，安靖上下君相火邪，主五脏不足，伤中，益十二经脉血气，止渴去热，疗腰痛及泄精，除寒湿，止脾泄久痢，赤白浊，女人崩中带下，诸血病。多食令人欢喜，久服轻身不饥延年，捣碎和米作粥饭食，轻身益气，令人强健。色黄味甘，脾之果也。脾者，黄宫，所以交媾水火，会合金木者也。土为元气之母，母气既和，津液自生，神乃相成。昔人治心肾不交，劳伤白浊，有清心莲子饮；补心肾，益精血，有瑞莲丸，皆得此理。诸鸟、猿猴取得不食，藏之石室内，人得三百年者，食之永不老也。

【附方】

服食不饥诜曰：石莲肉蒸熟去心，为末，炼蜜丸梧子大，日服三十丸，此仙家方也。

清心宁神宗奭曰：用莲蓬中干石莲子肉，于砂盆中擦去赤皮，留心，同为末，入龙脑，点汤服之。

补中强志益耳目聪明。用莲实半两，去皮心，研末，水煮熟，以粳米三合作粥，入末搅匀食。

补虚益损水芝丹，用莲实半升，酒浸二宿，以牙猪肚一个，洗净，入莲实在内，缝定煮熟，取出晒干为末，酒煮米糊丸梧子大，每服五十丸，食前温酒送下。

小便频数下焦真气虚弱者，用上方，醋糊丸服。

白浊遗精石莲肉、龙骨、益智仁等分为末，每服二钱，空心米饮下，《普济》用莲肉，白茯苓等分为末，白汤调服。

心虚赤浊莲子六一汤，用石莲肉六两，炙甘草一两为末，每服一钱，灯心汤下。

久痢噤口石莲肉炒为末，每服二钱，陈仓米饮下，便觉思食，甚妙，加入香莲丸尤妙。

脾泄肠滑方同上。

哕逆不止石莲肉六枚，炒赤黄色，研末，冷熟水半盏和服，便止。

产后咳逆呕吐，心忡目晕。用石莲子两半，白茯苓一两，丁香五钱为末，每米饮服二钱。

眼赤作痛莲实去皮研末一盏，粳米半升，以水煮粥，常食。

小儿热渴莲实二十枚炒，浮萍二钱半，生姜少许，水煎，分三服。

反胃吐食石莲肉为末，入少肉豆蔻末，米汤调服之。

【藕】

性平，味甘。以盐水供食，则不损口，同油炸面米果食，则无渣。煮熟须瓷锅忌铁器。

主治：热渴，散留血，生肌，止怒止泄，消食解酒毒，及病后干渴，久服令人心欢。捣汁服，止闷除烦开胃，治霍乱，破产后血闷。捣膏，署金疮并伤折，止暴痛。生食，治霍乱后虚渴。蒸食，甚补五脏，实下焦，大能开胃。同蜜食，令人腹脏肥，不生诸虫，亦可休粮。汁解射菵毒、蟹毒。捣浸澄粉服食，轻身益年。白花藕大而孔扁者，生食味甘，煮食不美；红花及野藕，生食味涩，煮蒸则佳。凡产后忌生冷物，独藕不忌，为能活血也。

【附方】

时气烦渴生藕汁一盏，生蜜一合，和匀，细服。

伤寒口干生藕汁、生地黄汁、童子小便各半盏煎，煎温服之。

霍乱烦渴藕汁一钟，姜汁半钟，和匀饮。

霍乱吐利生藕捣汁服。

上焦痰热藕汁、梨汁各半盏，和服。

产后闷乱血气上冲，口干腹痛。《梅师方》用生藕汁三升，饮之。庞安时用藕汁、生地黄汁、童子小便等分煎服。

小便热淋生藕汁、生地黄汁、葡萄汁各等分，每服半盏，入蜜温服。

坠马血瘀积在胸腹，唾血无数者，干藕根为末，酒服方寸匕，日二次。

食蟹中毒生藕汁饮之。

冻脚裂坼蒸熟藕，捣烂涂之。

尘芒入目大藕洗捣，绵裹，滴汁入目中，即出也。

【藕丝菜】《纲目》作藕蕾。五、六月嫩时，采为蔬茹，老则为藕稍硬，不堪为蔬矣。

性平，味甘。

主治：解烦毒，下瘀血，生食，止霍乱后虚渴烦闷不能食，解酒食毒，功与藕同。

【藕节】

性平，味涩。

主治：止咳血、唾血、血淋、溺血、下血、血痢、血崩。捣汁饮，主吐血不止，及口鼻出血，消瘀血，解热毒，产后血闷，和地黄研汁，入热酒小便饮。一男子病血淋，痛胀之甚，用藕节调发灰，二钱，服三日安。又有食湖蟹，成冷痢不止，以新采藕节捣烂，热酒调下，数服而愈。盖藕能消瘀血，解热开胃，又解蟹毒故也。

【附方】

鼻衄不止藕节捣汁饮，并滴鼻中。

卒暴吐血双荷散，用藕节、荷蒂各七个，以蜜少许擂烂，用水二钟，煎八分，去滓温服，或为末、丸服亦可。

大便下血藕节晒干研末，人参、白蜜煎汤，调服二钱，日二服。

遗精白浊心虚不宁。金锁玉关丸，用藕节、莲花须、莲子肉、芡实肉、山药、白茯苓、白茯神各二两为末，用金樱子二斤，捶碎，以水一斗，熬八分，去滓，再熬成膏，入少面和药，丸梧子大，每服七十丸，米饮下。

鼻渊脑泻藕节、芎䓖，焙研为末，每服二钱，米饮下。

【莲子心】《纲目》作莲薏，又名苦薏。

主治：清心去热，止霍乱，血渴，产后渴，生研末，米饮服二钱。

【附方】

劳心吐血莲子心七个，糯米二十一粒为末，酒服，此临安张上舍方也。

小便遗精莲子心一撮为末，入辰砂一分，每服一钱，白汤下，日二。

【莲须】《纲目》作莲蕊须，又名佛座。须花开时采取，阴干，可充果食。

性温，味甘涩，忌地黄、葱、蒜。

主治：清心通肾，固精气，乌须发，悦颜色，益血，止血崩、吐血。

【附方】

久近痔漏三十年者，三服除根。用莲花蕊、黑牵牛头末各一两半，当归五钱为末，每空心酒服二钱，忌热物，五日见效。

【莲花】又有芙蓉、芙蕖、水华等名。

性温，味苦甘。忌地黄、葱、蒜。

主治：镇心益色，驻颜轻身仙家用，合香尤妙。

【附方】

服食驻颜七月七日采莲花七分，八月八日采根八分，九月九日采实九分，阴干捣筛，每服方寸匕，温酒调服。

天泡湿疮荷花贴之。

难产催生莲花一叶，书“人”字，吞之，即易产。

坠损呕血坠跌积血心胃，呕血不止。用干荷花为末，每酒服方寸匕，其效如神。

【莲房】即莲蓬壳，陈久者良。

性温，味苦涩。

主治：止血崩下血、溺血、破血、血胀腹痛，及产后胎衣不下，酒煮服之，解野菌毒，水煎服之。

【附方】

经血不止瑞莲散，用陈莲蓬壳烧存性，研末，每服二钱，热酒下。

血崩不止不拘冷热，用莲蓬壳、荆芥穗（各烧存性）等分为末，每服二钱，米饮下。

产后血崩莲蓬壳五个，香附二两，各烧存性，为末，每服二钱，米饮下，日二。

漏胎下血莲房烧研，面糊丸梧子大，每服百丸，汤、酒任下，日二。

小便血淋莲房烧存性，为末，入麝香少许，每服二钱半，米饮调下，日二。

天泡湿疮莲蓬壳烧存性，研末，井泥调涂，神效。

【荷叶】嫩者荷钱，贴水者，藕荷生藕，出水者，芰荷生花，蒂名荷鼻，并宜炙用。

性平，味苦。畏桐油，伏白银、硫黄。

主治：生发元气，助脾胃，涩精滑，散瘀血，消水肿痈肿，发痘疮，治吐血、咯血、衄血，下血、溺血、血淋、崩中、产后恶血、损伤败血，破血，止渴，落胎产后口渴，心肺躁烦，血胀腹痛，胎衣不下，酒煮服之。荷鼻安胎，去恶血，留好血，止血痢，杀菌蕈毒，并水煮服。

【附方】

阳水浮肿败荷叶，烧存性，研末，每服二钱，米饮调下，日三服。

脚膝浮肿荷叶心、藁本等分，煎汤，淋洗之。

痘疮倒靥紫背荷叶散，又名南金散，治风寒外袭倒靥势危者，万无一失。用霜后荷叶贴水紫背者，炙干，白僵蚕直者炒去丝，等分为末，每服半钱，用胡荽汤，或温酒调下。

诸般痈肿拔毒止痛，荷叶中心蒂如钱者，不拘多少，煎汤淋洗，拭干，以飞过寒水石，同腊猪脂涂之，又治痈肿，柞木饮方中亦用之。

打扑损伤恶血攻心，闷乱疼痛者，以干荷叶五片，烧存性，为末，每服钱半，童子热尿一盏，食前调下，日三服，利下恶物为度。

产后心痛恶血不尽也，荷叶炒香为末，每服方寸匕，沸汤或童子小便调下，或烧灰，或煎汁皆可。

胎衣不下方同上。

伤寒产后血晕欲死，用荷叶、红花、姜黄等分，炒研末，童子小便调服二钱。

孕妇伤寒大热烦渴，恐伤胎气，用嫩卷荷叶焙半两，蚌粉二钱半，为末，每服三钱，新汲水入蜜调服，并涂腹上，名罩胎散。

妊娠胎动已见黄水者，干荷蒂一枚炙，研为末，糯米淘汁一钟，调服即安。

吐血不止嫩荷叶七个，擂水服之，甚佳。又方，干荷叶、生蒲黄等分为末，每服三钱，桑白皮煎汤调下。《肘后方》用经霜败荷烧存性，研末，新水服二钱。

吐血咯血荷叶焙干为末，米汤调服二钱，一日二服，以知为度。《圣济总录》用败荷叶、蒲黄各一两为末，每服二钱，麦门冬汤下。

吐血衄血阳乘于阴，血热妄行，宜服四生丸。陈日华云：屡用得效。用生荷叶、生艾叶、生柏叶、生地黄等分捣烂，丸鸡子大，每服一丸，水三盏，煎一盏，去滓服。

崩中下血荷叶烧研半两，蒲黄、黄芩各一两，为末，每空心酒服三钱。

血痢不止荷叶蒂，水煮汁服之。

下痢赤白荷叶烧研，每服二钱，红痢蜜、白痢砂糖汤下。

脱肛不收贴水荷叶焙研，酒服二钱，仍以荷叶盛末坐之。

牙齿疼痛青荷叶剪取钱蒂七个，以浓米醋一盏，煎半盏，去滓，熬成膏，时时擦之妙。

赤游火丹新生荷叶，捣烂，入盐涂之。

漆疮作痒干荷叶，煎汤洗之良。

遍身风疠荷叶三十枚，石灰一斗，淋汁合煮，渍之，半日乃出，数日一作良。

偏头风痛升麻、苍术各一两，荷叶一个，水二钟，煎一钟，食后温服，或烧荷叶一个，为末，以煎汁调服。

刀斧伤疮荷叶烧研，搽之。

阴肿痛痒荷叶、浮萍、蛇床等分煎水，日洗之。

菱

《纲目》作芰实，又名水栗。沙角，湖泊处多有之。三月生蔓延引，叶浮水面，叶下有茎如蝶翅状。五、六月开小黄白花，背日而生，实有数种：两角、四角或三角、无角。野菱自生湖中，叶实俱小，角硬直刺，嫩青老黑，嫩时剥可生食，老则蒸煮食之，晒干，剁米为饭，为粥，为糕，为果，皆可代粮。其茎亦可晒收，和米作饭，以度荒年。家菱种于陂塘，叶实俱大，角软而脆，有青、红、紫三色，嫩时剥食，皮脆肉美，老则壳黑硬，沉水底为乌菱，冬月取之，风干为果，生熟皆佳。

生则性冷，熟则性平，味甘。

主治：补中解暑，解伤寒积热，止消渴，解酒毒、丹石毒、射菌毒，蒸暴，和蜜饵之，辟谷延年，捣烂澄粉食，补中气。

【花】

入染须发方。

【乌菱】

壳止泄痢，入染须方。

芡　实

又有鸡头、雁喙、雁头、鸿头、鸡雍、卵菱、蔿子、水硫黄诸名。茎三月生叶，贴水，大如荷叶，面青背紫，有刺长至丈余，有孔有丝，嫩时剥皮可食。五、六月紫花，向日开结苞，外有青刺，如猬刺状，花在苞顶，如鸡喙，剥开内有斑驳软肉裹子，如珠玑，壳内白米，状如鱼目。深秋老时，泽农收取芡子，藏至困石，以备荒，根如三棱，煮食如芋。

性平，味甘涩。凡用蒸熟，烈日晒裂取仁，亦可舂取粉用，新者煮食良，入涩精药，连壳用，以防风汤浸过，则经久不坏。

主治：补中益肾，开胃助气，聪耳明目，止渴，耐饥，除暴疾，益精，强志，疗湿痹，腰脊痛，小便不禁，遗精白浊带下。久服轻身延年，作粉食益人，小儿勿食，难消化。

【附方】

鸡头粥益精气，强志意，利耳目。鸡头实三合煮熟去壳，粳米一合煮粥，日日空心食。

玉锁丹治精气虚滑。用芡实、莲茎，方见藕节下。

四精丸治思虑，色欲过度，损伤心气，小便数，遗精。用秋石、白茯苓、芡实、莲肉各二两为末，蒸枣和丸梧子大，每服三十丸，空心盐汤下。

分清丸治浊病。用芡实粉、白茯苓粉，黄蜡化蜜和丸梧桐子大，每服百丸，盐汤下。

【鸡头菜】

即葰菜。芡茎也。

主治：止烦渴，除虚热，生熟皆宜。

【根】

煮食，治小腹结气痛。

荸　荠

《纲目》作乌芋，又有地栗、凫茈、凫茨、黑三棱之名。生浅水田中，三、四月其苗出土，一茎直上无枝叶，肥田者粗近葱、蒲，高二三尺，秋后结颗，大如栗子，脐有聚毛累累。野生者黑而小，食之多渣。家种者紫而大。三月下种，霜后苗枯，冬春掘取为果，生食、煮食皆良。

性微寒，味甘滑。有冷气人不可食，小儿秋日食多，脐痛。

主治：开胃下食，五种膈气，消宿滞，饭后宜食之，主血痢、下血、血崩，消渴热痹，下丹石，去风毒，除胸中实热气，治误吞铜物，辟蛊毒。地栗晒干为末，每服二钱，白汤送。蛊家知有此，便不敢下，前人所未知者。作粉食，厚人肠胃，耐饥，明耳目，消黄疸，能解毒，服丹石人宜之。

【附方】

大便下血荸荠捣汁大半钟，好酒半钟，空心温服，三日见效。

下痢赤白午日午时取完好荸荠，洗净拭干，勿令损破，于瓶内入好烧酒浸之，黄泥密封收贮，遇有患者，取二枚细嚼，空心用原酒送下。

妇人血崩凫茈一岁一个，烧存性，研末，酒服之。

小儿口疮用荸荠烧存性，研末，掺之。

误吞铜钱生凫茈研汁，细细呷之，自然消化成水。

慈 姑

又有藉姑、水萍、河凫、茈白、地栗诸名，苗名剪刀草、箭搭草、槎丫草、燕尾草。生浅水中，三月生苗，青茎中空，其外有棱，叶如燕尾，霜后叶枯，根乃练结。冬及春初，掘以为果，须灰汤煮熟，去皮食，乃不麻，以生姜同煮为佳，嫩茎亦可炸食。

性微寒，味苦甘涩。怀孕忌食，肉干燥，卒食令人干呕，多食发虚热，痔漏，崩滞，脚气，损齿。

主治：百毒，产后血闷，攻心欲死，产难胞衣不出，捣汁服一升，又下石淋。

【叶】

主治：诸恶疮肿，小儿游瘤丹毒。捣烂涂之，即便消退，甚佳，又治蛇虫咬，调蚌粉，涂瘙痱疿。

甜 瓜

一名甘瓜，又名果瓜。瓜类不同，其用有二：供果者为果瓜，甜瓜、西瓜是也；供菜者为菜瓜，胡瓜、越瓜是也。在木曰果，在地曰蓏，大曰瓜，小曰瓞，其子曰，其肉曰瓤，其跗曰环，谓脱花处也，其蒂曰疐，谓系蔓处也。《礼记》为天子削瓜及瓜祭，皆指果瓜也。二、三月下种，延蔓而生，五、六月花开黄色，六、七月熟，其类最繁，有团有长，有尖有扁，大或径尺，小或一捻，其棱或有或无，其色或青或绿，或黄斑、糁斑，或白路、黄路，其瓤或白或红，其子或黄或赤，或白或黑，不可枚举。其子暴裂取仁，可充果食。凡瓜有两鼻、两蒂者，伤人。五月瓜沉水者，食则病冷。九月被霜者，食之冬病寒热。与油饼同食，发病，食多作胀，食盐花即化，入水自渍亦消，最忌麝与酒，食过多，但饮酒水、服麝香，可解。

【瓤】性寒，味甘。多食，发黄疸，生疮，破腹，解药力。病后食多，反胃。脚气人食，患永不除。

主治：解暑，疗热痢。有病脓恶痢，痛不可忍，以水浸甜瓜，食数枚，即愈，此亦消暑之验也，止渴，除烦热，利小便，通三焦间壅塞气，治口鼻疮。瓜性寒，暴之更冷。古云：瓜寒于暴，油冷于煎，亦一异也。

【子仁】凡收得暴干，杵细，马尾筛筛过，成粉，以纸三重裹压去油用，不去油，其力短也，西瓜子仁同。性寒，味甘。

主治：清肺润肠，和中止渴，疗腹内结聚，破溃脓血，最为肠胃脾内壅要药。止月经太过，研末去油水调服。炒食补中益人。

【附方】

口臭用甜瓜子，杵末，蜜和为丸，每旦漱口后，含一丸，亦可贴齿。

腰腿疼痛甜瓜子三两，酒浸十日，为末，每服三钱，空心酒下，日三。

肠痈已成小腹肿痛，小便似淋，或大便难涩下脓。用甜瓜子一合，当归炒一两，蛇蜕皮一条，㕮咀，每服四钱，水一盏半，煎一盏，食前服，利下恶物为妙。

【瓜蒂】一名瓜丁，又名苦丁香。去瓜皮，用蒂约半寸许，暴极干，临时研用。勿用白瓜蒂，要取青绿色瓜，气足时，自然落在蔓上，采得，系屋东有风处，吹干用。以团而短瓜，团瓜者良，若香甜瓜，长如瓠子者，皆菜瓜，不用。性寒，味苦。

主治：吐风热痰涎，风眩头痛，癫痫喉痹，头目有湿气，脑寒热齆，眼昏吐痰，去鼻中息肉，疗黄疸、大水、身面四肢浮肿，下水，杀蛊毒，咳逆上气及食诸果，病在胸腹中，皆吐下之。得麝香、细辛，治鼻不闻香臭。

【附方】

瓜蒂散治证见上。其方用瓜蒂二钱半，熬黄，赤小豆二钱半，为末，每用一钱，以香豉一合，热汤七合，煮糜去滓，和服，少少加之，快吐乃止。

太阳中暍身热头痛，而脉微弱，此夏日伤冷水，水行皮中所致。瓜蒂二七个，水一升，煮五合，顿服取吐。

风涎暴作气寒倒仆，用瓜蒂为末，每用一二钱，腻粉一钱匕，以水半合调灌，良久涎自出。不出，含砂糖一块，下咽即涎出也。

诸风诸痫诸风膈痰，诸痫涎涌。用瓜蒂炒黄为末，量人以酸齑水一盏，调下取吐。风痫，加蝎稍半钱；湿气肿满加赤小豆末一钱；有虫加狗油五七点，雄黄一钱，甚则加芫花半钱，立吐虫出。

风痫喉风咳嗽，及遍身风疹，急中涎潮等证，不拘大人小儿，此药不大吐逆，只出涎水。瓜蒂为末，壮年服一字，老少半字，早晨井华水下，一食顷，含砂糖一块，良久涎如水出，年深者出墨涎，有块布水上也，涎尽食粥一两日，如吐多，人困甚，即以麝香泡汤一盏，饮之，即止。

急黄喘息心上坚硬，欲得水吃者，瓜蒂二小合，赤小豆一合，研末，暖浆水五合，服方寸匕，一炊久当吐，不吐再服，吹鼻取水亦可。

遍身如金瓜蒂四十九枚，丁香四十九枚，坩锅内烧存性，为末，每用一字，吹鼻取出黄水，亦可揩牙作涎。

热病发黄瓜蒂为末，以大豆许吹鼻中，轻则半日，重则一日，流取黄水乃愈。

黄疸阴黄并取瓜蒂、丁香、赤小豆各七枚，为末，吹豆许入鼻，少时黄水流出，隔日一用，瘥乃止。

身面浮肿方同上。

十种蛊气苦丁香为末，枣肉和丸梧子大，每服三十丸，枣汤下，甚效。

湿家头痛瓜蒂末一字，嗃入鼻中，口含冷水，取出黄水愈。

疟疾寒热瓜蒂二枚，水半盏，浸一宿，顿服，取吐愈。

发狂欲走瓜蒂末，井水服一钱，取吐即愈。

大便不通瓜蒂七枚，研末，绵裹，塞入下部即通。

鼻中息肉《圣惠》用陈瓜蒂末，吹之，日三次，瘥乃已。又方，瓜蒂末、白矾末各半钱，绵裹塞之，或以猪脂和梃子，塞之，日一换。又方，青甜瓜蒂二枚，雄黄、麝香半分，为末，先抓破，后贴之，日三次。《汤液》用瓜蒂十四个，丁香一个，黍米四十九粒，研末，口中含水，嗃鼻取下乃止。

风热牙痛瓜蒂七枚炒研，麝香少许和之，绵裹咬定，流涎。

鸡屎白秃甜瓜蔓连蒂不拘多少，以水浸一夜，砂锅熬取苦汁，去滓，再熬如饧盛收，每剃去痂疕，洗净，以膏一盏，加半夏末二钱，姜汁一匙，狗胆汁一枚，和匀涂之，不过三上。忌食动风之物。

齁喘痰气苦丁香三个，为末，水调服，吐痰即止。

【蔓】即藤也，阴干用。

主治：女人月经断绝。同使君子各五钱，甘草六钱为末，每酒服二钱。

【花】

主治：心痛咳逆。

【叶】

主治：人无发，捣烂涂之即生，治小儿疳，及打伤损折，为末酒服，去瘀血。

【附方】

面上黡子七月七日午时，取瓜叶七枚，直入北堂中，向南立，逐枚拭靥，即灭去也。

西　瓜

又名寒瓜，有天生白虎汤之号，寒可知也。二月下种，蔓生，花叶俱与甜瓜同，七、八月熟，有围及径尺者，生至一二尺者。其色或青，或绿，或淡白，其瓤或白，或红，或淡黄，其子或黄，或红，或黑，或白，暴裂取仁，生食、炒熟俱佳，皮不堪啖，亦可蜜煎、酱藏。食瓜后，食其子，则不噫瓜气。以瓜划破，晒日中，少顷食，即冷如水，得酒气。近糯米则易烂，猫踏之即易沙。

【瓤】

性寒，味甘淡。多食作吐利，胃弱者忌食，同油饼食损脾，禀薄者，多食易生霍乱，冷病终身也。

主治：宽中下气，消烦止渴，解暑热，疗喉痹，利小水，治血痢，解酒毒，含汁，治口疮。

【皮】

主治：口、舌、唇内生疮，烧研噙之。

【附方】

闪挫腰痛西瓜青皮，阴干为末，盐酒调服三钱。

食瓜过伤瓜皮煎汤，解之，诸瓜皆同。

【瓜子仁】

与甜瓜仁同。

葡　萄

古作蒲桃，又名草龙珠。折藤压之最易生，春月苞萌生叶，似栝楼叶，而有五尖。三月开小花，成穗，黄白色，累累如珠，七、八月熟，有紫、白二色。北京、山东产多佳美，太原、平阳皆干货之，川中有绿者，云南有大如枣者，味尤长，西边有琐琐葡萄，如五味子，三元书云，其架下饮酒，恐虫屎伤人，故栽花多萎。

性温，味甘酸。多食令人卒烦闷，眼昏。

主治：筋骨湿痹，益气倍力强志，令人肥健，耐饥忍风寒，逐水，利小便，除肠间水，调中治淋，时气痘疮不出，食之，即出或研酒饮，甚效。

【附方】

除烦止渴生葡萄捣滤取汁，以瓦器熬稠，入熟蜜少许同收，点汤饮甚良。

热淋涩痛葡萄捣取自然汁、生藕捣取自然汁、生地黄捣取自然汁、白沙蜜各五合，每服一盏，石器温服。

胎上冲心葡萄煎汤饮之，即下。

【根及藤叶】

老浓汁细饮，止呕哕，及霍乱后恶心，孕妇子上冲心，饮之即下，胎安，治腰脚肢腿痛，煎汤淋洗之良，又饮其汁，利小便，通小肠，消肿满。

【附方】

水肿葡萄嫩心十四个，蝼蛄七个去头尾，同研，露七日，曝干为末，每服半钱，淡酒调下，暑月尤佳。

野葡萄

《纲目》作蘡薁（音婴郁)，又有燕薁、婴舌、山葡萄之名。藤名木龙，野生林墅间，亦可插植。蔓、叶、花、实与葡萄无异，其实小而圆，色不甚紫也。《诗》云六月食蘡即此。其茎吹之，气出有汗，如通草也。

性平，味甘酸。

主治：益气，止渴，悦色。

【藤】

主治：止渴，利小便，止呕逆，伤寒后呕哕，捣汁饮之良。

【附方】

呕哕厥逆蘡薁藤煎汁，呷之。

目中障翳蘡薁藤，以水浸过，吹气取汁，滴入目中，去热翳，赤白障。

五淋血淋木龙汤，用木龙（即野葡萄藤也）、竹园荽、淡竹叶、麦门冬（连根苗）、红枣肉、灯心草、乌梅、当归各等分，煎汤代茶饮。

【根】

主治：下焦热痛淋閟，消肿毒。

【附方】

男妇热淋野葡萄根七钱，葛根三钱，水一钟，煎七分，入童子小便三分，空心温服。

女人腹痛方同上。

一切肿毒赤龙散，用野葡萄根，晒研为末，水调涂之，即消也。

赤游风肿忽然肿痒，不治则杀人。用野葡萄根捣如泥，涂之即消。

阳　桃

《纲目》作猕猴桃，又有猕猴梨、藤梨、木子诸名。生山谷中，藤着树生，叶圆有毛，其实形似鸡蛋大，其皮褐色，经霜始甘美，可食，皮堪作纸。

性寒，味甘酸。多食冷脾胃，动泻澼，有实热者，宜之。

主治：调中益气，止暴渴，解烦热，压丹石，下淋石热壅。并宜取瓤，和蜜作煎食。主骨节风，瘫缓不随，长年白发，野鸡内痔病。

【藤中汁】

和生姜汁服，治反胃，又下石淋。

【枝叶】

杀虫，煮汁饲狗，疗瘑疥。

甘　蔗

一名竿蔗，又名藷。畦种丛生，茎似竹而心实，大者围数寸，长六七尺，根下节密，以渐而疏，抽叶如芦叶而大，扶疏四垂，八、九月收茎，可留过春充果品。

性平，味甘。多食，发虚热，动衄血，同榧食则渣软。

主治：下气和中，助脾气，止呕哕，反胃，宽胸膈，利大小肠，消痰止渴，除心胸烦热，解酒毒。

【附方】

痁疟疲瘵卢绛中病痁疟疲瘵，忽梦白衣妇人云食蔗可愈，及旦，买蔗食之，果愈，此其和脾助中之验欤。

发热口干小便赤涩，取甘蔗去皮，嚼汁咽之，饮浆亦可。

痰喘气急方见山药。

反胃吐食朝食暮吐，暮吐朝食，旋旋吐者，用甘蔗汁七升，生姜汁一升，和匀，日日细呷之。

干呕不息蔗汁，温服半升，日三次，入姜汁更佳。

眼暴赤肿碜涩疼痛，甘蔗汁二合，黄连半两，入铜器内慢火养浓，去滓，点之。

虚热咳嗽口干涕唾，用甘蔗汁一升半，青粱米四合，煮粥，日食二次，极润心肺。

小儿口疳蔗皮烧研，掺之。

【滓】

烧存性，烧烟勿令入人目，能使目昏。研末，乌柏油调，涂小儿头疮白秃，频涂即瘥。

砂　糖

以蔗汁过樟木槽，取而煎成。清者为蔗饧；凝结有沙者，为砂糖；漆瓮造成，如石、如霜、如冰者，为白糖。《纲目》作石蜜是也。为糖霜，为冰糖，亦可煎化，印成鸟兽果物之状，以充席献。今之货者，又多杂以米糖石膏诸物，不可不知。

性温，味甘。多食令人心痛，生虫，消瘦，损齿，与鲫鱼同食，生疳虫，与葵同食，生流澼，与笋同食，不消成癥身重。

主治：和中助脾，缓肝气，润心肺，大小肠热，心腹热胀，口渴，解酒毒、烟毒，冬月瓶封窖粪坑中。患天行狂热者，绞汁良。

【附方】

下痢禁口砂糖半斤，乌梅一个，水二碗，煎一碗，时时饮之。

腹中紧胀白糖以酒三升煮服之，不过再服。

痘不落痂砂糖调新汲水一杯，服之，白汤调亦可，日二服。

虎伤人疮水化砂糖一碗服，并涂之。

上气喘嗽烦热，食即吐逆。用砂糖、姜汁等分相和，慢煎二十沸，每咽半匙，取效。

食韭口臭砂糖解之。

白　糖

《纲目》作石蜜，又名白砂糖，凝结作饼块，如石者为石蜜，轻白如霜者为糖霜，坚白如冰者为冰糖，又名水晶糖，皆一物，有精粗之异也。以白糖煎化，模印成人物狮象之形者，为飨糖，《后汉书》注谓之猊糖；以白糖和诸果仁，及橙橘皮、砂仁、薄荷之类，作成饼块者，为糖缠；以白糖和牛乳、酥酪，作成饼块者，为乳糖。皆一物数变也，以结白者为上品。

性平，味甘。久食助热、损齿、生虫，忌同砂糖。

主治：和中助脾气，缓肝气，润心肺燥热，治嗽消痰，解酒，心腹热胀，口渴，目中热膜，明目。和枣肉、巨胜末为丸噙之，润肺气，助五脏，生津。

蜜 糖

《纲目》作蜂蜜，又名蜂糖，生岩石者，名石蜜，又名石饴，岩蜜因蜂蜜成，故谓之蜜。以花为主，单采梅花成者色白，且作梅花香，此为上品，次则采菜花、菊花酿成者，色虽黄而香。收割时，以冬春色白为上，秋次之，夏易变酸。闽广蜜性热，以南方少霜雪，花多热也，川蜜性温，西蜜则凉矣。

性平，味甘。生凉熟温，不冷不燥，得中和之气，故十二脏腑之病，罔不宜之，但多食动风，生湿热虫䘌，小儿尤忌，七月勿食生蜜，令人暴下霍乱，青赤酸者，食之心烦，不可与生葱、莴苣同食，令人下利，食蜜饱后，不可食鲊，令人暴亡。

主治：补中，清热润燥，止痛解毒，和营卫，通三焦，调脾胃，安五脏，诸不足，除众病，和百药，去心烦，饮食不下，止肠澼，肌中疼痛，疗心腹邪气，诸惊痫痉，治口疮，明耳目。久服强志轻身延年。水作蜜浆，顿服一碗，止卒心痛及赤白痢。或以姜汁同蜜各一合，水和顿服，同生地汁各一匙服，治心腹血刺痛及赤白痢。同薤白捣，涂汤火伤，即时痛止。但觉有热，四肢不和，即服蜜浆一碗，甚良。又点目中热膜。同葱作煎如枣，纳肛门，能导大便结燥。

【附方】

大便不通张仲景《伤寒论》云：阳明病，自汗，小便反利，大便硬者，津液内竭也，蜜煎导之。用蜜二合，铜器中微火煎之，候凝如饴状，至可丸，乘热捻作梃，令头锐，大如指，长寸半许，候冷即硬，纳便道中，少顷即通也。一法加皂角，细辛为末少许，尤速。

噎不下食取崖蜜含，微微咽下。

产后口渴用炼过蜜，不计多少，热水调服，即止。

难产横生蜂蜜、真麻油各半碗，煎减半服，立下。

天口虏疮比岁有病天行斑疮，头面及身，须臾周匝，状如火疮，皆戴白浆，随决随生，不即疗，数日必死。瘥后，疮瘢黯色，一岁方灭，此恶毒之气。世人云：建武中，南阳击虏所得，仍呼为虏疮。诸医参详疗之，取好蜜通摩疮上，以蜜煎升麻，数匕拭之。

痘疹作痒难忍，抓成疮及疱，欲落不落。百花膏，用上等石蜜，不拘多少，汤和，时时以翎刷之，其疮易落，自无瘢痕。

瘾疹瘙痒白蜜不拘多少，好酒调下，有效。

五色丹毒蜜和干姜末傅之。

口中生疮蜜浸大青叶含之。

阴头生疮以蜜煎甘草，涂之瘥。

肛门生疮肛门主肺，肺热即肛塞，肿缩生疮。用蜜一斤，猪胆汁一枚相和，微火煎令可丸，丸三寸长作梃，涂油纳下部，卧令后重，须臾通泄。

热油烧痛以白蜜涂之。

疔肿恶毒用生蜜与隔年葱研膏，先刺破涂之，如人行五里许，则疔出，后以热醋汤洗去。

大疯癞疮取白蜜一斤，生姜二斤捣取汁，先秤铜铛斤两，下姜汁于蜜中消之，又秤之，令知斤两，即下蜜于铛中，微火煎令姜汁尽，秤蜜斤两在，即药已成矣，患三十年癞者，平旦服枣许大一丸，一日三服，温酒下，忌生冷、醋、滑、臭物，功用甚多，不能一一具之。

面上䵟点取白蜜和茯苓末涂之，七日便瘥也。

目生珠管以生蜜涂目，仰卧半日，乃可洗之，日一次。

误吞铜钱炼蜜服二升，可出矣。

诸鱼骨鲠以好蜜稍稍服之令下。

拔白生黑治年少发白，拔去白发，以白蜜涂毛孔中，即生黑发，不生，取梧桐子捣汁涂上，必生黑者。

【附：黄蜡】生于蜜中，故《纲目》作蜜蜡，乃蜜脾底也，割蜜后炼过，滤入水中，候凝取之，色黄者俗名黄蜡，煎炼，极净色，白者为白蜡，与今时所用虫造白蜡不同，黄蜡于夏月暴百日许，自然白也，卒用之，烊纳水中十余遍，亦白。**性温，味淡。**

主治：下痢脓血，补中，续绝伤金疮，益气，不饥，耐老。和松脂、杏仁、枣肉、茯苓等分合成，食后服五十丸，便不饥，古人荒岁，多食蜡以耐饥，但合大枣咀嚼，则易烂也。

【白蜡】

疗人泄澼后重见白脓。华佗治老少下痢，食入即吐，用白蜡方寸匕，鸡子黄一个，白糖、苦酒、发灰、黄连末各半鸡子壳，先煎蜡、酒、鸡子令匀，再入连、发，熬至可丸乃止，二日服尽，神效。仲景治痢有调气饮，《千金方》治痢有胶蜡汤，皆本诸此也。**补绝伤，利小儿，久服轻身不饥，孕妇胎动，下血不止，欲死，以鸡子大，煎三五沸，投美酒半升服，立瘥，又主白发，镊去，消蜡点孔中，即生黑者。**

【附方】

仲景调气饮治赤白痢，小腹痛不可忍，下重，或面青手足俱变者，用黄蜡三钱，阿胶三钱，同熔化，入黄连末五钱，搅匀，分三次，热服神妙。

《千金》胶蜡汤治热痢，及妇人产后下痢，用蜡二棋子大，阿胶二钱，当归二钱半，黄连三钱，黄檗一钱，陈廪米半升，水三升，煮米至一升，去米入药，煎至一钟，温服神效。

急心疼痛用黄蜡灯上烧化，丸芡子大，百草霜为衣，井水下三丸。

肺虚咳嗽立效丸，治肺虚膈热，咳嗽气急，烦满，咽干燥渴，欲饮冷水，体倦肌瘦，发热减食，喉音嘶不出，黄蜡溶滤令净，浆水煮过八两，再化作一百二十丸，以蛤粉四两为衣养药，每服一丸，胡桃半个，细嚼温水下，即卧，闭口不语，日二。

肝虚雀目黄蜡不拘多少，溶汁取出，入蛤粉相和得所，每用刀子切下二钱，以猪肝二两批开，掺药在内，麻绳扎定，水一碗，同入铫子内煮熟，取出乘热蒸眼，至温，并肝食之，日二，以平安为度，其效如神。

头疯掣疼湖南押衙颜思退传方，用蜡二斤，盐半斤相和，于鏭罗中溶令相入，捏作一兜鍪，势可合脑大小，空头至额，其痛立止也。

脚上转筋刘禹锡《续传信方》用蜡半斤销之，涂旧绢帛上，随患大小阔狭，乘热缠脚，须当脚心，便着袜裹之，冷即易，仍贴两手心。

暴风身冷暴风，通身冰冷如瘫缓者，用上方法，随所患大小，阔狭摊贴，并裹手足心。

风毒惊悸同上方法。

破伤风湿如疟者，以黄蜡一块，热酒化开服，立效，与玉真散对用尤妙。

代指疼痛以蜡、松胶相和，火炙笼指，即瘥。

脚上冻疮浓煎黄蜡涂之。

狐尿刺人肿痛用热蜡着疮，并烟熏之，令汗出即愈。

犬咬疮发以蜡炙溶，灌入疮中。

蛇毒螫伤以竹筒合疮上，溶蜡灌之，效。

汤火伤疮焮赤疼痛，毒腐成脓，用此拔热毒，止疼痛，敛疮口。用麻油四两，当归一两，煎焦去滓，入黄蜡一两，搅化放冷，摊帛贴之，神效。

臁胫烂疮用桃、柳、槐、椿、楝五枝，同荆芥煎汤，洗拭净，以生黄蜡摊油纸上，随疮大小贴十层，以帛拴定，三日一洗，除去一层不用，一月痊愈。

妊娠胎漏黄蜡一两，老酒一碗，溶化热服，顷刻即止。

呃逆不止黄蜡烧烟熏，二三次即止。

霍乱吐利蜡一弹丸，热酒一升化服，即止。

诸般疮毒臁疮、金疮、汤火等疮，用黄蜡一两，香油二两，黄丹半两，同化开，顿冷，瓶收摊贴。

茗

一名苦榛，有榛、途二音。陆羽云：其名有五：一茶，二槚，三蔎，四茗，五荈。杨慎《丹铅录》云：茶，即古荼字，音途。《诗》云“谁谓荼苦，其甘如荠”是也。有野生，有种生，种用子，子如指顶大，正圆黑色，闽粤以榨油食用。二月下种，一坎须百粒，乃生一株，盖空壳多故也。畏水与日，最宜陂地阴处，以谷雨前采者为上，迟则渐老，逢夏则味涩矣。采、蒸、揉、焙，修造各皆有法，详见《茶谱》。品类甚众，有雅州之蒙顶、石花、露芽、谷芽为第一；建宁之北，苑龙凤团为上供；蜀之茶，则有东川之神泉兽目，硖州之碧涧明月，夔州之真香，邛州之火井，思安黔阳之都濡，嘉定之峨眉，泸州纳溪，玉垒之沙坪；江南之茶，则有峒山之岕片，徽州之松萝，常州之阳羡，池州之九华，睦州之鸠坑，宣州之阳坑，庐州之六安英山，寿州霍山之黄芽；吴越之茶，则有湖州顾渚之紫笋，福州方山之生芽，洪州之白露，双井之白毛，庐山之云雾，丫山之阳坡，袁州之界桥，金华之举岩，会稽之日铸；楚之茶，则有荆州之仙人掌，湖南之白露，长沙之铁色，蕲州蕲门之团面，武昌之樊山，岳州之巴陵，辰州之溆浦，湖南之宝庆、茶陵、湘潭；滇之浦儿；闽之武夷，皆产茶有名，其他犹多，难以枚举也。

叶，性微寒，味苦甘。久食令人瘦，去人脂，使人不睡，饮之宜热，冷则聚痰，与榧同食，令人身重，大渴及酒后饮茶，水入肾经，令人腰、脚、膀胱冷痛，兼患水肿、挛痹诸疾，饮宜热、宜少，不饮尤佳，空腹最忌，服威灵仙、土茯苓者，忌茶。

主治：清头目，下气消食，治中风昏愦，多睡不醒，破热气，除瘴气，止渴，去痰热，利大小便，疗瘘疮，作饮，加吴萸、葱、姜良，治伤暑，合醋，治泄痢，甚效，炒煎饮，治热毒赤白痢，同川芎、葱白煎饮，止头痛，浓煎，吐风热痰涎，同姜煎，露一宿，空心饮，治赤白痢。

【附方】

气虚头痛用上春茶末调成膏，置丸盏内，覆转，以巴豆四十粒，作二次烧烟，熏之，晒干乳细，每服一字，别入好茶末，食后煎服，立效。

热毒下痢孟诜曰：赤白下痢，以好茶一斤，炙，捣末，浓煎一二盏服，久患痢者，亦宜服之，《直指》用腊茶，赤痢以蜜水煎服，白痢以连皮自然姜汁同水煎服，二三服即愈。《经验良方》用腊茶二钱，汤点七分，入麻油一蚬壳，和服，须臾腹痛，大下即止，一少年用之有效。一方，腊茶末，以白梅肉和丸，赤痢甘草汤下，白痢乌梅汤下，各百丸。一方，建茶合醋煎，热服，即止。

大便下血荣卫气虚，或受风邪，或食生冷，或啖炙煿，或饮食过度，积热肠间，使脾胃受伤，糟粕不聚，大便下利清血，脐腹作痛，里急后重，及酒毒一切下血，并皆治之，用细茶半斤，碾末，川百药煎五个，烧存性，每服二钱，米饮下，日二服。

产后秘塞以葱涎调腊茶末，丸百丸，茶服自通，不可用大黄利药，利者百无一生。

久年心痛十年五年者，煎湖茶，以头醋和匀，服之良。

腰痛难转煎茶五合，投醋二合，顿服。

嗜茶成癖一人病此，一方士令以新鞋盛茶，令满，任意食尽，再盛一鞋，如此三度，自不吃也，男用女鞋，女用男鞋，用之果愈也。

解诸中毒芽茶、白矾等分，碾末，冷水调下。

痘疮作痒房中宜烧茶，烟恒熏之。

阴囊生疮用蜡面茶，为末，先以甘草汤洗，后贴之妙。

脚丫湿烂茶叶嚼烂，傅之，有效。

蠼螋尿疮初如糁粟，渐大如豆，更大如火烙浆炮，疼痛至甚者，速以草茶并腊茶，俱可以生油调傅，药至，痛乃止。

风痰颠疾茶芽、栀子各一两，煎浓汁一碗服，良久探吐。

霍乱烦闷茶末一钱，煎水，调干姜末一钱，服之即安。

月水不通茶清一瓶，入砂糖少许，露一夜，服。虽三个月，胎亦通，不可轻视。

痰喘咳嗽不能睡卧，好末茶一两，白僵蚕一两，为末，放碗内盖定，顷沸汤一小盏，临卧，再点服。

【茶子】

性寒，味苦。

主治：喘急咳嗽，去痰垢，捣仁洗衣，除油腻。

【附方】

上气喘急时有咳嗽。茶子、百合等分为末，蜜丸梧子大，每服七丸，新汲水下。

喘嗽齁𪖏不拘大人小儿。用糯米泔少许，磨茶子，滴入鼻中，令吸入口，服之，口咬竹筒，少顷涎出如线，不过二三次绝根，屡验。

头脑鸣响状如虫蛀，名大白蚁，以茶子为末，吹入鼻中，取效。

苦蓌茶

《纲目》作皋芦，又名瓜芦。产广东山中。叶似茗而大，挼碎制干，其色青黑。

性寒，味苦。胃冷者不可用。

煮饮，止渴，明目，消痰利水，通小肠，治淋，止头痛，烦热，令人不睡，噙咽清上膈，利咽喉。

附录诸茶备考

有胃寒畏苦茗者，有久病不宜于茗者，而食与饮，又不得偏废，今择所宜可以代茗者，附列于下。

【万寿茶】

将柏叶采东向嫩者，七蒸七晒，收贮磁瓶中，次年开用，能清热延年，止吐血、咯血、衄血、下血、咳嗽骨热等症。

【长春茶】

取柳嫩芽，烘干，蒸透，再焙燥，入磁瓶收贮，隔年用，能清心滋肺，降火，除白浊，去骨蒸。

【光明茶】

取甘菊花，纯白纯黄，无杂色者，去蒂，净，阴干，收贮净器中，不拘时，白开水烹用，能益寿延年，明目清心，祛烦解热，止眩化痰。

【琳瑯茶】

取董竹嫩叶水焠过，火烘干，收贮临风处，待炎暑时用，能解热暑，清心止渴，治咳逆上气，霍乱喉痹等症。

【薄荷茶】

夏月烹饮，能清上化痰，利胸膈，治风热感冒，代茶浇饭，爽口开胃，清头目、咽喉，消食下气，惟新病，产后有虚汗，瘦弱人勿用。

【桑叶茶】

取初生小叶阴干，包悬当风处，任用，能补肾明目，温胃调中，祛一切风寒作痛等症。

【沙苑蒺藜茶】

取真沙苑蒺藜，淘洗净，晒半干，隔纸微炒，勿致焦黑为度，收贮听用，能温肾健脾，开胃进食，明目聪耳，益精壮阳。

【枸杞苗茶】

取枸杞嫩苗，入盐少许，汤煮三沸，沥起烘干，收入磁瓶用，能滋肾养胃，明目聪耳。

【五加皮苗茶】

取五加皮嫩苗，入汤煮三沸，加盐少许，漉出烘干，收贮磁瓶听用，能去一切风寒湿气，壮筋骨，除体痛。

【炒米茶】

用陈仓米，蒸透，炒退火用，能健脾养胃，宽胸理气，安中进食，凡胃弱中虚，不宜苦茗者，常宜服此，大有补益，米汤亦良。

【大麦茶】

取大麦炒透，冲茶代饮，能宽胸顺气，消食去滞，除一切胀闷，治疟疾、痢疾、泄泻等症。

【香橼茶】

取香橼薄皮，以酒浆蒸透，晒干，再以莲子心拌炒，去莲心不用，将皮收贮，凡酒后作渴，最忌冷茗水果，寒胃作痰，宜用此皮冲茶，既能解酒，又可消食。

【乌药苗茶】

取乌药嫩苗，如制茶法，炒干，收贮锡罐中用，能顺气宽胸，解郁除烦。

【荷叶茶】

将净磁瓶，于五更时，取花前一叶，带露扯碎，入瓶封固，次日去叶，如此数次，后空瓶注熟水成茶，清香能清头目，祛眩运。

【杏酪茶】

取巴旦杏仁甜者，去皮尖，为细末，用绢袋盛入开水中，洗去滓，入白糖调匀，放冷用，能清热豁痰，止咳嗽，润肠胃。

【桂花茶】

用新宜兴磁壶，收半开者，贮壶中，过一宿，次早倾花不用，以壶烹茶，清香可爱。又法，以盐卤浸，久不变色香，用时用淡水洗净，入茶酒俱佳。

【琼浆】

以乌梅肉三两，白蜜一斤，炼去浮沫，入河水五升，煮透，冲上好薄荷末二两，桂末五钱，于磁埕中封固，五日后听用，能润肺生津，解烦止渴。

【乌梅汤】

用乌梅去核净肉三两，薄荷叶二两，白糖三两，陈皮五钱，河水五升，煎三升，温饮，止渴清热，顺气消食。

【生脉饮】

虚人夏月烦渴，饮茶作胀，不饮则渴，宜用人参三钱，五味子打碎七粒，煎好，冲麦冬去心三钱，盖片时，去麦冬渣饮，能补中生津，止渴解烦。

【灯心汤】

夏月煎汤，放冷饮之，清心，利小便，引火下行，调益元散服更佳。

【水葫芦】

用乌梅去核净肉三两，天冬、麦冬各去心净末二两，橄榄干末一两五钱，薄荷叶一两，百叶煎五钱，硼砂二钱，冰片一钱，柿霜二两，盐梅和丸，口中噙化，可以止渴。

【甘蔗汁】

以蔗捣烂绞汁，澄冷饮，能生津止渴，润肺，清心，消食下气。唐诗云“饱食不须愁内热，大官还有蔗浆寒”是也。

【甘梨汁】

梨，生能泻六腑之阳，熟能滋五脏之阴，每用百枚去皮肚，石臼中捣烂，绞取汁，热者冷饮，弱者温饮，咳嗽者加贝母同煎饮，熬膏更良，余载前梨下。

【莱菔汁】

用大白萝卜百枚，去皮，石臼中捣烂，取汁饮，能下气豁痰，消麦面蕨粉凝结毒、火毒，衄血、下血等症。

【藕汁】

将鲜藕刮去皮节，石臼捣烂，绞取原汁用，能清心润肺，顺气止血，治吐血、咯血、衄血、肠红等症。

【枳树嫩叶】

炒干收贮，煎汤代茶，能去风。出李时珍《本草纲目》枳下，云出《茶谱》。

附录诸果

《纲目》二十一种，拾遗一种。

时珍曰：方册所记诸果，名品甚多，不能详其性味状，既列于果，则养生者不可不知，因略采附以俟。

【津符子】

孙真人《千金方》云：味苦，平滑，多食令人口爽，不知五味。

【必思答】

忽必烈《饮膳正要》云：味甘，无毒，调中顺气，出回回田地。

【甘剑子】

范成大《桂海志》云：状似巴榄子，仁附肉，有白靥，不可食，发人病，此人呼为海胡桃是也。

【杨摇子】

沈莹《临海异物志》云：生闽越，其子生树皮中，其体有脊，形甚异而味甘，无奇色，青黄，长四五寸。

【海梧子】

嵇含《南方草木状》云：出林邑，树似梧桐，色白，叶似青桐，其子大如栗，肥甘可食。

【木竹子】

《桂海志》云：皮色形状全似大枇杷，肉味甘美，秋冬实熟，出广西。

【櫓罟子】

《桂海志》云：大如半升碗，数十房攒聚成球，每房有缝，冬生青，至夏红，破其瓣食之，微甘，出广西。

【罗晃子】

《桂海志》云：状如橄榄，其皮七层，出广西。顾玠《海槎录》云：横州出九层皮果，至九层方见肉也。夏熟味如栗。

【槮子】

徐表《南州记》云：出九真、交趾，树生子如桃实，长寸余，二月开花，连着子，五月熟，色黄，盐藏食之，味酸似梅。

【夫编子】

《南州记》云：树生交趾山谷，三月开花，仍连着子，五、六月熟，入鸡、鱼、猪、鸭羹中，味美，亦可盐藏。

【白缘子】

刘欣期《交州记》云：出交趾，树高丈余，实味甘美如胡桃。

【系弥子】

郭义恭《广志》云：状圆而细，赤如软枣，其味初苦后甘，可食。

【人面子】

《草木状》云：出南海，树似含桃，子如桃实，无味，以蜜渍可食，其核正如人面，可玩。祝穆《方舆胜览》云：出广中，大如梅李，春花、夏实、秋熟，蜜煎甘酸可食，其核两旁俱人面，口目鼻皆具。

【黄皮果】

《海槎录》云：出广西横州，状如楝子及小枣而味酸。

【四味果】

段成式《酉阳杂俎》云：出祁连山，木生如枣，剖以竹刀则甘，铁刀则苦，木刀则酸，芦刀则辛，行旅得之，能止饥渴。

【千岁子】

《草木状》云：出交趾，蔓生，子在根下，须绿色，交加如织，一苞恒二百余颗，皮壳青黄色，壳中有肉如栗，味亦如之，干则壳肉相离，撼之有声。《桂海志》云：状似青黄李，味甘。

【侯骚子】

《酉阳杂俎》云：蔓生，子大如鸡卵，既甘且冷，消酒轻身，王太仆曾献之。

【酒杯藤子】

崔豹《古今注》云：出西域，藤大如臂，花坚硬，可以酌酒，交章映澈，实大如指，味如豆蔻，食之消酒，张骞得其种于大宛。

【蕳音间子】

贾思勰《齐民要术》云：藤，生交趾、合浦，缘树木，正、二月花，四、五月熟，实如梨，赤如鸡冠，核如鱼鳞，生食，味淡。

【山枣】

《寰宇志》云：出广西肇庆府，叶似梅，果似荔枝，九月熟，可食。

【隈支】

宋祁《益州方物图》云：生邛州山谷中，树高丈余，枝修而弱，开白花，实大如雀卵，状似荔枝，肉黄肤甘。

【灵床上果子】

《拾遗》藏器云：入夜谵语，食之即止。

诸果有毒《拾遗》

凡果未成核者，食之令人发痈疖及寒热；凡果落地有恶虫缘过者，食之令人患九漏；凡果双仁者，有毒杀人；凡果双蒂者，有毒杀人，沉水者亦杀人；凡果忽有异常者，根下必有毒蛇，食之杀人。

卷五上

竹树花卉部上

桃、李、梅、杏之类，已见果部；山丹、葵蓼之类，已见菜部；由此类推，可互参考。

苏文忠公曰：宁可食无肉，不可居无竹。无肉令人瘦，无竹令人俗。人瘦尚可肥，士俗不可医。若对此君还大嚼，世间哪得扬州鹤？予常入幽人之居，见茅庐三间，既已清净无尘，而修竹数竿，益复饶有韵致，洵足乐也！居不可无竹，尚矣！至于松柏菊艾之类，处处皆生，家家可种，不以华堂而争茂盛，不以茅居而自萎枯，有势利之人情，无势利之竹树。如江上之清风，山间之明月，取之无禁，用之不竭。则梅妻较胜霍大将军之妻，鹤子何如蔡老平章之子哉？予猥以悬壶末技，浪迹四方五十余年，每经沧桑之感，辄与莼蕨之怀。坚辞亲藩，得遂初志。归来三径虽荒，松菊犹存，扩充半亩，聊作药栏。满园有不谢之花，应病多不买之药。菊花艾叶，曾起百千万种疾病；枸杞黄精，得延八九十岁老人。措大不曾偷闲撒懒，偶得少暇，漫将竹树花卉，聊集成卷。只取眼前易得之物，不敢索隐探奇，博雅君子，得无哂其拙陋云。

竹

处处有之，其类甚多，皆土中苞笋，各以时出，旬日落箨而成竹。茎有节，节有枝，枝有小节，节有叶，叶必三之，枝必两之。根下之枝，一为雄，二为雌，雌者生笋。其根鞭喜行东南，而宜死猫，畏皂刺、油麻。以五月十三日为醉日。六十年一花，花结实，其竹即枯。竹枯曰箹，竹实曰筱，小曰篠，大曰簜。其中皆虚，而有实心竹出滇广，其外皆圆，而有方竹出川蜀。其节或暴或无，或促或疏，暴节竹出蜀中，高节磥砢，即筇竹也；无节竹出溱州，空心直上，即通竹也。箹竹一尺数节，出荆南；笛竹一节尺余，出吴楚；篔簹竹一节近丈，出南广，其干或长或短，或巨或细。交广由吾竹，长三四丈，其肉薄，可作屋柱；簹竹大至数围，其肉厚，可为梁栋；永昌汉竹可为桶斛；篔竹可为舟船；严州越王竹，高止尺余；辰州龙丝竹，细仅如针，高不盈尺。其叶或细或大，凤尾竹叶细三分；龙公竹叶若芭蕉；百叶竹一枝百叶。其性或柔或劲，或滑或涩，涩者可以错甲，谓之篣箹；滑者可以为席，谓之桃枝；劲者可以为戈刀箭矢，谓之矛竹、箭竹、筋竹、石麻；柔者可为绳索，谓之蔓竹、弓竹、苦竹、把发。其色有青有黄，有白有赤，有乌有紫，有斑。斑者驳文点染，紫者黯色黝然，乌者黑而害母，赤者厚而直，白者薄而曲，黄者如金，青者如玉。有湘妃竹多斑文。其别种有棘竹，一名笏竹，芒棘森然，大者围二尺，可御盗贼；棕竹，一名实竹，其叶似棕，可为柱杖；慈竹，一名义竹，丛生不散，人栽为玩。广人以筋竹丝为竹布，甚脆。入药之竹列后，余载《竹谱》。

【篁竹叶】

性平，味苦。

主治：咳逆上气，溢筋急，恶疡。杀小虫，除烦热，风痉，喉痹，呕吐。煎汤，熨霍乱转筋。

【淡竹叶】

性寒，味甘辛。

主治：胸中痰热，咳逆上气，吐血，热毒。止消渴，凉心经，益元气。治热狂烦闷，中风失音不语，壮热头疼，头风。止惊悸，瘟疫迷闷，喉痹鬼疰，杀小虫，压丹石，妊妇头旋倒地，小儿惊痫天吊。煎浓汁，漱齿中出血，洗脱肛不收。

【苦竹叶】性冷，味苦。

主治：明目，利九窍。口疮，眼疼，不睡。止消渴，解酒毒，除烦热，发汗。疗中风瘖痖，杀虫。烧末，和猪胆，涂小儿头疮、耳疮、疥癣；和鸡子白，涂一切恶疮，频用取效。

【附方】

上气发热因奔趁走马，后饮冷水所致者。竹叶三斤，橘皮三两，水一斗，煎五升，细服，三日一剂。

时行发黄竹叶五升（切），小麦七升，石膏三两，水一斗半，煮取七升，细服，尽剂愈。

【篁竹根】作汤，益气止渴，补虚，下气消毒。

【淡竹根】

煮汁服，除烦热，解丹石发热渴，消化痰，去风热、惊悸、迷闷，小儿惊痫。同叶煎汤，洗妇人子宫下脱。

【苦竹根】

剉一斤，水五升，煮汁一升，分三服，下心肺五脏热毒。

【附方】

产后烦热逆气。用甘竹根（切）一斗五升，煮取七升，去滓，入小麦二升，大枣二十枚，煮三四沸，入甘草一两，麦门冬一升，再煎至二升。每服五合。

【淡竹茹】

主治呕吐，温气寒热，吐血，崩中，止肺痿，唾血，鼻衄，治五痔，噎膈，伤寒劳复，小儿热痫，妇人胎动。

【苦竹茹】

主治：下热壅。水煎服，止尿血。

【篁竹茹】治劳热。

【附方】

伤寒劳复伤寒后，交接劳复，卵肿股痛。竹皮一升，水三升，煮五沸，服汁。

妇人伤复病初愈，有所劳动，致热气冲胸，手足嗜搦，拘急，如中风状。淡竹青茹半斤，栝楼二两，水二升，煎一升，分二服。

产后烦热内虚短气。甘竹茹汤，用甘竹茹一升，人参、茯苓、甘草各一两，黄芩二两，水六升，煎二升，分服，日三服。

妇人损胎孕八九月，或坠伤，牛马惊伤，心痛，用青竹茹五两，酒一升，煎五合，服之。

月水不断青竹茹（微炙）为末，每服三钱，水一盏，煎服。

小儿热痛口噤，体热。竹青茹三两。醋三升，煎一升，服一合。

齿血不止生竹皮，醋浸，令人含之，噀其背上三过，以茗汁漱之。

牙齿宣露黄竹叶、当归尾研末，煎汤，入盐含漱。

饮酒头痛竹茹二两，水五升，煮三升，纳鸡子三枚，煮三沸，食之。

伤损内痛兵杖所加，木石所连，血在胸背，胁下刺痛。用青竹茹、乱发各一团，炭火炙煎为末。酒一升，煮三沸，服之，三服愈。

【淡竹沥】凡取沥，将竹截作二尺长，劈开，以砖两片对立，架竹于上，以火炙出其沥，以盘承取。一法，以竹截五六寸，用瓶盛，倒悬，下以器盛之，周围炭火烧逼，其沥下于器中，收取。性凉，味甘淡。假火而成，谓之火泉。体滑，滑以利窍，渗灌经络中，为搜解热痰圣药。令胸中膈上，四肢百脉，皮里膜外，靡不周到。主治中风瘫痪，语言蹇涩，手足麻木，及癫痫惊狂，经年痰火，非此不能成功。必藉辛以佐之，须加姜汁为功，其力更胜。又因其性凉，长于清火，极能补阴。用疗血虚自汗，消渴尿多，及金疮口噤，胎前产后，凡阴虚之病，由于火烁，以此滋之润之，则血得其养矣。

【篁竹沥】治风痓。

【苦竹沥】

明目，利九窍。治口疮，目疼，牙痛。功同淡竹。

【慈竹沥】

和粥饮，疗热风。

【附方】

中风口噤竹沥、姜汁等分，日日饮之。

小儿口噤体热。用竹沥二合，暖饮，分三四服。

产后中风口噤，身直，面青，手足反张。竹沥饮一二升即甦。

破伤中风凡闪脱、折骨、诸疮，慎不可当风用扇，中风则发痓，口噤，项急，杀人。急饮竹沥二三升，忌冷饮食及酒。竹沥卒难得，可合十许束并烧，取之。

金疮中风口噤欲死。竹沥半升，微微暖服。

大人喉风篁竹油，频饮之。

小儿重口竹沥渍黄檗，时时点之。

小儿伤寒淡竹沥、葛根汁各六合，细细与服。

小儿狂语夜后便发。竹沥，夜服二合。

妇人胎动妊娠因夫所动，困绝。以竹沥饮一升，立愈。

孕妇子烦竹沥频频饮之。《梅师方》茯苓二两，竹沥一升，水四升，煎二升，分三服，不瘥更作之。

时气烦燥五六日不解，青竹沥半盏，煎热，数数饮之，厚覆取汗。

消渴尿多竹沥恣饮数日愈。

咳嗽肺痿大人小儿咳逆短气，胸中汲汲，咳出涕吐，嗽出臭脓。用淡竹沥一合服之，日三五次，以愈为度。

产后虚汗淡竹沥三合，暖服，须臾再服。

小儿吻疮竹沥和黄连、黄檗、黄丹傅之。

小儿赤目淡竹沥点之，或入人乳。

赤目眦痛不得开者，肝经实热所致，或生障翳。用苦竹沥五合，黄连二分，绵裹浸一宿，频点之，令热泪出。

卒牙齿痛苦竹烧一头，其一头汗出，热揩之。

丹石毒发头眩耳鸣，恐惧不安。淡竹沥频服二三升。

【竹筍】见菜部。

【慈竹箨】

主治小儿头身恶疮。烧散，和油涂之，或入轻粉少许。

【竹实】如鸡子大，甘如蜜。

凤凰所食，食之通神明，轻身益气。

【山白竹】即山间小白竹也。烧灰，入腐烂痈疽药。

松

树磥砢修耸，多节，皮粗厚有鳞形，二、三月抽蕤，生花，长四五寸，采其花蕊为松黄，结实状如猪心，叠成鳞砌，老则子长鳞裂。然叶有二针、三针、五针之别，三针者为栝子松，五针者为松子松。其子大如柏子，惟辽东及云南者子大如巴豆，可食，已见果部。

【松香】《纲目》作松脂，又有松膏、松枋、松胶、沥青诸名。采炼法并在服食方中。以桑灰汁或酒煮软，挼，纳寒水中数十遍，白滑则可用。

性温，味苦、甘。

主治：安五脏，润心肺，除邪下气，去胃中伏热，咽干消渴，强筋骨，利耳目，风痹，死肌，癞风。上党赵瞿病癞，历年垂死，其家弃之，送置山穴中。瞿怨泣经月，有仙人见而哀之，以一囊药与服，服百余日，其疮都愈，颜色润泽。仙人再过之，瞿谢活命之恩，乞求其方，仙曰："此是松脂，山中便多，你炼服之，可以长生。"瞿乃归家长服，身轻力倍，年百余岁，齿坚发黑。夜卧忽见屋间有光大如镜，久而一室尽明，后入抱犊山成地仙。人闻皆竞服之，不过一月，未见大益，辄而中止。志之不坚如此，安能有成？一切恶疮。治崩带。煎膏，生肌止痛，排脓抽风。贴诸疮，脓血瘘烂。塞牙孔，杀虫。久服辟谷，轻身延年。

【附方】

服食辟谷《千金方》用松脂十斤，以桑薪灰汁一石，煮五七沸，漉出，冷水中旋复煮之，凡十遍乃白细，研为散。每服一二钱，粥饮调下，日三服，服至十两以上，不饥，饥再服之，一年以后，夜视目明，久服延年益寿。又法百炼松脂治下筛，蜜和纳角中，勿见风日，每服一团，一日二服。服至百日，耐寒暑；二百日，五脏补益；五年，即见西王母。伏虎禅师服法，用松脂十斤，炼之五度，令苦味尽。每一斤，入茯苓四两。每旦水服一刀圭。能令不食而复延龄，身轻清爽。

强筋补益四圣不老丹，用明松脂一斤，以无灰酒，砂锅内桑柴火煮数沸，竹枝搅稠，乃住火，倾入水内结块，复以酒煮九遍，其脂如玉，不苦不涩乃止，为细末。用十二两，入白茯苓末半斤，黄菊花末半斤，柏子仁（去油取霜）半斤，炼蜜丸如梧子大，每空心好酒送下七十二丸。须择吉日修合，勿令妇人、鸡、犬见之。松梅丸，用松脂，以长流水桑柴煮拔三次，再以桑灰滴汁煮七次，扯拔，更以好酒煮二次，仍以长流水煮二次，色白不苦为度。每一斤，入九蒸地黄末十两，乌梅末六两，炼蜜丸梧子大。每服七十丸，空心盐米汤下。健阳补中，强筋润肌，大能益人。

揩齿固牙松脂（出真定者佳），稀布盛，入沸汤，煮取浮水面者，投冷水中，不出者不用。研末，入白茯苓末，和匀。日用揩齿漱口，亦可咽之，固牙驻颜。

历节诸风百节酸痛不可忍。松脂三十斤，炼五十遍，以炼酥三升，和脂三升，搅令极稠。每旦空心，酒服方寸匕，日三服。数食面粥为佳，慎血腥、生冷、酢物、果子，一百日瘥。

肝虚目泪炼成松脂一斤，酿米二斗，造酒，频饮之。

妇人白带松香五两，酒二升，煮干，木臼杵细，酒糊丸如梧子大。每服百丸，温酒下。

小儿秃疮《简便方》：用松香五钱，猪油一两，熬搽，一日数次，数日即愈。《卫生宝鉴》：用沥青二两，黄蜡一两半，铜绿一钱半，麻油一两半，文武熬收，每摊贴之，神效。

小儿紧唇松脂炙化，贴之。

风虫牙痛刮松上脂，滚水泡化，一漱即止，已试，验。

龋齿有孔松脂纴塞，须臾虫从脂出也。

久聋不听炼松脂三两，巴豆一两，和捣成丸，薄绵裹塞，一日二度。

一切瘘疮炼成松脂末，填令满，日三四度。

一切肿毒松香八两，铜青二钱，蓖麻仁五钱，同捣作膏，摊贴，妙。

软疖频发翠玉膏：用通明沥青八两，铜绿二两，麻油三钱，雄猪胆汁三个，先溶沥青，乃下油、胆，倾入水中扯拔，器盛。每用绯帛摊贴，不须再换。

小金丝膏治一切疮疖肿毒。沥青、白胶香各二两，乳香二钱，没药一两，黄蜡三钱，又以香油三钱，同熬至滴下不散，倾入水中，扯千遍，收贮。每捻作饼，贴之。

疥癣湿疮松胶香研细，少入轻粉，先以油涂疮，糁末在上，一日便干。顽者三二度愈。

阴囊湿痒欲溃者，用板儿松香为末，纸卷作筒，每根入花椒三粒，浸灯盏内三宿，取出点烧，淋下油，搽之，先以米泔洗过。

金疮出血沥青末，少加生铜屑末，糁之，立愈。

猪啮成疮松脂炼作饼，贴之。

刺入肉中百理不瘥。松脂流出如乳头香者，傅上，以帛裹之三五日，当有根出，不痛不痒，不觉自安。

【松节】

主治：百节久风，风虚，脚痹疼痛。酿酒，主脚弱，骨节风。炒焦，治筋骨间病，能燥血中之湿。煎水，含漱，治风蛀牙痛。烧灰日揩亦可。

【附方】

历节风痛四肢如解脱。松节酒，用二十斤，酒五斗，浸三七日，每服一合，日五六服。

转筋挛急松节一两剉如米大，乳香一钱，银石器慢火炒焦，存一二分性，出火毒，研末。每服一二钱，热木瓜酒调下。一应筋病，皆治之。

风热牙病《圣惠方》用油松节如枣大一块碎切，胡椒七颗，入烧酒，须二三盏，乘热入飞过白矾少许，噙漱三五口，立瘥。又用松节二两，槐白皮、地骨皮各一两，浆水煎汤，热漱冷吐，瘥乃止。

反胃吐食松节煎酒，细饮之。

阴毒腹痛油松木七块，炒焦，冲酒二钟，热服。

颠扑损伤松节煎酒服。

【松湽】音诣。火烧松枝，取液也。

主治：疮疥，及马牛疮。

【松叶】又名松毛。

主治：风湿疮，生毛发，安五脏，守中，不饥延年。细切，以水及面饮服之，或捣屑丸服，可断谷及治恶疾，去风痛脚痹，杀米虫。灸，罯冻疮风疮。焚，可辟蚤。

【附方】

服食松叶松叶细切，更研，每日食前，以酒调下二钱，亦可煮汁作粥食。初服稍难，久则自便矣。令人不老，身生绿毛，轻身益气。久服不已，绝谷，不饥不渴。

天行瘟疫松叶细切，酒服方寸匕，日三服，能辟五年瘟。

中风口㖞青松叶一斤，捣汁，清酒一升，浸二宿，近火一宿。初服半升，渐至一升，头面汗出即止。

三年中风松叶一斤，细切。以酒一斗，煮取三升，顿服，汗出立瘥。

历节风痛松叶捣汁一升，以酒三升，浸七日，服一合，日三服。

脚气风痹松叶酒，治十二风痹，不能行，服更生散四剂及众疗不得力，服此一剂，便能行远，不过两剂。松叶六十斤，细剉，以水四石，煮取四斗九升，以米五斗，酿如常法。别煮松叶汁以渍米，并馈饭。泥酿封头，七日发酒。饮之取醉，得此酒力者甚众。

风牙肿痛松叶一握，盐一合，酒二升，煎漱。

大风恶疮猪肉松叶二斤，麻黄去节五两，剉，以生绢袋盛，清酒二斗浸之，春夏五日，秋冬七日。每温服一小盏，常令醺醺，以效为度。

阴囊湿痒松毛煎汤，频洗。

【根白皮】

补五劳，益中气，辟谷不饥。

【木皮】又名赤龙皮。

主治：生肌止血，痈疽疮口不合，白秃杖疮，汤火疮。

【附方】

肠风下血松木皮去粗皮，取里白者，切，晒，焙研为末，每服一钱，腊茶汤下。

三十年痢去松上苍皮一斗，为末，面粥和服一升，日三服，不过一斗，救人。

金疮杖疮赤龙鳞节古松皮，煅存性，研末搽之，最止痛。

小儿头疮浸湿，名胎风疮。古松上自有老枯皮，入豆豉少许，瓦上炒存性，研末，入轻粉，香油调涂之。

【松子、松花】俱见果部。

【松蕈】见菜部。

柏

一名掬，音菊。又有侧柏之分。《史记》言松柏为百木之长，树耸直，皮薄肌腻，花细琐，其贯成球，状如小铃，霜后四裂，中有数子，大如麦粒，芬香可爱。柏叶松身者，桧也，其叶尖硬，亦谓之栝，今人名圆柏，以别侧柏。松叶柏身者，枞也；松桧相半者，桧柏也；峨眉山中一种竹叶柏身者，谓之竹柏。

【柏子仁】凡使，先以酒浸一宿，至明，漉出晒干，用黄精自然汁二两，好酒二两浸，缓火煮，成膏为度。如寻常用，只蒸熟晒裂，舂簸取仁，炒研用。一法拣去壳用。入丸，以温火隔纸微炒，碾去油，为末。若油黑者勿用。

性平，味微甘。柏为百木之长，得阴气最厚。其子生于树梢，含蓄精粹，取香气透心，体润滋血，同茯神、枣仁、生地、麦冬，为浊中清品，主治心神虚怯，惊悸怔忡，颜色憔悴，肌肤燥痒，皆养心血之功也；又取气味俱浓，浊中归肾，同熟地、龟板、枸杞、牛膝，为封填骨髓，主治肾阴亏损，腰背重痛，足膝软弱，阴虚盗汗，皆滋肾燥之力也。味甘亦能缓肝，补肝胆之不足，极其稳当，但性平力缓，宜多用之为妙。

【附方】

服柏实法八月连房取实，暴收去壳，研末，每服二钱，温酒下，一日三服，渴即饮水，令人悦泽。一方加松子仁等分，以松脂和丸。一方加菊花等分，蜜丸服。《奇效方》用柏子仁二斤，为末，酒浸为膏，枣肉三斤，白蜜、白术末、地黄末各一斤，捣匀，丸弹子大，每嚼一丸，一日三服，百日百病愈。久服延年壮神。

老人虚秘柏子仁、松子仁、大麻仁等分同研，溶蜜蜡丸梧子大，以少黄丹汤食前调服二三十丸，日二服。

肠风下血柏子十四个，捶碎，囊贮，浸好酒三盏，煎八分，服，立瘥。

小儿躯啼惊痫，腹满，大便青白色。用柏子仁末，温水调服一钱。

黄水湿疮真柏油二两，香油二两，熬稠，搽之如神。

【叶】柏有数种，取侧叶者佳，故名侧柏叶。作丸、散，阴干，炒燥为末，每服二钱，汤调下，治痔疮最妙。

性凉，味苦涩。味苦滋阴，带涩敛血，专清上部逆血。凡吐血、衄血、咳血、唾血诸症，功高犀角。取其色青，凌冬不凋，长生之物，主养肝胆，胆气清则能上升，余脏从之宣化；其气清香味涩，大能敛心，心宁则神安而生血，其体润性凉，亦能滋肺，肺清则脏和而生气；又得阴气最厚，如遗精、白浊、尿管涩痛属阴脱者，同牛膝治之，甚效。炙，署冻疮；烧取汁，涂头，黑发；傅汤火伤，止痛灭瘢。点汤代茶，常服轻身益气，令人耐寒暑，去湿痹，生肌，杀五脏虫，益人。元旦浸酒饮，辟邪。

【附方】

服松柏法孙真人《枕中记》云：尝以三月、四月采新生松叶，长三四寸许，并花蕊阴干；又于深山岩谷中，采当年新生柏叶，长二三寸者，阴干，为末，白蜜丸如小豆大。常以日未出时，烧香东向，手持八十一丸，以酒下。服一年，延十年命；服二年，延二十年命。欲得长肌肉，加大麻、巨胜；欲心力壮健者，加茯苓、人参。此药除百病，益元气，滋五脏六腑，清明耳目，强壮不衰老，延年益寿，神验。用七月七日露水丸之，更佳。服时仍祝曰：神仙真药，体合自然，服药入腹，天地同年。祝毕服药。忌诸杂肉五辛。

神仙服饵五月五日，采五方侧柏叶三斤，远志（去心）二斤，白茯苓（去皮）一斤，为末，炼蜜和丸梧子大。每以仙灵脾酒下三十丸，日再服。并无所忌。勿示非人。

中风不省涎潮口禁，语言不出，手足亸曳。得病之日，便进此药，可使风退气和，不成废人。柏叶一握（去枝），葱白一握（连根研如泥），无灰酒一升，煎一二十沸，温服。如不饮酒，分作四五服，方进他药。

时气瘴疫社中西南柏树东南枝，取暴干研末。每服一钱，新水调下，日三四服。

霍乱转筋柏叶捣烂，裹脚上，及煎汁淋之。

吐血不止张仲景柏叶汤，用青柏叶一把，干姜二片，阿胶一挺（炙），三味以水二升，煮一升，去滓，别绞马通汁一升，合煎取一升，绵滤，一服尽之。《圣惠方》用柏叶，米饮服二钱，或蜜丸，或水煎服，并良。

忧恚呕血烦满少气，胸中疼痛。柏叶为散，米饮调服二方寸匕。

衄血不止柏叶、榴花，研末吹之。

小便尿血柏叶、黄连，焙研，酒服三钱。

大肠下血随四时方向，采侧柏叶，烧研。每米饮服二钱。王焕之舒州病此，陈宜殳大夫传方，二服愈。

酒毒下血或下痢。嫩柏叶（九蒸、九晒）二两，陈槐花（炒焦）一两，为末，蜜丸梧子大。每空心温酒下四十丸。

蛊痢下血男子、妇人、小儿，大腹下黑血茶脚色，或脓血如淀色。柏叶焙干为末，与黄连同煎为汁服之。

小儿洞痢柏叶煮汁，代茶饮之。

月水不断侧柏叶（炙）、芍药等分，每用三钱，水、酒各半，煎服。室女用侧柏叶、木贼（炒微焦）等分为末。每服二钱，米饮下。

汤火烧灼柏叶生捣涂之，系定二三日，止痛灭瘢。

鼠瘘核痛未成脓。以柏叶捣涂，熬盐熨之，气下即消。

大风疠疾眉发不生。侧柏叶九蒸九晒，为末，炼蜜丸梧子大。每服五丸至十丸，日三，夜一，服百日良。

头发不生侧柏叶阴干作末，和麻油涂之。

头发黄赤生柏叶末一升，猪膏一斤，和丸弹子大。每以布裹一丸，纳泔汁中化开，沐之，一月色黑而润矣。

【枝节】

煮汁酿酒，去风痹，历节风。烧取脂油，疗瘑疥及虫癞。

【附方】

霍乱转筋以暖物裹脚，后以柏木片煮汤淋之。

齿𧏾肿痛柏枝烧热，柱孔中，须臾虫缘枝出。

恶疮有虫久不愈者，以柏枝节烧，沥取油傅之，三五次无不愈。亦治牛马疥。

【脂】

主治身面疣目。同松脂。研匀，涂之自去。

【根白皮】

治火灼烂疮，长毛发。

【附方】

热油灼伤柏白皮，以腊猪脂煎油，涂疮上。

檗　木

一名黄檗，俗作黄柏。树高数丈，叶似吴茱萸，经冬不凋。皮外白，里深黄色。其根结块如茯苓状，名檀桓，道家名木芝，服可延年。处处有之，以川中出者，肉厚色深，为佳。

性寒，味苦。树高数丈，其皮从上直下。味苦入肾，是以降火，能自顶至踵。沦肤彻髓，无不周到。专泻肾与膀胱之火，盖肾属寒水，水少则渐消涸，竭则变热，若气从脐下起者，阴火也。《内经》曰：肾欲坚，以苦坚之。坚则为补，丹溪以此一味，名大补丸。用盐水制，使盐以入肾，以救肾水。用蜜汤拌炒，取其恋膈而不骤下，治五心烦热、目痛、口疮诸症。单炒褐色，治肠红、痔漏、遗精、白浊、湿热黄疸，及膀胱热、脐腹内痛。凡属相火，用此抑之，肾自坚固，而无狂荡之患。因味苦能走骨，能沉下，用酒拌炒，四物汤调服，领入血分，治四肢骨节走痛，足膝酸痛无力，遍身恶疮，及脚气攻冲，呕逆恶心。阴虚血热，火起于足者。盖此一味，名潜行散，能泻阴中之火，亦能安蛔虫，以苦降之之义也。得知母，滋阴降火；得苍术，除湿清热，为治痿要药；得细辛，泻膀胱火，治口舌生疮。生末，傅小儿头疮。

【附方】

阴火为病大补丸，用黄檗去皮，盐、酒炒褐色，为末，水丸梧子大。血虚，四物汤下；气虚，四君子汤下。

男女诸虚《孙氏集效方》坎离丸，治男子、妇人诸虚百损，小便淋漓，遗精白浊等证。黄檗去皮，切，二斤，熟糯米一升，童子小便浸之，九浸九晒，蒸过晒，研为末。酒煮面糊丸梧子大。每服一百丸，温酒送下。

上盛下虚水火偏盛，消中等证。黄檗一斤，分作四份，用醇酒、蜜汤、盐水、童尿浸洗，晒炒为末，以知母一斤，去毛，切捣，熬膏和丸梧子大，每服七十丸，白汤下。

脏毒痔漏下血不止。孙探玄《集效方》檗皮丸用川黄檗皮（刮净）一斤，分作四份，三份用酒、醋、童尿各浸七日，洗，晒，焙；一份生炒黑色，为末，炼蜜丸梧子大，每空心温酒下五十丸，久服除根。杨诚《经验方》百补丸，专治诸虚，赤白浊。用川檗皮（刮净）一斤，分作四份，用酒、蜜、人乳、糯米泔各浸透，炙干切研，廪米饭丸，如上法服。又陆一峰檗皮丸，黄檗一斤，分作四份，三份用醇酒、盐汤、童尿各浸二日，焙研，一份用酥炙，研末。以猪脏一条去膜，入药在内，扎，煮熟，捣丸，如上法服之。

下血数升黄檗一两去皮，鸡子白涂，炙为末，水丸绿豆大，每服七丸，温水下，名金虎丸。

小儿下血或血痢。黄檗半两，赤芍药四钱，为末饭丸麻子大。每服一二十丸，食前米饮下。

妊娠下痢白色，昼夜三五十行。根黄厚者，蜜炒令焦，为末，大蒜煨熟，去皮，捣烂和丸梧子大。每空心米饮下三五十丸，日三服，神妙不可述。

小儿热泻黄檗削皮，焙为末，用米汤和丸粟米大，每服一二十丸，米汤下。

赤白浊淫及梦泄精滑。真珠粉丸，黄檗（炒）、真蛤粉各一斤为末，滴水丸梧子大，每服一百丸，空心温酒下。黄檗苦而降火，蛤粉咸而补肾也。又方加知母（炒）、牡蛎粉（煅）、山药（炒）等分为末，糊丸梧子大，每服八十丸，盐汤下。

积热梦遗心神恍惚，膈中有热，宜清心丸主之。黄檗末一两，片脑一钱，炼蜜丸梧子大。每服十五丸，麦门冬汤下。此大智禅师方也。

消渴尿多能食。黄檗一斤，水一升，煮三五沸。渴即饮之，恣饮数日即止。

呕血热极黄檗蜜涂，炙干为末，麦门冬汤调服二钱，立瘥。

时行赤目黄檗去粗皮，为末，湿纸包裹，黄泥固，煨干。每用一弹子大，纱帕包之，浸水一盏，饭上蒸熟，乘热熏洗，极效。此方有金、木、水、火、土，故名五行汤。一丸可用三二次。

婴儿赤目在蓐内者，人乳浸黄檗汁点之。

眼目昏暗每旦含黄檗一片，吐津洗之，终身行之，永无目疾。

卒喉痹痛黄檗片含之。又以一升，酒一斗，煮三沸，恣饮，便愈。

咽喉卒肿食饮不通。苦酒和黄檗末傅之，冷即易。

小儿重舌黄檗浸苦竹沥点之。

口舌生疮《外台》用黄檗含之良。《深师》用蜜渍取汁，含之吐涎。寇氏《衍义》治心脾有热，舌头生疮，蜜炙黄檗、青黛各一分为末，入生龙脑一字，掺之吐涎。赴筵散，用黄檗、细辛等分为末，掺。或用黄檗、干姜等分，亦良。

口疳臭烂绿云散，用黄檗五钱，铜绿二钱，掺之，漱去涎。

鼻疳有虫黄檗二两，冷水浸一宿，绞汁，温服。

鼻中生疮黄檗、槟榔末，猪脂和傅。

唇疮痛痒黄檗末以蔷薇根汁调涂，立效。

卷毛毒疮生头中，初生如蒲桃，痛甚。黄檗一两，乳香二钱半为末，槐花煎水调作饼，贴于疮口。

小儿囟肿生下即肿者，用黄檗末水调，贴足心。

伤寒遗毒手足肿痛欲断。黄檗五斤，水三升，煮，渍之。

痈疽乳发初起者。黄檗末和鸡子白涂之，干即易。

痈疽肿毒黄檗皮（炒）、川乌头（炮）等分，为末，唾调涂之，留头，频以米泔水润湿。

小儿脐疮不合者，黄檗末涂之。

小儿脓疮遍身不干。用黄檗末入枯矾少许，掺之，即愈。

男子阴疮有二种，一者阴蚀作臼，脓出；一者只生热疮。用黄檗、黄芩等分，煎汤洗之，仍以黄檗、黄连作末，傅之。又法黄檗煎汤洗之，涂以白蜜。

臁疮热疮黄檗末一两，轻粉三钱，猪胆汁调，搽之。或只用蜜炙黄檗一味。

火毒生疮凡人冬月向火，火气入内，两股生疮，其汁淋漓，用黄檗末掺之立愈。一妇病此，人无识者，有用此而愈。

自死肉毒自死六畜有毒。以黄檗末，水服方寸匕。

敛疮生肌黄檗末面糊调涂，效。

冻疮裂痛乳汁调黄檗末，涂之。

梓

一名木王。木似桐而叶小，花紫，处处有之。有三种木理。白者为梓，赤者为楸。梓之美文者为椅，楸之小者为榎。

性寒，味苦。主治热毒，去三虫，疗目疾。主吐逆反胃。温病复感寒邪，变为胃哕，煮汁饮之。煎汤洗小儿壮热，一切疮疥，皮肤瘙痒。

【附方】

时气温病头痛壮热，初得一日。用生梓木（削去黑皮，取里白者，切）一升，水二升五合，煎汁，每服八合，取瘥。

【叶】

疗手脚火烂疮。捣傅诸疮。饲猪，肥大三倍。

【附方】

风癣疙瘩梓叶、木绵子、羯羊屎、鼠屎等分，入瓶中合定。烧取其汁，涂之。

楸

叶大而早脱，故谓之楸。有二种。一种刺楸，树高大，皮色苍白，上有黄白斑点，枝梗间多刺，叶嫩时炸熟，水淘过，拌食。其木湿脆、燥坚，即梓之赤者也。

【木白皮】

性凉，味苦。主治：消食，涩肠，下气，上气咳嗽，吐逆。杀三虫及皮肤虫。亦入面药。煎膏，傅恶疮、疽瘘、痈肿、疳痔，除肿血，生肌肤，长筋骨。口吻生疮，贴之，频易取效。

【附方】

瘘疮楸枝作煎，频洗取效。

白癜风疮楸白皮五斤，水五斗，煎五升，去滓，煎如稠膏，日三摩之。

【叶】

捣傅疮肿；煮汤，洗脓血，冬取干叶用之。诸痈肿溃，及内有刺不出者，取叶十重贴之。

【附方】

上气咳嗽腹满羸瘦者，楸叶三斗，水三斗，煮三十沸，去滓，煎至可丸如枣大，以筒纳入下部中，立愈。

一切毒肿不问硬软。取楸叶十重，傅疮上，旧帛裹之，日三易之，当重重有毒气为水，流在叶上。冬月取干叶，盐水浸软，或取根皮，捣烂傅之，皆效。止痛消肿，食脓血，胜于众药。

瘰疬瘘疮楸煎神方，秋分前后，早、晚，令人持袋摘楸叶，纳袋斤秤，取十五斤，以水一石，净釜中煎取三斗，又换锅煎取七八升，又换锅煎取二升，乃纳不津器①中。用时先取麻油半合，蜡一分，酥一栗子许，同消化；又取杏仁七粒，生姜少许同研；米粉二钱，同入膏中搅匀。先涂疮上，经二日来，乃拭却，即以篦子匀涂楸煎满疮上，仍以软帛裹之，且日一拭，更上新药。不过五六上，已破者即便生肌，未破者即内消。瘥后须将慎半年。采药及煎时并禁孝子、妇人、僧道、鸡犬见之。

久疮不瘥痒痛不瘥。楸叶头及根皮为末，傅之。

头痒生疮楸叶捣汁，频涂。

儿发不生楸叶中心捣汁，频涂。

小儿目翳嫩楸叶三两，烂捣，纸包泥裹烧干，去泥入水，少许绞汁，铜器慢熬如稀饧，瓷盒收之，每旦点之。

小儿秃疮楸叶捣汁，涂之。

漆

本作桼。木汁可以髹②物，其字像水滴而下也。人多种之，春分前移栽，易成有利，树身如柿，叶如椿。以金州者为佳，世称金漆云。干漆须捣碎炒熟用，不尔损人肠胃；若湿漆煎干更好，亦有烧存

① 不津器：不漏、不溢、不渗水的容器。津，溢。

② 髹（xiū 休）：指用漆涂在器物上。

性者。

性毒而杀虫，降而行瘀，削年深坚结之积滞，破日久凝聚之汗血，治传尸痨，除风湿痹，续筋骨，填脑髓，疗咳嗽，痞结，腰痛，女人疝瘕，经脉不通，去蛔虫，杀三虫。今人货漆，多杂桐油，故多毒。漆见蟹而化水。凡畏漆者，嚼川椒涂耳鼻则可免。生漆疮者，杉木汤、紫苏汤、蟹汤，浴之即愈。

【附方】

小儿虫病胃寒危恶证，与痫相似者。干漆（捣，烧烟尽）、白芜荑等分为末，米饮服一字至一钱。

九种心痛及腹胁积聚，滞气。筒内干漆一两，捣，炒烟尽，研末，醋煮面糊丸梧子大，每服五丸至九丸，热酒下。

女人血气妇人不曾生长，血气疼痛不可忍，及治丈夫疝气，小肠气撮痛者，并宜服。二圣丸，湿漆一两，熬一食顷，入干漆末一两，和丸梧子大，每服三四丸，温酒下，怕漆人不可服。

女人经闭《指南方》万应丸治女人月经瘀闭不来，绕脐寒疝痛彻，及产后血气不调，诸癥瘕等病。用干漆一两（打碎，炒烟尽），牛膝末一两，以生地黄汁一升，入银石器中慢熬，俟可丸，丸如梧子大，每服一丸，加至三五丸，酒饮任下，以通为度。《产宝方》治女人月经不利，血气上攻，欲呕，不得睡。用当归四钱，干漆三钱（炒烟尽）为末，炼蜜丸梧子大，每服十五丸，空心，温酒下。《千金》治女人月水不通，脐下坚如杯，时发热往来，下痢羸瘦，此为血瘕，若生肉癥，不可治也。干漆一斤（烧，研），生地黄二十斤（取汁），和煎至可丸，丸梧子大，每服三丸，空心，酒下。

产后青肿瘀痛，及血气水疾。干漆、大麦芽等分为末，新瓦瓶相间铺满，盐泥固济，煅赤，放冷研散。每服一二钱，热酒下。但是产后诸疾，皆可服。

五劳七伤补益方，用干漆、柏子仁、山茱萸、酸枣仁各等分为末，蜜丸梧子大，每服二七丸，温酒下，日二服。

喉痹欲绝不可针药者，干漆烧烟，以筒吸之。

解中蛊毒平胃散末，以生漆和丸梧子大，每空心温酒下七十丸至百丸。

下部生疮生漆涂之，良。

【叶】

晒干研末，日用温服一钱匕。治五尸劳疾，杀虫。

【子】治下血。

【花】治小儿解颅，腹胀，交胫不行。

木　犀

《纲目》作菌桂，一名筒桂，又名小桂。叶如栀子叶而光洁，丛生岩岭间，谓之岩桂，俗呼为木犀。其花有白者名银桂，黄者名金桂，红者名丹桂。有秋花者，有春花者，有四季花者，有逐月花者。其皮薄而不辣，不入药用。惟花可收。若浸酒、盐渍，及作香茶之类。

【花】

性温，味辛。

同百药煎、孩儿茶作膏饼，噙，生津，辟臭，化痰，治风虫牙痛；同麻油蒸熟，润发，及作面脂。

【皮】

治百病，养精神，和颜色。为诸药先通聘使。久服轻身不老，面生光华，常如童子。

木　兰

又有杜兰、林兰、木莲、黄心诸名。枝叶俱疏，其花内白外紫，亦有四季开者。深山生者尤大，可以为舟。其木肌细而心黄，梓匠重之。

【皮】

性寒，味苦。主治酒疸，利小便，疗重舌，中风伤寒，身大热在皮肤中，去面热、赤皰、酒皶，恶风、癫疾，明耳目，去臭气，阴下湿痒，水肿痈疽。

【附方】

小儿重舌木兰皮一尺（广四寸，削去粗皮），入醋一升渍汁，噙之。

面上皶皰鼾䵳。用木兰皮一斤细切，以三年酢浆渍之百日，晒干，捣末，每浆水服方寸匕，日三服。《肘后》用酒渍之，栀子仁一斤。

酒疸发斑赤黑黄色，心下燠痛，足胫肿满，小便黄，由大醉当风、入水所致。用木兰皮一两，黄芪三两为末，酒服方寸匕，日三服。

【花】

主治：鱼哽，骨哽，化铁丹用之。

木笔

《纲目》作辛夷，又有辛雉、侯桃、房木、迎春诸名。处处有之，园亭间多种植。先花后叶，初出枝头，苞长半寸，面光如笔，有毛顺铺，花开如莲而小，有粉红及紫二色，入药用紫者，以未开时收为药。亦有白色者，人呼为玉兰。又有千叶者。

【苞】

性温，味辛。入药微炙。治眼去皮，用向里实者。

主治：温中解肌，利九窍，通鼻塞涕出，面肿引齿痛，寒热风，头脑疼，憎寒体噤，瘙痒眩冒，身兀兀如在船车之上者。长须发，去白虫，入面脂，生光泽。疗鼻渊、鼻鼽、鼻窒、鼻疮，及痘后鼻疮，并用研末，入麝香少许，葱白蘸入数次，甚良。

樟

西南处处山谷有之。木高丈余，小叶似桑而尖长，背有黄赤茸毛，四时不凋，夏开细花，结小子，木大者数抱，肌理细而错纵有文，宜于雕刻，气甚芬烈。豫、樟乃二木名，一类二种也。

性温，味辛。

主治：恶气，中恶，心腹痛，鬼疰，霍乱，腹胀，宿食不消，常吐酸臭水。酒煮服。无药处用之煎汤，浴脚气，疥癣风痒。作履，除脚气。霍乱须吐者，以木屑煎浓汁，吐之甚良。又中恶鬼气卒死者，以木烧烟熏之，待醒自安。

【附方】

手足痛风冷痛如虎咬者，用樟木屑一斗，急流水一石，煎极滚，泡之，乘热安足于桶上熏之，以草荐①围住，勿令汤气入目，其功甚捷。此家传经验方也。

【瘿节】

主治：风疰鬼邪。

【附方】

三木节散治风劳，面色青白，肢节沉重，膂间痛，或寒、或热、或躁、或嗔，思食不能食，被虫侵蚀，证状多端。天灵盖（酥炙，研）二两，牛黄、人中白（焙）各半两，麝香二钱为末，别以樟木瘤节、皂荚木瘤节、槐木瘤节各为末五两。每以三钱，水一盏，煎半盏，去滓，调前末一钱，五更顿服，取下虫物为妙。

乌　药

又有旁其、鳑魮、矮樟诸名。吴楚山中极多，人以为薪。根、叶皆有香气，似樟而矮小也。嫩者肉白，老者肉褐色。

---

① 草荐：草垫。

气雄，性温，味辛，带微苦，故能快气宣通，疏散凝滞，甚于香附。外解表而理肌，内宽中而顺气。以此散寒气，则客寒冷痛自除；驱邪气，则天行疫瘴即却；开郁气，中恶腹痛，胸膈胀满，顿然可减；疏经气，中风四肢不遂，初产血气凝滞，渐次能通，皆藉其气雄之功也。米泔浸三四日，令透，方好切片用。

【附方】

乌沉汤治一切气，一切冷，补五脏，调中壮阳，暖腰膝，去邪气、冷风、麻痹，膀胱、肾间冷气攻冲背膂，俛仰不利，风水肿毒，吐泻转筋，瘕癖刺痛，中恶心腹痛，鬼气疰忤，天行瘴疫，妇人血气痛。用天台乌药一百两，沉香五十两，人参三两，甘草（爁①）四两为末。每服半钱，姜盐汤空心点服。

一切气痛不拘男女，冷气、血气、肥气、息贲气、伏梁气、奔豚气，抢心切痛，冷汗，喘息欲绝。天台乌药（小者，酒浸一夜，炒）、茴香（炒）、青橘皮（去白，炒）、良姜（炒）等分为末，温酒、童便调下。

男妇诸病香乌散，用香附、乌药等分为末，每服一二钱。饮食不进，姜枣汤下；疟疾，干姜白盐汤下；腹中有虫，槟榔汤下；头风虚肿，茶汤下；妇人冷气，米饮下；产后血攻心脾痛，童便下；妇人血海痛、男子疝痛，茴香汤下。

小肠疝气乌药一两，升麻八钱。水二钟，煎一钟，露一宿，空心热服。

脚气掣痛乡村无药，初发时，即取土乌药，不犯铁器，布揩去土，瓷瓦刮屑，好酒浸一宿。次早空心温服，溏泄即愈。入麝少许，尤佳。痛入腹者，以乌药同鸡子，瓦罐中水煮一日，取鸡子，切片蘸食，以汤送下，甚效。

---

① 爁（làn 烂）：烤。

血痢泻血乌药烧存性，研，陈米饭丸梧子大。每米饮下三十丸。

小儿慢惊昏沉，或搐。乌药磨水灌之。

气厥头痛不拘多少，及产后头痛。天台乌药、川芎䓖等分为末。每服二钱，腊茶清调下。产后，铁锤烧红淬酒调下。

咽喉闭痛生乌药（即矮樟根），以酸醋二盏，煎一盏，先噙后咽，吐出痰涎为愈。

孕中有痛洪州乌药软白香辣者五钱，水一盏，牛皮胶一片，同煎至七分，温服。乃龚彦德方也。

心腹气痛乌药水磨浓汁一盏，入橘皮一片，苏一叶煎服。

枫

枝干修耸，大者连数围，其实成球，有柔刺，有香脂，即白胶香也。

【白胶香】凡用，以虀水煮二十沸，入冷水中，揉扯数十次，晒干用。

性平，味苦辛。主治：瘾疹，风痒，浮肿，煮水浴之。一切痈疽、疮疥、金疮，吐衄、咯血，活血生肌，止痛解毒。烧过揩牙，永无牙疾。

【附方】

吐血不止白胶香为散，每服二钱，新汲水调下。

吐血衄血白胶香、蛤粉等分为末，姜汁调服。

吐血咯血《澹寮方》用白胶香、铜青各一钱为末，入干柿内，纸包，煨熟，食之。《圣惠》用白胶香（切片、炙黄）一两，新绵一两（烧灰）为末，每服一钱，米饮下。

金疮断筋枫香末，傅之。

便痈脓血白胶香一两为末，入麝香、轻粉少许，掺之。

小儿奶疽生面上。用枫香为膏，摊贴之。

瘰疬软节白胶香一两化开，以蓖麻子六十四粒研入，待成膏，摊贴。

诸疮不合白胶香、轻粉各二钱，猪脂和涂。

一切恶疮水沉金丝膏，用白胶香、沥青各一两，以麻油、黄蜡各二钱半同溶化，入冷水中扯千遍，摊贴之。

恶疮疼痛枫香、腻粉等分为末，浆水洗净，贴之。

久近胫疮白胶香为末，以酒瓶上箬叶夹末，贴之。

小儿疥癣白胶香、黄檗、轻粉等分为末，羊骨髓和，傅之。

大便不通白胶香半枣大，鼠粪二枚，研匀，水和作梃，纳入肛门，良久自通。

年久牙疼枫香脂为末，以香炉内灰和匀，每旦揩擦。

鱼骨哽咽白胶香，细细吞之。

【木皮】

煮汁饮，治水肿，下水气，止水痢。煎汤浴，止霍乱、刺风、冷风。

【附方】

大风疮枫子木（烧存性，研）、轻粉等分，麻油调搽，极妙。章贡有鼓角匠病此，一道人传方，遂愈。

【根叶】

主治痈疽已成。擂酒饮，以渣贴之。

【菌】

有毒。误食令人笑不止，地浆解之。

桐

又有白桐、黄桐、泡桐、椅桐、荣桐诸名。处处有之。有四种白花桐，主朝阳地易长，叶圆大而尖，花白色，心微红；紫花桐，文理细而体坚，叶三角而圆大，色青多毛，花紫色；有结子如胡椒样而大者，名梧桐，见果部；有结实大而圆，内有二子或四子，大如大枫子，可做油者，名油桐，见后。

叶，性寒，味苦。

主治恶蚀疮，消肿毒，生发。

【附方】

手足浮肿桐叶煮汁渍之，并饮少许，或加小豆尤妙。

痈疽发背大如盘，臭腐不可近。桐叶醋蒸，贴上，退热止痛，渐渐生肉收口。极验，秘方也。

发落不生桐叶一把，麻子仁三升，米泔煮五六沸，去滓。日日洗之则长。

发白染黑经霜桐叶及子，多收捣碎，以甑蒸之，生布绞汁，沐头。

【木皮】

治五痔，杀三虫，疗奔豚气病、五淋。沐发，去头风，生发滋润；煎汁，涂恶疮，小儿丹毒。

【附方】

肿从脚起削桐木煮汁渍之，并饮少许。

伤寒发狂六七日，热极，狂言，见鬼欲走。取桐皮（削去黑，擘断）四寸一束，以酒五合，水一升，煮半升，去滓顿服，当吐下青黄汁数升，即瘥。

跌扑伤损水桐树皮去青留白，醋炒，捣傅。

【花】

傅猪疮。饲猪，肥大三倍。

【附方】

眼见诸物禽虫飞走，乃肝胆之疾。青桐子花、酸枣仁、玄明粉、羌活各一两为末，每服二钱，水煎去滓，日三服。

油　桐

《纲目》作罂子桐，又名虎子桐、荏桐。枝、干、花、叶并类紫花桐而小，树长亦迟，花微红，实大而圆，每实中有二子或四子，大如大枫子肉，白可榨油，入漆家及艌船用。为时所须，宜辨真伪，唯以篾圈蘸起如鼓面者为真。

【桐油】

性寒，味甘、微辛，有毒。吐人得，酒可解。

主治：摩疥癣虫疮、毒肿，毒鼠至死，傅恶疮及宣水肿，涂鼠咬处能辟鼠，涂胫疮，汤火伤疮，吐风痰喉痹，及一切诸疾。以水和油扫人喉中探吐，或以子研末，吹入喉中取吐。又点灯烧铜箸头，烙风热烂眼，效。

【附方】

痈肿初起桐油点灯，入竹筒内熏之，得出黄水即消。

血风臁疮胡粉筛过，研，桐油调作隔纸膏，贴之。又方，用船上陈桐油石灰煅过，又以人发拌桐油，炙干为末，仍以桐油调作膏，涂纸上，刺孔，贴之。

脚肚风疮如癞。桐油、人乳等分，扫之。数次即愈。

酒皶赤鼻桐油入黄丹、雄黄，傅之。

冻疮皲裂桐油一碗，发一握，熬化，瓶收。每以温水洗令软，傅之即安。

解砒石毒桐油二升，灌之，吐即毒解。

楝

一名苦楝子，又名金铃子。树长甚速，三五年即可作椽，其子正如圆枣，以川中者为良。

【子】

性寒，味苦，有小毒。得酒煮，乃寒因热用也，茴香为之使。

主治：泻膀胱，疗诸疝，心腹热厥暴痛，温疫伤寒，大热烦狂，失心躁闷，利小便，杀三虫，虫痔，疥疡。

【附方】

热厥心痛或发或止，身热足寒，久不愈者。先灸太溪、昆仑，引热下行。内服金铃散：用金铃子、玄胡索各一两为末。每服三钱，温酒调下。

小儿冷疝气痛，肤囊浮肿。金铃子去核五钱，吴茱萸二钱半为末，酒糊丸黍米大。每盐汤下二三十丸。

丈夫疝气本脏气伤，膀胱连小肠等气。金铃子一百个（温汤浸过，去皮），巴豆二百个（微打破），以面二升，同于铜铛内，炒至金铃子赤为度，放冷取出，去核为末，巴、面不用。每服三钱，热酒或醋汤调服。一方，入盐炒茴香半两。

癫疝肿痛《澹寮方》楝实丸，治钩肾偏坠，痛不可忍。用川楝子肉五两，分作五份，一两用破故纸二钱炒黄，一两用小茴香三钱、食盐半钱同炒，一两用莱菔子一钱同炒，一两用牵牛子三钱同炒，一两用斑蝥七枚（去头、足）同炒。拣去食盐、莱菔、牵牛、斑蝥，只留故纸、茴香，同研为末，以酒打面糊丸梧子大。每空心酒下五十丸。《得效方》楝实丸：治一切疝气肿痛，大有神效。用川楝子（酒润取肉）一斤，分作四份：四两用小麦一合，斑蝥四十九个同炒熟，去蝥；四两用小麦一合，巴豆四十九枚同炒熟，去豆；四两用小麦一合，巴戟肉一两同炒熟，去戟；四两用小茴香一合，食盐一两同炒熟，去盐。加破故纸（酒炒）一两，广木香（不见火）一两为末，酒煮面糊丸梧子大。每服五十丸，盐汤空心下，日三服。《直指方》楝实丸，治外肾胀大，麻木痛破，及奔豚疝气。用川楝子四十九个分七处（切取肉）：七个用小茴香五钱同炒，七个用破故纸二钱半同炒，七个用黑牵牛二钱半同炒，七个用食盐二钱同炒，七个用萝卜子二钱半同炒，七个用巴豆十四个同炒，七个用斑蝥十四个（去头、足）同炒。拣去萝卜子、巴豆、斑蝥三味不用，入青木香五钱，南木香、官桂各二钱半为末，酒煮面糊丸梧子大。每服三十丸，食前用盐汤下，一日三服。

脏毒下血苦楝子炒黄为末，蜜丸梧子大，米饮每吞十丸至二十丸。

腹中长虫楝实以醇苦酒浸一宿，绵裹，塞入谷道中三寸许。日二易之。

耳卒热肿楝实五合，捣烂，绵裹塞之，频换。

肾消膏淋病在下焦。苦楝子、茴香等分，炒为末，每温酒服一钱。

小儿五疳川楝子肉、川芎䓖等分为末，猪胆汁丸，米饮下。

【根及木皮】

性微寒，味苦，微毒。雄者根赤，有毒，吐泻杀人，不可误服；雌者白，入药。每一两可入糯米五十粒，同煎解毒。若泻者，以冷粥止之，不泻者，以热葱粥发之。

主治：蛔虫，利大肠。苦酒合涂疥癣，甚良。煎汤，浸洗游风，热毒风疹，恶疮，疥癞，小儿壮热。

【附方】

消渴有虫苦楝根白皮一握（切，烘、焙），入麝香少许，水二碗，煎至一碗，空心饮之，虽困顿不妨。下虫如蛔而红色，其渴自止。消渴有虫，人所不知。

小儿蛔虫楝木皮削去苍皮，水煮汁，量大小饮之。《斗门方》用为末，米饮服二钱。《集简》用根皮同鸡卵煮熟，空心食之，次日虫下。《经验方》抵圣散，用苦楝皮二两，白芜荑半两为末，每以一二钱水煎，服之。《简便》用楝根白皮去粗二斤，切，水一斗，煮取汁三升，沙锅成膏，五更初温酒服一匙，以虫下为度。

小儿诸疮恶疮、秃疮、蠼螋疮、浸淫疮并宜。楝树皮或枝，烧灰傅之，干者，猪脂调。

口中瘘疮东行楝根，细剉，水煮浓汁，日日含漱，吐去勿咽。

蜈蚣蜂伤楝树枝叶汁，涂之良。

疥疮风虫楝根皮、皂角（去皮、子）等分为末，猪脂调涂。

【花】

治热痱，焙末掺之。铺席下，杀蚤虱。

【叶】

治疝气、囊痛，临发时，煎酒饮。

柳

一名小杨，又名杨柳。杨枝硬而扬起，故谓之杨；柳枝弱而垂流，故谓之柳，盖一类二种也。《尔雅》云：杨，蒲柳也；旄，泽柳也；柽，河柳也。观此，则杨可称柳，柳亦可称杨。故今南人，犹并称杨柳云。

【花】又名柳絮。春初生柔荑，即开黄蕊花，至春晚，叶长成后，花中结细黑子，蕊落而絮出如白绒，因风而飞。子着衣物能生虫，入池沼即化为浮萍。古者春取榆、柳之火。陶朱公言种柳千树，可足柴炭。其嫩芽可作饮汤。性寒，味苦。主治：风水，黄疸，面热黑，痂疥，恶疮，金疮。

【柳实】

主溃痈，逐脓血。子汁疗渴。

【华】

主止血，治湿痹，四肢挛急，膝痛。

【附方】

吐血咯血柳絮焙研，米饮服一钱。

金疮血出柳絮封之，即止。

面上脓疮柳絮、腻粉等分，以灯盏油调涂。

走马牙疳杨花烧存性，入麝香少许，搽。

大风疠疮杨花四两，捣成饼，贴壁上，待干取下，米泔水浸一时，取起，瓦焙，研末二两，白花蛇、乌蛇各一条（去头尾，酒浸，取肉），全蝎、蜈蚣、蟾酥、雄黄各五钱，苦参、天麻各一两为末。水煎麻黄，取汁熬膏，和丸梧子大，朱砂为衣。每服五十丸，温酒下，一日三服，以愈为度。

脚多汗湿杨花着鞋及袜内穿之。

【叶】

主治天行热病，传尸骨蒸劳，心腹内血，止痛，疗白浊，解丹毒。煎膏，续筋骨，长肉止痛。主服金石人发大热闷，汤火疮毒入腹热闷。及疔疮恶疥、痂疮马疥、漆疮，煎煮洗之，立愈。

【附方】

小便白浊清明柳叶，煎汤代茶，以愈为度。

小儿丹烦柳叶一斤，水一斗，煮取汁三升，搨洗赤处，日七八度，良。

眉毛脱落垂柳叶，阴干为末，每姜汁于铁器中调，夜夜摩之。

卒得恶疮不可名识者，柳叶或皮，水煮汁，入少盐，频洗之。

面上恶疮方同上。

痘烂生蛆嫩柳叶铺席上，卧之，蛆尽出而愈也。

【枝】及【白根皮】

主治：痰热、淋疾、黄疸、白浊。为浴汤，洗风肿瘙痒；煮酒，漱齿疼。慰诸痛肿，去风止痛，消肿。小儿一日五日寒热，煎枝浴之。

【附方】

黄疸初起柳枝，煮浓汁半升，顿服。

脾胃虚弱不思饮食，食下不化，病似翻胃、噎膈。清明日取柳枝一大把，熬汤，煮小米作饭，酒面滚成珠子，晒干，袋悬风处。每用烧滚水，随意下米，米沉住火，少时米浮，取看无硬心，则熟，可食之，久则散，不粘矣。名曰络索米。

走注气痛气痛之病，忽有一处，如打扑之状，不可忍，走注不定，静时其处冷如霜雪，此皆暴寒伤之也。以白酒煮杨柳白皮暖熨之，有赤点处鍼去血，妙。凡诸卒肿、急痛，熨之皆即止。

风毒卒肿方同上。

阴卒肿痛柳枝三尺长二十枚，细剉，水煮极热，以故帛裹包肿处，仍以热汤洗之。

项下瘿气水涯露出柳根三十斤，水一斛，煮取五升，以糯米三斗，如常酿酒，日饮。

齿龈肿痛垂柳枝、槐白皮、桑白皮、白杨皮等分煎水，热含冷吐。又方，柳枝、槐枝、桑枝，煎水熬膏，入姜汁、细辛、芎䓖末，每用擦牙。

风虫牙痛杨柳白皮，卷如指大，含咀，以汁渍齿根，数过即愈。又方，柳枝一握，剉入少盐花浆水，煎含，甚验。又方，柳枝（剉）一升，大豆一升，合炒，豆熟瓷器盛之，清酒三升渍三日，频含漱涎，三日愈。

耳痛有脓柳根细切，熟捣，封之，燥即易之。

漏疮肿痛柳根红须煎水，日洗。《摘玄方》用杨柳条，罐内烧烟，熏之，出水即愈。

乳痈妒乳初起坚紫，众疗不瘥。柳根皮，熟捣火温，帛裹熨之，冷更易，一宿消。

反花恶疮肉出如饭粒，根深脓溃。柳枝叶三斤，水五升，煎汁二升，熬如饧，日三涂之。

天龙丹毒赤从背起。柳木灰，水调涂之。

汤火灼疮柳皮烧灰，涂之，亦可以根白皮煎猪脂，频傅之。

痔疮如瓜肿痛如火。柳枝煎浓汤洗之，艾灸三五壮。王及郎中病此，驿吏用此方灸之，觉热气入肠，大下血秽，至痛一顷，遂消，驰马而去。

【柳胶】

治恶疮及结砂子。

【柳耳】见叶部。

【柳寄生】

治肠气刺痛。捣汁，服一盏。

柽音侦**柳**

又有赤柽、赤杨、河柳、雨师、人柳、垂丝柳、三眠柳、观音柳诸名。小干弱枝，插之易生，赤皮，细叶如丝，婀娜可爱。一年三次做花，花穗长三四寸，水红色，亦有白色者。

性温，味甘咸。

主治：剥驴马血入肉毒，取木片火炙熨之，并煮汁浸之。枝叶消痞解酒毒，利小便。

【附方】

腹中痞积观音柳煎汤，露一宿，五更空心饮数次，痞自消。

一切诸风不问远近。柽叶半斤（切，枝亦可），荆芥半斤，水五升，煮二升，澄清，入白蜜五合，竹沥五合，新瓶盛之，油纸封入，重汤煮一伏时，每服一小盏，日三服。

酒多至病长寿仙人柳晒干为末，每服一钱，温酒调下。

【柽乳】即脂汁。

合质汗药，治金疮。

榉　柳

《纲目》作榉，又名鬼柳。其树高举，其木如柳，故名。讹为鬼柳。郭璞注作柜柳，云：似柳，皮可煮饮也，叶可为茶。

【木皮】

性寒，味苦。

主治：时行头痛，热结在肠胃。夏日煎饮去热。煎汁服，疗水气，断痢，安胎，止妊妇腹痛。山榉皮，性平，治热毒风熸肿痛。

【附方】

通身水肿榉树皮，煮汁日饮。

毒气攻腹手足肿痛。榉树皮和槲皮煮汁，煎如饴糖，以桦皮煮浓汁化饮。

蛊毒下血榉皮一尺，芦根五寸，水二升，煮一升，顿服，当下蛊出。

小儿痢血梁州榉皮二十分（炙），犀角十二分，水三升，煮取一升，分三服，取瘥。

飞血赤眼榉皮（去粗皮，切）二两，古钱七文，水一升半，煎七合，去滓，热洗，日二次。

【叶】

挼，贴火烂疮。盐捣，罯肿烂恶疮。

水　杨

又有青杨、蒲柳、蒲杨、蒲移（音移）、移柳、雚苻（音丸蒲）诸名。杨枝硬而扬起，故谓之杨。多宜水涘蒲灌之地，故名。有二种，一种皮正青，一种皮正白。可为椅背，土尤多，花与柳同。

【枝叶】

性平，味苦。

主治：久痢赤白。捣汁一升服，日二，效。疗痈肿痘毒。痘疮数日陷顶，浆滞不行，或风寒所阻者，宜用水杨枝叶（无叶时，单用枝）五斤，流水一大釜，煎汤温浴之，如冷添汤。良久，照见累起红晕丝者，浆行也。如不满，再浴之。力弱者，只洗头面手足。如屡浴不起者，气血败矣，不可再浴。始出及痒塌者，皆不可浴。痘不行浆，乃气涩血滞，腠理周密，或风寒外阻而然。浴令暖气透达，和畅郁蒸，气血通彻，每随气暖而发，行浆贯满，功非浅也。内服助气血药更效。风寒亦散矣。

【木白皮及根】

治金疮疼楚，乳痈，诸肿痘疮。

【附方】

金疮苦痛杨木白皮，熬燥碾末。水服方寸匕。仍傅之，日三次。

白杨

一名独摇。木高大，叶圆似梨而肥大有尖。面青而光，背甚白色，有锯齿。木肌细，性坚直，用为梁栱，终不挠曲。与移杨乃一类二种也。治病之功，大抵仿佛。嫩叶亦可救荒，老叶可作酒曲料。

【木皮】

性寒，味苦。

主治：毒风脚气肿，四肢缓弱不随，毒气游易在皮肤中，痰癖等。酒渍服之，去风痹，宿血，折伤，血沥在骨肉间，痛不可忍，及皮肤风瘙肿。杂五木为汤，浸损处，治扑损瘀血，并煎酒服。煎膏，可续筋骨。煎汤日饮，止孕痢。煎醋含漱，止牙痛。煎浆水，入盐，含漱，治口疮。煎水酿酒，消瘿气。

【附方】

妊娠下痢白杨皮一斤，水一斗，煮取二升，分三服。

项下瘿气秫米三斗炊熟，取圆叶白杨皮十两，勿令见风，切，水五升，煮取二升，渍曲末五两，如常酿酒。每旦一盏，日再服。

【枝】

消腹肿，治吻疮。

【附方】

口吻烂疮白杨嫩枝，铁上烧灰，和脂傅之。

腹满癖坚如石，积年不损者，必效。方用白杨木东枝去粗皮，辟风细剉，五升，熬黄，以酒五升淋讫，用绢袋盛滓，还纳酒中，密封再宿，每服一合，日三服。

面色不白白杨皮十八两，桃花一两，白瓜子仁三两，为末，每服方寸匕，日三服，五十日，面及手足皆白。

【叶】

治龋齿，煎水含漱。又治骨疽久发，骨从中出，频捣傅之。

移　柳

《纲目》作扶移，又名唐棣。高飞独摇，无风叶动，花反而后合，余见白杨下。

【木皮】

性平，味苦。

主治：去风血，脚气疼痹，踠损瘀血，痛不可忍。取白皮火炙，酒浸服之。和五木皮煮汤，捋脚气，杀瘃虫风瘙。烧作灰置酒中，令味正，经时不败。

【附方】

妇人白崩扶杨皮半斤，牡丹皮四两，升麻、牡蛎（煅）各三两。每用一两，酒二钟钟，煎一钟钟，食前服。

松　杨

一名椋子木。其材如松，其身如杨，故名。松杨县以此得名。江西呼为凉木。

【木】

性平，味甘咸。

治折伤，破恶血，养好血，安胎，止痛，生肉。

【木皮】

治水痢。不问冷热，浓煎令黑，服一升。

橝音潭**木**

《纲目》作橉（良刃切）。木生江南深山，性最硬。梓人谓之橉筋木。人染红用，叶可酿酒。

【灰】

性温，味甘。

主治：卒心腹癥瘕，坚满痃癖，淋汁八升，酿米一斗，待酒熟，每温饮半合，渐增至一二盏，即愈。

乌臼木

又名鸦臼，乌喜食其子，故名。南方平泽甚多，人种植之，采子蒸油浇烛，子上皮脂胜于仁也。

【根白皮】

性温，味苦。慢火炙干黄乃用。

主治：暴水，癥结，积聚。一人病肿满气壮，掘此根捣烂，河水煎服一碗，连行数次，病愈。但气虚人不可轻用。出《圣惠方》。疗头风，通大小便，解蛇毒。

【附方】

小便不通乌臼根皮煎汤，饮之。

大便不通乌臼木根，方长一寸，劈破，水煎半盏，服之立通，不用多吃。其功神圣，兼能取水。

二便关格二三日则杀人。乌臼东南根白皮，干为末，热水服二钱，先以芒硝二两煎汤服，取吐，甚效。

水气虚肿小便涩。乌臼皮、槟榔、木通一两为末。每服二钱，米饮下。

脚气湿疮极痒，有虫。乌臼根为末，傅之，少时有涎出，良。

尸注中恶心腹痛刺，沉默错乱。用乌臼根皮煎浓汁一合，调朱砂末一钱服。《肘后方》无朱砂。

暗疔昏狂疮头凸红，柏树根经行路者取二尺许，去皮捣烂，井华水调一盏服，待泻过，以三角银杏仁浸油，捣，盦患处。

婴儿胎疮满头。用水边乌臼树根晒，研，入雄黄末少许，生油调搽。

鼠莽砒毒乌臼根半两，擂水服之。

盐齁痰喘柏树皮去粗捣汁，和飞面做饼，烙熟。早晨与儿吃三四

个，待吐下盐涎乃佳，如不行，热茶擢之

【叶】

主治：食牛、马、六畜肉，生疔肿欲死者。捣自然汁一升，顿服，得大利，去毒即愈，未利再服，冬用根。

【柏油】

涂头，变白为黑。服一合，令人下利，去阴下水气。炒子作汤，亦可涂一切肿毒、疮疥。

【附方】

脓泡疥疮柏油二两，水银二钱，樟脑五钱，同研，频入唾津，不见腥乃止。以温汤洗净疮，以药填入。

小儿虫疮用旧绢作衣，化柏油涂之，与儿穿着，次日虫皆出油上，取下爁之，有声是也。别以油衣与穿，以虫尽为度。

柘

处处山中有之，喜丛生，干疏而直，叶丰而厚，团而有尖。其叶饲蚕，取丝作琴瑟弦，清响胜常。其木染黄赤色，谓之柘黄，上用所服。

【木白皮　东行根白皮】

性温，味甘。

主治：妇人崩中血结，疟疾。酿酒服，主风虚耳聋。《圣惠方》治耳鸣、耳聋一二十年。柘根酒用柘根二十斤，菖蒲五斗，各以水一石，煮取汁五斗，故铁二十斤煅赤，以水五斗，浸取清，合水一石，五斗用米二石，曲二斗，如常酿法。酒成，以磁石三斤为末，浸酒中三宿，日夜饮之，取小醉而眠，闻人声乃止。补劳损虚羸，腰肾冷，梦与人交接泄精者。

【附方】

飞丝入目柘浆点之，以绵蘸水拭去。

洗目令明柘木煎汤，按日温洗，自寅至亥乃止，无不效者。正月初二、二月初二、三月不洗，四月初五、五月十五、六月十一、七月初七、八月初二、九月初二、十月十九、十一月不洗，十二月十四日，徐神翁方也。

小儿鹅口重舌。柘根五斤剉，水五升，煮二升，去滓，煎取五合，频涂之。无根弓材亦可用。

【柘黄】见菜部，木耳下。

奴　柘

树似柘而小，有刺，叶如柞叶而小，可饲蚕。

【刺】

性温，味苦。

主治：男子痃癖闷痞，老妇血瘕。取刺，和三棱、草乌、马鞭草，作煎如稠糖。病在心，食后；在脐，空心服。当下恶物而愈。

枳

子小者，名枳实；大而老者，名枳壳。以沉久者良，小麦麸炒焦，去麸用。

【实】

性寒，味苦微辛。

专泄胃实，猛酷速下，开导坚结，有推墙倒壁之功。主中脘以治血分，疗脐腹间实满，消痃癖，祛停水，逐宿食，破结胸，通便闭，非此不能也。若痞满者，因脾经有积血，如脾无积血则不满；若皮肤作痒，因积血滞于中，不能荣养肌表；苦饮食不思，因脾气郁结，不能运化。皆取其辛散苦泻之力也，为血分中之气药，惟此称最。佐白术，能健脾开胃；同栝楼、黄连、半夏，治伤寒结胸。

【附方】

卒胸痹痛枳实捣末，汤服方寸匕，日三夜一。

胸痹结胸胸痹，心下痞坚，留气结胸，胁下逆气抢心，枳实薤白汤主之。陈枳实四枚，厚朴四两，薤白半斤，栝楼一枚，桂一两，以水五升，先煎枳、朴，取二升，去滓，纳余药，煎三两沸，分温三服，当愈。

伤寒胸痛伤寒后，卒胸膈闭痛。枳实麸炒为末，米饮服二钱，日二服。

产后腹痛枳实麸炒、芍药酒炒各二钱，水一盏，煎服，亦可为末服。

奔豚气痛枳实炙为末，饮下方寸匕，日三夜一。

妇人阴肿坚痛。枳实半斤碎，炒，帛裹熨之，冷即易。

大便不通枳实、皂荚等分为末，饭丸，米饮下。

积痢脱肛枳实石上磨平，蜜炙黄，更互熨之，缩乃止。

小儿久痢水谷不调。枳实（捣末），饮服一二钱。

肠风下血枳实半斤麸炒，黄芪半斤为末，米饮非时服二钱匕，糊丸亦可。

小儿五痔不以年月。枳实为末，炼蜜丸梧子大，空心饮下三十丸。

小儿头疮枳实烧灰，猪脂调涂。

皮肤风疹枳实醋浸，火炙，熨之即消。

【枳壳】

性微寒，味苦辛。

专利肺气，因质体大，则性宽缓而迟下，通利结气而不致骤泄，故主上焦，以治气分。因味带辛，用之散滞，疗胸膈间痞满，宽膨胀，逐水气，消痰饮，推宿食，顺气逆，止咳嗽。又肺主皮毛，治遍身风痒，疏解瘢疹，通利关节。且肺与大肠为表里，兼宽大肠，以除结痢，袪痔痛，理肠风，抑其气以行血。使胎前无滞，佐白术以安胎，最为神妙。凡快气之品，勿宜多用。

【附方】

伤寒呃噫枳壳半两，木香一钱为末。每白汤服一钱，未止再服。

老幼腹胀血气凝滞，用此宽肠顺气，名四妙丸。商州枳壳（厚而绿背者，去穰）四两，分作四份，一两用苍术一两同炒，一两用萝卜子一两同炒，一两用干漆一两同炒，一两用茴香一两同炒黄，去四味，只取枳壳为末，以四味煎汁，煮面糊和丸梧子大。每食后米饮下五十丸。

消积顺气治五积六聚，不拘男、妇、老、幼，但是气积，并皆治之，乃仙传方也。枳壳三斤去穰，每个入巴豆仁一个，合定札煮，慢火水煮一日，汤减再加热汤，勿用冷水，待时足汁尽，去巴豆，切片晒干，勿炒，为末，醋煮面糊丸梧子大。每服三四十丸，随病汤使。

顺气止痢枳壳炒二两四钱，甘草六钱为末。每沸汤服二钱。

疏导脚气即上方。用木瓜汤服。

小儿秘涩枳壳（煨，去穰）、甘草各一钱，以水煎服。

肠风下血不拘远年近日。《博济方》用枳壳（烧黑存性）五钱，羊胫炭（为末）三钱，五更空心米饮服，如人行五里再一服，当日见效。《简便》用枳壳一两，黄连五钱，水一钟钟，煎半钟钟，空心服。

痔疮肿痛《必效方》用枳壳煨熟熨之，七枚立定。《本事方》用枳壳末入瓶中，水煎百沸，先熏后洗。

怀胎腹痛枳壳三两麸炒，黄芩一两。每服五钱，水一盏半，煎一盏服。若胀满身重，加白术一两。

产后肠出不收。枳壳煎汤浸之，良久即入也。

小儿惊风不惊丸，治小儿因惊气吐逆作搐，痰涎壅塞，手足掣疭，眼睛斜视。枳壳（去穰，麸炒）、淡豆豉等分为末。每服一字，甚者半钱。急惊，薄荷自然汁下；慢惊，荆芥汤入酒三五点下。日三服。

牙齿疼痛枳壳浸酒，含漱。

风疹作痒枳壳三两，麸炒为末，每服二钱，水一盏，煎六分，去滓，温服，仍以汁涂。

小儿软疖大枳壳一个去白，磨口平，以面糊抹边，合疖上，自出脓血尽，更无痕也。

利气明目枳壳麸炒，一两为末，点汤代茶。

下早成痞伤寒阴证，下早成痞，心下满而不痛，按之虚软。枳壳、槟榔等分为末，每服三钱，黄连汤调下。

胁骨疼痛因惊伤肝者，枳壳一两（麸炒），桂枝（生）半两，为细末。每服二钱，姜枣汤下。

【枳茹】树皮也，或云枳壳上刮下皮也。

主治：中风身直，不得屈伸反复，及口僻眼斜。刮皮一升，酒三升，渍一宿。每温服五合，酒尽再作。树茎及皮，主水胀，暴风，骨节疼急。

【根皮】

主治：浸酒，漱齿痛；煮汁服，治大便下血；末服，治野鸡病有血。

【嫩叶】

主治：煎汤代茶，去风。

枸　橘

又名臭橘。处处有之，俱似橘，但干多刺。二月开白花，青蕊不香，结实大如弹丸，形如枳实而壳薄不香，或收小实，伪充枳实及青皮，不可不辨。

【叶】

性温，味辛。

主治：下痢脓血，后重。同萆薢等分，炒存性，研，每茶调二钱服。又治喉瘘，消肿导毒。

【附方】

咽喉怪证咽喉生疮，层层如叠，不痛，日久有窍，即出臭气，废饮食。用臭橘叶煎汤，连服必愈。夏子益《奇病方》。

【刺】

主治风虫牙痛。每以一合，煎汁含之。

【核】

主治肠风，下血不止。同樗根白皮，等分炒研，每服一钱，皂荚子煎汤调服。

【附方】

白疹瘙痒遍身者，小枸橘细切，麦麸炒黄为末，每服二钱，酒浸，少时饮酒。初，以枸橘煎汤，洗患处。

【树皮】

主治中风，强直不得屈伸。细切一升，酒二升，浸一宿。每日温服半升，酒尽再作服。

栀　子

又有木丹、越桃、鲜支诸名。花名薝蔔，叶如兔耳，厚而深绿。春荣秋瘁，入夏开花，大如酒栀，白瓣黄蕊，随即结实，薄皮细子有须，霜后收之。蜀中有红栀子，花烂红色，染物则赭红色。

性寒，味苦。治上、中二焦，连壳用；下焦，去壳，洗去黄浆，炒用。治血病，炒黑用；去心胸热，用仁；去肌表热，用皮。色赤类火，味苦降下。取其体质轻浮，从至高之分，使三焦火屈曲下行。主治肺热咳嗽，吐衄妄行，胃火作痛，面赤鼻皶，目赤耳疮，呕哕腹满，郁热淋闭，肠红疝气，一切郁遏之火，俱从小便泄去。又治虚热发渴，病后津血已亡，胃腑无润。同知母，治烦躁。盖烦属肺气，山栀主之；躁属肾血，知母主之。

【附方】

鼻中衄血山栀子烧灰吹之，屡用有效。

小便不通栀子仁十四个，独蒜头一个，沧盐少许，捣，贴脐及囊，良久即通。

血淋涩痛生山栀子末、滑石等分，葱汤下。

下利鲜血栀子仁烧灰，水服一钱匕。

酒毒下血老山栀子仁，焙研，每新汲水服一钱匕。

热毒血痢栀子十四枚，去皮捣末，蜜丸梧子大。每服三丸，日三服，大效。亦可水煎服。

临产下痢栀子烧研，空心热酒服一匙，甚者不过五服。

妇人胎肿属湿热。山栀子一合，炒研。每服二三钱，米饮下。丸服亦可。

热水肿疾山栀子仁炒研，米饮服三钱。若上焦热者，连壳用。

霍乱转筋心腹胀满，未得吐下。栀子二七枚，烧研，熟酒服之，立愈。

冷热腹痛㽲刺，不思饮食。山栀子、川乌头等分，生研为末，酒糊丸如梧子大。每服十五丸，生姜汤下。小腹痛，茴香汤送下良。

胃脘火痛大山栀子七枚或九枚，炒焦，水一盏，煎七分，入生姜汁，饮之立止。复发者必不效，用玄明粉一钱，服立止。

五脏诸气益少阴血。用栀子炒黑研末，生姜同煎，饮之甚捷。

五尸注病冲发，心胁刺痛，缠绵无时。栀子三七枚，烧末，水服。

热病食复及交接后，发动欲死，不能语。栀子三十枚，水三升，煎一升，服令微汗。

小儿狂躁蓄热，右半身热，狂躁，昏迷不食。栀子仁七枚，豆豉五钱，水一盏，煎七分，服之，或吐或不吐，立效。

盘肠钓气越桃仁半两，草乌头少许，同炒过，去草乌，入白芷一钱，为末，每服半钱，茴香葱白酒下。

赤眼肠秘山栀子七个，钻孔煨熟，水一升，煎半升，去滓，入大黄末三钱，温服。

吃饭直出栀子二十个，微炒，去皮，水煎服。

风痰头痛不可忍。栀子末和蜜，浓傅舌上，吐即止。

身上酒皶栀子炒研，黄蜡和丸弹子大。每服一丸，嚼细茶下，日二服。忌酒面煎炙。

火焰丹毒栀子捣，和水涂之。

火疮未起栀子仁烧研，麻油和，封之。已成疮，烧白糖灰，粉之。

眉中练癣栀子烧研，和油傅之。

折伤肿痛栀子、白面同捣，涂之甚效。

猘犬吠伤栀子皮（烧研）、石硫黄等分为末，傅之三日。

汤烫火烧栀子末和鸡子清，浓扫之。

【花】

主治：悦颜色，《千金翼》面膏用之。

女　贞

又有贞术、冬青、蜡树诸名。女贞、冬青、枸骨，三树一类也。女贞，即今俗呼蜡树者；冬青，即今俗呼冻青树者；枸骨，即今俗呼猫儿刺者。人因女贞茂盛，亦呼为冬青，盖一类二种尔。二种皆因子自生，最易长。女贞叶长四五寸，子黑色；冻青叶微圆，子红色为异。其花皆繁，子并累累满树，木肌皆白腻。立夏前后取蜡虫种子，裹置枝上半月，虫化缘枝，造成白蜡，人但呼为蜡树。

【实】

性平，味苦。

主治：补中，安五脏，养精神，除百病，强阴健腰膝，黑发明目，久服肥健，轻身不老。

【附方】

虚损百病久服发白再黑，返老还童。用女贞实（十月上巳日收，阴干，用时以酒浸一日，蒸透，晒干）一斤四两，旱莲草（五月收，阴干）十两为末，桑椹子（三月收，阴干）十两为末，炼蜜丸如梧子大。每服七八十丸，淡盐汤下。若四月收桑椹捣汁和药，七月收旱莲捣汁和药，即不用蜜矣。

风热赤眼冬青子不以多少，捣汁熬膏，净瓶收固，埋地中七日，每用点眼。

【叶】

性平，味微苦。

主治：除风散血，消肿定疼，头目昏痛，诸恶疮肿。胻疮溃烂久者，以水煮乘热点之，频频换易，米醋亦可。口舌生疮，舌肿胀出，捣汁含浸，吐涎。

【附方】

风热赤眼《普济方》用冬青叶五斗，捣汁，浸新砖数片五日，掘坑架砖于内盖之，日久生霜，刮下，入脑子少许，点之。《简便方》用雅州黄连二两，冬青叶四两，水浸三日夜，熬成膏，收点眼。

一切眼疾冬青叶研烂，入朴硝，贴之。《海上方》也。

冬　青

又名冻青，以冬月青翠，故名。已详女贞下。五月开细白花，结子如豆大，红色。其嫩芽炸熟，水浸去气味，淘洗，五味调之，可作蔬茹。

子及木皮，性凉，味甘苦。浸酒，去风虚，补益肌肤。皮之功同。

叶，烧灰入面膏，治瘅瘃，灭瘢痕，殊效。

【附方】

痔疮冬至日，取冻青树子，盐、酒浸一夜，九蒸九晒，瓶收。每日空心酒吞七十粒，卧时再服。

枸　骨

又名猫儿刺，以叶有五刺，如猫之形，故名。树如女贞，肌理甚白，叶长二三寸，青翠而厚硬，四时不凋，子熟色红，皮薄味甘，核有四瓣。

【木皮】

性凉，味微苦。浸酒，补腰脚令健。

【枝叶】

烧灰、淋汁，或煎膏，涂白癫风。

七里香

《纲目》作山礬。又有芸香、椗花、柘花、瑒花、春桂诸名。生山野中。叶似栀子，凌冬不凋，三月开花，繁白如雪，六出黄蕊，甚芬香。结子大如椒，青黑色，熟则黄色，可食。其叶味涩，人取染黄及收豆腐，或杂入茗中。

【叶】

主治久痢，止渴杀虫。用三十片，用老姜三片，浸水蒸熟。洗烂弦风眼。

石　南

一名风药。生于石间向阳之处。桂阳呼为风药，充茶及浸酒饮，能愈头风，故名。

叶性平，味辛、苦。

主治：养肾气，内伤阴衰，利筋骨皮毛，疗脚弱，五脏邪气，除热，女子久服动淫念，能添肾气，治烦闷疼。浸酒饮，治头风。

【附方】

鼠瘘不合石南、生地黄、茯苓、黄丹、雌黄等分为散，日再傅之。

小儿通睛小儿误跌，或打着头脑受惊，肝系受风，致瞳人不正，观东则见西，观西则见东，宜石南散吹鼻通顶。石南一两，藜芦三分，瓜丁五七个为末。每吹少许入鼻，一日三度。内服牛黄平肝药。

乳石发动烦热。石南为末，新汲水服一钱。

【子】

主治虫蛊毒，破积聚，逐风痹。

黄　荆

《纲目》作牡荆，一名小荆，又名楚，古人用为刑杖，故名。处处山野有之，樵采为薪。年久树大如碗，其木心方，其枝对生，一枝五叶或七叶，叶如榆叶，长而尖，有锯齿。五月杪间开花成穗，红紫色。其子大如胡荽子，有白色膜皮裹之。古者贫妇，以荆为钗，即此。《斗枢》云：玉衡星散而为荆。

子性温，味苦。主治除骨间寒热，通利胃气，止咳逆。下气，同柏实、青葙、术；疗风，炒焦为末，饮服；治心痛，及妇人白带，用半升炒熟，入酒一盏，煎一沸；热服，治小肠疝气甚效；浸酒饮，治耳聋。

【附方】

湿痰白浊牡荆子炒为末，每酒服二钱。

【叶】

性寒，味苦。

主治：久病霍乱转筋，血淋，下部疮，湿䘌薄脚。主脚气肿满，脚气诸病，用荆茎于坛中，烧熏涌泉穴及痛处。汗出即愈。解蛇毒。毒蛇、望板归螫伤，满身红肿发泡。用黄荆嫩头捣汁涂泡上，渣盦蛇咬处即消。

【附方】

九窍出血荆叶捣汁，酒和，服二合。

小便尿血荆叶汁，酒服二合。

【根】

性平，味甘辛。

水煮服，治心风、头风、肢体诸风，解肌发汗。一人病风数年，用七叶黄荆根皮、五加根皮、接骨草等分，煎汤日服，逐愈。

【荆茎】即今荆杖也，八月十月采，阴干。

治灼疮发热、焱疮有效。同荆芥、荜拔煎水，漱风牙痛。

【附方】

青盲内障春初取黄荆嫩头（九蒸九曝）半斤，用乌鸡一只，以米饲五日，安净板上，饲以大麻子二三日，收粪，干，入瓶内熬黄，和荆头为末，炼蜜丸梧子大，每服十五丸至二十丸，陈米饮下，日二。

【荆沥】用新采荆茎，截尺五长，架于两砖上，中间烧火炙之，两头以器承取，热服。

性平，味甘。

饮之去心闷烦热，头风旋运，目眩，心头漾漾欲吐，卒失音。除风热，开经络，导痰涎，行气血，解热痢，小儿心热惊痫，止消渴，令人不睡。凡患风人多热，常宜以竹沥、荆沥、姜汁各五合，和匀热服。《秘录》云：热多用竹沥，寒多用荆沥，二沥同功，并以姜汁助送，则不凝滞。但气虚不能食者，用竹沥；气实能食者，用荆沥。

【附方】

中风口噤荆沥，每服一两。

头风头痛荆沥，日日服之。

喉痹疮肿荆沥，细细咽之，或以荆一握，水煎服之。

目中卒痛烧荆木，取黄汁，点之良。

心虚惊悸羸瘦者，荆沥二升，火煎至一升六合，分作四服，日三夜一。

赤白下痢五六年者，荆沥，每日服二合。

湿痫疮癣荆木烧取汁，日涂之。

蔓荆苗茎蔓生，小弱如藤，故名。

子去外膜，打碎用。性微寒，味苦、辛。

主治：明目坚齿，利九窍，筋骨间寒热，拘挛风，头疼脑鸣，目赤泪出，睛肉作痛，太阳头疼，头沉昏闷，利关节，治痫疾，搜肝风，凉诸经血，长髭发，去白虫。久服，轻身耐老。小荆实亦同。

【附方】

令发长黑蔓荆子、熊脂等分，醋调涂之。

头风作痛蔓荆子一升，为末，绢袋浸一斗酒中七日，温饮，日三次。

乳痈初起蔓荆子炒为末，酒服方寸匕，渣傅之。

石　荆

似荆而小，生水旁。

烧灰淋汁浴头，生发令长。

紫　荆

又名紫珠，皮名肉红，木似黄荆而色紫，故名。处处有之，即田氏之荆也。人多种于庭院，高树柔枝，花紫而繁，岁二三开。其皮入药，以川中厚紫味苦辛者佳。

木并皮性寒，味苦。

主治活血行气，消肿解毒，下五淋，通小肠，治妇人血气疼痛，经水凝涩，解诸毒物，痈疽喉痹，下蛇虫犬毒，并煮汁服。

亦以汁洗疮肿，除血长肤。杨清叟《仙传》① 冲和膏治一切痈疽发背，流注，诸肿毒，冷热不明者。用紫荆皮（炒）三两，独活（去节，炒）三两，赤芍（炒）二两，白芷一两，木蜡（炒）一两，为末。以葱汤调，热傅。血得热则行，葱能散气。疮不甚热者，酒调傅之；痛甚者，筋不伸者，加乳香。其效如神。

【附方】

妇人血瘦紫荆皮为末，醋糊丸樱桃大。每酒化服一丸。

鹤膝风挛紫荆皮三钱，老酒煎服，日二次。

伤眼青肿紫荆皮（小便浸七日，晒，研），用生地黄汁、姜汁调傅。不肿，用葱汁良。

猘犬咬伤紫荆皮末，砂糖调涂，留口退肿。口中仍嚼咽杏仁去毒。

鼻中疳疮紫荆花阴干为末，贴之。

发背初生一切痈疽皆治，单用紫荆皮为末，酒调箍住，自然撮小不开。内服柞木饮子，乃救贫良剂也。

痈疽未成用白芷、紫荆皮等分为末，酒调服。外用紫荆皮、木蜡、赤芍药等分为末，酒调作箍药。

痔疮肿痛紫荆皮五钱，新水食前煎服。

产后诸淋紫荆皮五钱，半酒半水煎，温服。

扶 桑

又有佛桑、朱槿、赤槿、日及诸名。产南方，乃木槿别种。枝柯柔弱，叶绿如桑，其花有红、黄、白三色，红者犹贵，开最长久。插树即活。

叶及花

---

① 《仙传》：即《仙传外科集验方》，又名《仙传外科秘方》。

性平，味甘。

主治：痈疽腮肿。取叶或花，同白芙蓉叶、牛蒡叶、白蜜研膏，傅之即散。

木芙蓉

又有地芙蓉、木莲华、木桃木（音化）、拒霜诸名。花艳如荷，故有芙蓉、木莲之名。八、九月始开，故名拒霜。处处有之，种条即生。小木也，丛生如荆，高者丈许。叶大如桐，有五尖及七尖者，冬凋夏茂，秋半始花，有红、黄、白三色及千叶者，最耐寒而不落，皮可为索。霜时采花，霜后采叶，阴干用。

叶并花

性平，味微辛。

主治清肺凉血，散热解毒。治一切大小痈疽，肿毒恶疮，消肿排脓，止痛。疡医秘其名为清凉散、清露散、铁箍散，皆此也。治一切痈疽发背，乳痈恶疮。不拘已成未成，已穿未穿。并用叶或花，或根皮，或生研，或干研末，以蜜调涂于肿处四围，中间留头，干则频换。初起者即觉清凉，痛止肿消；已成者即脓聚毒出；已穿者即脓出易敛。妙不可言。或加生赤小豆末，尤妙。

【附方】

久咳羸弱九尖拒霜叶为末，以鱼鲊蘸食，屡效。

赤眼肿痛芙蓉叶末水和，贴太阳穴。名清凉膏。

经血不止拒霜花、莲蓬壳等分为末，每用米饮下二钱。

偏坠作痛芙蓉叶、黄檗各三钱为末，以木鳖子仁一个磨，醋调涂阴囊，其痛自止，即愈。

杖疮肿痛芙蓉花叶研末，入皂角末少许，鸡子清调涂之。

痈疽肿毒重阳前取芙蓉叶研末、端午前取苍耳烧存性，研末，等分，蜜水调涂四围，其毒自不走散，名铁井阑。

疔疮恶肿九月九日采芙蓉叶阴干为末，每以井水调贴，次日用蜻蜓螺一个，捣涂之。

头上癞疮芙蓉根皮为末，香油调傅，先以松毛、柳枝煎汤洗之。

汤火灼伤油调芙蓉末，傅之。

久疮不愈芙蓉花研末，傅之。

一切疮肿水芙蓉叶、菊花叶同煎水，频熏洗之。

山 茶

其叶如茶，又可作饮，故名。产南方。树高丈许，枝干交加，深冬开花，花有数种。宝珠茶花簇如珠，海榴茶蒂青，石榴茶中有碎花，踯躅茶如杜鹃花，皆红瓣黄蕊，宫粉茶、串珠茶皆粉红色，又有一捻红、千叶白等名，不可胜数，亦有黄者。周定王《救荒本草》云：嫩叶燎熟，水淘可食，亦可蒸晒作饮。

【花】治吐血，衄血，肠风下血。并用红者为末，入童便、姜汁及酒调服，可代郁金。如汤火伤，研末，麻油调涂。

【子】治妇人发脏，研末掺之。

蜡 梅

又名黄梅花，本非梅类，因其与梅同时，香又相近，色似蜜蜡，故名。凡三种，以子种出，不经接者，开花小而尖，香淡，名狗蝇梅；经接，花开圆而含口者，名磬口梅；花密香浓，色深黄，如紫檀香，名檀香梅，最佳。结子如秉铃，尖长寸余。其树皮浸水磨墨，有光彩。

花

性温，味辛。

主治解暑，止渴生津。

隔虎刺花

《纲目》作伏牛花。所在皆有。叶青细茎多刺，凌冬不凋，花淡黄白色。三月采，阴干用。

【花】

性平，味苦、甘。

主治久风湿痹，四肢拘挛，骨肉疼痛。作汤，治风眩头痛，五痔下血。

【根叶枝】

主治一切肿痛风疾，细剉，焙，研，每服一钱匕，温酒调下。

密蒙花

又名水锦花，花繁密如锦，故名。凡用，拣净，酒浸一宿，蜜拌蒸。

性平，味甘。

主治青盲肤翳，赤肿多眵泪，消目中赤脉，小儿麸豆及疳气攻眼，羞明怕日。入肝经气血分，润肝燥。

【附方】

目中障翳密蒙花、黄蘗根各一两为末，水丸梧子大。每卧时汤服十丸至十五丸。

木　绵

又有古贝、古终二名。有草、木二种。交广木绵，树大如抱，其枝似桐，其叶大如核桃叶，入秋开红花黄蕊，结实大如拳，中有白绵，绵中有子，今人谓之斑枝花，讹为攀枝花。江南、淮北所种木绵，四月下种，茎如蔓，叶三尖如枫叶，高仅三四尺，入秋开黄花，亦有红紫者，结实大如核桃，中有白绵，绵中有子，子可榨油，绵可作布，亦可作絮，其利甚大。

【白绵及布】

性温，味甘。

主治血崩，金疮，烧灰用。

【子油】

性温，味辛。

主治恶疮疥癣。燃灯损目。

鑿子木

《纲目》作柞木。以其坚可为鑿柄，故名。处处山中有之。今之假黄杨木作梳者，是也。其木心理皆白色。

【木皮】

性平，味苦酸涩。

主治：催生利窍，难产，鼠瘘，黄疸病。烧末水服方寸匕，日三。

【附方】

鼠瘘柞木皮五升，水一斗，煮汁二升服，当有宿肉出而愈。乃张子仁秘方也。

妇人难产催生柞木饮，不拘横生、倒产、胎死腹中，用此屡效。乃上蔡张不愚方也。用大柞木枝一尺洗净，大甘草五寸并寸折，以新汲水三升半，同入新沙瓶内，以纸三重紧封，文武火煎至一升半。待腰复重痛，欲坐草时，温饮一小盏，便觉下开豁。如渴，又饮一盏至三四盏，下重便生，更无诸苦。切不可坐草太早，及生婆乱为也。

【叶】

主治肿毒痈疽。

【附方】

柞木饮治诸般痈肿发背。用干柞木叶、干荷叶中心蒂、干萱草根、甘草节、地榆各四两，细剉，每用半两，水二碗，煎一碗，早晚各一服。已成者，其脓血自渐干涸；未成者，其毒自消散也。忌一切饮食毒物。

黄杨木

人家多栽插之。枝叶攒簇上耸，叶似初生槐芽而青厚，四时不凋。其性难长，岁长一寸，木性坚腻，可作梳剜印。凡取此木，必以阴晦无一星夜伐之，则不裂。

叶

性平，味苦。

主治：妇人难产，入达生散中用。又主暑月生疖，捣烂涂之。

不凋木

树高二三尺，叶似槐，茎赤有毛如棠梨，四时不凋。

性温，味苦。

主治：调中补衰，治腰脚，去风气，却老变白。

木天蓼

树高，味辛如蓼，故名。有三种，而功用仿佛，盖一类也。其子可为烛，其芽可食。陆玑云：木蓼为烛，明如胡麻。薛田《咏蜀诗》有“地丁叶嫩和岚采，天蓼芽新入粉煎”之句。

枝叶，性温，味辛，有小毒。

主治：癥瘕积聚，风劳虚冷。细切，酿酒饮。

【附方】

天蓼酒治风，立有奇效。木天蓼一斤，去皮，细剉，以生绢盛，入好酒三斗浸之，春夏一七、秋冬二七日。每空心，日午、下晚各温一盏饮。若常服，只饮一次。老幼临时加减。

气痢不止寒食一百五日，采木蓼，暴干。用时为末，粥饮服一钱。

大风白癞天蓼刮去粗皮，剉，四两，水一斗，煎汁一升，煮糯米作粥，空心食之。病在上吐出，在中汗出，在下泄出，避风。又方，天蓼三斤，天麻一斤半，生剉，以水三斗五升，煎一斗，去滓，石器慢煎如饧，每服半匙，荆芥薄荷酒下，日二夜一，一月见效。

小天蓼

性温，味甘。

主治：一切风虚羸冷，手足疼痹，无论老幼轻重，浸酒及煮汁服之。十许日，觉皮肤间风出如虫行。

【子】

性微热，味苦辛。

主治：贼风，口面㖞斜，冷痃癖气块，女子虚劳。

【根】

主治：风虫牙痛。捣丸塞之，连易四五次，除根。勿咽汁。

放杖木

树如木天蓼，老人服之，一月放杖，故名。

性温，味甘。

主治：一切风血，理腰脚，轻身，变白不老，浸酒用。

接骨木

又名续骨木，以功故名。花、叶都类蒴藋、水芹辈，又名木蒴藋。树高一二丈许，木体轻虚无心，斫枝插之便活，人亦种之。

性平，味甘苦。捣汁吐人，有小毒。

主治：折伤，续筋骨，除风痹，龋齿，可作浴汤。根皮主痰饮，下水肿及痰疟。煮汁服之，当利下及吐出，不可多服，打伤瘀血及产妇恶血，一切血不行，或不止，并煮服。

【附方】

折伤筋骨接骨木半两，乳香半钱，芍药、当归、芎䓖、自然铜各一两为末。化黄蜡四两投药，搅匀，众手丸如芡子大。若止伤损，酒化一丸；若碎折筋骨，先用此傅贴，乃服。

产后血运五心烦热，气力欲绝，及寒热不禁。以接骨木（破如算子）一握，用水一升，煎取半升，分服。或小便频数，恶血不止，服之即瘥。此木煮之三次，其力一般。乃起死妙方。

【叶】

主治：痎疟，大人七叶，小儿三叶，生捣汁服，取吐。

灵寿木

又名扶老杖。《汉书》孔光年老，赐灵寿杖。颜师古注云：木似竹，有节，长七八尺，自合杖制，不须削理，令人益寿。

根皮

性平，味苦。

主治：止水。

楤　木

音忽。生江南山谷。高丈余，树顶生叶，直上无枝，茎上多刺。人折取头茹食，谓之吻头。又名鹊不踏，以其多刺无枝也。

白皮

性平，味辛，有小毒。

主治：水癊。煮汁，服一盏，当下水。如病已困，取根捣碎，坐之，取水气自下。又能烂人牙齿有虫者，取片许纳孔中，当自烂落。

木　麻

生江南山谷林泽。叶似胡麻相对，人取以酿酒饮。

性温，味甘。

主治：老血，妇人月闭，风气羸瘦，癥瘕。久服，令人有子。

长　松

一名仙茆。其叶如松，服之长年。故名。生古松下，根色如荠苨，长三五寸，味甘微苦，类人参，清香可爱。僧普明患大风，哀苦不堪，遇异人教服长松，示其形状，明采服之，旬余病全愈，神倍旺。

根

性温，味甘。

主治：大风恶疾，眉发堕落，百骸腐溃。每以一两，入甘草少许，煎服，旬日即愈。又治风血，冷气宿疾，温中去风，解诸蛊毒，补益长年。

【附方】

长松酒滋补一切风虚，乃庐山休休子所传。长松一两五钱（状似独活而香，乃酒中圣药也），熟地黄八钱，生地黄、黄芪（蜜炙）、陈皮各七钱，当归、厚朴、黄檗各五钱，白芍药（煨）、人参、枳壳各四钱，苍术（米泔制）、半夏（制）、天门冬、麦门冬、砂仁、黄连各三钱，木香、蜀椒、胡桃仁各二钱，小红枣肉八个，老米一撮，灯心（五寸长）一百二十两，一料分十剂，绢袋盛之，凡米五升，造酒一尊，煮一袋，窨久乃饮。

赤箭天麻

又名赤箭芝、独摇芝、定风草、离母、合离草、神草、鬼督邮诸名。时珍曰：《本经》止有赤箭，后人称为天麻。甄权《药性论》云：赤箭芝，一名天麻，本自明白，后人重出天麻，遂多分辨耳。上品五芝之外，有赤箭芝，为补益上药，世人惑于仅治风之说，良可惜哉！其根晒干，肉色坚白，如羊角色，为羊角天麻；蒸过，黄皱如干瓜，为酱瓜天麻，皆可用。一种形尖而空薄油黑者，不堪用。《抱朴子》云：独摇芝，生高山深谷之处，所生左右无草，其茎大如手指，赤如丹素，叶似小苋，根有大魁如斗，有细者十二枚绕之。有缘人得大者，服之延年。按此乃天麻一种，神异者，如神参也。

性平，味甘，微辛，性气和缓。

《经》曰：肝苦急，以甘缓之。用此以缓肝气，盖肝属木，胆属风，若肝气不足，致肝急坚劲，不能养胆，则胆腑风动，如天风之鼓荡，为风木之气。故曰：诸风掉眩，皆属肝木，由肝胆性气之风，非外感天气之风也。是以肝病则筋急，用此甘和，缓其坚劲，乃补肝养胆，为定风神药。若中风、风痫、惊风、头风、眩运，皆肝胆风症，悉以此治。若肝劲急甚，用黄连清其气，又取体重降下，味薄通利，能利腰膝，条达血脉。诸风热滞于关节者，此能舒畅。凡血虚有风之神药也。湿纸裹，煨软，切片，饭上蒸软亦可。

【附方】

天麻丸消风化痰，清利头目，宽胸利膈。治心忪烦闷，头晕欲倒，项急肩背拘倦，神昏多睡，肢节烦痛，皮肤瘙痒，偏正头痛，鼻齆，面目虚浮，并宜服之。天麻半两，芎䓖二两，为末，炼蜜丸如芡子大，每食后服一丸，茶酒任下。

腰脚疼痛天麻、半夏、细辛各二两，绢袋二个，各盛药令匀，蒸热，交互熨痛处，汗出则愈，数日再熨。

【还筒子】天麻子从茎中落入，故名。

主治：定风补虚，功同天麻。

【附方】

益气固精补血，黑发，益寿，有奇效。还筒子半两，芡实半两，金银花二两，破故纸（酒浸，春三、夏一、秋二、冬五日，焙，研末）二两，各研末，蜜糊丸梧子大。每服五十丸，空心，盐汤、温酒任下。郑西泉所传方。

术

有苍、白之分。又有山蓟、杨枹、枹蓟、马蓟、山姜、山连、吃力伽诸名。李时珍曰：苍术，山蓟也，处处山中有之。苗高二三尺，嫩采作饮，香美。其叶抱茎而生梢间，叶似棠梨叶，其脚下叶有三五叉，皆有锯齿小刺。根如老姜状，苍黄色，有油膏。白术，枹蓟也，吴越有之。取根栽莳，一年即稠。嫩苗可茹，叶稍大而有毛，根如指大，或如拳，或如鸡腿，剖开晒干用，取干白者佳，油黑者不用。

【白术】

性微温，味微苦带辛。用米泔浸，去粗皮，切片，同陈壁土炒，饭上多蒸数时用，或以人乳润蒸亦佳。忌桃、李、雀肉、青鱼、菘菜。取其辛燥湿苦润脾，燥之润之，脾斯健旺。脾属湿土，土无水泽则不滋润，非专宜燥。《经》曰：脾苦湿。为太湿则困滞，然过燥亦干裂，此以辛燥脾实以苦润脾。主治：风寒湿痹，胸膈痰痞，嗳气吞酸，恶心嘈杂，霍乱呕吐，水肿脾虚，寒湿腹痛，疟疾，胎产。能使脾气健运，正气胜而邪气自却也，且润脾益胃，则饮食健旺，气血滋生。痘疮贯脓助浆满圣药。凡郁结气滞，胀闷积聚，吼喘壅塞，胃痛由火，痈疽多脓，黑瘦人气实作胀，皆所忌用。

【附方】

枳术丸消痞强胃，久服令人食自不停也。白术一两黄壁土炒过，去土，枳实麸炒，去麸一两。为末，荷叶包饭烧熟，捣，和丸梧子大。每服五十丸，白汤下。气滞，加橘皮一两；有火，加黄连一两；有痰，加半夏一两；有寒，加干姜五钱，木香三钱；有食，加神曲、麦芽各五钱。

枳术汤心下坚，大如盘，边如旋杯，水饮所中。气不足，则手足厥逆，腹满胁鸣相逐。阳气不通即水冷，阴气不通即骨痛。阳前通则恶寒，阴前通则痹不仁。阴阳相得，其气乃行，大气一转，其气乃散，实则矢气，虚则遗尿，名曰气分，宜此主之。白术一两，枳实七个，水五升，煮三升。分三服，胸中软即散。仲景《金匮玉函》。

白术膏服食滋补，止久泄痢。上好白术十斤，切片，入瓦锅内，水淹过二寸，文武火煎至一半，倾汁入器内，以渣再煎。如此三次，乃取前后汁，同熬成膏，入器中，一夜，倾去上面清水，收之。每服二三匙，蜜汤调下。

参术膏治一切脾胃虚损，益元气。白术一斤，人参四两，切片，以流水十五碗浸一夜，桑柴文武火煎取浓汁，熬膏，入炼蜜收之。每以白汤点服。

胸膈烦闷白术末，水服方寸匕。

心下有水白术三两，泽泻五两，水三升，煎一升半。分三服。

五饮酒癖一留饮，水停心下；二癖饮，水在两胁下；三痰饮，水在胃中；四溢饮，水在五脏间；五流饮，水在肠间。皆因饮食冒寒或饮茶过多至此。倍术丸用白术一斤，干姜（炮）、桂心各半斤为末，蜜丸梧子大，每温水服二三十丸。

四肢肿满白术三两，㕮咀，每服半两。水一盏半，大枣三枚，煎九分，温服。日三四服，不拘时候。

中风口噤不知人事。白术四两，酒三升，煮取一升，顿服。

产后中寒遍身冷直，口噤，不识人。白术一两，泽泻一两，生姜五钱，水一升，煎服良。

头忽眩运经久不瘥，四体渐羸，饮食无味，好食黄土。用术三斤，曲三斤，捣筛，酒和丸梧子大，每饮服二十丸，日三服。忌菘菜、桃、李、青鱼。

湿气作痛白术切片，煎汁熬膏，白汤点服。

中湿骨痛术一两，酒三盏，煎一盏，顿服。不饮酒，以水煎之。

妇人肌热血虚者，吃力伽散，用白术、白茯苓、白芍药各一两，甘草半两为散，姜枣煎服。

小儿蒸热脾虚羸瘦，不能饮食。方同上。

风瘙瘾疹白术为末，酒服方寸匕，日二服。

面多皯䵳雀卵色。苦酒渍术，日日拭之，极效。

自汗不止白术末，饮服方寸匕，日二服。

脾虚盗汗白术四两（切片，以一两同牡蛎炒，一两同石斛炒，一两同麦麸炒，拣术）为末，每服三钱，食远粟米汤下。日三服之。

老小虚汗白术五钱（小麦一撮，水煮干，去麦）为末，用黄芪汤下一钱。

产后呕逆别无他疾者，白术一两二钱，生姜一两五钱，酒水各二升，煎一升，分三服。

脾虚胀满脾气不和，冷气客于中，壅遏不通，是为胀满。宽中丸，用白术二两，橘皮四两为末，酒糊丸，梧子大。每食前，木香汤下三十丸，甚效。

脾虚泄泻白术五钱，白芍药一两（冬月用肉豆蔻煨）为末，米饮丸梧子大。每米饮下五十丸，日二服。

湿泻暑泻白术、车前子等分，炒为末。白汤下二三钱。

久泻滑肠白术（炒）、茯苓各一两，糯米（炒）二两，为末，枣肉和拌食，或丸服之。

老小滑泻白术半斤（黄土炒过），山药四两（炒）为末，饭丸，量人大小，米汤服，或加人参三钱。

老人常泻白术二两（黄土拌蒸，焙干，去土），苍术五钱（米泔浸，炒），茯苓一两，为末，米糊丸梧子大，每米汤下七八十丸。

小儿久泻脾虚，米谷不化，不进饮食。温白丸，用白术（炒）二钱半，半夏曲二钱半，丁香半钱为末，姜汁面糊丸黍米大，每米饮随大小服之。

泻血萎黄肠风痔漏，脱肛泻血，面色萎黄，积年不瘥者。白术一斤（黄土炒过，研末），干地黄半斤（饭上蒸熟），捣和，干则入少酒，丸梧子大，每服十五丸，米饮下，日三服。

孕妇束胎白术、枳壳（麸炒）等分为末，烧饭丸梧子大。一月一日，每食前，温水下三十丸。胎瘦则易产也。

牙齿日长渐至难食，名髓溢病。白术煎汤，漱服，取效，即愈也。

【苍术】又有赤术、山精、仙术、山蓟诸名。取细实南产者良，茅山尤佳。用糯米泔浸透，去粗皮并油，切片，焙干，脂麻拌炒，或以米粉，或糠拌炒亦可。

性温而燥，味辛、微苦辛。

主散燥去湿，专入脾胃。主治风寒湿痹，山岚障气，皮肤水肿，皆辛烈逐邪之功也。统治三部之湿。若湿在上焦，易生湿痰，以此燥湿行痰；湿在中焦，滞气作泻，以此宽中健脾；湿在下部，足膝痿软，以此同黄檗治痿，能令足膝有力。取其辛散气雄，用之散邪发汗，极其畅快；合六神散、通解散，治春夏湿热病；佐葛根解肌汤，表散疟疾初起；若热病汗下后，虚热不解，以此加入白虎汤，再解之，一服如神，汗止身凉。缪仲淳用此一味为末，治脾虚蛊胀妙绝，称为仙术。

【附方】

服术法乌髭发，驻颜色，壮筋骨，明耳目，除风气，润肌肤，久服令人轻健。苍术不计多少，米泔水浸三日，逐日换水，取出，刮去黑皮，切片暴干，慢火炒黄，细捣为末每一斤，用蒸过白茯苓末半斤，炼蜜和丸梧子大。空心、卧时，热水下十五丸，别用术末六两，甘草末一两，拌和作汤点之，吞丸尤妙。忌桃、李、雀、蛤，及三白诸血。

苍术膏邓才笔锋《杂兴方》除风湿，健脾胃，变白驻颜，补虚损，大有功效。苍术新者，刮去皮，薄切，米泔水浸二日，一日一换，取出，以井华水浸过二寸，春秋五日，夏三日，冬七日，漉出，以生绢袋盛之，放在一半原水中，揉洗津液出，扭干，将渣又捣烂，袋盛，于一半原水中揉至汁尽为度，将汁入大砂锅中，慢火熬成膏，每一斤，入白蜜四两，熬二炷香，每膏一斤，入水澄白茯苓末半斤搅匀，瓶收。每服三匙，侵早、临卧各一服，以温酒送下。忌醋及酸物、桃、李、雀、蛤、菘菜、青鱼等物。吴球《活人心统》苍术膏治脾经湿气，少食，足肿无力，伤食，酒色过度，劳逸有伤，骨热。用鲜白苍术二十斤，浸，刮去粗皮，晒切，以米泔浸一宿，取出，同溪水一石，大砂锅慢火煎半干，去渣再入石楠叶三斤，刷去红衣，楮实子一斤，川当归半斤，甘草四两，切，同煎黄色，漉去渣，再煎如稀粥，乃入白蜜三斤，熬成膏。每服三五钱，空心好酒调服。

苍术丸隆谦斋《瑞竹堂方》云，清上实下，兼治内外障眼。茅山苍术（洗，刮净）一斤，分作四份，用酒、醋、糯泔、童尿各浸三日，一日一换，取出，洗，捣，晒，焙，以黑麻同炒香，共为末，酒煮面糊丸梧子大。每空心白汤下五十丸。李仲南《永类方》八制苍术丸疏风顺气，养肾，治腰脚湿气痹痛。苍术一斤（洗，刮净分作四份，用酒、醋、米泔、盐水各浸三日，晒干，又分作四份，用川椒、红茴香、补骨脂、黑牵牛各一两同炒香，拣去不用，只取术研末，醋糊丸梧子大，每服五十丸，空心盐酒送下。五十岁后，加沉香末一两。

苍术散治风湿，常服壮筋骨，明目。苍术一斤，粟米泔浸过，竹刀刮去皮，半斤以无灰酒浸，半斤以童子小便浸，春五、夏三、秋七、冬十日，取出。净地上掘一坑，炭火煅赤，去炭，将浸药酒倾入坑内，却放术在中，以瓦器盖定，泥封一宿，取出为末。每服一钱，空心温酒或盐汤下。万表《积善堂方》六制苍术散，治下元虚损，偏坠茎痛。茅山苍术（净刮）六斤，分作六份，一斤仓米泔浸二日炒，一斤酒浸二日炒，一斤青盐半斤炒黄去盐，一斤小茴香四两炒黄去茴，一斤大茴香四两炒黄去茴，一斤用桑椹子汁浸二日炒。取术为末，每服三钱，空心温酒下。

固真丹《瑞竹堂方》固真丹，燥湿养脾，助胃固真。茅山苍术（净刮）一斤，分作四份，一份青盐一两炒，一份川椒一两炒，一份川楝子一两炒，一份小茴香、破故纸各一两炒，并拣术，研末，酒煮面糊丸梧子大。每空心米饮下五十丸。《乾坤生意》平补固真丹，治元脏久虚，遗精白浊，妇人赤白带下，崩漏。金州苍术（刮净）一斤，分作四份，一份川椒一两炒，一份破故纸一两炒，一份茴香、食盐各一两炒，一份川楝肉一两炒，取净术为末，入白茯苓末二两，酒洗当归末二两，酒煮面糊丸梧子大。每空心盐酒下五十丸。

固元丹治元脏久虚，遗精白浊，五淋及小肠、膀胱疝气，妇人赤白带下、血崩，便血等疾，以小便频数为效。好苍术（刮净）一斤，分作四份，一份小茴香、食盐各一两同炒，一份川椒、补骨脂各一两同炒，一份川乌头、川楝子肉各一两同炒。一份用醇醋、老酒各半斤同煮干焙连同炒，药通为末，用酒煮糊丸梧子大，每服五十丸，男以温酒，女以醋汤，空心下。此高司法方也。

少阳丹苍术（米泔浸半日，刮皮，晒干，为末，一斤地骨皮温水洗净，去心，晒，研，一斤熟桑椹）二十斤入瓷盆揉烂，绢袋压汁，和末如糊，倾入盘内，日晒夜露，采日精月华，待干，研末，炼蜜和丸赤小豆大。每服二十丸，无灰酒下，日三服。一年辫发返黑，三年面如童子。

交感丹补虚损，固精气，乌髭发。此铁瓮城申先生方也，久服令人有子。茅山苍术刮净一斤分作四份，用酒、醋、米泔、盐汤各浸七日，晒研，川椒红、小茴香各四两炒研，陈米糊丸梧子大，每服四十丸，空心温酒下。

交加丸升水降火，除百病。苍术（刮净）一斤（分作四份，一份米泔浸炒，一份盐水浸炒，一份川椒炒，一份破故纸炒），黄檗皮（刮净）一斤（分作四份，一份酒炒，一份童尿浸炒，一份小茴香炒，一份生用）。拣去各药，只取术、檗为末，炼蜜丸梧子大。每服六十丸，空心盐汤下。

坎离丸滋阴降火，开胃进食，强筋骨，去湿热。白苍术（刮净）一斤（分作四份，一份川椒一两炒，一份破故纸一两炒，一份五味子一两炒，一份川芎䓖一两炒，只取术研末），川檗皮四斤（分作四份，一斤酥炙，一斤人乳汁炙，一斤童尿炙，一斤米泔炙，各十二次，研末）。和匀，炼蜜丸梧子大。每服三十丸，早用酒，午用茶，晚用白汤下。

不老丹补脾益肾，服之七十亦无白发。茅山苍术（刮净，米泔浸软，切片）四斤（一斤酒浸焙，一斤醋浸焙，一斤盐四两炒，一斤椒四两炒），赤、白何首乌各二斤（泔浸，竹刀刮，以黑豆、红枣各五升，同蒸至豆烂，曝干），地骨皮（去骨）一斤。各取净末，以桑椹汁和成剂，铺盆内汁高三指，日晒夜露，取日月精华，待干，以石臼捣末，炼蜜和丸梧子大。每空心酒服一百丸。此皇甫敬之方也。

灵芝丸治脾肾气虚，添补精髓，通利耳目。苍术一斤，米泔水浸，春、夏五日，秋、冬七日，逐日换水。竹刀刮皮，切，晒，石臼为末，枣肉蒸和丸梧子大。每服三五十丸，枣汤空心服。

补脾滋肾生精强骨，真仙方也。苍术去皮，五斤为末，米泔水漂，澄取底，用脂麻二升半去壳研烂，绢袋滤去渣，澄浆拌术，曝干。每服三钱，米汤或酒，空心调服。

面黄食少男、妇面无血色，食少嗜卧。苍术一斤，熟地黄半斤，干姜炮，冬一两，春、秋七钱，夏五钱，为末，糊丸梧子大，每温水下五十丸。

小儿癖疾苍术四两，为末，羊肝一具，竹刀批开，撒术末，线缚，入砂锅煮熟，捣作丸，服之。

食生米男子、妇人因食生熟物，留滞肠胃，遂至生虫，久则好食生米，否则终日不乐，至憔悴萎黄，不思饮食，以害其生。用苍术，米泔水浸一夜，剉，焙为末，蒸饼丸梧子大。每服五十丸，食前米饮下，日三服。益昌伶人刘清啸，一娼名曰花翠，年逾笄，病此，惠民局监赵尹以此治之，两旬而愈。盖生米留滞，肠胃受湿，则谷不磨而成此疾，苍术能去湿，暖胃消谷也。

腹中虚冷不能饮食，食辄不消，羸弱生病。术二斤，面一斤，炒为末，蜜丸梧子大。每服三十丸，米汤下，日三服。大冷，加干姜三两；腹痛，加当归三两；羸弱，加甘草二两。

脾湿水泻注下，困弱无力，水谷不化，腹痛甚者。苍术二两，白芍药一两，黄芩半两，淡桂二钱。每服一两，水一盏半，煎一盏，温服。脉弦，头微痛，去芍药，加防风二两。

暑月暴泻壮脾温胃，饮食所伤。曲术丸，用神曲（炒）、苍术（米泔浸一夜，焙）等分为末，糊丸梧子大。每服三五十丸，米饮下。

飧泻久痢椒术丸，用苍术二两，川椒一两为末，醋糊丸梧子大。每服二十丸，食前温水下。恶痢久者，加桂，效。

脾湿下血苍术二两，地榆一两，分作二服，水二盏，煎一盏，食前温服。久痢虚滑，以下桃花丸。

肠风下血苍术不拘多少，以皂角挼浓汁，浸一宿，煮干，焙研为末，面糊丸如梧子大。每服五十丸，空心米饮下，日三服。

湿气身痛苍术泔浸，切，水煎，取浓汁熬膏，白汤点服。

补虚明目健骨和血。苍术（泔浸）四两，熟地黄（焙）二两为末，酒糊丸梧子大。每温酒下三五十丸，日三服。

青盲雀目《圣惠》用苍术四两，泔浸一夜，切，焙，研末。每服三钱，猪肝三两，批开，掺药在内，札定，入粟米一合，水一碗，砂锅煮熟，熏眼，临卧食肝饮汁，不拘大人、小儿皆治。又方：不计时月久近。用苍术二两，泔浸，焙，捣为末。每服一钱，以好羊子肝一斤，竹刀切破，掺药在内，麻札，以粟米泔煮熟，待冷食之，以愈为度。

眼目昏涩苍术半斤，泔浸七日，去皮，切，焙，木贼二两，为末。每服一钱，茶、酒任下。

婴儿目涩不开，或出血。苍术二钱，入猪胆中，扎煮。将药气熏眼，后更嚼取汁与服妙。

风牙肿痛苍术盐水浸过，烧存性，研末，揩牙。去风热。

脐虫怪病腹中如铁石，脐中水出，旋变作虫行，遍身匝痒难忍，拨扫不尽。用苍术浓煎汤浴之。仍以苍术末入麝香少许，水调服。

白头翁

又有野丈人、胡王使者、奈何草诸名。处处有之。正月生苗作丛，生叶生茎，头如杏叶，上有细白毛而不滑泽，近根有白茸。其苗有风则静，无风自摇。

主治：温疟，狂猲，寒热，癥瘕积聚，瘿气，逐血，止腹痛，疗金疮，鼻衄，止毒痢，赤痢，腹痛，齿疼，百节骨痛，项下瘤疬。一切风气，暖腰膝，明目消赘。

【附方】

白头翁汤治热痢下重。用白头翁二两，黄连、黄檗、秦皮各三两，水七升，煮二升，每服一升，不愈更服。妇人产后痢，虚极者，加甘草、阿胶各二两。

下痢咽肿春、夏病此，宜用白头翁、黄连各一两，木香二两，水五升，煎一升半，分三服。

阴㿗偏肿白头翁根生者不限多少，捣，傅肿处。一宿当作疮，二十日愈。

外痔肿痛白头翁草（一名野丈人），以根捣涂之，逐血止痛。

小儿秃疮白头翁根捣傅，一宿作疮，半月愈。

【花】

主治：疟疾寒热，白秃头疮。

柴　胡

《纲目》作茈胡。又有地薰、芸蒿、山菜、茹草诸名。南北近道皆有之，北产者如前胡而软，南产者如蒿根强硬。当取茎长而细软者佳。仲景定汤方有大、小之名。柴胡原有大小之别，古贤取银夏产者为胜。时珍曰：银州，即今延安府神木县，五原城是其废址。所产柴胡长尺余而微白且软，不易得也。近时有一种，根似桔梗、沙参，白色而大，市人以充银柴胡，殊无气味，不可不辨。其苗嫩时香美可茹，如竹叶者为上，如韭叶者次之，如邪蒿者，又次之。七月开黄花，香直上，可以致鹤，闻者气爽，园圃宜种。

性凉，味微苦。

质轻清，主升散；味微苦，主疏肝。若多用二三钱，能祛散肌表，属足少阳胆经药。治寒热往来，疗疟疾，除潮热。若少用三四分，能升提下陷，佐补中益气汤，提元气而左旋，升达参、芪，以补中气。凡三焦、胆热，或偏头风，或耳内生疮，或潮热、胆痹，或两胁刺痛，用柴胡清肝散以疏肝胆之气，诸症悉愈。凡肝脾血虚，骨蒸发热，用逍遥散，以此同白芍抑肝散火，恐柴胡性凉，制以酒拌，领入血分，以清抑郁之气，而血虚之热自退。若真脏亏损，于外感复受邪热，或阴虚劳怯，致身发热者，以此佐滋阴降火汤，除热甚效。所谓内热用黄芩，外热用柴胡，为和解要剂。妇人热入血室，经水不调，小儿痘疹余热，五疳羸热。

【附方】

伤寒余热伤寒之后，邪入经络，体瘦肌热，推陈致新，解利伤寒，时气伏暑，仓卒并治，不论长幼。柴胡四两，甘草一两，每用三钱，水一盏，煎服。

小儿骨热十五岁以下，遍身如火，日渐黄瘦，盗汗，咳嗽，烦渴。柴胡四两，丹砂三两。为末，豮猪胆汁拌和，饭上蒸熟，丸绿豆大。每服一丸，桃仁乌梅汤下，日三服。

虚劳发热柴胡、人参等分，每服三钱，姜、枣同水煎服。

湿热黄疸柴胡一两，甘草二钱半，作一剂，以水一碗，白茅根一握，煎至七分，任意时时服尽。

眼目昏暗柴胡六铢，决明子十八铢，治筛，人乳汁和，傅目上，久久夜见五色。

积热下痢柴胡、黄芩等分，半酒半水煎七分，浸冷，空心服之。

【苗】

主治卒聋，捣汁，频滴之。

前　胡

近处皆有，生下湿地，出吴兴者佳。有数种，唯以苗高一二尺，色似斜蒿，叶如野菊而细瘦，嫩时香美可食，秋月开白花，类蛇床子花，其根皮黑肉白，有香气为真。大抵北地生者为胜，称北前胡云。

性凉，味苦、辛。苦能下气，辛能散热。专主清风热，理肺气，泻热痰，除喘嗽痞满，及头风痛。补心汤中用之，散虚痰；润然汤中用之，治暴赤眼，皆为下气散热之功也。

【附方】

小儿夜啼前胡捣筛，蜜丸小豆大。日服一丸，熟水下，至五六丸，以瘥为度。

山慈菇

又名金灯朱姑、无义草，以其结子如灯，而花与叶不相见也。处处有之。冬月生叶如水仙花叶而狭，二月中枯，一茎如箭簳，高尺许。茎端开花红色，亦有黄色、白色者，上有黑点，其花乃众花簇成，如丝纽成，可爱。三月结子。四月初苗枯，即掘取其根，状如慈姑，迟则苗腐难寻矣。根苗与老鸦蒜极相类，但老鸦蒜根无毛，慈姑有毛壳包裹，为异尔，用时去毛壳。

【根】

性温，味甘微辛，有小毒。

主治：痈肿疮瘘、瘰疬结核等，醋磨傅之。亦剥人面皮，除皯䵟，主疔肿，攻毒破皮，解诸毒蛊毒，蛇虫狂犬伤。

【附方】

粉滓面皯山慈姑根，夜涂旦洗。

牙龈肿痛红灯笼枝根煎汤，漱吐。

痈疽疔肿恶疮，及黄疸。慈姑连根，同苍耳草等分，捣烂，以好酒一钟，滤汁，温服。或干之为末，每酒服三钱。

风痰痫疾金灯花根似蒜者一个，以茶清研如泥，日中时，以茶调下，即卧日中，良久，吐出鸡子大物，永不发。如不吐，以热茶投之。

万病解毒丸一名太乙紫金丹，一名玉枢丹。解诸毒，疗诸疮，利关节，治百病，起死回生，不可尽述。凡居家远出，行兵动众，不可无此。山慈姑（去皮，洗极净，焙）二两，川五倍子（洗，刮，焙）二两，千金子（仁白者，研，纸压去油）一两，红芽大戟（去芦，洗，焙）一两半，麝香三钱，以端午、七夕、重阳，或天德、月德、黄道上吉日，须先斋戒盛服，精心治药为末，陈设拜祷，乃重罗令匀，用糯米浓饮和之，木臼杵千下，作一钱一锭。病甚者，连服取利一二行，用温粥补之。凡一切饮食、药毒、蛊毒、瘴气、河豚、土菌、死牛马等毒，并用凉水磨服一锭，或吐或利即愈。痈疽发背，疔肿杨梅等一切恶疮、风疹、赤游、痔疮，并用凉水或酒磨涂，日数次，立消。阴阳二毒，伤寒狂乱，瘟疫，喉痹，喉风，并用冷水入薄荷汁数匙化下。心气痛，并诸气，用淡酒化下。泄泻痢下，霍乱，绞肠沙，用薄荷汤下。中风中气，口紧眼歪，五癫五痫，鬼邪鬼胎，筋挛骨痛，并暖酒下。自缢溺水，鬼迷心头温者，冷水磨灌之。传尸痨瘵，凉水化服，取下恶物、虫积为妙。久、近疟疾，将发时，东流水煎桃枝汤化服。女人经闭，红花酒化服。小儿惊风，五疳五痢，薄荷汤下。头风头痛，酒研，贴两太阳上。诸腹鼓胀，麦芽汤化下。风虫牙痛，酒磨涂之，亦吞少许。打扑伤损，松节煎酒下。汤火伤，毒蛇、恶犬，一切虫伤，并冷水磨涂，仍服之。

【叶】

治疮肿。入蜜捣，涂疮口，候清血出，效。涂乳痈、便毒，尤妙。

【附方】

中溪毒生疮朱姑叶，捣烂，涂之。生冬间，叶如蒜叶。

【花】

治小便血淋涩痛。同地蘖花阴干，每服三钱，水煎服。

石　蒜

又有乌蒜、老鸦蒜、蒜头草、婆婆酸、一枝箭诸名。处处下湿地有之。春初生叶如蒜，背有剑脊，四散布地。七月苗枯，乃于平地抽出一茎如箭簳，高尺许，茎端开花，红色如山丹花。根如蒜，皮紫赤，肉白，有小毒。《救荒本草》言其可燎熟，水浸过，可食。盖为救荒云尔。

根

性温，味辛甘，有小毒。

主治：傅贴肿毒、疔疮、恶核，可水煎服取汁，及捣傅之。又中溪毒者，酒煮半升，服取吐，良。

【附方】

便毒诸疮一枝箭，捣烂，涂之即消。若毒大甚者，洗净，以生白酒煎服，得微汗即愈。

产肠脱下老鸦蒜（即酸头草）一把，以水三碗，煎一碗半，去滓熏洗，神效。

小儿惊风大叫一声就死者，名老鸦惊。以散麻缠住胁下及手心、足心，以灯火爆之。用老鸦蒜（晒干）、车前子等分为末，水调，贴手心，仍以灯心焠手足心及肩膊、眉心、鼻心，即醒也。

水仙花

又名金盏银台。宜卑湿处，不可缺水，故名。根似蒜，叶似薤，白花黄心，宛然盏样，清香可爱。亦有千叶者，一物二种尔。

作香泽涂身，理发去风气。又疗妇人五心发热，同干荷叶、赤芍药等分为末，白汤每服二钱，热自退愈。

根治痈肿，及鱼骨哽。

白　茅

根名茹根、兰根、地筋，以其可茹而长也。时珍曰：茅有白茅、菅茅、黄茅、香茅、芭茅数种，叶皆相似。白茅短小，春生芽，布地如针，俗谓茅针，亦可啖，甚益小儿，夏开白花茸茸然，其根甚长，白软如节，而有节味甘，其茅可以苫盖，及供祭祀苞苴之用。菅茅只生山上，似白茅而长，秋抽茎，花如荻花，其根短硬无节。黄茅似菅茅，茎上开叶，根头有黄毛，秋深开花，穗如菅，可为索绹。香茅一名菁茅，一名璚茅。生湖南、江淮间，叶有三脊，其气香芬，可以包藉及缩酒，《禹贡》所谓荆州苞匦菁茅是也。芭茅丛生，叶大如蒲，长六七尺，有二种，即芒也，见后“芒”下。

【根】

性寒，味甘。

主治：劳伤虚羸。补中益气，除瘀血，血闭寒热，止吐衄诸血，通血脉淋沥，疗伤寒哕逆，肺热喘急，水肿黄疸，利小便，下五淋，除客热在肠胃，止渴，坚筋，解酒毒。主妇人月经不匀，崩中。

【附方】

山中辟谷凡避难无人之境，取白茅根洗净咀嚼，或石上晒干捣末，水服方寸匕，可辟谷不饥。

温病冷哕因热甚饮水，成暴冷哕者。茅根（切）、枇杷叶（拭去毛，炙香）各半斤，水四升，煎二升，去滓，稍稍饮之。

温病热哕乃伏热在胃，令人胸满则气逆，逆则哕；或大下，胃中虚冷亦致哕也。茅根（切）、葛根（切）各半斤，水三升，煎一升半。每温饮一盏，哕止即停。

反胃上气食入即吐。茅根、芦根二两，水四升，煮二升，顿服，得下良。

肺热气喘生茅根一握，㕮咀，水二盏，煎一盏，食后温服，甚者三服止。名如神汤。

虚后水肿因饮水多，小便不利。用白茅根一大把，小豆三升，水三升，煮干，去茅食豆，水随小便下也。

五种黄病黄疸、谷疸、酒疸、女疸、劳疸也。黄汗者，乃大汗出，入水所致，身体微肿，汗出如黄檗汁。用生茅根一把，细切，以猪肉一斤，合作羹食。

解中酒毒恐烂五脏。茅根汁，饮一升。

小便热淋白茅根四升，水一斗五升，煮取五升。适冷暖饮之，日三服。

小便出血茅根煎汤，频饮为佳。

劳伤溺血茅根、干姜等分，入蜜一匙，水二盅，煎一盅，日一服。

鼻衄不止茅根为末，米泔水服二钱。

吐血不止《千金翼》用白茅根一握，水煎服之。《妇人良方》用根洗，捣汁，日饮一合。

竹木入肉白茅根烧末，猪脂和，涂之。风气成肿者亦良。

【茅针】即初生苗也。

性平，味甘。

主治：消渴，能破血下水，通小肠。治鼻衄，及暴下血，水煮服之。恶疮痈肿，软疖未溃者，以酒煮服。一针一孔，二针二孔，生挼，傅金疮，止血。

【花】

煎饮，止吐血衄血，并塞鼻。又傅灸疮不合，署刀箭金疮，止血并痛。

【屋上败茅】

治卒吐血，剉三升，酒浸，煮一升服。和酱汁研，傅斑疮及蠶啮疮。四角茅，主鼻洪，治痘疮溃烂，难压不干。方用多年墙上烂茅，择洗焙干为末，掺之即愈。

【附方】

妇人阴痒墙头烂茅、荆芥、牙皂等分煎水，频熏洗之。

大便闭塞服药不通者。沧盐三钱，屋檐烂草节七个，为末，每用一钱，竹筒吹入肛内一寸，即通。名提金散。

卒中五尸其状腹痛胀急，不得气急，上冲心胸，勿攻两胁，或魂礧涌起，或牵引腰脊，此乃身中尸鬼接引为害。取屋上四角茅，入铜器中，以三尺帛覆腹，着器布上，烧茅令热，随痛追逐，趾下痒，即瘥也。

芒

又有杜荣、芭芒、芭茅诸名。可为篱笆，故名。《时珍》曰：芒有二种，皆丛生。叶皆如茅而大，长四五尺，边甚快利，伤人如刃。七月抽长茎，开白花，成穗如芦苇花者，芒也；五月抽短茎，开花如芒者，石芒也，并于花将放时，剥其箨皮，可为绳箔、草履诸物，其茎可为扫帚。

【茎】

煮汁服，散血。人畜为虎狼等伤，恐毒入内，取杂葛根浓煮汁服。亦生取汁服。

【败芒箔】

主治：产妇血满腹胀，血渴，恶露不尽，月闭，止好血，下恶血，去鬼气疰痛，癥结。酒煮服之，亦烧末，酒下，弥久着烟者佳。

当　归

又有干归、山蕲、蕲、古芹字、白蕲、文无诸名。时珍曰：本非芹类，特以花叶似芹，故名。崔豹注云：古人相赠以芍药，相召以文无。文无，当归别名也。陕、蜀、秦州、汶州诸处，人多栽莳。春生苗，绿叶如芹，有三瓣，七、八月开花，浅紫色。以秦归头圆尾多，色紫气香肥润者，名马尾归，为佳。他处头大尾粗，次之。

性温，能散，带甘，能缓。

《经》曰：肝欲散，以辛散之；肝苦急，以甘缓之。缓之、散之，肝性所喜，即所为补。故专入肝以助血海，使血流行。凡药体性，分根升，梢降，中守。此独一物而全备，头补血上行，身养血中守，梢破血下行，全活血运行周身。治血虚不足，纵欲耗精，阴虚劳怯，去血过多，痈毒溃后，此皆血脱，用归头以补血也；治精神困倦，腰痛腿酸，女人血沥，目疼牙痛，疟久虚证，纯血痢疾，此皆血少，用归身以养血也；治诸肿毒，跌扑金疮，皮肤涩痒，湿痹瘕癖，经闭瘀蓄，此皆血聚，用归尾以破血也；若全用，治血虚昏乱者，服之即安，有各归气血于经络之功，故名当归。取其气香体润，同参、术用，滋脾阴。如脾虚者，米拌炒用，使无便滑之虞。凡痰涎者，恐其黏腻；泄泻者，恐其滑肠；呕吐者，恐其泥膈；气喘声哑者，恐其辛温。心性喜敛，肺气欲收，俱忌用之。

【附方】

血虚发热当归补血汤治肌热燥热，困渴引饮，目赤面红，昼夜不息。其脉洪大而虚，重按全无力。此血虚之候也，得于饥困劳役。证象白虎，但脉不长实为异耳，若误服白虎汤，即死，宜此主之。当归身酒洗二钱，绵黄芪蜜炙一两，作一服，水二钟，煎一钟，空心温服，日再服。

失血眩晕凡伤胎去血，产后去血，崩中去血，金疮去血，拔牙去血，一切去血过多，心烦眩晕，闷绝不省人事。当归二两，芎䓖一两，每用五钱，水七分，酒三分，煎七分，热服，日再。

衄血不止当归焙，研末，每服一钱，米饮调下。

小便出血当归四两，剉，酒三升，煮取一升，顿服。

头痛欲裂当归二两，酒一升，煮取六合，饮之，日再服。

内虚目暗补气养血。用当归（生晒）六两，附子（火炮）一两为末，炼蜜丸梧子大。每服三十丸，温酒下。名六一丸。

心下痛刺当归为末，酒服方寸匕。

手臂疼痛当归三两切，酒浸三日，温饮之。饮尽，别以三两再浸，以瘥为度。

温疟不止当归一两，水煎饮，日一服。

久泻不止当归二两，吴茱萸一两，同炒香，去萸不用，为末，蜜丸梧子大。每服三十丸，米饮下。名胜金丸。

大便不通当归、白芷等分为末，每服二钱，米汤下。

妇人百病诸虚不足者。当归四两，地黄二两为末，蜜丸梧子大。每食前，米饮下十五丸。

月经逆行从口鼻出。先以京墨磨汁服，止之，次用当归尾、红花各三钱，水一钟半，煎八分，温服，其经即通。

室女经闭当归尾、没药各一钱为末，红花浸酒，面北饮之。一日一服，良。

妇人血气脐下气胀，月经不利，血气上攻，欲呕，不得睡。当归四钱，干漆（烧存性）二钱为末，炼蜜丸如梧子大。每服十五丸，温酒下。

堕胎下血不止。当归（焙）一两，葱白一握，每服五钱，酒一盏半，煎八分，温服。

妊娠胎动神妙佛手散，治妇人妊娠伤动或子死腹中，血下疼痛，口噤欲死。服则探之，不损则痛止，已损便立下。此乃徐玉神验方也。当归二两，芎䓖一两，为粗末，每服三钱，水一盏，煎令泣泣欲干，投酒一盏，再煎一沸，温酒或灌之。如人行五里再服，不过三五服便效。

产难胎死横生倒生。用当归三两，芎䓖一两为末，先以大黑豆炒焦，入流水一盏，童便一盏，煎至一盏，分为二服。未效再服。

倒产子死不出。当归末，酒服方寸匕。

产后血胀腹痛引胁。当归二钱，干姜（炮）五分为末，每服三钱，水一盏，煎八分，入盐、酢少许，热服。

产后腹痛如绞。当归末五钱，白蜜一合，水一盏，煎一盏，分为二服。未效再服。

产后自汗壮热，气短，腰脚痛不可转。当归三钱，黄芪、白芍药（酒炒）各二钱，生姜五片，水一盏半，煎七分，温服。

产后中风不省人事，口吐涎沫，手足瘛疭。当归、荆芥穗等分为末，每服三钱，水一盏，酒少许，童尿少许，煎七分，灌之，下咽即有生意，神效。

小儿胎寒好啼，昼夜不止，因此成痫。当归末一小豆大，以乳汁灌之，日夜三四度。

小儿脐湿不早治，成脐风，或肿赤，或出水。用当归末傅之。一方入麝香少许；一方用胡粉等分，试之最验。若愈后因尿入复作，再傅即愈。

汤火伤疮焮赤溃烂，用此生肌，拔热止痛。当归、黄蜡各一两，麻油四两。以油煎当归焦黄，去滓，纳蜡，搅成膏，出火毒。摊贴之。

白黄色枯舌缩、恍惚，若语乱者，死。当归、白术二两，水煎，入生苄汁，蜜和服。

卷五下

竹树花卉部下

菊

《抱朴子》云：仙方所谓日精、更生、周盈，皆一菊而根、茎、花、实之名异也。又有节华、女节、女华、女茎、治蘠、金蕊、阴成、傅延年诸名。处处有之，品凡百种，宿根自生，茎、叶、花、色，品品不同。前贤刘业泉、范至能、史正志，皆有《菊谱》，亦不能尽收也。其茎有株蔓、紫赤、青绿之殊，其叶有大小、厚薄、尖秃之异，其花有千叶单叶、有心无心、有子无子、黄白红紫、间色深浅、大小之别，其味有甘、苦、辛之辨，又有夏菊、秋菊、冬菊之分，大抵惟以单瓣味甘者入药，其花细碎，品不甚高，蕊如蜂窠，中有细子，亦可捺种，嫩叶及花皆可燎食。白菊花大，味亦淡甘，秋月采之可用。

【花】叶、根、茎、实并用。

性平，微凉，味有甘、苦、辛三种，以甘者入药用。种类甚多，择家种气清香者良，阴干，临用去蒂，山野苦薏不堪用。得秋气之深，应候而开，受金正气，秋金本白，故取白色者。其体轻，味微苦，性气和平，至清之品。《经》曰：治温以清，如暑溽之余，秋风一至，凉生热退矣。故凡病热退后，其气尚温，以此同桑皮理头痛，除余邪；佐黄芪治眼昏，去翳障；助沙参疗肠红，止下血；领石斛、扁豆明目聪耳，调达四肢。是以肺气虚，须用白菊花。如黄色者，其味苦重，其气香散，主清肺火。凡头风眩运，鼻塞热壅，肌肤湿痹，四肢游风，肩背疼痛，皆由肺气热，以此清顺肺金。且清金，则肝木有制，又治暴赤眼肿，目痛泪出，是以清肺热，须用黄菊花，临症最宜分别。白菊花染髭发令黑。和巨胜、茯苓，蜜丸服之，去风眩，变白不老。作枕明目，叶亦明目。生熟并可食，久服利血气，轻身，耐老延年。一切痈肿疔毒，以叶、根捣汁服之，滓罯肿上即愈。

时珍曰：菊春生，夏茂，秋花，冬实，备受四时，饱经霜露，叶枯不落，花槁不零，味兼甘苦，性禀中和。昔人谓其能除风热，益肝补阴，盖不知其得金、水之精英尤多，故能益金、水二脏也。补水所以制火，益金所以平木，木平则风息，火降则热除，用治诸风头目，其旨深微。黄者，入金水阴分；白者，入金水阳分；红者，行妇人血分。皆可入药，神而明之，存乎其人。其苗可蔬，叶可啜，花可饵，根可药，囊之可枕，酿之可饮，自本至末，罔不有功。宜乎前贤比之君子，《神农》列之上品，隐士采入酒料，骚人食其落英。费长房言：九日饮菊酒，可以辟不祥。《神仙传》言：康风子、朱孺子皆以服菊花成仙。《荆州记》言：胡广久病风羸，自分寿夭，及饮菊潭水，更多寿。菊之贵重如此，岂群芳可伍哉？钟会《菊有五美赞》云：圆花高悬，准天极也；纯黄不杂，后土色也；早植晚发，君子德也；冒霜吐颖，象贞质也；杯中体轻，神仙食也。鸳湖贾九如云：春采苗，夏采叶，秋采花，冬采根，俱阴干，同糯米酿酒，罯好，隔年用，最益寿。

【附方】

服食甘菊《玉函方》云：王子乔变白增年方。用甘菊，三月上寅日采苗，名曰玉英；六月上寅日采叶，名曰容成；九月上寅日采花，名曰金精；十二月上寅日采根茎，名曰长生。四采并阴干百日，取等分。以成日合，捣千杵为末，每酒服一钱匕。或以蜜丸梧子大，酒服七丸，一日三服。百日轻润；一年，发白变黑；服之二年，齿落再生；五年，八十岁老翁变为儿童也。孟诜云：正月采叶，五月五日采茎，九月九日采花。

服食白菊《太清真宝方》引：九月九日白菊花二斤，茯苓一斤，并捣罗为末。每服二钱，温酒调下，日三服。或以炼过松脂和丸鸡子大，每服一丸。主头眩，久服令人好颜色，不老。藏器曰：《抱朴子》言刘生丹法，用白菊汁、莲花汁、地血汁、樗汁，和丹蒸服也。

白菊花酒《天宝单方》：治丈夫、妇人久患头风眩闷，头发干落，胸中痰壅，每发即头旋眼昏，不觉欲倒者，是其候也。先灸两风池各二七壮，并服此酒及散，永瘥。其法：春末夏初，收白菊软苗，阴干，捣末，空腹取一方寸匕，和无灰酒服之，日再服，渐加三方寸匕。若不饮酒者，但和羹粥汁服，亦得。秋八月合花收，暴干，切，取三大斤，以生绢袋盛，贮三大斗酒中，经七日，服之，日三次，常令酒气相续为佳。

风热头痛菊花、石膏、川芎各三钱为末。每服一钱半，茶调下。

膝风疼痛菊花、陈艾叶作护膝，久则自除也。

癍痘入目生翳障。用白菊花、谷精草、绿豆皮等分为末。每用一钱，以干柿饼一枚，粟米泔一盏，同煮，候泔尽，食柿，日三枚。浅者五七日，远者半月见效。

病后生翳白菊花、蝉蜕等分为散。每用二三钱，入蜜少许，水煎服。大人小儿皆宜，屡验。

疔肿垂死菊花一握，捣汁一升，入口即活，此神验方也。冬月采根。

女人阴肿甘菊苗捣烂煎汤，先熏后洗。

酒醉不醒九月九日真菊花为末，饮服方寸匕。

眼目昏花双美丸：用甘菊花一斤，红椒去目六两，为末，用新地黄汁和丸梧子大。每服五十丸，临卧茶清下。

【花上露水】

主治：益色壮阳，治一切风。

野　菊

一名苦薏。处处原野极多。与菊无异，但叶薄尖，花小蕊多，如蜂窠状。味极苦寒，多服大伤胃气。

花叶茎根

主治：止泄破血，妇人腹内宿血宜之，疗痈肿疔毒，瘰疬眼疾。

【附方】

痈疽疔肿一切无名肿毒。孙氏《集效方》用野菊花（连茎）捣烂，酒煎，热服取汗，以渣傅之，即愈。《卫生易简方》用野菊花（茎、叶）、苍耳草各一握，共捣，入酒一碗，绞汁服，以渣傅之，取汗即愈。或六月六日采苍耳叶，九月九日采野菊花为末，每酒服三钱，亦可。

天泡湿疮野菊花根，枣木煎汤，洗之。

瘰疬未破野菊花根捣烂，煎酒服，以渣傅之，自消，不消亦自破也。

菴藺音淹间蕳

菴，草屋也；闾，里门也。此草老茎可以盖覆菴闾，故名。处处有之。春生苗，叶似菊叶而薄，多细丫，面背皆青，高者四五尺。其茎白，如艾而粗。八、九月开细花，淡黄色，结细实。如艾实，中有细子，极易繁衍，艺花者，以之接菊。

子

性微温，味苦。

主治：五脏瘀血，腹中水气，心下坚，膈中寒热，周痹，风寒湿痹，心腹胀满，身体诸痛。消食明目，益气起阳。妇人月水不通。擂酒饮，治闪挫腰痛，及妇人血气痛。

【附方】

瘀血不散变成痈肿。生萻?蒿，捣汁一升，服之。

月水不通妇人宿有风冷，留血积聚，月水不通。萻?子一升，桃仁二升（酒浸，去皮、尖），研匀，入瓶内，以酒二斗浸。封五日后，每饮三合，日三服。

产后血痛萻?子一两，水一升，童子小便二杯，煎饮。

蓍

音尸。时珍曰：蓍乃蒿属，神草也。故《易》云蓍之德圆而神。天子蓍长九尺，诸侯七尺，大夫五尺，士三尺。张华《博物志》言以末大于本者为主，次蒿，次荆，皆以月望浴之，每蓍揲卦。亦可以荆蒿代之矣。

【实】

性平，味苦酸。

主治：益气，充肌肤，明目聪慧，先知。久服，不饥轻身。

【叶】

治痞疾。

【附方】

腹中痞块蓍叶、独蒜、穿山甲末、食盐，同以好醋捣成饼，量痞大小贴之，两炷香为度。其痞化为脓血，从大便出。

艾

又有冰台、医草、黄草、艾蒿诸名。时珍曰：《本草》不著土产，但云生田野。今处处有之。宋时以汤阴复道者为佳，四明者图形。近代以蕲州者为胜，用充方物，天下重之，谓之蕲艾。相传他处艾灸，酒坛不能透，蕲艾一灸，则直彻透，为异也。以二月宿根生苗成丛，采嫩苗作菜食，或和面作馄饨如弹子，吞三五枚，以饭压之。治一切恶鬼气。久服止冷痢。又以嫩艾作干饼子，用生姜煎服，止泻痢及产后泻血，甚妙。其茎直生白色，高四五尺，其叶四布，壮如蒿，分为五尖，桠上复有小尖，面青背白，有茸而柔厚。七、八月叶间出穗，如车前穗，细花结实，累累盈枝，中有细子，霜后始枯。皆以五月五日连茎刈取，暴干，收叶用。老人丹田气弱，脐腹畏冷者，以熟艾入布袋，兜其脐腹，妙不可言，寒湿脚气，亦宜以此夹入袜内。又宗懔《岁时记》云：五月五日，鸡未鸣时，采艾似人形者，揽而取之，收以灸病，甚验。是日采艾为人，悬于户上，可禳毒气。其茎干之，染麻油引火点灸炷，滋润灸疮，至愈不痛。亦可代蓍策，及作烛心。

【叶】凡用须陈久者，治令细软，谓之熟艾。若生艾灸火，则伤人肌脉。故孟子云：七年之病，求三年之艾。拣取净叶，扬去尘屑，入石臼内，木杵捣熟，罗去渣滓。取白者再捣，至柔烂如绵为度。用醋煮干，捣成饼子，烘干，再捣为末用。若以糯糊和作饼，及酒炒者，皆不佳。洪容斋云：艾难着力，若入白茯苓三五片同碾，即时可作细末矣。

性生温，熟热，味苦而辛。

主治：温中，逐冷除湿，止霍乱转筋，痢后寒热。灸百病，止吐血、下痢，下部䘌疮，生肌肉，辟风寒。治妇人漏血，益阴气，安胎，止腹痛，带脉为病，腹胀满，腰溶溶如坐水中。作煎勿令见风。主衄血，下血，血痢，水煮及丸、散任用。捣汁服，止伤血，杀蛔虫，并治心腹一切冷气鬼气。苦酒作煎，治癣甚良。胶艾汤治虚痢及妊娠产后下血，艾附丸治心腹、少腹诸痛，调妇人诸病，颇有奇功。同鸡子煮一日夜，空心服之，暖子宫，使人有子。

【附方】

伤寒时气温疫头痛，发热脉盛。以干艾叶三升，水一斗，煮一升，顿服取汗。

妊娠伤寒壮热，赤斑变为黑斑，溺血。用艾叶如鸡子大，酒三升，煮二升半，分为二服。

妊娠风寒卒中，不省人事，状如中风。用熟艾三两，米醋炒极热，以绢包熨脐下，良久即甦。

中风口㖞以苇筒（长五寸）一头刺入耳内，四面以面密封不透风，一头以艾灸之七壮。患右灸左，患左灸右。

中风口噤熟艾灸承浆一穴，颊车二穴，各五壮。

中风掣痛不仁不随。并以干艾斛许，揉团纳瓦甑中，并下塞诸孔，独留一目。以痛处着甑目而烧艾熏之，一时即知矣。

舌缩口噤以生艾捣，傅之。干艾浸湿亦可。

咽喉肿痛《医方大成》用嫩艾捣汁，细咽之。《经验方》用青艾和茎叶一握，同醋捣烂，傅于喉上。冬月取干艾亦得。

癫痫诸风熟艾于阴囊下，谷道正门当中间。随年岁灸之。

鬼击中恶卒然着人，如刀刺状，胸胁腹内疞刺切痛不可按，或即吐血，鼻中出血下血，一名鬼排。以熟艾如鸡子大三枚，水五升，煎二升，顿服之良。

小儿脐风撮口。艾叶烧灰，填脐中，以帛缚定，效。或隔蒜灸之，候口中有艾气立愈。

狐惑虫䘌病人齿无色，舌上白，或喜睡，不知痛痒处，或下痢，宜急治下部。不晓此者，但攻其上，而下部生虫，食其肛，烂见五脏，便死也。烧艾于管中，熏其下部，令烟入，或少加雄黄更妙。罂中烧烟亦可。

头风久痛蕲艾揉为丸，时时嗅之，以黄水出为度。

头风面疮痒，出黄水。艾二两，醋一斤，砂锅煎取汁，每薄纸上贴之，一日二三上。

心腹恶气艾叶捣汁，饮之。

脾胃冷痛白艾末，沸汤服二钱。

蛔虫心痛如刺，口吐清水。白熟艾一升，水三升，煮一升服，吐虫出。或取生艾捣汁，五更食香脯一片，乃饮一升，当下虫出。

口吐清水干蕲艾煎汤，啜之。

霍乱吐下不止。以艾一把，水三升，煮一升，服。或作丸服，七十丸，空心米饮下，甚有奇效。

诸痢久下艾叶、陈皮等分，煎汤服之。亦可为末，酒煮烂饭和丸，每盐汤下二三十丸。

暴泄不止陈艾一把，生姜一块，水煎热服。

粪后下血艾叶、生姜，煎浓汁，服三合。

老小白痢艾姜丸，用陈北艾四两，干姜炮三两为末，醋煮仓米糊丸梧子大。每服七十丸，空心米饮下。甚有奇效。

野鸡痔病先以槐柳汤洗过，以艾灸上七壮，取效。郎中王及乘骡入西川，数日病痔，大作如胡瓜，贯于肠头，其热如火，忽至僵仆，无计。有主邮者云：须灸即瘥。乃用上法，灸三五壮，忽觉一道热气入肠中，因大转泻，血秽并出，泻后遂失胡瓜所在矣。

妊娠下血张仲景曰：妇人有漏下者，有半产后下血不绝者，有妊娠下血者，并宜胶艾汤主之。阿胶二两，艾叶三两，芎䓖、甘草各二两，当归、地黄各三两，芍药四两，水五升，清酒五升，煮取三升，乃纳胶令消尽，每温酒一升，日三服。

妊娠胎动或腰痛，或抢心，或下血不止，或倒产子死腹中。艾叶一鸡子大，酒四升，煮二升，分二服。

胎动迫心作痛。艾叶鸡子大，以头醋四升，煎二升，分温服。

妇人崩中连日不止。熟艾鸡子大，阿胶炒为末半两，干姜一钱，水五盏，先煮艾、姜至二盏半，倾出，入胶烊化，分三服，一日服尽。

产后泻血不止。干艾叶半两炙熟，老生姜半两，浓煎汤，一服立妙。

产后腹痛欲死，因感寒起者。陈蕲艾二斤，焙干，捣铺脐上，以绢覆住，熨斗熨之，待口中艾气出，则痛自止矣。

忽然吐血一二口，或心衄，或内崩。熟艾三团，水五升，煮二升服。一方，烧灰，水服二钱。

鼻血不止艾灰吹之。亦可以艾叶煎服。

盗汗不止熟艾二钱，白茯神三钱，乌梅三个，水一钟，煎八分，临卧温服。

火眼肿痛以艾烧烟起，用碗覆之，候烟尽，碗上刮煤下，以温水调化洗眼，即瘥。更入黄连尤佳。

面上皯䵳艾灰、桑灰各三升，以水淋汁，再淋三遍，以五色布纳于中，同煎，令可丸时，每以少许傅之，自烂脱，甚妙。

妇人面疮名粉花疮。以定粉五钱，菜子油调泥碗内，用艾一二团，烧烟熏之，候烟尽，覆地上一夜，取出调搽，永无瘢痕，亦易生肉。

身面疣目艾火灸三壮，即除。

鹅掌风病蕲艾真者四五两，水四五碗，煮五六滚，入大口瓶内盛之，用麻布二层缚之，将手心放瓶上熏之，如冷再热，如神。

疮疥熏法熟蕲艾一两，木鳖子三钱，雄黄二钱，硫黄一钱为末，揉入艾中，分作四条，每以一条，安阴阳瓦中，置被裹烘熏，后服通圣散。

小儿疳疮艾叶一两，水一升，煮取四合，服。

小儿烂疮艾叶烧灰，傅之，良。

臁疮口冷不合。熟艾烧烟，熏之。

白癞风疮干艾随多少，以浸曲酿酒如常法，日饮之，觉痹即瘥。

疔疮肿毒艾蒿一担，烧灰，于竹筒中淋取汁，以一二合，和石灰如糊。先以针刺疮至痛，乃点药三遍，其根自拔。玉山韩光，以此治人，神验。贞观初，衢州徐使君访得此方。予用治三十余人，俱已得效。

发背初起未成，及诸热肿。以湿纸搨上，先干处是头，着艾灸之。不论壮数，痛者灸至不痛，不痛者灸至痛，乃止。其毒即散，不散亦免内攻，神方也。

痈疽不合疮口冷滞。以北艾煎汤洗后，白胶熏之。

咽喉骨哽用生艾蒿数升，水、酒共一斗，煮四升，细细饮之，当下。

误吞铜钱艾蒿一把，水五升，煎一升，顿服便下。

诸虫蛇伤艾灸数壮，甚良。

风虫牙痛化蜡少许，摊纸上，铺艾，以箸卷成筒，烧烟，随左右熏鼻，及烟令满口，呵气，即疼止肿消。靳季谦病此月余，一试即愈。

【实】

性温，味苦辛。

主治：明目壮阳，助水脏腰膝，及暖子宫。疗一切鬼气。艾子和干姜等分为末，蜜丸梧子大，空心每服三丸，以饭三五匙压之，日再服。治百恶气，田野之人，与此甚相宜也。

千年艾

出武当太和山中。小茎高尺许，根如蓬蒿，叶长寸余，面青背白，秋开黄花如野菊而小，结实如青珠丹颗之状。三伏日采叶，暴干，叶不似艾而作艾香，搓之即碎，不似艾叶成茸也。羽流以充方物。

叶

性温，味苦辛。

主治：男子虚寒，妇人血气诸痛。水煎服之。

刘寄奴草

又名金寄奴、乌藤菜。《南史》云：宋高祖刘裕，小字寄奴，微时伐荻，遇一大蛇，射之。明日又往，闻杵臼声，寻之，见青衣童子数人，于林中捣药，问其故。答曰：我主为刘寄奴所射，今合药傅之。裕曰：神何不杀之？曰：寄奴王者，不可杀也。裕叱之，童子皆散，乃收药而返，每遇金疮，傅之即愈，故名。生江南田野，茎似艾蒿直上，叶似苍术，尖长糙涩而深，背淡。九月茎端分开数枝，一枝攒簇十朵小花，白瓣黄蕊如小菊花，花罢，有白絮如苦荬花之絮，子细长亦如之。

子苗、叶、花同功。**性温，味苦**。多服令人下痢。

主治：破血下胀，止金疮血，下血止痛，下气水胀，霍乱水泻，产后余疾。通经脉，破癥结。小儿尿血，新者，研末服。

【附方】

大小便血刘寄奴为末，茶调，空心服二钱，即止。

折伤瘀血在腹内者。刘寄奴、骨碎补、延胡索各一两，水二升，煎七合，入酒及童子小便各一合，顿温服之。

血气胀满刘寄奴（穗、实）为末，每服三钱，酒煎服，不可过多，令人吐利，此破血之仙药也。

霍乱成痢刘寄奴草，煎汁饮。

汤火伤灼刘寄奴捣末，先以糯米浆，鸡翎扫上，后乃掺末，并不痛，亦无痕，大验之方。凡汤火伤，先以盐末掺之，护肉不坏，后乃掺药为妙。

风入疮口肿痛。刘寄奴为末，掺之即止。

小儿夜啼刘寄奴半两，地龙炒一分，甘草一寸，水煎，灌少许。

赤白下痢阴阳交滞，不问赤白。刘寄奴、乌梅、白姜等分，水煎服。赤加梅，白加姜。

旋覆花

又有金沸草、金钱花、滴滴金、夏菊诸名。处处有之。春生苗，夏开花，如金钱菊。水泽边生者，花小瓣单；人家栽者，花大蕊簇，盖壤瘠使然。其根细白。

性微温，味辛咸。采得花，去蕊并壳、皮及蒂、子，蒸，晒干用。

主治：消坚软痞，疗噫气，行痰水，去头目风。除结气，胁下满，惊悸。去五脏寒热，开胃，止呕逆不下食，膀胱留饮，风气湿痹，皮间死肉，目中眵䁾，利大肠，通血脉。

【附方】

中风壅滞旋覆花洗净，焙研，炼蜜丸梧子大。夜卧以茶汤下五丸，至七丸、十丸。

半产漏下虚寒相搏，其脉弦芤。旋覆花汤用旋覆花三两，葱十四茎，新绛少许，水三升，煮一升。顿服之，甚良。

月蚀耳疮旋覆花烧研，羊脂和，涂之。

小儿眉癣小儿眉毛、眼睫，因癣退不生。用野油花（即天麻苗）、防风等分为末。洗净，以油调，涂之。

【叶】

傅金疮。止血，疗疮肿毒。

【根】

治风湿。

鸡　冠

以花状命名。处处有之。三月生苗，入夏，高者五六尺，矬者纔数寸。叶似苋菜，有赤脉。六、七月开花，有红、紫、黄、白及各杂色，异样可观，最耐久。霜后始焦，子在穗中，黑细、光滑，如苋子一样。

【花】

性凉，味甘。花子同。

主治：痔漏下血，下痢，赤白崩中，赤白带下，分赤、白用。

【苗】

治痔疮及血病。

【子】

治：止肠风泻血，赤白痢，崩中带下。炒用。

【附方】

吐血不止白鸡冠花醋浸，煮七次，为末。每服二钱，热酒下。

结阴便血鸡冠花、椿根白皮等分为末，炼蜜丸梧子大。每服三十丸，黄芪汤下，日二服。

粪后下血白鸡冠花并子炒，煎服。

五痔肛肿久不愈，变成瘘疮。用鸡冠花、凤眼草各一两，水二碗，煎汤，频洗。

下血脱肛白鸡冠花、防风等分为末，糊丸梧子大，空心米饮每服七十丸。一方，白鸡冠花（炒）、棕榈灰、羌活一两为末，每服二钱，米饮以下。

经水不止红鸡冠花一味，晒干为末，每服二钱，空心，酒调下。忌鱼腥、猪肉。

产后血痛白鸡冠花，酒煎服之。

妇人白带白鸡冠晒干为末，每旦，空心酒服三钱。赤带用红者。

白带沙淋白鸡冠花、苦葫芦等分，烧存性，空心火酒服之。

赤白下痢鸡冠花，煎酒服。赤，用红；白，用白。

大　青

处处有之。高二三尺，茎圆，叶长三四寸，面青背淡，对节而生。八月开小花，红色成簇，似马蓼。结青实大如椒颗。九月色赤。

茎叶

性寒，味甘、微咸。

主治：时气头痛，大热热毒，风心烦闷，口渴，口疮，温疫寒热，热毒痢，黄疸，喉痹，丹毒，涂署肿毒，小儿身热风疹。朱肱《活人书》治伤寒发赤斑，有犀角大青汤。

【附方】

喉风喉痹大青叶捣汁，灌之，取效止。

小儿口疮大青十八铢，黄连十二铢，水三升，煮一升服。一日二服，以瘥为度。

热病下痢困笃者。大青汤，用大青四两，甘草、赤石脂三两，胶二两，豉八合，水一斗，煮三升，分三服，不过二剂即瘥。

热病发斑赤色，烦痛。大青四物汤，用大青一两，阿胶、甘草各二钱半，豉二合，分三服。每用水一盏半，煎一盏，入胶烊化服。又犀角大青汤，用大青七钱半，犀角二钱半，栀子十枚，豉二撮，分二服。每服水一盏半，煎八分，温服。

肚皮青黑小儿卒然肚皮青黑，乃血气失养，风寒乘之，危恶之候也。大青为末，纳口中，以酒送下。

马蔺子

《纲目》作蠡实，又有荔实、马楝子、马薤、马帚、铁扫帚、剧草、旱蒲、豕首、三坚诸名。生田野中，就地丛生，抽苗，开花，结子。周定王《救荒本草》言其嫩苗煠熟，盐油调食，可作蔬菜茹。

性平，味甘。入药炒过用。治疝以醋拌炒。

主治：小腹疝痛，腹内冷积，水痢诸症。皮肤寒热，胃热心烦，风寒湿痹，利大小便。疗金疮血内流，痈肿，消一切疮疖，止衄血、吐血。治黄病，解酒毒，杀蕈毒，傅蛇虫咬。治妇人血气烦闷，产后血晕，并经脉不止，崩中带下。

【附方】

诸冷极病医所不治者。马蔺子九升，洗净，空腹服一合，酒下，日三服。

寒疝诸疾寒疝不能食，及腹内一切诸疾，消食，肥肌。马蔺子一升，每日取一把，以面拌煮，吞之，服尽愈。

喉痹肿痛《卫生易简方》用蠡实一合，升麻五分，水一升，煎三合，入少蜜搅匀，细呷，大验。《圣惠方》用马蔺子二升，升麻一两为末，蜜丸，水服一钱。又方马蔺子八钱，牛蒡子六钱为末，空心，温水服方寸匕。

水痢百病张文仲《备急方》用马蔺子，以六月六日面熬，各等分为末。空心，米饮服方寸匕。如无六月六日面，常面亦可，牛骨灰亦可。又方，马蔺子、干姜、黄连各等分为散，熟汤服二方寸匕，入腹即断也。冷、热皆治，常用神效，不得轻之。忌猪肉、冷水。

肠风下血有疙瘩，疮破者不治。马蔺子一斤（研破，酒浸，夏三、冬七日，晒干），何首乌半斤，雄黄、雌黄各四两为末，以浸药酒打糊丸梧子大。每服三十丸，温酒下，日三服，见效。

【花实及根叶】

治喉痹，去白虫，主痈疽恶疮。多服令人溏泻。

【附方】

睡死不寤蠡实根一握，杵烂，以水绞汁，稍稍灌之。

喉痹口噤马蔺花二两，蔓荆子一两为末，温水服一钱。

喉痹肿痛喘息欲死者。《外台秘要》用马蔺根叶二两，水一升半，煮一盏，细饮之，立瘥。《圣惠》用根捣汁三合，蜜一合，慢火熬成，徐徐点之，日五七度。一方单汁饮之，口噤者灌下，无生者以刷煎汁。

沙石热淋马蔺花七枚，烧故笔头二七枚，烧粟米一合，炒为末，每服二钱，酒下，日二服，名通神散。

小便不通马蔺花（炒）、茴香（炒）、葶苈（炒），为末，每酒服二钱。

一切痈疽发背恶疮，用铁扫帚，同松毛、牛膝，以水煎服。

面上瘢黡取铁扫帚地上自落叶并子，煎汤，频洗数次，自消。

面皰鼻皶马蘭子花，杵，傅之佳。

大蓟　小蓟

又有虎蓟、马蓟、猫蓟、刺蓟、山牛旁、鸡项草、千针草、野红花诸名。小蓟，处处有之，二月生苗，二三寸时，并根做菜，茹食甚美，四月高尺余，多刺，心中出花头，如红蓝花而青紫色，四月采苗，九月采根，并阴干用。大蓟，苗根与此相似，但肥大尔。大蓟兼疗痈肿，小蓟专止血也。

【大蓟根】叶同。

性温，味甘、苦。

主治：女子赤白沃，安胎，止吐血、鼻衄。捣根绞汁，服半升，主崩中血下，立瘥。叶治肠痈腹脏瘀血，作晕，扑损。生研，酒并小便任服。又恶疮疥癣，同盐研，罯之。

【小蓟根】苗同。

性温，味甘。

主治：破宿血，生新血。暴下血，血崩，金疮出血，呕血等，绞取汁，温服。做煎和糖，合金疮，及蜘蛛、蛇、蝎毒，服之亦佳。治热毒风，并胸膈烦闷，苗去烦热，生研汁，服。做菜食，除风热，夏月热烦不止，捣汁半升，服，立瘥。

【附方】

心热吐血口干。用刺蓟叶及根，捣，绞取汁，每顿服二小盏。

舌硬出血不止。刺蓟捣汁，和酒服。干者为末，冷水服。

九窍出血方同上。

卒泻鲜血小蓟叶捣汁，温服一升。

崩中下血大、小蓟根一升，酒一斗，渍五宿，任饮。亦可酒煎服，或生捣汁，温服。又方，小蓟茎叶（洗，切，研汁）一盏，入生地黄汁一盏，白术半两，煎减半，温服。

堕胎下血小蓟根叶、益母草五两，水二大碗，煮汁一碗，再煎至一盏。分二服，一日服尽。

金疮出血不止。小蓟苗，捣烂涂之。

小便热淋马蓟根，捣汁服。

鼻塞不通小蓟一把，水二升，煮取一升，分服。

小儿浸淫疮痛不可忍，发寒热者。刺蓟叶，新水调傅疮上，干即易之。

癣疮作痒刺蓟叶，捣汁，服之。

妇人阴痒小蓟煮汤，日洗三次。

诸瘘不合虎蓟根、猫蓟根、酸枣根、枳根、杜衡各一把，班蝥三分炒，为末，蜜丸枣大，日一服，并以小丸纳疮中。

疔疮恶肿千针草四两，乳香一两，明矾五钱为末。酒服二钱，出汗为度。

苎 麻

苎，家苎也。可以绩纻。凡麻丝之细者为絟，粗者为纻。又有山苎、野苎也。有紫苎，叶面紫；白苎，叶面青，其背皆白，可刮洗，煮食救荒，味甘美。其子茶褐色，九月收之，二月可种。宿根亦自生，剥其皮可以绩布，岁可三刈。茎可点灯。

【根】

性平，味甘滑。

主治：补阴，行滞血，安胎，贴热丹毒。治心膈热，漏胎下血，产前、后心烦，天行热疾，大渴大狂，服金石药入心热。罯毒箭、蛇虫咬。沤苎汁，止消渴。以苎麻与产妇作枕，止血晕。产后腹痛，以苎安腹上，即止。

【附方】

痰哮咳嗽苎根煅存性，为末，生豆腐蘸三五钱，食即效。未痊，可以肥猪肉二三片蘸食，甚妙。

小便不通《圣惠方》用麻根、蛤粉半两为末，每服二钱，空心，新汲水下。《摘玄方》用苎根洗，研，摊绢上，贴少腹连阴际，须臾即通。

小便血淋苎根煎汤，频服，大妙。亦治诸淋。

五种淋疾苎麻根两茎打碎，以水一碗半，煎半碗，顿服即通，大妙。

妊娠胎动忽下黄汁如胶，或如小豆汁，腹痛不可忍者。苎根去黑皮，切，二升，银一斤，水九升，煮四升。每服以水一升，入酒半升，煎一升，分作二服。一方不用银。

肛门肿痛生苎根，捣烂，坐之良。

脱肛不收苎根捣烂，煎汤，熏洗之。

痈疽发背初起未成者。苎根熟捣傅上，日夜数易，肿消则瘥。

五色丹毒苎根煮浓汁，日三浴之。

鸡鱼骨哽《谈野翁试验方》用苎麻根捣汁，以匙挑灌之，立效。《医方大成》用野苎根捣碎，丸如龙眼大。鱼骨，鱼汤下；鸡骨，鸡汤下。

【叶】

治金疮伤血，出瘀血。五月五日收取，和石灰捣作团，晒干收贮。遇金疮，研末傅之，即时血止，易安。

【附方】

骤然水泻日夜不止，欲死，不拘男妇。用五月五日采麻叶阴干为末，每服二钱，冷水调下。勿吃热物，令人闷倒，只吃冷物。小儿半钱。

冷痢白冻方同上。

蛇虺咬伤青麻嫩头捣汁，和酒等分，服三盏，以渣傅之。毒从窍中出，以渣弃水中，即不发。看伤处有窍，是雄蛇；无窍，是雌蛇，以针挑破伤处，成窍，傅药。

苘　麻

音顷。今之白麻也。种以绩布，及打绳索，其茎轻虚、洁白，取皮作麻，以茎蘸硫黄，作焠灯，引火甚速。嫩子亦可食。

【实】

性平，味苦。

主治：赤白冷热痢。炒研为末，每蜜汤服一钱。痈肿无头者，吞一枚。生眼翳瘀肉，起倒睫拳毛。

【根】

亦治痢。古方用之。

【附方】

一切眼疾苘麻子一升为末，以豮猪肝批片，蘸末炙熟，再蘸再炙，末尽，乃为末。每服一字，陈米饮下，日三服。

目生翳膜久不愈者。用檾实，以柳木作硙，磨去壳，马尾筛取黄肉，去焦壳，每十两可得四两，非此法不能去壳也。用猪肝薄切，滚药慢炙熟，为末，醋和丸梧子大。每服三十丸，白汤下。一方以檾实纳袋中蒸熟，曝为末，蜜丸，温水下。

箬

又作篛，与箬同。一名篆叶。生南方山泽之间，根茎皆似小竹，叶似竹叶而阔大，可以作笠，包米粽，装茶盐，衬鞋底。

叶，性寒，味甘。

主治：吐血、衄血、呕血、咯血、下血。并烧存性，温汤服一钱匕。又通小便，利肺气喉痹，消痈肿。

【附方】

一切眼疾笼篛烧灰，淋汁，洗之。久之自效。

咽喉闭痛篆叶、灯心草烧灰等分，吹之甚妙。

耳忽作痛或红肿内胀。将经霜青箬露在外将朽者，烧存性，为末，傅入耳中，其疼即止。

肺壅鼻衄箬叶烧灰，白面三钱，研匀，井华水服二钱。

经血不止箬叶灰、蚕纸灰等分为末，每服二钱，米饮下。

肠风便血茶蒌内箬叶烧存性，每服三匙，空心糯米汤下，或入麝香少许。

男妇血淋亦治五淋。多年煮酒瓶头箬叶，三五年至十年者尤佳，每用七个，烧存性。入麝香少许，陈米饮下，日三服。有人患此，二服愈。福建煮过夏月酒，多有之。

尿白如注小腹气痛。茶笼内箬叶，烧存性。入麝香少许，米饮下。

小便涩滞不通。干箬叶一两烧灰，滑石半两为末，每米饮服三钱。

男妇转脬方同上。

吹奶乳痈五月五日，棱箬烧灰，酒服二钱，即散。累效。

痘疮倒靥箬叶灰一钱，麝香少许，酒服。

芭　蕉

《纲目》作甘蕉，又名天苴、芭苴。出二广者有子，甘软可啖，故谓之甘蕉。他处虽多而盛，无蕉子，惟花蕊上有露可食耳。种类甚多，有红蕉，花出瓣中，极繁盛，如火炬；有水蕉，白如蜡色，花大类象芽，又谓之牙蕉；有美人蕉，叶小而秀丽，抽茎开红花，结黑子；有胆瓶蕉，根出土，如胆瓶。

子惟两广有之。性寒，味甘。不益人，动冷气。生食止渴润肺，破血合疮，解酒毒，干者解肌热烦渴。蒸熟，晒裂取仁食，通血脉，填骨髓，除小儿客热，压丹石毒。

【根】性大寒，味甘。

治天行热狂，烦闷消渴，头风游风，黄疸痈肿，结热，金石发动，躁热口干，并绞汁，服之。捣烂傅肿，去热毒。捣汁服，治产后血胀闷。

【附方】

发背欲死芭蕉根，捣烂，涂之。

一切肿毒方同上。

赤游风疹方同上。

风热头痛方同上。

风虫牙痛芭蕉自然汁一碗，煎热，含漱。

天行热狂芭蕉根捣汁，饮之。

消渴饮水骨节烦热。用生芭蕉根捣汁，时饮一二合。

血淋涩痛芭蕉根、旱莲草各等分，水煎服，日二。

产后血胀捣芭蕉根，绞汁，温服二三合。

疮口不合芭蕉根取汁，抹之良。

【蕉油】以竹筒插入皮中，取出，瓶盛之。性冷，味甘。主治：头风热，止烦渴及汤火伤。梳头，止女人发落，令长且黑。又治暗风，痫病涎作，晕闷欲倒者，饮之取吐，有奇效。

【附方】

小儿截惊以芭蕉汁、薄荷汁煎匀，涂头顶、留囟门，涂四肢、留手足心勿涂，甚效。

【叶】

治肿毒初发。研末，和生姜汁涂之，

【附方】

岐毒初起芭蕉叶，熨斗内烧存性，入轻粉，麻油调涂，一日三上，或消或破，皆无痕也。

【蕊】

治心痹痛，烧存性，研，盐汤点服二钱。

缙云草

《纲目》作石龙刍。又有龙须、龙华、悬莞方宾、西王母簪诸名。

处处有之，丛生，状如粽心草，苗直上，无枝叶，吴人多栽莳，织席。

【茎】

性冷，味苦。

主治：心腹邪气，小便不利，淋闭，茎中热痛，内虚不足，痞满，身无润泽，出汗，疗蛔虫，肿，不消食。久服，补虚轻身。

【败席】

主治：淋及小便卒不通。弥败有垢者，方尺，煮汁服之。

龙常草

又名粽心草。俚俗五月采，系角黍，故名。

【茎】

性温，味咸。

主治：轻身，益阴气，疗寒湿痹。

灯心草

又有虎须草、碧玉草诸名。此即龙须之类，但龙须紧小而瓤实，此草稍粗而瓤虚白。吴人栽莳之，取瓤为灯炷。

【茎及根】

性平，味淡。灯心难研，以粳米粉浆染过，晒干研末，入水澄之，浮者灯心也，再晒干用。

主治：降心火，止血通气，散肿止渴，泻肺。治阴窍涩不利，行水，除水肿，癃闭，五淋，生煮服之，败席煮服，更良。烧灰，吹急喉痹，涂乳上，饲小儿，止夜啼。入轻粉、麝香，治阴疳。

【附方】

破伤出血灯心草嚼烂，傅之，立止。

衄血不止灯心一两为末，入丹砂一钱，米饮每服二钱。

喉风痹塞《瑞竹堂方》用灯心一握，阴阳丸烧存性，又炒盐一匙，每吹一捻，数次立愈。一方，用灯心灰二钱，硼砂末一钱，吹之。一方，灯心、箬叶（烧灰）等分，吹之。《惠济方》用灯心草、红花烧灰，酒服一钱，即消。

痘疮烦喘小便不利者。灯心一把，鳖甲二两，水一升半，煎六合，分二服。

夜不合眼难睡。灯草煎汤代茶饮，即得睡。

通利水道白飞霞自制天一丸，用灯心十斤（米粉浆染，晒干，研末，入水澄去粉，取浮者，晒干）二两五钱，赤、白茯苓（去皮）共五两，滑石（水飞）五两，猪苓二两，泽泻三两，人参一斤（切片），熬膏，和药丸如龙眼大，朱砂为衣，每用一丸，任病换引。大段小儿生理向上，本天一生水之妙，诸病以水道通利为捷径也。

湿热黄疸灯草根四两，水、酒各半，入瓶内煮半日，露一夜，温服。

蓖　麻

其茎有赤有白，中空，其叶大如瓠，叶有五尖，夏秋间，桠里抽出花穗，累累黄色，每枝细实数十颗，上有刺如猬毛而软，凡三四子合成一颗，子内有仁，如松子仁，有油可作印色及油纸。子无刺者良，有刺者毒。

子凡使勿用黑尖赤利子，缘在地蒌上，是颗两头尖，有毒。其蓖麻子，节节有黄黑斑，以盐汤煮半日，去皮取子用。又取油法，以子仁五升，捣烂，用水一斗煮之，有沫撇起，沫尽乃止。去水以沫煎，至点灯不泎为度。

主治：水癥，以水研二十枚，服之。吐恶沫，加至三十枚，三日一服，瘥则止。又主风虚寒热，身体疮痒，浮肿，尸疰恶气，榨取油，涂之，研傅疮痍疥癞，涂手足心。催生，治瘰疬。取子炒熟，去皮，每卧时嚼服二三枚，渐加至十数枚，效。主偏风不遂，口眼㖞斜，失音口噤，头风耳聋，舌胀喉痹，齁喘脚气，毒肿丹瘤，汤火伤，针刺入肉，女人胎衣不下，子肠挺出。开通关窍、经络，能止诸痛，消肿，追脓拔毒。

【附方】

半身不遂失音不语。取蓖麻子油一升，酒一斗，铜锅盛油，着酒中一日，煮之令熟，细细服之。

口眼㖞斜蓖麻子仁，捣膏，左贴右，右贴左。即正。《妇人良方》用蓖麻子仁七七粒，研作饼，右㖞安在左手心，左㖞安在右手心，却以铜盂盛热水，坐药上，冷即换，五六次即正也。一方，用蓖麻子仁七七粒，巴豆十九粒，麝香五分，作饼如上用。

风气头痛不可忍者。乳香、蓖麻仁等分，捣饼，随左、右贴太阳穴，解发出气甚爽。《德生堂方》用蓖麻油纸剪花贴太阳，亦效。又方，蓖麻仁半两，枣肉十五枚，捣涂纸上，卷筒插入鼻中，下清涕即止。

八种头风蓖麻子、刚子各四十九粒去壳，雀脑芎一大块捣如泥，糊丸弹子大，线穿，挂风处阴干。用时先将好末茶调成膏子，涂盏内，后将灰火烧前药，烟起，以盏覆之，待烟尽，以百沸葱汤点盏内，茶药服之。后以绵被裹头卧，汗出避风。

鼻窒不通蓖麻子仁三百粒，大枣去皮一枚，捣匀，绵裹塞之，一日一易。三十日，即闻香臭也。

天柱骨倒小儿疳疾，及诸病后，天柱骨倒，乃体虚所致。宜生筋散贴之，木鳖子六个（去壳），蓖麻子六十粒（去壳），研匀，先包头擦顶上，令热，以津调药，贴之。

五种风痫不问年月远近。用蓖麻子仁二两，黄连一两，石膏水一碗，文武火煮之，干即添水，三日两夜，取出黄连，只用蓖麻，风干，勿令见日。以竹刀每个切作四段，每服二十段，食后荆芥汤下，日二服。终身忌食豆，犯之必腹胀死。

舌上出血蓖麻子油纸，捻烧烟，熏鼻中，自止。

舌胀塞口蓖麻仁四十粒，去壳，研油涂纸上，作捻，烧烟熏之，未退再熏，以愈为度。有人舌肿出口外，一村人用此法而愈。

急喉痹塞牙关紧急不通，用此即破。以蓖麻子仁研烂，纸卷作筒，烧烟熏吸，即通。或只取油作捻，尤妙，名圣烟筒。

咽中疮肿《杜任方》用蓖麻子仁一枚，朴硝一钱，同研，新汲水服之，连进二三服，效。《三因方》用蓖麻仁、荆芥穗等分为末，蜜丸，绵包，噙，咽之。

水气胀满蓖麻子仁研，水解得三合。清旦一顿服尽，日中当下青黄水也。或云壮人止可服五粒。

脚气作痛蓖麻子七粒，去壳，研烂，同苏合香丸贴足心，痛即止也。

小便不通蓖麻仁三粒，研细，入纸捻内，插入茎中，即通。

齁喘咳嗽蓖麻子去壳，炒熟，拣甜者食之，须多服见效。终身不可食炒豆。

催生下胞崔元亮《海上集验方》，取蓖麻子七粒，去壳，研膏，涂脚心。若胎及衣下，便速洗去，不尔则子肠出，即以此膏涂顶，则肠自入也。《肘后方》云，产难，取蓖麻子十四枚，每手各把七枚，须臾立下也。

子宫脱下蓖麻子仁、枯矾等分为末，安纸上，托入，仍以蓖麻子仁十四枚，研膏，涂顶心，即入。

盘肠生产涂顶，方同上。

催生下胎不拘生胎、死胎。蓖麻二个，巴豆二个，麝香一分，研，贴脐中并足心。又下生胎，一月一粒，温酒吞下。

一切毒肿痛不可忍。蓖麻子仁捣傅即止也。

疠风鼻塌手指挛曲，节间痛不可忍，渐至断落。用蓖麻子一两去皮，黄连一两剉豆大，以小瓶子入水一升，同浸，春夏二日、秋冬五日后，取蓖麻子二枚劈破，面东以浸药水吞之，渐加至四五枚，微利不妨。瓶中水尽更添。两月后，吃大蒜、猪肉试之，如不发，是效也。若发动，再服，直候不发，乃止。

小儿丹瘤蓖麻子五个去皮，研，入面一匙，水调涂之，甚效。

瘰疬结核蓖麻子炒，去皮，每睡时服二三枚，取效。一生不可食炒豆。

瘰疬恶疮及软疖。用白胶香一两瓦器溶化，去滓，以蓖麻子六十四个去壳，研膏，溶胶投之，搅匀，入油半匙，头至点水中试软硬，添减胶油得所，以绯帛量疮大小摊贴，一膏可治三五疖也。

肺风面疮起白屑，或微有赤疮。用蓖麻子仁四十九粒，白果、胶枣各三粒，瓦松三钱，肥皂一个，捣为丸。洗面用之，良。

面上雀斑蓖麻子仁、密陀僧、硫黄各一钱，为末。用羊髓和匀，夜夜傅之。

发黄不黑蓖麻子仁，香油煎焦，去滓。三日后，频刷之。

耳卒聋闭蓖麻子一百个去壳，与大枣十五枚捣烂，入乳小儿乳汁，和丸作铤。每以绵裹一枚塞之，觉耳中热为度，一日一易，二十日瘥。

汤火灼伤蓖麻子仁、蛤粉等分研膏。汤伤，以油调；火灼，以水调，涂之。

针刺入肉蓖麻子去壳，研烂①一个，先以帛衬伤处，傅之，频看，若见刺出，即拔去，恐药紧弩出好肉。或加白梅肉同研尤好。

竹木骨哽蓖麻子仁一两，凝水石二两，研匀，每以一捻置舌根，噙咽，自然不见。又方，蓖麻油、红曲等分，研细，砂糖丸皂子大，绵裹，含咽，痰出大良。

鸡鱼骨哽蓖麻子仁研烂，入百药煎，研丸弹子大，井花水化下半

---

① 研烂：此2字原脱，据《本草纲目·草部·蓖麻》第十七卷“附方”引《卫生易简方》之文补。

丸，即下。

恶犬咬伤蓖麻子五十粒去壳，以井花水研膏，先以盐水洗、吹痛处，乃贴此膏。

【叶】

主治：脚气，风肿不仁，蒸，捣，裹之，日二三易，即消。又油涂炙热，熨囟上，止鼻衄，大验。治痰喘咳嗽。

【附方】

齁喘痰嗽《儒门事亲》方，用九尖蓖麻叶三钱，入飞过白矾二钱，以猪肉四两薄批，掺药在内，荷叶裹之，文武火煨熟，细嚼，以白汤送下，名九仙散。《普济方》：治咳嗽涎喘，不问年深日近。用经霜蓖麻叶、经霜桑叶、御米壳（蜜炒）各一两为末，蜜丸弹子大，每服一丸，白汤化下，日一服，名无忧丸。

七叶一枝花

《纲目》作蚤休，又有重楼金线、三层草、白甘遂、紫河车诸名。处处有之，生于深山阴湿之地。一茎独上，茎当叶心，叶绿色似芍药，凡二三层，每一层七叶。茎头夏月开花，花七瓣，有金丝蕊，长三四寸。根如苍术状，外紫中白。丹家采制三黄、砂、汞，入药洗，切，焙用。谚云“”七叶一枝花，深山是我家。痈疽如遇此，一似手拈拿“”是也。

根

性微寒，味苦，有毒。

主治：惊痫，摇头弄舌，热气在腹中，去疟疾寒热，癫疾。除蚀，下三虫。醋磨，傅痈肿蛇毒。生食一升，利水。治胎风，手足搐，能吐泄瘰疬。

【附方】

服食法紫河车根，以竹刀刮去皮，切作骰子大块，面裹入瓷瓶中，水煮候浮，漉出，凝冷入新布袋中，悬风处，待干。每服三丸，五更初，面东念咒，井水下。连进三服，即能休粮。若要饮食，先以黑豆煎汤饮之，次以药丸煮稀粥，渐渐食之。咒曰：天朗气清金鸡鸣，吾今服药欲长生，吾今不饥复不渴，赖得神仙草有灵。

小儿胎风手足搐搦。用蚤休（即紫河车）为末，每服半钱，冷水下。

慢惊发搐带有阳证者。白甘遂（即蚤休）一钱，栝楼根末二钱，同于慢火上炒焦黄，研匀。每服一字，煎麝香薄荷汤调下。

中鼠莽毒金线重楼根磨水，服之，即愈。

咽喉谷刺肿痛。用重台（赤色者）、川大黄（炒）、木鳖子仁、马牙硝半两，半夏（泡）一分为末，蜜丸芡子大，含之。

扁 竹

《纲目》作射干，又有乌翣、乌扇、仙人掌、紫金牛、野萱花、草姜诸名。叶扁丛生，横铺如侧手掌。今所种者多是紫花，呼为紫蝴蝶，苗名鸢尾。

【根】凡采使，先以米泔水浸一宿，漉出，再以竹叶汤煮干用。

性寒，味苦，有毒。

主治：肺气，咳逆上气，喉痹咽痛，不得消息。散结气，腹中邪逆，食饮大热。疗老血在心脾间，咳唾，言语气臭，散胸中热气，降实火，利大肠，治疟母。去胃中痈疮，利积痰疝毒，消结核，破癥结，胸膈满，腹胀，气喘，痃癖。治疰气，消瘀血，通女人经闭。苦酒磨，涂毒肿。

【附方】

咽喉肿痛射干花根、山豆根阴干，为末，吹之如神。

伤寒咽闭肿痛。用生射干、猪脂各四两，合煎令焦，去滓。每噙枣许，取瘥。

喉痹不通浆水不入。《外台秘要》用射干一片，含，咽汁，良。《医方大成》用扁竹新根，擂汁，咽之，大腑动即解；或醋研汁，噙，引涎出，亦妙。《便民方》用紫蝴蝶根一钱，黄芩、生甘草、桔梗各五分为末，水调，顿服，立愈，名夺命散。

二便不通诸药不效。紫花扁竹根（生水边者佳）研汁一盏，服，即通。

水蛊腹大动摇水声，皮肤黑。用乌扇根捣汁，服一杯，水即下。

阴疝肿刺发时肿痛如刺，用生射干捣汁，与服取利，亦可丸服。

乳痈初肿扁竹根如僵蚕者，同萱草根为末，蜜调，傅之，神效。

中射工毒生疮者。乌翣、升麻各二两，水三升，煎二升，温服，以滓傅疮上。

【苗】名鸢尾，又名乌园，肥地者茎长根粗，瘠地者茎短根瘦。根名鸢头。

性平，味苦，有毒。

主治：蛊毒邪气，鬼疰诸毒，破癥瘕积聚，去水，下三虫，杀鬼魅。

【附方】

飞尸游蛊着喉中，气欲绝者。鸢尾根削去皮，纳喉中，摩病处，令血出为佳。

鬼魅邪气四物鸢头散，东海鸢头、黄牙（即金牙）、莨菪子、防葵为末，酒服方寸匕。欲令病人见鬼，增防葵一分；欲令知鬼，又增一分，立验，不可多服。

玉　簪

又名白鹤仙。处处栽为玩赏。二月生苗成丛，高尺许，柔茎，大叶如掌，团而尖。六、七月抽茎，茎上有细叶，中出花朵十数枚，长二三寸，本小末大，如白玉搔头簪形。开时微绽四出，中吐黄蕊，清香，不结子。根如生姜，多须毛。

【根】

性寒，味甘辛，有毒。

捣汁服，解一切毒，下骨哽，涂痈肿。

【附方】

乳痈初起内消花（即玉簪花），取根，擂酒服，以渣傅之。

妇人断产白鹤仙根、白凤仙子各一钱半，紫葳二钱半，辰砂二钱，捣末，蜜和丸梧子大。产内三十日，以酒半盏服之。不可着牙齿，能损牙齿也。

解斑蝥毒玉簪根擂水服之，即解。

下鱼骨哽玉簪花根、山里红（果、根），同捣自然汁，以竹筒灌入咽中，其骨自下。不可着牙齿。

刮骨取牙玉簪根（干者）一钱，白砒三分，白硇七分，蓬砂二分，威灵仙三分，草乌头一分半，为末。以少许点疼处，即自落也。

【叶】

治蛇虺螫伤，捣汁，和酒服，以渣傅之，中心留孔泄气。

凤　仙

又有急性子、旱珍珠、金凤花、小桃红、夹竹桃、指甲花、菊婢诸名。人多种之，极易生。二月下子，五月可再下子。茎有红、白二色，花有红、白、黄、紫杂色，结实如椒榄而小，犯之自裂，子似萝白子而小，即急性子。

【子】

性温，味微苦，有小毒。

主治：难产，积块噎膈，下骨哽，透骨通窍。庖人烹鱼肉，硬者，投子数粒，则易烂，是软坚之验也。

【附方】

产难催生凤仙子二钱，研，明水服，勿近牙。外以蓖麻子（随年数），捣，涂足心。

噎食不下凤仙花子酒浸三宿，晒干为末，酒丸绿豆大。每服八粒，温酒下。不可多用，即急性子也。

咽中骨哽欲死者。白凤仙子研末一大呷，以竹筒灌入咽，其物即软，不可经牙，或为末吹之。

牙齿欲取金凤花子研末，入砒少许。点疼牙根，取之。

小儿痞积急性子、水荭花子、大黄各一两，俱生研末。每味取五钱。外用皮消一两拌匀，将白鹁鸽一个，或白鸭亦可，去毛、屎，剖腹，勿犯水，以布拭净，将末装入内，用线紥定，沙锅内入水三碗，重重纸封，以小火煮干，将鸽鸭翻调，焙黄色，冷定。早辰食之，日西时疾软，三日大便下血，病去矣。忌冷物百日。

【花】

性温，味甘。

主治：蛇伤，擂酒服，即解。又治腰胁引痛，不可忍者，研饼，晒干为末，空心，每酒服三钱，活血消积。

【附方】

风湿卧床不起。用金凤花、柏子仁、朴硝、木瓜煎汤，洗浴，每日二三次。内服独活寄生汤。

【根、叶】

主治：鸡鱼骨哽，误吞铜钱，杖扑肿痛，散血通经，软坚透骨。

【附方】

咽喉物硬金凤花根嚼烂噙咽，骨自下，鸡骨尤效。即以温水漱口，免损齿也。亦治误吞铜钱。

打仗肿痛凤仙花叶，捣如泥，涂肿破处，干则又上，一夜血散即愈。冬月，收取干者，研末，水和涂之。

马患诸病白凤仙花连根叶熬膏。遇马有病，抹其眼四角上，即汗出而愈也。

杜鹃花

《纲目》作山踯躅，又有红踯躅、山石榴、映山红诸名。处处山谷有之。春生苗，叶浅绿色，枝小花繁，一枝数萼。二月开花，有红、紫二色，有五瓣及千叶者。小儿喜食其花，味酸，无毒。其花黄色者即黄杜鹃也，见下。

性温，味酸。

主治：活血通经。

黄杜鹃花

《纲目》作羊踯躅，又有闹羊花、黄踯躅、惊羊花、老虎花、羊不食草诸名。茎、叶、枝、花，俱似杜鹃，但花色黄，羊食之即死，故名。

性温，味辛，有大毒。

主治：贼风在皮肤中，淫淫痛，温虐恶毒，诸痹邪气，鬼疰蛊毒。

【附方】

风痰注痛踯躅花、天南星并生时，同捣作饼，甑上蒸四五遍，以稀葛囊盛之，临时取焙为末，蒸饼丸梧子大。每服三丸，温酒下。腰脚骨痛，空心服；手臂痛，食后服。大良。

痛风走注黄踯躅根一把，糯米一盏，黑豆半盏，酒、水各一碗。徐徐服，大吐大泄，一服便能动也。

风湿痹痛手足身体，收摄不遂，肢节疼痛，言语謇涩。踯躅花酒拌，蒸一炊久，晒干为末，每以牛乳一合，酒二合，调服五分。

风虫牙痛踯躅一钱，草乌头二钱半，为末，化蜡丸豆大。绵包一丸，咬之，追涎即愈。

大麦莓

音母，俗作蔓。《纲目》作覆盆子，又有西国草、毕楞伽、插田藨、乌藨子诸名。处处有之，凡有五种。一种藤蔓繁衍，茎有倒刺，叶类小葵，六、七月开小白花，就蒂结实，三四十颗成簇，生则青黄，熟则紫黑色，如桑椹而扁，冬月苗叶不凋，俗名割田藨，即《本草》所谓蓬蘽也。一种蔓小，亦有钩刺，一枝五叶，开白花，四、五月实，亦如桑椹，生则青黄，熟则乌赤，冬月苗凋，俗名插田藨，即《本草》所谓覆盆子也。二者俱可入药。一种蔓小，一枝三叶，开小白花，四月实熟，红如樱桃，子似覆盆而大，酸甜可食，俗名薅田藨，不入药。一种树生者，如覆盆子一样，但色红为异，《本草》所谓悬钩子也。一种就地生，蔓长数寸，开黄花，结实如覆盆而鲜红，不可食者，《本草》所谓蛇莓也。俱见下条。

性平，味甘。五月采之，烈日晒干，不尔易烂。或捣作薄饼，晒干，蜜贮。临用以酒拌蒸，尤妙。

主治：益气轻身，补虚续绝，强阴健阳，悦泽肌肤，安和五脏，温中益力，疗劳损风虚，补肝明目。并宜捣筛，每旦水服三钱，益肾脏，缩小便。取汁同少蜜煎为稀膏，点服，治肺气虚寒。

【附方】

阳事不起覆盆子（酒浸，焙）研为末，每旦酒服三钱。

【叶】

挼，绞取汁，滴目中，治烂弦疳眼。赵太尉母病烂弦疳眼，二十年。有妪云，此中有虫，吾当除之。取此叶咀嚼，滴汁入筒中，以皂纱蒙眼，滴汁渍下弦，一时辰虫从纱上出，数日愈。又如前滴上弦，全愈。明目止泪，收湿气。

【附方】

牙疼点眼用覆盆子嫩叶，捣汁，点目眦三四次，有虫随眵泪出，成块也。无新叶，干者煎浓汁亦可。即大麦莓也。

臁疮溃烂覆盆叶为末，用酸浆水洗后掺之，日一次，以愈为度。

【根】

治痘后目翳，取根洗，捣，澄粉，日干。蜜和少许，点于翳疔上，日二三次，自散。百日内可治，久则难治。

【附　寒莓】《纲目》作蓬蘽。又有陵蘽、割田藨诸名。形、色具见大麦莓下。以九月熟，故名。功同上。

性平，味甘酸。

主治：安五脏，益精气，长阴，令人坚强志，倍力有子。久服轻身，疗暴中风，身热大惊。益颜色，长发，耐寒湿。

【附方】

长发不落以子榨油，日涂之。

【附　山莓】《纲目》作悬钩子。又有沿钩子、木莓、树莓诸名。树高四五尺，实如寒莓而大，甘酸可食。余已前详。

性平，味甘、微酸。

主治：醒酒止渴，除痰，去酒毒。捣汁服，解射工、沙虱毒。

【叶】

烧研，水服，治喉中塞。

【根皮】

性平，味苦。

主治：子死腹中不下，破血，妇人赤白带下。久患赤白痢脓血、腹痛，杀蛊毒，卒下血。并浓煮汁，饮之。

【附方】

血崩不止木莓根四两，酒一碗，煎七分，空心温服。

崩中痢下治妇人崩中及下痢，日夜数十起，欲死者，以此入腹即活。悬钩根、蔷薇根、柿根、菝葜各一斛，剉入釜中，水淹上四五寸，煮减三之一，去滓，取汁，煎至可丸，丸梧子大。每温酒服十丸，日三服。

【附：蛇莓】又有蛇藨、地莓、蠹莓诸名。已见前大麦莓下。色鲜红，不可食，食发冷涎。

性大寒，味甘酸。

主治：胸腹大热，伤寒大热，及溪毒、射工毒，疮肿，傅蛇伤、汤火伤，痛即止。

【附方】

口中生疮天行热甚者。蛇莓自然汁半升，稍稍咽之。

伤寒下䘌生疮。以蛇莓汁服二合，日三服。仍水渍乌梅令浓，入崖蜜，饮之。

水中毒病蛇莓根擣末，服之，并导下部，亦可饮汁一二升。夏月欲入水，先以少末投中流，更无所畏。又辟射工。家中以器贮水浴身，亦宜投少许。

牵牛花

又有黑丑、盆甑草、草金铃诸名。有黑、白二种。黑者处处野生，蔓有白毛，叶如枫叶，花如旋花，核去山楂核一样，但色浅黑。白者人多种之，其蔓微红无毛，叶如山药茎叶，花浅碧，带红色，可爱，其实蒂长寸许，生青枯白，其核白色稍粗，人采嫩实，蜜煎为果食，呼为天茄，因其蒂似茄也。

子采得晒干，淘去浮者，拌酒蒸透，再晒干，收之。或只研取头、末，去皮麸不用。亦有用半生半熟者。性寒，味苦、辛。

主治：逐痰消饮，通大肠气秘、风秘，达命门，下气，疗脚满水肿，除风毒，治痃癖气块，利大小便，除虚肿，落胎，止腰痛。下冷脓，泻蛊毒药，杀虫，除气分湿热，一切气，三焦壅结。和山茰服，去水病。

【附方】

搜风通滞风气所攻，脏腑积滞。用牵牛子，以童尿浸一宿，长流水上洗半日，生绢袋盛，挂风处，令干。每日盐汤下三十粒。极能搜风，亦消虚肿，久服令人体清瘦。

三焦壅塞胸膈不快，头昏目眩，涕唾痰涎，精神不爽。利膈丸用牵牛子四两（半生半炒）、不蛀皂荚（酥炙）二两为末，生姜自然汁煮糊丸梧子大。每服二十丸，荆芥汤下。

一切积气宿食不消。黑牵牛（为头、末）四两，用萝卜剜空，安末，盖定，纸封，蒸熟取出，入白豆蔻末一钱，捣丸梧子大。每服一二十丸，白汤下。名顺气丸。

男妇五积五般积气成聚。用黑牵牛一斤，生捣末八两，余滓以新瓦炒香，再捣，取四两炼蜜丸梧子大。至重者三十五丸，陈橘皮、生姜煎汤，卧时服，半夜未动，再服三十丸，当下积聚之物。寻常行气，每服十丸，甚妙。

胸膈食积牵牛末一两，巴豆霜三个，研末，水丸梧子大。每服二三十丸，食后随所伤，汤下。

气筑奔冲不可忍。牛郎丸，用黑牵牛半两（炒），槟榔二钱半为末，每服一钱，紫苏汤送下。

追虫取积方同上，用酒下。亦消水肿。

肾气作痛黑白牵牛等分炒为末，每服三钱，用猪腰子切缝，入茴香百粒，川椒五十粒，掺牵牛末入内，札定，纸包，煨熟。空心食之，酒下，取出恶物，效。

伤寒结胸心腹硬痛。用牵牛头末一钱，白糖化汤调下。

大便不通《简要方》用牵牛子半生半熟为末，每服二钱，姜汤下。未通，再以茶服。一方，加大黄等分。一方，加生槟榔等分。

大肠风秘结涩。牵牛子（微炒，捣头末）一两，桃仁（去皮尖，麸炒）半两为末，熟蜜丸梧子大。每汤服三十丸。

水蛊胀满白牵牛、黑牵牛（各取头末）二钱，大麦面四两，和作烧饼，卧时烙熟，食之，以茶下，降气为验。

诸水饮病张子和云，病水之人，如长川泛溢，非杯勺可取，必以神禹决水之法治之，故名禹功散。用黑牵牛（头末）四两，茴香一两

（炒）为末。每服一二钱，以生姜自然汁调下，当转下气也。

阴水阳水黑牵牛头末三两，大黄末三两，陈米饭锅焦一两，为末，糊丸梧子大。每服五十丸，姜汤下。欲利，服百丸。

水肿尿涩牵牛末，每服方寸匕，以小便利为度。

湿气中满足胫微肿，小便不利，气急咳嗽。黑牵牛末一两，厚朴（制）半两，为末，每服二钱，姜汤下，或临时水丸，每枣汤下三十丸。

水气浮肿气促，坐卧不得。用牵牛子二两微炒，捣末，以乌牛尿浸一宿，平旦入葱白一握，煎十余沸。空心分二服，水从小便中出。

脾湿肿满方见海金沙下。

风毒脚气捻之没指者。牵牛子捣末，蜜丸小豆大。每服五丸，生姜汤送下，取得小便利乃止。亦可吞之。其子黑色，正如梂小核。

小儿肿病大小便不利。黑牵牛、白牵牛各二两，炒，取头末，井华水和丸绿豆大。每服二十丸，萝卜子煎汤下。

小儿腹胀水气流肿，膀胱实热，小便赤涩。牵牛生研一钱，青皮汤空心下。一加木香，减半，丸服。

疳气浮肿常服自消。黑牵牛、白牵牛各半生半炒，取末，陈皮、青皮等分为末，糊丸绿豆大。每服，三岁儿服二十丸，米汤下。

疳气耳聋疳气攻肾，耳聋阴肿。牵牛末一钱，猪腰子半个，去膜薄切，掺入内，加少盐，湿纸包煨，空心服。

小儿雀目牵牛子末，每以一钱，用羊肝一片，同面作角子二个，炙熟食，米饮下。

风热赤眼白牵牛末以葱白煮，研丸绿豆大。每服五丸，葱汤下，服讫睡半时。

面上风刺黑牵牛酒浸三宿，为末。先以姜汁擦面，后用药涂之。

面上粉刺𪒟子如米粉。黑牵牛末对入面脂药中，日日洗之。

面上雀斑黑牵牛末，鸡子清调，夜傅，旦洗之。

马脾风病小儿急惊，肺胀喘满，胸高气急，胁缩鼻张，闷乱咳嗽，烦渴，痰潮声嗄，俗名马脾风，不急治，死在旦夕。白牵牛（半生半炒）、黑牵牛（半生半炒）、大黄（煨），槟榔各取末一钱。每服五分，蜜汤调下。痰盛加轻粉一字。名牛黄夺命散。

小儿夜啼黑牵牛末一钱，水调，傅脐上，即止。

临月滑胎牵牛子一两，赤土少许，研末。觉胎转痛时，白榆皮煎汤下一钱。

小便血淋牵牛子二两，半生半炒，为末。每服二钱，姜汤下。良久，热茶服之。

肠风泻血牵牛五两，牙皂三两，水浸三日，去皂，以酒一升煮干，焙，研末，蜜丸梧子大。每服七丸，空心酒下，日三服。下出黄物，不妨。病减后，日服五丸，米饮下。

痔漏有虫黑、白牵牛各一两，炒为末，以猪肉四两，切碎炒熟，蘸末食尽，以白米饭三匙压之。取下白虫为效。又方，白牵牛头末四两，没药一钱，为细末。欲服药时，先日勿夜饮，次早空心，将猪肉四两炙，切片，蘸末，细细嚼食。取下脓血为效。量人加减，忌酒、色、油腻三日。

漏疮水溢乃肾虚也。牵牛末二钱半，入切开猪肾中，竹叶包定，煨熟。空心食，温酒送下。借肾入肾，一纵一横，两得其便，恶水既泄，不复淋沥。

一切痈疽发背，无名肿毒，年少气壮者。用黑、白牵牛各一合，布包捶碎，以好醋一碗，熬至八分，露一夜，次日五更温服，以大便出脓血为妙。名济世散。

湿热头痛黑牵牛七粒，砂仁一粒，研末，井华水调汁，仰灌鼻中，待涎出即愈。

气滞腰痛牵牛不拘多少，以新瓦烧赤，安于上，自然一半生一半熟，不得拨动，取末一两，入硫黄末二钱半，同研匀，分作三分，每分用白面三匙，水和，擀开，切作碁子。五更初，以水一盏煮熟，连汤温下，痛即已。未住，隔日再作。予常有此疾，每发一服，痛即止。

鼓子花

《纲目》作旋花，又有旋葍、续筋根、天剑草、缠枝牡丹诸名。其花不作瓣状，如军中所吹鼓子，故有旋花、鼓子之名。一种千叶者，色似粉红牡丹，俗呼为缠枝牡丹。凡藤蔓之属，象人之筋，所以多治筋病。旋花根细如筋，可啖，故《别录》言其久服不饥。予北上都门，见车夫每载之，云，暮归，煎服，可补损伤。则益气续筋之说，尤可征矣。

性温，花、根、茎、叶并甘滑，微苦。

主治：补劳损，益精气，续筋骨，合金疮，利小便。主腹中寒热邪气，除面皯黑。久服不饥，轻身。捣汁服，主丹热毒。

【附方】

被斫断筋旋葍根捣汁，沥疮中，仍以滓傅之，日三易。半月即断筋便续。此方出苏景中，疗奴有效者。

秘精益髓太乙金锁丹，用五色龙骨五两，覆盆子五两，莲花蕊四两（未开者，阴干），鼓子花三两（五月五日采之），鸡头子仁一百颗，并为末，以金樱子二百枚（去毛，木臼捣烂），水七升，煎浓汁，酒下三十丸。服之至百日，永不泄。要泄，以冷水调车前末半合服之。忌葵菜。

凌霄花

《纲目》作紫葳，又有陵苕、茇华诸名。野生蔓才数尺，得木而上，则高数丈，年久，藤粗如杯。自夏至秋，开花一支十余朵，大如牵牛花，头开五瓣，赭黄色，有细点，秋深更赤。八月结荚，如豆荚，长三寸许，其子轻薄如榆仁。其根长如兜铃，秋后采，阴干。

【根同花】

性微寒，味酸。花不可近鼻闻，伤脑，花上露入目，令人昏矇。

主治：热风，风痫，二便不利，肠中结实，酒齄，热毒风，刺风，妇人血膈游风，崩中带下，癥瘕血闭，寒热羸瘦。养胎，产乳余疾，奔血不定，淋沥。

【茎叶】花、根同功。

主治：痿躄，益气，喉痹热痛，凉血生肌，热风游风，风疹，瘀血带下。

【附方】

妇人血崩凌霄花为末，每酒服二钱，后服四物汤。

粪后下血凌霄花浸酒，频饮之。

消渴饮水凌霄花一两捣碎，水一盏半，煎一盏，分二服。

婴儿不乳百日内小儿无故口青，不饮乳。用凌霄花、大蓝叶、芒硝、大黄等分为末，以羊髓和丸梧子大，每研一丸，以乳送下，便可吃乳。热者可服，寒者勿服。昔有人休官后，云游湖湘，修合此方，救危甚多。

久近风痫凌霄花或根、叶为末，每服三钱，温酒下。服毕，解发，不住手梳，口噙冷水，温则吐去，再噙再梳，至二十口乃止，如此四十九日，绝根，百无所忌。

通身风痒凌霄花为末，酒服一钱。

大风疠疾《洁古家珍》用凌霄花五钱，地龙（焙）、僵蚕（炒）、全蝎（炒）各七个，为末，每服二钱，温酒下，先倍药汤浴过，服此，出臭汗为效。《儒门事亲》加蝉蜕、五品，各九个，作一服。

鼻上酒皶王璆《百一选方》用凌霄花、山栀子等分为末，每茶服二钱，日二服，数日除根。临川曾子仁用之有效。《杨氏家藏方》用凌霄花半两，硫磺一两，胡桃四个，腻粉一钱，研膏，生绢包，揩。

走皮趋疮满颊满项浸淫湿烂，延及两耳，痒而出水，发歇不定，田野名悲羊疮。用凌霄花并叶煎汤，日日洗之。

妇人阴疮紫葳为末，用鲤鱼脑或胆调搽。

耳卒聋闭凌霄叶杵取自然汁，滴之。

女经不行凌霄花为末，每服二钱，食前温酒下。

蔷薇花

《纲目》作营实、墙蘼，又有山棘、牛勒诸名。牛喜食之也。有野生、家栽二种。野生林堑间者，春苗嫩蕻，小儿掐去皮刺食之，既长则成丛似蔓，而茎硬多刺，小叶尖薄有细齿，四、五月开花，四出，黄心，有白色、粉红二者。结子成簇，生青熟红，八月采之，根采无时。人家栽玩者，茎粗叶大，蔓长数丈，花亦厚大，有白、黄、红、紫数色，花最大者，名佛见笑，小者名木香，皆香艳可爱，不入药，蒸露，名蔷薇露。

子，名营实。性温，味酸。

主治：上焦有热，好睡，利关节，疗痈疽恶疮，结肉跌筋，败疮热气，阴蚀不瘳。

【附方】

眼热昏暗营实、枸杞子、地肤子各二两，为末。每服三钱，温酒下。

【根】

性冷，味苦涩。

主治：风热湿热，缩小便，止消渴、泻痢腹痛，五脏客热，除邪逆气，热毒风，肠风泻血，治牙齿痛，小儿疳虫。

【附方】

消渴尿多蔷薇根一把，水煎，日服之。

小便失禁蔷薇根煮汁饮，或为末酒服。野生白花者，更良。

少小尿床蔷薇根五钱，煎酒，夜饮。

小儿疳痢频数。用生蔷薇根洗，切，煎浓汁，细饮，以愈为度。

口咽痛痒语声不出。蔷薇根皮、射干一两，甘草炙半两。每服二钱，水煎服之。

口舌糜烂蔷薇根避风打去土，煮浓汁，温含冷吐。冬用根皮，夏用枝叶。口疮日久，延及胸中生疮，三年已上不瘥者，皆效。

小儿月蚀蔷薇根四两，地榆二钱为末。先以盐汤洗过，傅之。

痈肿疖毒溃烂疼痛。用蔷薇皮，更炙，熨之良。

筋骨毒痛因患杨梅疮服轻粉毒药成者。野蔷薇根白皮洗三斤，水酒十斤，煮一炷香。每日任饮，以愈为度。《邓笔峰杂兴方》用刺蔷薇根三钱，五加皮、木瓜、当归、茯苓各二钱，以酒二盏，煎一盏，日服一次。

金疮肿痛蔷薇根烧灰，每白汤服方寸匕，一日三服。

箭刺入肉脓囊不出。以蔷薇根末掺之，服鼠扑十日，即穿皮出也。

骨哽不出蔷薇根末，水服方寸匕，日三服。

月季花

又有月月红、胜春、瘦客、斗雪红诸名。处处人家多栽插之，亦蔷薇类也。青茎，长蔓，硬刺，叶小于蔷薇而花深红，千叶厚瓣，逐月开放，不结子也。

性温，味甘。

主治：活血，消肿，傅毒。

【附方】

瘰疬未破用月季花头二钱，沉香五钱，芫花炒三钱，碎剉，入大鲫鱼腹中，就以鱼肠封固，酒、水各一盏，煮熟食之，即愈。鱼须安粪水内游死者方效。此是家传方，活人多矣。

木　莲

又有薜荔、木馒头、鬼馒头诸名。其藤延树木垣墙而生，四时不凋，厚叶坚强，不花而实，实大如杯，似莲蓬稍长。六、七月，实内空而红；八月后，则满腹细子。其味微涩，其壳虚轻，童儿及鸟皆食之。

【叶】

性平，味酸。

主治：背痈，干末服之，下利则愈。一老人，年七十余，患发背。村中无医，急取木莲叶，烂研绞汁，和蜜饮数升，以渣傅之，遂愈。主风血，暖腰脚。治血淋痛涩。以叶一握，炙甘草一钱，日煎服之。

【藤汁】

治白癜风，疠疡风，恶疮疥癣，涂之。

【实】

性平，味甘涩。

主治：壮阳固精，消肿散毒，止血，下乳。治久痢肠痔，心痛阴癞。

【附方】

惊悸遗精木馒头炒、白牵牛等分为末。每服二钱，用米饮调下。

阴癀囊肿木莲（即木馒头），烧研，酒服二钱。又方，木馒头子、小茴香等分为末。每空心酒服二钱，取效。

酒痢肠风黑散子，治风入脏，或食毒积热，大便鲜血，疼痛肛出，或久患酒痢。木馒头（烧存性）、棕榈皮（烧存性）、乌梅（去核）、粉草（炙）等分为末。每服二钱，水一盏，煎服。

肠风血下大便更涩。木馒头（烧）、枳壳（炒）等分为末。每服二钱，槐花酒下。

大肠脱下木馒头（连皮、子，切，炒）、茯苓、猪苓等分为末。每服二钱，米饮下。亦治梦遗，名锁阳方。

一切痈疽初起，不问发于何处。用木莲四十九个，揩去毛，研细，酒解开，温服。功与忍冬草相上下。陈上明方。

乳汁不通木莲二个，猪前蹄一个，烂煮食之，并饮汁尽，一日即通。无子妇人食之，亦有乳也。

金银花

《纲目》作忍冬，又有金银藤、鸳鸯藤、鹭鸶藤、老翁须、左缠藤、金钗股、通灵草、蜜桶藤诸名。处处有之。附树延蔓，茎微紫色，对节生叶。叶似木莲而青，有涩毛。三、四月开花，花长寸许，一蒂两花，二瓣，一大一小，如半边状，长蕊，黄白相映，气甚芬芳，四月采花，阴干，藤叶不拘时采，阴干。

性平，味甘，微辛。

主治：寒热身肿。久服轻身长年。治腹胀满，能止气，下澼热毒血痢水痢，浓煎服。又治飞尸，尸注，鬼击，一切风湿气，湿气及诸肿毒，痈疽疥癣，杨梅诸恶疮，散热解毒。

【附方】

忍冬酒治痈疽发背，不问发在何处，发眉发颐，或头或项，或背或腰，或胁或乳，或手足，皆有奇效。乡落之间，僻陋之所，贫乏之中，药材难得，但虔心服之，俟其疽破，仍以神异膏贴之，其效甚妙。用忍冬藤，生取一把，以叶入沙盆研烂，入生饼子酒少许，稀稠得所，涂于四围，中留一口泄气，其藤只用五两，木槌捶损，不可犯铁，大甘草节生用一两，同入沙瓶内，以水二碗，文武火慢煎至一碗，入无灰好酒一大碗，再煎十数沸，去滓，分为三服，一日一夜吃尽。病势重者，一日二剂。服至大、小肠通利，则药力到。沈内翰云，如无生者，只用干者。然力终不及生者效速。

忍冬圆治消渴愈后，预防发痈疽，先宜服此。用忍冬草（根、茎、花、叶皆可，不拘多少）入瓶内，以无灰好酒浸，以糠火煨一宿，取出晒干，入甘草少许，碾为细末，以浸药酒打面糊丸梧子大。每服五十丸至百丸，汤酒任下。此药不特治痈疽，大能止渴。

五痔诸瘘方同上。

一切肿毒不问已溃未溃，或初起发热。用金银花（俗名甜藤，采花连茎、叶）自然汁半碗，煎八分，服之，以渣傅上。败毒托里，散气和血，其功独胜。

疔疮便毒方同上。

喉痹乳蛾方同上。

傅肿拔毒金银藤（大者，烧存性）、叶（焙干为末）各三钱，大黄（焙为末）四钱。凡肿毒初发，以水酒调搽四围，留心泄气。

痈疽托里治痈疽发背，肠痈奶痈，无名肿毒，焮痛实热，状类伤寒，不问老幼虚实，服之，未成者内消，已成者即溃。忍冬叶、黄芪各五两，当归一两，甘草八钱，为细末。每服二钱，酒一盏半，煎一盏，随病上下服，日再服，以渣傅之。

恶疮不愈左缠藤一把，捣烂，入雄黄五分，水二升，瓦罐煎之，以纸封七重，穿一孔，待气出，以疮封孔，熏之三时久，大出黄水后，用生肌药傅之，取效甚良。

轻粉毒痈方同上。

疮久成漏忍冬草浸酒，日日常饮之。

热毒血痢忍冬藤浓煎饮。

五种尸注飞尸者，游走皮肤，洞穿脏腑，每发刺痛，变动不常也；遁尸者，附骨入肉，攻凿血脉，每发不可见死尸，闻哀哭便作也；风尸者，淫跃四末，不知痛之所在，每发恍惚，得风雪便作也；沉尸者，缠结脏腑，冲引心胁，每发绞切，遇寒冷便作也；尸注者，举身沉重，精神错杂，常觉昏废，每节气至则大作也。并是身中尸鬼，引接外邪。宜用忍冬（茎、叶，剉）数斛，煮取浓汁，煎稠。每服鸡子大许，温酒化下，一日二三服。

鬼击身青作痛。用金银花一两，水煎饮之。

脚气作痛筋骨引痛。鹭鸶藤（即金银花）为末，每服二钱，热酒调下。

中野菌毒急采鸳鸯草啖之，即今忍冬草也。

口舌生疮赤梗蜜桶藤、高脚地铜盘、马蹄香等分，以酒捣汁，鸡毛刷上，取涎出，即愈也。

忍冬膏治诸般肿痛，金刃伤疮，恶疮。用金银藤四两，吸铁石三钱。香油一斤，熬枯，去滓，入黄丹八两，待熬至滴水不散，如常摊用。

菖 蒲

又有昌阳、尧韭、水剑草诸名。凡五种：生于池泽，蒲叶肥，高二三尺者，泥菖蒲，白菖也。生于溪涧，蒲叶瘦，高二三尺者，水菖蒲，溪荪也。生于水石之间，叶有剑脊，瘦根密节，高尺余者，石菖蒲也。以砂栽之，每年至春剪洗，愈剪愈细，高四五寸，叶如韭，根如匙柄粗者，亦石菖蒲也。甚则根长二三分，叶长寸许，谓之钱蒲。凡用，须此三种，余不入药。

性温，味辛。忌铁器。寒暑不凋，经岁繁茂。受天地清阳之气，而能上升，用入心经，以通神明。取味辛，利窍，气香，能透心气。主治气闭胸膈，痰迷心窍，昏暗健忘，耳聋口噤，风寒湿痹，咳逆上气，客忤癫痫，暂用此开发孔窍，使神气昌，故名菖蒲。但心性喜敛而恶散，菖蒲、远志，皆属辛散，心脏所忌，不可久用及多用。小儿温疟，积热不解，可作浴汤。散痈肿恶疮，杀诸虫。捣汁服，解巴豆、大戟毒，又治下痢噤口。虽是脾虚，亦热气闷隔心胸所致，若用木香，恐其温燥，若用山药，恐其凝闭。惟参苓白术散加石菖蒲，粳米饮调下，甚妙；或用参苓、石莲肉，少加菖蒲服，胸次一开，自然思食。

【附方】

服食法甲子日，取菖蒲一寸（九节者，阴干百日）为末，每酒服方寸匕，日三服。久服耳目聪明，益智不忘。

健忘益智七月七日，取菖蒲为末，酒服方寸匕。饮酒不醉，好事者，服而验之，久服聪明，忌铁器。

三十六风有不治者，服之悉效。菖蒲（薄切，日干）三斤，盛以绢袋。玄水一斛，即清酒也，悬浸之。密封一百日，视之如菜绿色，以一斗熟黍米纳中，封十四日，取出日饮。

癫痫风疾九节菖蒲（不闻鸡犬声者），去毛，水臼捣末，以黑豮猪心一个，批开，砂罐煮汤，调服三钱，日一服。

尸厥魇死尸厥之病，卒死，脉犹动，听其耳目中，如微语声，股间暖者是也。魇死之病，卧忽不寤，勿以火照，但痛啮其踵及足拇趾甲际，唾其面即甦，仍以菖蒲末吹鼻中，桂末纳舌下，并以菖蒲根汁灌之。

卒中客忤菖蒲根捣汁，含之立止。

除一切恶端午日，切菖蒲，渍酒饮之。或加雄黄少许。

喉痹肿痛菖蒲根嚼汁，烧铁秤锤，淬酒一杯，饮之。

霍乱胀痛生菖蒲，剉，四两，水和捣汁，分温四服。

诸积鼓胀食积、气积、血积之类。石菖蒲八两，剉）、，斑蝥四两，去翅、足，同炒黄，去斑蝥不用，以布袋盛，拽去蝥末，为末，醋糊丸梧子大。每服三五十丸，温白汤下。治肿胀尤妙，或入香附末二钱。

肺损吐血九节菖蒲末、白面等分，每服三钱，新汲水下，一日一服。

解一切毒石菖蒲、白矾等分为末，新汲水下。

赤白带下石菖蒲、破故纸等分炒为末，每服二钱。更以菖蒲浸酒，调服，日一。

胎动半产卒动不安，或腰痛，胎转抢心，下血不止，或日月未足而欲产。并以菖蒲根捣汁一二升，服之。

产后崩中下血不止。菖蒲一两半，酒二盏，煎取一盏，去滓，分三服。食前温服。

耳卒聋闭菖蒲根一寸，巴豆一粒，去心，同捣，作七丸。绵裹一丸，塞耳，日一换。一方不用巴豆，用蓖麻仁。

病后耳聋生菖蒲汁滴之。

蚤虱入耳菖蒲末炒熟，袋盛，枕之即愈。

诸般赤眼攀睛云翳。菖蒲擂自然汁，文武火熬作膏，日点之，效。

眼睑挑鍼独生菖蒲根，同盐研，傅。

飞丝入目石菖蒲，捶碎。左目，塞右鼻；右目，塞左鼻。百发百中。

疮头不瘥菖蒲末，油调，傅之。日三，夜二次。

痈疽发背生菖蒲捣贴之。疮干者，为末，水调，涂之。

露岐便毒生菖蒲根捣，傅之。

热毒湿疮有人遍身生疮，痛而不痒，手足尤甚，粘着衣被，晓夕不得睡。有人教以菖蒲三斗，日干为末。布席上卧之，仍以衣被覆之。既不粘衣，又复得睡。不五七日，其疮如失。后以治人，应手神验。

风癣有虫菖蒲末五斤，酒渍，釜中蒸之，使味出。先绝酒一日，每服一升，或半升。

阴汗湿痒石菖蒲、蛇床子等分为末，日搽二三次。

【叶】

洗疥、大风疮。

水菖蒲

《纲目》作白昌，又有水宿、茎蒲、昌阳、溪荪、兰荪诸名。有二种，一种根大而肥白，节疏者，白昌也，古人以根为菹食，俗谓之泥菖蒲；一种根瘦而赤，节稍密者，溪荪也，俗谓之水菖蒲，叶俱无剑脊。溪荪气味，胜似白昌，并可杀虫，不堪服食。

性温，味甘辛。

主治：风湿咳逆，去虫，断蚤虱。研末，油调，涂疥瘙。

水　萍

处处地泽、止水中甚多。季春始生，或云杨花所化。一叶经宿，即生数叶，叶下有微须，即其根也。一种背面皆绿者，一种面青背紫。赤若血者，谓之紫萍，入药为良。七月采之，拣净，以竹筛摊晒，下置水一盆，映之，即易干也。

性寒，味辛酸。

主治：暴热身痒，下水气，止消渴，热毒、风热、热狂，熁肿毒、汤火伤，风疹，风湿，麻痹，脚气，打扑伤损，目赤翳膜，口舌生疮，吐血衄血，癜风丹毒。捣汁服，主水肿，利小便。为末，酒服方寸匕，治人中毒。为膏，傅面皯。又治恶疾，疠疮遍身者，浓煎汁，浴半日，多效。

【附方】

夹惊伤寒紫背浮萍一钱，犀角屑半钱，钓藤钩三七个为末。每服半钱，蜜水调下，连进三服，出汗为度。

消渴饮水日至一石者。浮萍捣汁，服之。又方，用干浮萍、栝楼根等分为末，人乳汁和丸梧子大，空腹饮服二十丸。三年者，数日愈。

小便不利膀胱水气流滞。浮萍日干为末，饮服方寸匕，日二服。

水气洪肿小便不利。浮萍日干为末，每服方寸匕，白汤下，日二服。

霍乱心烦芦根（炙）一两半，水萍（焙）、人参、枇杷叶（炙）各一两。每服五钱，入薤白四寸，酒煎，温服。

吐血不止紫背浮萍（焙）半两，黄芪（炙）二钱半为末。每服一钱，姜、蜜水调下。

鼻衄不止浮萍末，吹之。

中水毒病手足指冷，至膝肘，即是。以浮萍日干为末，饮服方寸匕，良。

大肠脱肛水圣散，用紫浮萍为末，干贴之。

身上虚痒浮萍末一钱，以黄芩一钱，同四物汤煎汤，调下。

风热瘾疹浮萍（蒸过，焙干）、牛蒡子（酒煮，晒干，炒）各一两，为末。每薄荷汤服一二钱，日二次。

风热丹毒浮萍捣汁，遍涂之。

汗斑癜风端午日收紫背浮萍，晒干。每以四两煎水，浴，并以浮萍擦之。或入汉防己二钱亦可，甚效。

少年面皰《外台》用浮萍日挼，盦之，并饮汁少许。《普济方》用紫背萍四两，防己一两，煎浓汁，洗之。仍以萍于斑皯上热擦，日三五次。物虽微末，其功甚大，不可小看。

粉滓面皯沟渠小萍，为末，日傅之。

大风疠疾浮萍草三月采，淘三五次，窨三五日，焙为末，不得见日，每服三钱，食前温酒下。常持观音圣号，忌猪、鱼、鸡、蒜。又方，七月七日，取紫背浮萍日干，为末，半升，入好消风散五两，每服五钱，水煎频饮，仍以煎汤，洗浴之。

疭疮入目浮萍阴干为末，以生羊子肝半个，同水半盏煮熟，捣烂绞汁，调末服。甚者，不过一服；已伤者，十服见效。

弩肉攀睛青萍少许，研烂，入片脑少许，贴眼上，效。

毒肿初起水中萍子草，捣，傅之。

发背初起肿焮赤热。浮萍捣和鸡子清，贴之。

杨梅疮癣水萍煎汁，浸洗半日，数日一作。

烧烟去蚊五月取浮萍，阴干用之。

慎火草

《纲目》作景天，又有戒火、救火、据火、护火、辟火、火母之名。人皆盆盛，养于屋上，云可辟火，故有诸名。亦可栽于石山上。

二月生苗，脆茎，微带赤黄色，高一二尺，折之有汁。叶浅绿色，光泽柔厚，状似长匙头。夏开四小白花，结实如连乔而小，中有黑子如粟。其叶燎熟，水淘，可食。

性平，味甘酸微苦。

主治：大热火疮，身热烦，邪恶气，寒热风痹，风疹恶痒，热狂，赤眼，头疼，游风。疗金疮，止血。女人带下，小儿丹毒及发热。煎水浴儿，去烦热惊气。

【花】

治女人漏下赤白，轻身明目。

【附方】

惊风烦热慎火草煎水，浴之。

小儿中风汗出中风，一日头顶腰热，二日手足不屈。用慎火草（干者）半两，麻黄、丹参、白术二钱半，为末。每服半钱，浆水调服。三四岁，服一钱。

婴孺风疹在皮肤，不出，及疮毒。取慎火（苗、叶）五大两，和盐三大两，同研，绞汁，以热手摩涂，日再上之。

热毒丹疮《千金》用慎火草捣汁，拭之，日夜拭一二十遍。一方，入苦酒，捣泥涂之。杨氏《产乳》治烟火、丹毒从两股、两胁起，赤如火。景天草、真珠末一两，捣如泥，涂之，干则易。

漆疮作痒挼慎火草，涂之。

眼生花翳涩痛难开。景天捣汁，日点三五次。

产后阴脱慎火草一斤，阴干，水五升，煮汁一升。分四服。

金丝荷叶

《纲目》作虎耳，又名石荷叶、脚针草，以能贴脚针也。生阴湿处，亦可栽于石山上。茎高五六寸，有细毛，一茎一叶，如荷盖状，人呼为石荷叶。叶大如钱，状似初生小葵及虎之耳。夏开小花，淡红色。

性寒，味微苦辛。

主治：瘟疫，擂酒服。生用吐利人，熟用，则止吐利。又治聤耳，捣汁滴之。痔疮肿痛者，阴干，烧烟，桶中熏之。

石胡荽

又有天胡荽、野园荽、鸡肠草、鹅不食草诸名。生石缝及阴湿处，小草也。高二三寸，冬月生苗，细茎，小叶，宛如嫩胡荽。其气辛薰，夏开细花，黄色，结细子，极易繁衍，僻地则铺满也。

性温，味辛。

主治：通鼻气，利九窍，吐风痰，去目翳，挼塞鼻中，翳膜自落。疗痔疾，解毒，明目，散目赤肿，云翳，耳聋，头痛脑酸。治痰疟，齁鮯鼻窒不通。塞鼻，瘜自落。又散疮肿。

【附方】

寒痰齁喘野园荽研汁，和酒服，亦佳。

嗜鼻去翳碧云散，治目赤肿胀，羞明昏暗，隐涩疼痛，眵泪风痒，鼻塞，头痛脑酸，外翳扳睛诸病。鹅不食草晒干，二钱，青黛、川芎各一钱，为细末，噙水一口，每以米许嗜入鼻内，泪出为度。一方，去青黛。

贴目取翳鹅不食草捣汁，熬膏，一两，炉甘石火煅，童便淬三次，三钱，上等瓷器末一钱半，熊胆二钱，硇砂少许，为极细末，和作膏。贴在翳上，一夜取下。用黄连、黄檗煎汤，洗净。看如有，再贴。

塞耳治翳王玺《集要诗》云：赤眼之余翳忽生，草中鹅不食为名。塞于鼻内频频换，三日之间复旧明。

牙疼嗜鼻鹅不食草，绵裹，怀干为末，含水一口，随左右嗜之，亦可挼塞。

一切肿毒野园荽一把，穿山甲烧存性，七分，当归尾三钱，擂烂，入酒一碗，绞汁服，以渣傅之。

湿毒胫疮砖缝中生出野园荽，夏月采取，晒收为末，每以五钱，汞粉五分，桐油调作隔纸膏，周围缝定，以茶洗净，缚上膏药，黄水出，五六日愈。此吴竹卿方也。

脾寒疟疾石胡荽一把，杵汁半碗，入酒半碗，和服，甚效。

痔疮肿痛石胡荽捣，贴之。

螺厣草

又名镜面草。蔓生石上，叶状似螺厣，微带赤色，面光如镜，背有少毛，小草也。

治小便出血，一人年二十六，忽病小便后出血数点而不疼，如是一月，饮酒则甚，以此草汁一器，入蜜水，服二次，即愈。**吐血衄血，龋齿痛，痈肿，风疹，脚气肿，捣烂傅之，亦煮汤洗肿处。**

【附方】

吐血衄血镜面草水洗，擂酒服。

牙齿虫痛《乾坤生意》用镜面草（不拘多少），以水缸下泥同捣成膏，入香油二三点，研匀，贴于痛处腮上。《杨氏家藏方》用镜面草半握，入麻油二点，盐半捻，挼碎，左疼塞右耳，右疼塞左耳，以薄泥饼贴耳门，闭其气，仍仄卧。泥耳一二时，去泥，取草放水中，看有虫浮出，久者黑，次者褐，新者白。须于午前用之。徐克安一乳婢苦此，不能食，用之，出数虫而安。

小儿头疮镜面草日干）为末，和轻粉、麻油，傅之，立效。

手指肿毒又指恶疮，消毒止痛。镜面草捣烂，傅之。

蛇缠恶疮镜面草入盐杵烂，傅之，妙。

解鼠莽毒镜面草自然汁、清油各一杯，和服，即下毒。三五次，以肉粥补之，不可迟。

酸浆草

又有酸母、醋母、三叶酸、雀林草、赤孙施诸名。苗高一二寸，丛生布地，极易繁衍。一枝三叶，一叶两片，至晚自合帖，整整如一。四月开小黄花，结小角，长一二分，内有细子，冬月不凋。

性寒，味酸。

主治：解热渴，小便诸淋，赤白带下。同地钱、地龙治沙石淋。煎汤，洗痔痛、脱肛，甚效。杀诸小虫，恶疮，瘑瘘，汤火、蛇蝎伤，并捣傅之。治妇人血结，用一搦洗，煖酒服之。

【附方】

小便血淋酸草捣汁，煎五苓散，服之。俗名醋啾啾是也。

诸淋赤痛三叶酸浆草洗，研，取自然汁一合，酒一合，和匀，空心温服，立通。

二便不通酸草一大把，车前草一握，捣汁，入砂糖一钱，调服一盏。不通，再服。

赤白带下三叶酸草阴干为末，空心，温酒服三钱匕。

痔疮出血雀林草一大握，水二升，煮一升服。日三次，见效。

癣疮作痒雀儿草（即酸母草）擦之数次，愈。

蛇虺螫伤酸草，捣傅。

牙齿肿痛酸浆草一把洗净，川椒四十九粒去目，同捣烂，绢片裹定如筋大，切成豆粒大，每以一块塞痛处，即止。

地　锦

又有地朕、草血竭、血见愁、血风草、雀儿卧单、猢狲头草诸名。田野、寺院及阶砌间皆有之，小草也。就地而生，赤茎，黄花，黑子，断茎有汁。

性平，味辛。

主治：通流血脉，亦可治气。主心气，女子阴疝，血结。疗痈肿恶疮，金刃扑损出血，血痢，下血崩中，能散血止血，利小便。

【附方】

脏毒赤白地锦草洗，暴干为末，米饮服一钱，立止。

血痢不止地锦草晒，研，每服二钱，空心米饮下。

大肠泻血血见愁少许，姜汁和捣，米饮服之。

妇人血崩草血竭嫩者，蒸熟，以油、盐、姜淹食之，饮酒一二杯送下。或阴干为末，姜酒调服一二钱，一服即止。生于砖缝井砌间，少在地上也。

小便血淋血风草，井水擂服，三度即愈。

金疮出血不止。血见愁草，研烂，涂之。

恶疮见血方同上。

疮疡刺骨草血竭，捣，罨之，自出。

痈肿背疮血见愁一两，酸浆草半两焙），当归二钱半（焙），乳香、没药各一钱二分半为末，每服七钱，热酒调下。如有生者，擂酒热服，以渣傅之亦效。血见愁惟雄疮用之，雌疮不用。

风疮疥癞血见愁草同满江红草捣末，傅之，立效如神。

夜①间鸡眼割破出血。以血见愁草捣，傅之，妙。

脾劳黄疸如圣丸，用草血竭、羊羯草、桔梗、苍术各一两，甘草五钱，为末。先以陈醋二碗入锅，下皂矾四两，煎熬良久，下药末，再入白面，不拘多少，和成一块，丸如小豆大。每服三五十丸，空腹醋汤下，一日二服。数日，面色复旧也。

离鬲草

生阶庭湿处，高二三寸，苗叶似幕罨。东南方多。

性寒，味辛。

主治：瘰疬丹毒，小儿无辜寒热，大腹痞满，痰饮，膈上热。生研汁，服一合，当吐出宿物。去疟为上。

仙人草

生阶庭间，高二三寸，叶细有雁齿，似离鬲草。南方多。

---

① 夜：《本草纲目》作“趾”。

主治：小儿酢疮，头小而硬者，煮汤浴，并捣傅。丹毒入腹者必危，可饮冷药，及用此洗之。又挼汁滴目中，明目去翳。

仙人掌草

多于石上贴壁而生，如人掌形，故名。叶细而长，春冬俱有，四时采之。

性寒，味苦涩。

主治：肠痔，泻血，与甘草浸酒服。焙末油调，掺小儿白秃疮。

水苔

《纲目》作陟釐，又有侧梨、石发、石衣、水衣、水绵藫（音覃）诸名。有水中石上生者，蒙茸如发；有水污无石而自生者，缠牵如绵。性味皆同。

性温，味甘。

主治：心腹大寒，温中消谷，强胃气，止泻痢。捣汁服，治天行热病，心闷。捣涂赤游丹毒。干作脯食，止渴疾。禁食盐。汴京市中，苔菜尤美。

井中苔及萍蓝

废井中多生苔萍，及砖土间多生杂草、菜蓝。能解毒，在井中者尤佳，皆一类也。

性大寒，味甘。

主治：漆疮、热疮、水肿。井中蓝，杀野葛、巴豆诸毒，疗汤火伤、灼疮。

船底苔

水之精气，渍船板木中，累见风日，久则变为青色。盖因太阳晒之，中感阴阳之气，故服之能分阴阳，去邪热，调脏腑，气所感也。

性冷，味甘。

主治：鼻洪，吐血，淋疾，同炙甘草、豉汁浓煎汤呷之。解天行热病，伏热，头目不清，神志昏塞，及诸大毒。以五两和酥饼末一两半，面糊丸梧子大，每温酒下五十丸。

【附方】

小便五淋船底苔一团，鸡子大，水煮，饮。

乳石发动小便淋沥，心神闷乱。船底青苔半鸡子大，煎汁，温服，日三四次。

地衣草

又有仰天皮、掬天皮之名。乃阴湿地被日晒，起苔衣如草状者耳。

性冷，味苦。

主治：明目，卒心痛，中恶。以人垢腻为丸，服七粒。及主马反花疮，生油调傅。研末，新汲水服，治中暑。

【附方】

身面丹肿如蛇状者。以雨滴阶上苔痕水花，涂蛇头上即愈。

雀目夜昏七月七日、九月九日，取地衣草，阴干为末。酒服方寸匕，日三服，一月愈。

阴上粟疮取停水湿处干卷皮，为末，傅之，神效。

垣　衣

又有垣瀛、天韭、鼠韭、昔邪诸名。乃砖墙城垣上苔衣也。三月三日采，阴干。

性冷，味酸。

主治：黄疸，心烦，咳逆，血气，暴热在肠胃，暴风口噤，金疮内塞，酒渍服之。捣汁服，止衄血。烧灰，油和，傅汤火伤。

瓦　苔

《纲目》作屋游，又有瓦衣、瓦藓、博邪诸名。此古瓦屋上苔衣也。八、九月采，阴干。

性寒，味甘。

主治：止消渴，浮热在皮肤，往来寒热，利小肠、膀胱气。煎水入盐漱口，治热毒，牙龈宣露。研末，新汲水调服二钱，止鼻衄。又治小儿痫热，时气烦闷。

瓦　松

《纲目》作昨叶何草，又有瓦花、向天草诸名，赤者名铁脚婆罗门草、天王铁塔草。生年久瓦屋上，高尺余，远望如小松栽。六、七月采，日干。

性平，味酸。

主治：大肠下血，烧灰，水服一钱。又涂诸疮不敛。

【附方】

小便沙淋瓦松（即屋上无根草）煎浓汤，乘热熏洗小腹，约两时，即通。

通经破血旧屋阴处瓦花（活者）五两熬膏，当归须、干漆一两烧烟尽，当门子二钱为末，枣肉和丸梧子大。每服七十丸，红花汤下。

染乌髭发干瓦松一斤半，生麻油二斤，同煎令焦，为末，另以生麻油浸涂，甚妙。

头风白屑瓦松暴干，烧灰淋汁，热洗，不过六七次。

牙龈肿痛瓦花、白矾等分，水煎，漱之立效。

唇裂生疮瓦花、生姜，入盐少许，捣涂。

汤火灼伤瓦松、生柏叶，同捣傅，干者为末。

灸疮不敛瓦松阴干为末，先以槐枝葱白汤洗后，糁之，立效。

恶疮不敛方同上。

疯狗咬伤瓦松、雄黄，研贴，即不发。

石　苔

《纲目》作乌韭，又有石发、石衣、石花、石马骢诸名。生岩石之阴不见日处，与卷柏相类，长三四寸。

性寒，味甘。

主治：皮肤往来寒热，利小肠、膀胱气，疗黄疸，金疮内塞。

【附方】

腰脚风冷石花浸酒，饮之。

妇人血崩石花、细茶（焙为末）、旧漆碟（烧存性）各一匙，以碗盛酒，放锅内煮一滚，乃入药末，露一宿，侵晨连药再煮一滚，温服。

汤火伤灼石花焙研，傅之。

墙头苔

《纲目》作土马骢。垣衣生墙侧，此生墙上，故名。

性寒，味甘酸。

主治：骨热、衄血。

【附方】

九窍出血墙头苔，挼，塞之。

鼻衄不止寸金散，用墙上土马骢二钱半，石州黄药子五钱为末，新水服二钱，再服立止。

二便不通土马骢，水淘净，瓦煿过，切，每服二钱，水一盏，煎服。

耳上湿疮土马骢、井中苔等分为末，灯盏内油和，涂之。

少年发白土马骢、石马骢、五倍子、半夏各一两，生姜二两，胡桃十个，胆矾半两为末，捣作一块。每以绢袋盛一弹子，用热酒入少许，浸汁，洗发。一月神效。

卷　柏

又名豹足，象形也；又名万岁、长生不死草，言耐久也。生石上，紫色多须。春生苗，似柏叶而细，拳挛如豹足，高三五寸，无花、子。凡用，以盐水煮半日，再以井水煮，晒干，焙用。

性平，味辛。

主治：五脏邪气，止咳逆、脱肛，散淋结，风眩，痿躄，暖水脏。生用破血，炙用止血。镇心，通月经，治鬼疰腹痛，百邪鬼魅。

【附方】

大肠下血用卷柏、侧柏、棕榈等分烧存性，为末。每服三钱，酒下，亦可饭丸服。

远年下血卷柏、地榆（焙）等分，每用一两，水一碗，煎数十沸，通口服。

玉　柏

生石上，如松，高五六寸，紫花。人皆采置盆中养，数年不死，呼为千年柏、万年松。

性温，味酸。

主治：益气，止渴。

石　松

此即玉柏之长者，名山皆有之。

性温，味苦辛。

主治：久患风痹，脚膝疼冷，皮肤不仁，气力衰弱。去风血、风瘙。浸酒饮，良。

马　勃

又有马屁勃、马窥、灰菰、牛屎菰诸名。生湿地及腐木上，夏秋采之，大如斗，小如升勺，紫色，虚软，状如狗肝，弹之粉出。韩文公所谓牛溲、马勃并用是也。

性平，味辛。

主治：清肺，散血热，解毒。去膜，以蜜拌揉，少以水调，呷，治喉瘴、咽痛。傅恶疮、马疥、诸疮，甚良。

【附方】

咽喉肿痛咽物不得。马勃一分，蛇退皮一条，烧末，绵裹一钱，含咽立瘥。

走马喉痹马屁勃（即灰菰）、焰硝一两为末，每吹一字，吐涎血即愈。

声失不出马窗勃、马牙硝等分研末，砂糖和丸芡子大，噙之。

久嗽不止马勃为末，蜜丸梧子大。每服二十丸，白汤下，即愈。

鱼骨哽咽马勃末，蜜丸弹子大，噙咽之，良。

积热吐血马屁勃为末，砂糖丸如弹子大。每服半丸，冷水化下。

妊娠吐衄不止。马勃末，浓米饮服半钱。

斑疮入眼马屁勃、蛇皮各五钱，皂角子十四个，为末，入罐内盐泥固济，烧存性，研末。每温酒服一钱。

臁疮不敛葱盐汤洗净，拭干，马勃末傅之。

白　芷

又有白茝（音止），芳香、泽芬、苻蓠诸名。所在有之，吴越尤多。根长尺余，粗细不等，白色枝干，去地五寸以上。春生叶相对，婆娑紫色，阔三指许。可合香花、白薇。黄腥仙《神隐书》言种白芷能辟蛇。凡园圃中，宜多种之。入伏后结子，立秋后苗枯。二月、八月采，晒干，洗刮，寸切，以石灰拌收，为其易蛀。入药微焙，切。

【根】

性温，味辛，色白，气香，俱属于阳。入足阳明胃经，升头面，通九窍，走肌肉，为疏风要品。用治春分后热病，助六神通解散，奏功甚捷。疗风寒头痛，头风侵目，头风胁满，头眩目痒，肺热鼻塞，胃热齿痛，皮肤燥痒，皆利窍散邪之力也。因能走肌达表，佐活命饮，治诸痈肿。宣通毒气，若痘疮无脓作痒，以此排脓，虚寒不起，以此升发。同大黄等分，名宣毒散，治一切肿毒，一服即消。一味为末三钱，井水调，治诸骨鲠，神效。但香燥耗血，辛散损气，不宜久用。

【附方】

一切伤寒神白散，又名圣僧散。治时行一切伤寒，不问阴阳轻重、老少男女孕妇，皆可服之。用白芷一两，生甘草半两，姜三片，葱白三寸，枣一枚，豉五十粒。水二碗，煎服取汗，不汗再服。病至十余日，未得汗者，皆可服之。此药可卜人之好恶也。如煎得黑色，或误打翻，即难愈；如煎得黄色，无不愈者。煎时要至诚，忌妇人、鸡、犬见。

一切风邪方同上。

风寒流涕香白芷一两，荆芥穗一钱为末，腊茶点服二钱。

小儿流涕是风寒也。白芷末、葱白，捣丸小豆大，每茶下二十丸。仍以白芷末，姜汁调，涂太阳穴，乃食热葱粥取汗。

小儿身热白芷煮汤，浴之，取汗避风。

头面诸风香白芷切，以萝卜汁浸透，日干为末。每服二钱，白汤下。或以嗃鼻。

偏正头风百药不治，一服便可，天下第一方也。香白芷（炒）二两五钱，川芎（炒）、甘草（炒）、川乌头（半生半熟）各一两，为末，每服一钱，细茶、薄荷汤调下。

头风眩运王定国病头风痛，至都梁，求明医杨介治之，连进三丸，即愈。其方用白芷一味，洗晒为末，炼蜜丸弹子大，每嚼一丸，以茶清或荆芥汤化下。遂命名都梁丸。其药治头风眩运，女人胎前产后，伤风头痛，血风头痛，皆效。戴原礼《要诀》亦云：头痛挟热，项生磊块者，服之甚宜。

眉棱骨痛属风热与痰。白芷、片芩（酒炒）等分为末，每服二钱，茶清调下。

风热牙痛香白芷一钱，朱砂五分为末，蜜丸芡子大，频用擦牙。此乃濠州一村妇以医人者。庐州郭医云绝胜他药也。或以白芷、吴茱萸等分，浸水漱涎。

一切眼疾白芷、雄黄为末，炼蜜丸龙眼大，朱砂为衣，每服一丸，食后茶下，日二服。名还睛丸。

口齿气臭《百一选方》用香白芷七钱，为末。食后井水服一钱。《济生方》用白芷、川芎等分为末，蜜丸芡子大，日噙之，亦良。

盗汗不止太平白芷一两，辰砂半两为末，每服二钱，温酒下，屡验。

血风反胃香白芷一两切片，瓦炒黄为末，用猪血七片，沸汤泡七次，蘸末食之，日一次。

脚气肿痛白芷、芥子等分为末，姜汁和，涂之效。

妇人白带白芷四两，以石灰半斤，淹三宿，去灰切片，炒，研末，酒服二钱，日二服。

妇人难产白芷五钱，水煎服之。

胎前产后乌金散治胎前产后虚损，月经不调，崩漏及横生逆产。用白芷、百草霜等分为末，以沸汤入童子小便，同醋调服二钱。丹溪加滑石，以芎归汤调之，亦良。

大便风秘香白芷炒为末，每服二钱，米饮入蜜少许，连进二服。

小便气淋结涩不通。白芷醋浸，焙干，二两为末，煎木通、甘草，酒调下一钱，连进二服。

鼻衄不止就以所出血，调白芷末，涂山根，立止。

小便出血白芷、当归等分为末，米饮每服二钱。

肠风下血香白芷为末，每服二钱，米饮下，神效。

痔漏出血方同上，并煎汤熏洗。

痔疮肿痛先以皂角烟熏之，后以鹅胆汁调白芷末涂之，即消。

肿毒热痛醋调白芷末，傅之。

乳痈初起白芷、贝母各二钱为末，温酒服之。

疔疮初起白芷一钱，生姜一两，擂酒一盏，温服取汗，即散。此陈指挥方也。

痈疽赤肿白芷、大黄等分为末，米饮服二钱。

小儿丹瘤游走入腹，必死，初发急以截风散截之。白芷、寒水石为末，生葱汁调涂。

刀箭伤疮香白芷嚼烂，涂之。

解砒石毒白芷末，井水服二钱。

诸骨哽咽白芷、半夏等分为末，水服一钱，即呕出。

毒蛇伤螫临川有人被蝮伤，即昏死，一臂如股，少顷遍身皮胀，黄黑色。一道人以新汲水调香白芷末一斤，灌之。觉脐中搰搰然，黄水自口出，腥秽迫人，良久消缩如故。云以麦门冬汤调，尤妙，仍以末搽之。又经山寺僧为蛇伤，一脚溃烂，百药不愈。一游僧以新水数洗净腐败，见白筋，挹干，以白芷末入胆矾、麝香少许，掺之，恶水涌出。日日如此，一月平复。

【叶】

作浴汤，去尸虫丹毒，瘾疹风瘙。可入合香。

【附方】

小儿身热白芷苗、苦参等分，煎浆水，入盐少许，洗之。

芍　药

又有将离、梨食、余容诸名。白者名金芍药，赤者名木芍药。郑风诗云：伊芳①其相谑，赠之以芍药。时珍云：昔人言洛阳牡丹、杨州芍药甲天下。十月生芽，至春乃长，茎上三枝五叶，似牡丹而狭长，高一二尺。三、四月开花，多红、白、紫三色。其品凡三十余

---

① 芳：此字原脱，据《本草纲目·草部·芍药》第十四卷“释名”之文补。

种，有千叶、单叶、楼子之异。入药宜单叶之根，气味全厚，根之赤白，随花之色也。

【根】

性生寒、炒凉，味微苦略酸。取白色粗大者佳，如细小者，不堪用。伐肝用生；补肝行经，避中寒者，酒炒；入脾肺，炒用；女人血药，以醋炒。微苦，以能补阴，略酸，亦能收敛。因酸走肝，暂用之生肝，肝性欲散恶敛，又取酸以抑肝，故谓白芍能补复能泻。专行血海，女人调经胎产，男子一切肝病，悉宜用之。调和血气，其味苦酸，性寒，本非脾经药，炒用制去其性，脾气散能收之，胃气热能敛之。主平热呕，止泄泻，除脾虚腹痛，肠胃湿热。以此泻肝之邪，而缓中焦脾气，《难经》所谓损其肝者缓其中。同炙甘草为酸甘相合，成甲己化土之义，调补脾阴，神妙良法。取其色白，属在西方，若久嗽者，藉此以收肺。又止痢疾、腹痛，为肺金之气，郁在大肠，酸以收缓，苦以去垢。故丹溪治痢，每剂用至三四钱，大有功效。若纯下血痢，又非其所宜也。其力不能通行渗泄，然主利水道者，取其酸敛能收诸湿而益津液，使血脉顺而小便自行，利水必用以益阴也。若痘疮血不归附者，用以敛血归根，惟疹子忌之。凡失血后，及初产二十日内，肝脏空虚，不可以酸寒泻肝，伐新生之气，亦禁用。

【附赤芍药】内有花纹者佳，名金钱芍药。

性寒，味苦、带酸。味苦能泻，带酸入肝，专泻肝火，益肝藏血，用此清热凉血。入洞然汤，治暴赤眼；入犀角汤，清吐衄血；入神仙活命饮，攻诸毒热痈，以消解毒气；入六一顺气汤，泻大肠闭结，使血脉顺下。以其能主降，善行血滞，调女人之经，消瘀通乳；以其性禀寒，能解热烦，祛内停之湿，利水通便。较白芍味苦重，但能泻而无补。

【附方】

服食法安期生服炼芍药法云，芍药有二种，救病用金芍药，色白多脂肉；其木芍药，色紫瘦多脉。若取审看，勿令差错。凡采得，净洗去皮，以东流水煮百沸，阴干，停三日，又于木甑内蒸之，上覆以净黄土，一日夜熟，出，阴干，捣末。以麦饮或酒服三钱匕，日三服。满三百，可以登岭，绝谷不饥。

腹中虚痛白芍药三钱，炙甘草一钱。夏月，加黄芩五分；恶寒，加肉桂一钱；冬月大寒，再加桂一钱。水二盏，煎一半，温服。

风毒骨痛在髓中。芍药二分，虎骨一两炙，为末，夹绢袋盛，酒三升，渍五日。每服三合，日三服。

脚气肿痛白芍药六两，甘草一两为末，白汤点服。

消渴引饮白芍药、甘草等分为末，每用一钱，水煎服，日三服。鄂渚辛祐之患此九年，服药止而复作。苏朴授此方，服之七日，顿愈。古人处方，殆不可晓，不可以平易而忽之也。

小便五淋赤芍药一两，槟榔一个（面裹，煨）为末，每服一钱，水一盏，煎七分，空心服。

衄血不止赤芍药为末，水服二钱。

衄血咯血白芍药一两，犀角末二钱半为末，新水服一钱匕，血止为限。

崩中下血小腹痛甚者。芍药一两炒黄色，柏叶六两微炒，每服二两，水一升，煎六合，入酒五合，再煎七合，空心，分为两服。亦可为末，酒服二钱。

经水不止白芍药、香附子、熟艾叶各一钱半，水煎服之。

血崩带下赤芍药、香附子等分为末，每服二钱，盐一捻，水一盏，煎七分，温服，日二服，十服见效。名如神散。

赤白带下年深月久不瘥者。取白芍药三两，并干姜半两，剉，熬令黄，捣末，空心水饮服二钱匕，日再服。《广济方》只用芍药炒黑，研末，酒服之。

金疮血出白芍药一两熬黄，为末，酒或米饮服二钱，渐加之。仍以末傅疮上即止，良验。

痘疮胀痛白芍药为末，酒服半钱匕。

木舌肿满塞口杀人。红芍药、甘草，煎水热漱。

鱼骨哽咽白芍药，嚼细，咽汁。

牡　丹

又有花王、木芍药、百两金诸名。群花品中，以牡丹第一，芍药第二，故世谓牡丹为花王，芍药为花相。欧阳修所载《花谱》，凡三十余种，阅之自详。

【根皮】入药惟取红白单瓣者，以铜刀刮去骨并粗皮，酒拌，蒸，晒干用。川丹皮，内外俱紫，气香甚，味重，治肝之有余；亳州丹皮，外紫内白，气和味轻，治肝气之不足。通取皮厚而粗大者佳，去心，酒洗用。丹皮与紫参，体色性味相同，世任丹皮遂弃紫参耳，今用绝少，故附载之。盛后湖尝叹世莫知用参者。参也，使之参赞本脏。古人取五色参，各从本脏色分配五行，以紫参益肝，丹参养心，人参健脾，沙参补肺，玄参滋肾，各为主治也。忌蒜、胡荽，畏贝母、大黄、菟丝子。

性微凉，味微苦，略辛。

钟天地之精，主群花之首。发于冬而盛于春，特取其皮入肝，泻阴中之火。因味苦则补阴，辛则散结，以此疏畅肝气，使血清和。所妙在微苦略辛，味厚可降，故能降火而不推荡，益血而不腻滞。若肝有余，则火盛血逆，血热妄行，以其微苦，下行降火，兼以辛散阳，用治吐血衄血，通经遂瘀。若肝不足，则荣中血少，热气郁结，以其略辛，散结止痛，兼以苦益阴，用治牙疼腰痛，赤淋白带，以此清热疏郁，使阴不受火烁，不患阻滞，推陈致新。滋阴养血，为调经、产后必用要药，胎前忌之。以能去血中之热，故痘疮壮热烦红用为良剂。取其皮能降火散表，以丹皮治无汗骨蒸，地骨皮除有汗骨蒸，大有殊功。

【附方】

癞疝偏坠气胀不能动者，牡丹皮、防风等分为末，酒服二钱，甚效。

妇人恶血攻聚上面，多怒。牡丹皮半两，干漆（烧烟尽）半两，水二钟，煎一钟，服。

伤损瘀血牡丹皮二两，虻虫二十一枚（熬过），同捣末，每旦温酒服方寸匕，血当化为水下。

金疮内漏牡丹皮为末，水服三指撮，立尿出血也。

下部生疮已决洞者。牡丹末，汤服方寸匕，日三服。

解中蛊毒牡丹根捣末，服一钱匕，日三服。

香 附

又有雀头香、草附子、水香稜、水巴戟、续根草、地藾根、水莎、侯莎、莎结诸名。苗名莎草，叶如老韭叶而硬，光泽有剑脊稜。五、六月中抽一茎，三棱中空，茎端复出数叶。开青花，成穗如黍，中有细子。其根有须，须下结子一二枚，转相延生，子上有黑毛，大者如羊枣，小者如黑豆，两头尖。处处沙泥田最多，农工厌之，呼为闹工草，以其多妨工也。采得，火燎去毛，忌铁器，以石臼舂碎，童便浸透，日日换，酒、醋、盐炒用。

性温而燥，味辛重，微苦。辛主散，苦主降，用以疏气开郁，非独女人之圣药也。但女性偏滞，多气多郁，尤宜疏散耳。因气香燥，用童便制之。横行胸臆间，解散痞闷，凡气郁客热，藉以降下而舒畅也。因味辛散，乃用醋炒，佐入肝经以理两胁及小腹痛，凡血瘀经滞，藉以行气而快滞也。若炒黑用，治淋沥及崩漏，盖因气郁，以此疏之，顺其气而血自止也。由血随气行，血药中多用之。但气实而血不大虚者为宜，若气虚甚者，用之愈损其气，燥其血矣。故血虚崩漏者，又不可用。

【苗及花】

主治：丈夫心肺中虚风，及客热，膀胱连胁下时有气妨，皮肤瘙痒瘾疹，饮食不多，日渐瘦损，常有忧郁，心忪少气等症。并收苗、花二十余斤，剉细，以水二石五斗，煮一石五斗，斛中浸浴，令汗出五六度，其瘙痒即止。四时常用，瘾疹风永除。煎饮，散气郁，利胸膈，降痰热。

【附方】

服食法唐玄宗《天宝单方图》云，水香稜根，名莎结，亦名草附子，说已见前。其味辛，微寒，无毒。凡丈夫心中客热，膀胱间连胁下气妨，常日忧愁不乐，心忪少气者，取根二大升，捣，熬令香，以生绢袋盛贮，于三大斗无灰清酒中浸之。三月后，浸一日，即堪服；十月后，即七日，近暖处乃佳。每空腹温饮一盏，日夜三四次，常令酒气相续，以知为度。若不饮酒，即取根十两，加桂心五两，芜荑三两，和捣为散，以蜜和为丸，捣一千杵，丸如梧子大，每空腹酒及姜蜜汤饮汁等下二十丸，日再服，渐加至三十丸，以瘥为度。

交感丹凡人中年，精耗神衰。盖由心血少，火不下降；肾气惫，水不上升。致心肾隔绝，营卫不和。上则多惊；中则塞痞，饮食不下；下则虚冷遗精。愚医徒知峻补下田，非惟不能生水滋阴，而反见衰悴。但服此方半年，屏去一切暖药，绝嗜欲，然后习秘固泝流之术，其效不可殚述。俞通奉年五十一，遇铁瓮城申先生授此，服之，老犹如少年，年至八十五乃终也。因普示群生，同登寿域。香附子一斤（新水浸一宿，石上擦去毛，炒黄），茯神（去皮、木）四两为末，炼蜜丸弹子大。每服一丸，侵早细嚼，以降气汤下。降气汤用香附子（如上法）半两，茯神二两，炙甘草一两半为末，点沸汤服前药。

一品丸治气热上攻，头目昏眩，及治偏正头风。大香附子去皮，水煮一时，捣，晒，焙，研为末，炼蜜丸弹子大。每服一丸，水一盏，煎八分服。女人，醋汤煎之。

升降诸气治一切气病，痞胀喘哕，噫酸烦闷，虚痛走注。常服开胃消痰，散壅思食。早起山行，尤宜服之，去邪辟瘴。香附子（炒）四百两，沉香十八两，缩砂仁四十八两，炙甘草一百二十两为末，每服一钱，入盐少许，白汤点服。

一切气疾心腹胀满，噎塞噫气，吞酸，痰逆呕恶，及宿酒不解。香附子一斤，缩砂仁八两，甘草炙四两，为末，每白汤入盐点服。为粗末，煎服亦可。名快气汤。

调中快气心腹刺痛。小乌沉汤，香附子擦去毛，焙，二十两，乌药十两，甘草炒，一两，为末，每服二钱，盐汤随时点服。

心脾气痛白飞霞《方外奇方》云，凡人胸膛软处一点痛者，多因气及寒起，以致终身，或子母相传，俗名心气痛。非也，乃胃脘有滞尔。惟此独步散，治之甚妙。香附米醋浸，略炒，为末），高良姜酒洗七次，略炒，为末，俱各封收。因寒者，姜二钱，附一钱；因气者，附二钱，姜一钱；因气与寒者，各等分。和匀，以热米汤入姜汁一匙，盐一捻，调下立止。不过七八次，除根。又王璆《百一方》云内翰吴升夫人，心痛欲死，服此即愈。《类编》云梁混心脾痛，数年不愈，供事秽迹佛梦传此方，一服而愈，因名神授一匕散。

心腹诸病艾附丸，治男女心气痛、腹痛、少腹痛、血气痛，不可忍者。香附子三两，蕲艾叶半两，以醋汤同煮熟，去艾，炒为末，米醋糊丸梧子大。每白汤服五十丸。

停痰宿食风气上攻，胸膈不利。香附（皂荚水浸）、半夏各一两，白矾末半两，姜汁、面糊丸梧子大。每服三四十丸，姜汤随时下。

元脏腹冷及开胃。香附子炒为末，每用二钱，姜、盐同煎服。

酒肿虚肿香附子、艾，米醋煮干，焙研为末，米醋糊丸服。久之，败水从小便出，神效。

气虚浮肿香附子一斤，童子小便浸三日，焙为末，糊丸，每米饮下四五十丸，日二。

老小痃癖往来疼痛。香附、南星等分为末，姜汁糊丸梧子大，每姜汤下二三十丸。

癞疝胀痛及小肠气。香附末二钱，以海藻一钱煎酒，空心调下，并食海藻。

腰痛揩牙香附子五两，生姜二两，取自然汁浸一宿，炒黄为末，入青盐二钱，擦牙数次，其痛即止。

血气刺痛香附子（炒）一两，荔枝核（烧存性）五钱为末，每服二钱，米饮调下。

女人诸病《瑞竹堂方》四制香附丸，治妇人女子经脉不调，兼诸病。大香附子擦去毛，一斤。分作四分：四两醇酒浸，四两醇醋浸，四两盐水浸，四两童子小便浸。春三、秋五、夏一、冬七日。淘洗净，晒干，捣烂，微焙为末，醋头①面糊丸梧子大，每酒下七十丸。瘦人加泽兰、赤茯苓末二两，气虚加四君子料，血虚加四物料。《法生堂方》煮附济阴丸，治妇人月经不调，久成癥积，一切风气。用香附子一斤（分作四分，以童溲、盐水、酒、醋各浸三日），艾叶一斤（浆水浸过，醋糊和作饼，晒干），晚蚕砂半斤（炒），莪茂四两（酒浸），当归四两（酒浸），各焙为末，醋糊丸梧子大。每服七十丸，米饮下，日二服。醋附丸：治妇人室女一切经候不调，血气刺痛，腹胁膨胀，心忪乏力，面色痿黄，头晕恶心，崩漏带下，便血，癥瘕积聚，及妇人数堕胎，由气不升降，服此尤妙。香附子，米醋浸半日，砂锅煮干，捣焙，石臼为末，醋糊为丸，醋汤下。《澹寮方》艾附丸，治同上。香附子一斤，熟艾四两（醋煮），当归（酒浸）二两，为末，如上丸服。

① 头：《本草纲目》作“煮”。

妇人气盛血衰，变生诸症，头晕腹满，皆宜抑气散主之。香附子四两（炒），茯苓、甘草（炙）各一两，橘红二两为末，每服二钱，沸汤下。

下血血崩血如山崩，或五色漏带，并宜常服，滋血调气，乃妇人之仙药也。香附子去毛，炒焦为末。极热酒服二钱，立愈；昏迷甚者，三钱，米饮下。亦可加棕灰。

赤白带下及血崩不止。香附子、赤芍药等分为末，盐一捻，水二盏，煎一盏，食前温服。

安胎顺气铁罩散，香附子炒为末，浓煎紫苏汤服一二钱。一加砂仁。

妊娠恶阻胎气不安，气不升降，呕吐酸水，起坐不便，饮食不进。二香散，用香附子二两，藿香叶、甘草各二钱为末，每服二钱，沸汤入盐调下。

临产顺胎九月、十月服此，永无惊恐。福胎饮，用香附子四两，缩砂仁（炒）三两，甘草（炙）一两为末，每服二钱，米饮下。

产后狂言血晕，烦渴不止。生香附子去毛，为末，每服二钱，用姜、枣水煎服之。

气郁吐血丹溪用童子小便调香附末二钱服。《澹寮方》治吐血不止，莎草根一两，白茯苓半两为末，每服二钱，陈粟米饮下。

肺破咯血香附末一钱，米饮下，日二服。

小便尿血香附子、新地榆等分，各煎汤，先服香附汤三五呷，后服地榆汤至尽。未效再服。

小便血淋痛不可忍。香附子、陈皮、赤茯苓等分，水煎服。

诸般下血香附童子小便浸一日，捣碎，米醋拌，焙为末，每服二钱，米饮下。《直指方》用香附以醋、酒各半煮熟，焙研为末，黄秫米糊丸梧子大，每服四十丸，米饮下，日二服。戴原礼云，只以香附子末二钱，入百草霜、麝香各少许，同服之，效尤速也。

老小脱肛香附子、荆芥穗等分为末。每服一匙，水一大碗，煎十数沸，淋洗之。

偏正头风香附子（炒）一斤，乌头（炒）一两，甘草二两为末，炼蜜丸弹子大，每服一丸，葱茶嚼下。

气郁头痛《澹寮方》用香附子（炒）四两，川芎䓖二两为末，每服二钱，腊茶清调下。常服除根，明目。华佗《中藏经》加甘草一两，石膏二钱半。

头风睛痛方同妊娠恶阻。

女人头痛香附子末，茶服三钱，日三五服。

肝虚睛痛冷泪羞明。补肝散，用香附子一两，夏枯草半两为末，每服一钱，茶清下。

耳卒聋闭香附子瓦炒研末，萝卜子煎汤，早、夜各服二钱。忌铁器。

聤耳出汁香附末，以绵杖送入。蔡邦度知府常用，有效。

诸般牙痛香附、艾叶煎汤，漱之，仍以香附末擦之，去涎。

牢牙去风益气乌髭，治牙疼牙宣，乃铁瓮先生妙方也。香附子（炒存性）三两，青盐、生姜各半两为末，日擦。

消渴累年不愈。莎草根一两，白茯苓半两为末，每陈粟米饮服三钱，日二。

痈疽疮疡曾孚先云：凡痈疽疮疡，皆因气滞血凝而致，宜服诸香药，引气通血。常器之云，凡气血，闻香即行，闻臭即逆。疮疡皆由气涩而血聚，最忌臭秽不洁，触之毒必引蔓。陈正节公云，大凡疽疾，多因怒气而得，但服香附子药，进食宽气，大有效也。独胜散用香附子（去毛），以生姜汁淹一宿，焙干，碾为细末，无时以白汤服二钱。如疮初作，以此代茶，疮溃后亦宜服之。或只以《局方》小乌沉汤，少用甘草，愈后服至半年，尤妙。

蜈蚣咬伤嚼香附，涂之，立效。

瑞　香

处处有之，枝干婆娑，柔条厚叶，四时不调。冬春之交，开花成簇，长三四分，如丁香状，有黄、白、紫三色。有数种，挛枝者花紫香烈，根软而香。

根主治急喉风。用白花者，研水，灌之。

茉　莉

又名奈花，原出波斯，移植南海。今滇广人莳莳之。其性畏寒，不宜北土。弱茎繁枝，绿叶团尖。初夏开小白花，重瓣无蕊，秋尽乃止，不结实。有千叶者，红色者，蔓生者。花皆夜开，芬香可爱，可合面脂，亦可烹茶，或蒸取液，以代蔷薇露。

花蒸油取液，作面脂，头泽长发，润燥香肌。亦入茗汤。

【根】

以酒磨一寸，服则昏迷，一日乃醒。二寸二日，三寸三日。凡跌损骨节脱臼，接骨者用此，则不知痛也。

山　兰

一名幽兰，生幽谷阴地。叶如麦冬而阔且韧，长及一二尺，四时常青。花黄绿色，亦有白玉色，中间瓣上有细紫点。春芳者为春兰，秋芳者为秋兰。黄山谷云：一干一花为兰，一干数花为蕙。开时满室尽香，清幽可爱。

【叶】

能散久积沉郁之气，甚有功效。

木　香

今药中所用者，皆从南蕃诸国舶上来。人家园圃所植者，盖白蔷薇也。藤生多刺，春开白花如小菊，清香可爱。采花升露，极香美。

根性凉，味苦涩。

主治：头疮、白秃、痈疽疥癣，除风热湿热。

【附　广木香诸方】

中气不省闭目不语，如中风状。南木香为末，冬瓜子煎汤，灌下三钱。痰盛者，加竹沥、姜汁。

气胀懒食即青木香丸，主阳衰诸不足。用昆仑青木香、六路柯子皮各一十两。捣筛，糖和丸梧子大，每空腹酒下三十丸，日再。其效尤速。郑驸马去砂糖，用白蜜，加羚羊角十二两，用药不类古方，而云仲景不知何从而得也。热者用牛乳下，冷者用酒下。

心气刺痛青木香一两，皂角（炙）一两为末，糊丸梧子大，每汤服五十丸，甚效。

一切走注气痛不知。广木香，温水磨浓汁，入热酒调服。

内钓腹痛木香、乳香、没药各五分，水煎服之。

小肠疝气青木香四两，酒三斤，煮过，每日饮三次。

气滞腰痛青木香、乳香各二钱，酒浸，饭上蒸均，以酒调服。

耳卒聋闭昆仑真青木香一两切，以苦酒浸一夜，入胡麻油一合，微火煎，三上三下，以绵滤去滓。日滴三四次，以愈为度耳。

耳内作痛木香末，以葱黄染鹅脂，蘸末，深纳入耳中。

霍乱转筋腹痛。木香末一钱，木瓜汁一盏。入热酒调服。

一切下痢不拘丈夫、妇人、小儿。木香一块（方圆一寸），黄连半两，二味用水半升，同煎干，去黄连，薄切木香，焙干为末。分作三服，第一服橘皮汤下，二服陈米饮下，三服甘草汤下。此乃李景纯所传，有一妇人久痢将死，梦中观音授此方，服之而愈也。

香连丸方方见《易简方论》。

肠风下血木香、黄连等分为末，入肥猪大肠内，两头扎定，煮极烂，去药食肠，或连药捣为丸服亦可。

小便混浊如精状。木香、没药、当归等分为末，以刺棘心自然汁和丸梧子大，每食前盐汤下三十丸。

小儿阴肿小儿阳明经风热湿气相搏，阴茎无故肿，或痛缩，宜宽此一经自愈。广木香、枳壳（麸炒）二钱半，炙甘草二钱。水煎服。

小儿天行壮热头痛。木香六分，白檀香三分为末，清水和服，仍温水调涂囟顶上，取瘥。

天行发斑赤黑色。青木香一两，水二升，煮一升服。

一切痈疽疮疖、痔瘘、恶疮、下疰、臁疮溃后，外伤风寒，恶汁臭败不敛，并主之。木香、黄连、槟榔等分为末，油调，频涂之，取效。

恶蛇虺伤青木香不拘多少，煎水服，效不可述。

腋臭阴湿凡腋下、阴下湿臭，或作疮。青木香以好醋浸，夹于腋下、阴下，为末，傅之。

牙齿疼痛青木香末，入麝香少许，揩牙，盐汤漱之。

麦门冬

秦名乌韭，齐名爱韭，楚名马韭，越名羊韭，又有禹韭、禹余粮、忍冬、忍凌不死草、阶前草诸名。园亭中多种于阶前，以其长青翠也。浙江多种莳，肥大，入药甚良。其法：四月初采根，于黑壤肥沙地栽之，六月、九月、十一月三次上粪及耘灌。夏至前一日取根，洗，晒，收用。子亦可种，其叶似韭而多纵纹，且坚韧，为别。

根性凉，味甘。取大而肥白者，滚水润湿，抽去心，或以瓦焙软，乘热去心。若入丸散，须瓦焙热，即于风中吹冷，如此三五次，即易燥，且不损药力。

色白体濡，主润肺；味甘性凉，主清肺。盖肺苦气上逆，润之清之，肺气得保。若咳嗽连声，若客热虚劳，若烦渴，若促痿，皆属肺热，无不悉愈。同生地，令心肺清，则气顺，结气自释。治虚人元气不运，胸腹虚气痞满，及女人经水枯，乳不下，皆宜用之。同黄芩扶金制木，治膨胀浮肿。同山栀清金利水，治支满黄疸。又取其四时叶青，凌冬不凋，长生之物，同小荷钱清养胆腑，以佐少阳生气。入固本丸，以滋阴血，使心火下降，肾水上升，成坎离既济，心肾相交之义。和车前地黄丸，去湿痹，乌须发，久服轻身，明目，辟谷，为要药。

【附方】

麦门冬煎补中益心，悦颜色，安神益气，令人肥健，其力甚快。取新麦门冬根去心，捣熟绞汁，和白蜜，银器中重汤煮，搅不停手，候如饴，及成，温酒日日化服之。

消渴饮水用上元板桥麦门冬鲜肥者二大两，宣州黄连九节者二大两，去两头尖三五节，小刀子调理去皮毛了，吹去尘，更以生布摩拭，秤之，捣末，以肥大苦瓠汁浸麦门冬，经宿，然后去心，即于臼中捣烂，纳黄连末和丸，并手丸如梧子大。食后饮下五十丸，日再，但服两日，其渴必定。若重者，即初服一百五十丸，二日服一百二十丸，三日一百丸，四日八十丸，五日五十丸。合药要天气晴明之夜，方浸药，须净处，禁妇人鸡犬见之。如觉可时，只服二十五丸。服讫觉虚，即取白羊头一枚治净，以水三大斗煮烂，取汁一斗，以汁细细饮之。勿食肉，勿入盐。不过三剂，平复也。

劳气欲绝麦门冬一两，甘草炙二两，粳米半合，枣二枚，竹叶十五片，水二升，煎一升，分三服。

虚劳客热麦门冬煎汤，频饮。

吐血衄血诸方不效者。麦门冬去心一斤，捣取自然汁，入蜜二合，分作二服，即止。

衄血不止麦门冬（去心）、生地黄各五钱，水煎服，立止。

齿缝出血麦门冬煎汤，漱之。

咽喉生疮脾肺虚热上攻也。麦门冬一两，黄连半两为末，炼蜜丸，梧子大。每服二十丸，麦门冬汤下。

乳汁不下麦门冬去心，焙为末，每用三钱，酒磨犀角约一钱许，温热调下，不过二服，便下。

下痢口渴引饮无度。麦门冬去三两，乌梅肉二十个，细剉，以水一升，煮取七合，细细呷之。

金石药发麦门冬六两，人参四两，甘草炙二两，为末，蜜丸梧子大。每服五十丸，饮下，日再服。

男女血虚麦门冬三斤，取汁熬成膏，生地黄三斤，取汁熬成膏，等分一处滤过，入蜜四之一，再熬成，瓶收。每日白汤点服。忌铁器。

淡竹叶

处处原野有之。春生苗，高数寸，细茎绿叶，俨如小竹。其根一窠数十须，须上结子，如麦冬而坚硬。八、九月抽茎，细小长穗。里人采根、苗捣汁，和米作酒曲用。

性寒，味甘。

去烦热，利小便，清心。

【根】

名碎骨子，能催生、堕胎。

迎春花

处处人家栽插之。丛生，高者二三尺，方茎厚叶，如初生小椒叶，面青背淡，对节生小枝，一枝三叶。正初即开小花，黄色，不结子。

叶性平，味苦涩。

主治：肿毒恶疮。阴干，研末，酒服二三钱，出汗便瘥。

鼠麹草

又有米麹、佛耳草、无心草、香茅、黄蒿、茸母诸名。《荆楚岁时记》云：三月三日取鼠麹汁，蜜和为粉，谓之龙舌料（料，音板，米饼也），以历时气。南人呼为香茅，取花杂榉皮染褐，至破犹鲜。汪机云：此草乡人谓之黄蒿。二、三月，苗长尺许，叶似马齿苋而细，有微白毛，花黄。土人采茎叶，和米粉捣作粑果食。原野间甚多，楚人呼为米曲，北人呼为茸母。故邵桂子《甕天语》云：北方寒食，采茸母草和粉食。宋徽宗诗云："茸母初生，认禁烟者"是也。

性温，味甘，微酸。勿过食。

主治：调中益气，温肺止泻。治寒嗽，及痰压时气。主痹寒，寒热，止咳。杂米粉作糗食，甜美。

【附方】

寒热咳嗽三奇散。治一切咳嗽，不问久近，昼夜无时。用佛耳草五十文，款冬花二百文，熟地黄二两焙，研末，每用二钱，于炉中烧之，以筒吸烟咽下，有涎吐去。两次便愈，神效。

石　竹

《纲目》作瞿麦，又有蘧麦、大菊、大兰、巨句麦、南天竺草诸名。处处有之。叶似初生小竹而细窄，其茎纤细有节，高尺余，梢间开花。田野生者，花大如钱，红紫色；人家栽者，花稍小而妩媚，有细白、粉红、紫赤，斑烂数色，俗呼洛阳锦。结小黑子。其嫩苗燎熟，水淘过，可食。

【穗】凡使，只用蕊壳，不用茎叶。若同使，令人气噎，小便不禁。用时以董竹沥浸一伏时，漉晒。性寒，味苦。

主治：破血利窍，关格诸癃结，五淋，小便不通，逐膀胱邪逆，止霍乱，出刺，决痈肿，明目去翳，破胎堕子，下血闭，月经不通。

【叶】

主治：痔瘘并泻血。作汤粥食，又治小儿蛔虫，及丹石毒发，并眼目肿痛及肿毒。捣傅，治浸淫疮，并妇人阴疮。

【附方】

小便石淋宜破血。瞿麦子捣为末，酒服方寸匕，日三服，三日当下石。

小便不利有水气，栝楼瞿麦丸主之。瞿麦二钱半，栝楼根二两，大鸡子一个，茯苓、山芋各三两为末，蜜和丸梧子大。一服三丸，日三，未知，益至七八丸，以小便利，腹中温为知也。

下焦结热小便淋闭，或有血出，或大小便出血。瞿麦穗一两，甘草（炙）七钱五分，山栀子仁（炒）半两为末，每服七钱，连须葱头七个，灯心五十茎，生姜五片，水二碗，煎至七分①，时时温服。名立效散。

子死腹中或产经数日，不下。以瞿麦煮浓汁，服之。

九窍出血服药不止者。南天竺草（即瞿麦）拇指大一把，山栀子仁三十个，生姜一块，甘草（炙）半两，灯草一小把，大枣五枚，水煎服。

目赤肿痛浸淫等疮。瞿麦（炒黄）为末，以鹅涎调涂眦头，即开。或捣汁涂之。

眯目生翳其物不出者，生肤翳者。瞿麦、干姜（炮）为末。井华水调服二钱，日二服。

鱼脐疔疮瞿麦烧灰，和油傅之，甚佳。

咽喉骨硬瞿麦为末，水服一寸匕，日二。

竹木入肉瞿麦为末，水服方寸匕。或煮汁，日饮三次。

箭刀在肉及咽喉、胸膈诸隐处，不出。酒服瞿麦末方寸匕，日三服。

剪金花

《纲目》作王不留行，又有禁宫花、金盏银台诸名。多生麦地中。苗高一二尺。三、四月开小花，如铎铃状，红白色。结实如灯笼草子，壳有五棱，内包一实，大如豆。实内细子，大如菘子，生白熟黑，正圆如细珠，可爱。

---

① 分：原作“服”，据《本草纲目·草部·瞿麦》“附方”引《千金方》改。

苗 子采得，拌湿，蒸透，浆水浸一宿，焙干用。

平，味苦。

主治：金疮，止血逐痛，除风痹内塞，止心烦鼻衄，痈疽发背，瘘孔，游风风疹。利小便，出竹木刺。妇人难产，经脉不匀，下乳汁。俗有“穿山甲、王不留，妇人服了乳长流”之语。又一妇患淋，诸药不效。用十余叶煎汤服，即愈。

【附方】

鼻衄不止剪金花（连茎、叶）阴干，浓煎汁，温服，立效。

粪后下血王不留行末，水服一钱。

金疮亡血王不留行散，治身被刀斧伤，亡血。用王不留行十分（八月八日采之），蒴藋细叶十分（七月七日采之），桑东南根白皮十分（八月三日采之），川椒三分，甘草十分，黄芩、干姜、芍药、厚朴各二分，以前三味烧存性，后六味为散，合之。每大疮饮服方寸匕，小疮但粉之。产后亦可服。

妇人乳少因气郁者，涌泉散。王不留行、穿山甲（炮）、龙骨、瞿麦穗、麦门冬等分为末，每服一钱，热酒调下，后食猪蹄羹，仍以木梳梳乳，一日三次。

头风白屑王不留行、香白芷等分为末，干糁一夜，篦去。

痈疽诸疮王不留行汤。治痈疽、妒乳、月蚀白秃，及面上久疮，去虫止痛。用王不留行、东南桃枝、东引茱萸根皮各五两，蛇床子、牡荆子、苦竹叶、蒺藜子各三升，大麻子一升，以水二斗半，煮取一斗，频频洗之。

误吞铁石骨刺不下，危急者。王不留行、黄檗等分为末，汤浸，蒸饼丸弹子大，青黛为衣，线穿挂风处。用一丸，冷水化，灌之。

竹木针刺在肉中不出，疼痛。以王不留行为末，熟水调服①方寸匕，兼以根傅，即出。

疔肿初起王不留行子为末，蟾酥丸黍米大，每服一丸，酒下，汗出即愈。

剪春罗

又名剪红罗。二月生苗，高尺余。柔茎绿叶，叶对生，抱茎。入夏开花，深红色，大如钱，六瓣周回如剪成，可爱。人家多种为玩，又有剪红纱，亦同类也。

性寒，味甘。

治火带疮绕膝生者，采花或叶捣烂，蜜涂之。为末亦可。

长春花

《纲目》作金盏草。又有杏叶草、长春菊诸名。周定王曰：花苗高四五寸，叶似初生莴苣叶，厚而狭，抱茎而生。茎柔脆，茎头开花，大如指头，金黄色，状如盏子，四时不绝。其叶味酸，燎熟，水浸过，油盐拌食。

性寒，味酸。治痔疮下血，久不止。

马鞭草

又有龙牙草、凤颈草诸名。下地甚多。春月生苗，方茎，叶似益母，对生，夏秋开细紫花，作穗如车前穗，其子细，根白而小。

【苗叶】

性凉，味苦。主治：金疮，行血活血。下部䘌疮，癥瘕血瘕，久疟，杀虫。捣烂，煎取汁，熬如饴。每空心酒服一匕，治妇人血气肚胀，月候不匀，通月经。捣涂痈肿及蠼螋尿疮，男子阴肿。

---

① 调服：此2字原无，据《本草纲目·草部·王不留行》“附方”引《梅师方》补。

【附方】

疟痰寒热马鞭草捣汁五合，酒二合，分二服。

鼓胀烦渴身干黑瘦。马鞭草细剉，曝干，勿见火。以酒或水同煮，至味出，去滓，温服。以六月中旬雷鸣时采者，有效。

大腹水胀马鞭草、鼠尾草各十斤，水一石，煮取五斗，去滓，再煎令稠，以粉和丸，大豆大，每服二三丸，加至四五丸，其效如神。

男子阴肿大如升，核痛，人所不能治者。马鞭草捣，涂之。

妇人疝痛名小肠气。马鞭草一两，酒煎滚服，以汤浴身，取汗甚妙。

妇人经闭结成瘕块，肋胀大，欲死者。马鞭草根苗五斤，剉细，水五斗，煎至一斗，去滓，熬成膏。每服半匙，热酒化下，日二服。

酒积下血马鞭草灰四钱，白芷灰一钱，蒸饼丸梧子大，每米饮下五十丸。

鱼肉癥瘕凡食鱼鲙及生肉，在胸膈不化，成癥瘕。马鞭草捣汁，服一升，即消。

马喉痹风躁肿连颊，吐血数者。马鞭草一握，勿见风，截去两头，捣汁饮之，良。

乳痈肿痛马鞭草一握，酒一碗，生姜一块，擂汁服，渣傅之。

白癞风疮马鞭草为末，每服一钱，食前荆芥薄荷汤下，日三服。忌铁器。

人疥马疥马鞭草不犯铁器，捣自然汁半盏，饮尽，十日内愈，神效。

赤白下痢龙牙草五钱，陈茶一撮，水煎服，神效。

发背痈毒痛不可忍。龙牙草捣汁饮之，以滓傅患处。

杨梅恶疮马鞭草煎汤，先熏后洗，气到便爽，痛肿随减。

【根】

性温，味辛涩。

主治：赤白下痢初起，焙，捣罗末，每米饮服一钱匕。

光明草

《纲目》作狗尾草，一名莠，秀而不实，故名。恶莠之乱苗，即此也。原野垣墙多生之。苗叶似粟而小，其穗亦似粟，黄白色而不实。采茎筒盛，以治目疾。

茎

主治：疣目，贯发穿之，即干灭也。凡赤眼，拳毛倒睫者，翻转目睑，以一二茎蘸水，戛去恶血，甚良。

旱莲草

《纲目》作鳢肠，又有墨菜、莲子草、金陵草、墨烟草、墨头草、猢狲头、猪牙草诸名。有二种，一种苗似旋覆而花白细者，是鳢肠；一种花黄紫而结房如莲房者，是小莲翘也，见连翘下。

性平，味甘酸。

主治：益肾阴，乌须发，止血排脓，通大小肠，除痔漏脏毒。傅一切疮，并蚕瘑血痢，针炙疮发，洪血不可止者，傅之立止。涂眉发，生速而繁。

【附方】

金陵煎益髭发，变白为黑。金陵草一秤，六月以后收采，拣青嫩无泥土者。不用洗，摘去黄叶，烂捣，新布绞取汁，以纱绢滤过，入通油器钵盛之，日中煎五日。又取生姜一斤，绞汁，白蜜一斤，合和，日中煎，以柳木篦搅勿停手，待如稀饧，药乃成矣。每日及午后，各服一匙，以温酒一盏化下。如欲作丸，日中再煎，令可丸，大如梧子，每服三十丸。及时多合为佳，其效甚速。

乌须固齿《摄生妙用方》，七月取旱莲草连根一斤，用无灰酒洗净，青盐四两，淹三宿，同汁入油锅中，炒存性，研末。日用擦牙，连津咽之。又法，旱莲取汁，同盐炼干，研末擦牙。《奉亲养老书》

旱莲散乌髭固牙，温尉云，纳合相公用此方，年七十，须发不白，恳求始得，后遇张经，始传分两也。旱莲草一两半，麻姑饼三两，升麻、青盐各三两半，诃子（连核）二十个，皂角三梃，晚蚕砂二两为末，薄醋面糊丸弹子大，晒干，入泥瓶中，火煨令烟出，存性，取出研末。日用揩牙。

偏正头痛鳢肠草汁，滴鼻中。

一切眼疾翳膜遮障，凉脑，治头痛，能生发。五月五日平旦合之。莲子草一握，蓝叶一握，油一斤，同浸，蜜封四十九日。每卧时，以铁匙点药摩顶上，四十九遍，久久甚佳。

系臂截疟旱莲草捶烂，男左女右，置寸口上，以古文钱压定，帛系住，良久，起小泡，谓之天灸。其疟即止，甚效。

小便溺血金陵草（一名墨头草）、车前草各等分，杵取自然汁，每空心服三杯，愈乃止。

肠风脏毒下血不止。旱莲子草瓦上焙，研末，每服二钱，米饮下。

痔漏疮发旱莲草一把，连根须洗净，用石臼擂如泥，以极热酒一盏冲入，取汁饮之，滓傅患处，重者不过三服即安。太仆少卿王鸣凤患此，策杖方能移步，服之得瘥。累治有效。

疔疮恶肿五月五日，收旱莲草，阴干，仍露一夜，收。遇疾时，嚼一叶贴上，外以消毒膏护之，二三日疔脱。

风牙疼痛猢狲头草，入盐少许，于掌心揉擦，即止。

蓝

凡五种，各有主治，惟蓝实专取蓼蓝者。蓼蓝叶如蓼，五、六月开花，成穗细小，浅红色，子亦如蓼，岁可三刈，故先王禁之。菘蓝叶如白菜；马蓝叶如苦荬，即郭璞所谓大叶冬蓝，俗中所谓板蓝者。二蓝花子并如蓼蓝。吴蓝长茎如蒿而花白，吴人种之。木蓝长茎如决明，高者三四尺，分枝布叶，叶如槐叶，七月开淡红花，结角长寸许，累累如小豆角，其子亦如马蹄、决明子而微小，迥异诸蓝，而作淀则一也。别亦甘蓝可食，已见菜部。

【蓼蓝实】性寒，味甘、苦。

主治：填骨髓，明耳目，利五脏，调六腑，通关节。治经络中结气，使人健，少睡，益心力。疗毒肿，解诸毒，杀虫蚑音其，小儿鬼也。疰鬼螫毒。

【蓼蓝叶汁】性、味具同上。

主治：杀百药毒，解狼毒，射罔毒，汁涂五心。止烦闷，疗蜂螫毒，斑蝥、芫青、樗鸡毒，朱砂、砒石毒。如不得生蓝汁，以青布渍汁亦善。

【马蓝】

治妇人败血。连根焙，捣，下节酒服一钱匕。

【吴蓝】

主治：杀虫，降火，止呕吐。有病呕吐，服玉台丸不效，用蓝汁入口即定，此降火之功也。寒热头痛，赤眼天行，热狂风疹。除烦止渴，鼻衄吐血，排脓，金疮血闷，游风热毒，肿毒疔疮。妇人产后血晕，小儿壮热。杀疳，解毒药、毒箭、金石药毒，狼毒、射罔毒，毒刺、虫蛇伤。有被斑蜘蛛咬头上，一宿，咬处有二道赤色，细如箸，绕项上，从胸前下至心；经两宿，头面肿痛大如斗，肚渐肿，几致不救。以蓝汁一碗，入雄黄、麝香少许，点咬处，两日悉平，作小疮而愈。

【附方】

小儿赤痢捣青蓝汁二升，分四服。

小儿中蛊下血欲死。捣青蓝汁，频服之。

阴阳易病伤寒初愈，交合阴阳，必病拘急，手足拳，小腹急热，头不能举，名阴阳易，当汗之，满四日难治。蓝一把，雄鼠屎三七枚，水煎服，取汗。

惊痫发热干蓝、凝水石等分为末，水调，傅头上。

上气咳嗽呷呀息气，喉中作声，唾黏。以蓝叶水浸，捣汁一升，空腹频服，须臾，以杏仁研汁，煮粥食之。一两日将息，依前法更服。吐痰尽，方瘥。

飞血赤目热痛。干蓝叶切二升，车前草半两，淡竹叶切三握，水四升，煎二升，去滓，温洗，冷即再暖，以瘥为度。

腹中鳖癥蓝叶一升，捣，以水三升绞汁，服一升，日二次。

应声虫病腹中有物作声，随人语言，名应声虫病。用板蓝汁一盏，分五服，效。

卒中水毒捣蓝青汁，傅头身，令匝。

服药过剂烦闷，及中毒，烦闷欲死。捣蓝汁，服数升。

卒自缢死以蓝汁灌之。

毒箭伤人蓝青捣饮，并傅之。如无蓝，以青布渍汁，饮。

唇边生疮连年不瘥。以八月蓝叶一斤，捣汁，洗之。不过三度，瘥。

齿䘌肿痛紫蓝烧灰，傅之。日五度。

白头秃疮粪蓝煎汁，频洗。

天泡热疮蓝叶捣傅之，良。

疮疹不快板蓝根一两，甘草一分为末，每服半钱或一钱。取雄鸡冠血三二点，同温酒少许，调下。

【附：蓝澱】亦作淀，俗作靛。掘地作坑，以蓝浸水一宿，入石灰搅至千下，澄去水，则青黑色。亦可干收，用染青蓝。其搅浮沫，掠出阴干，谓之淀花，即青黛。见下。

性寒，味苦辛。

主治：止血杀虫，治噎膈。一僧病噎数年，临终谓其徒曰：吾死后，可开吾胸喉，视有何物，苦我如此。徒如其言，果有一物，形似鱼，有两头肉鳞，一人以淀投之，即化为水。后以治噎，多效。解诸毒，傅热疮、小儿秃疮、热肿。

【附方】

时行热毒心神烦躁。用蓝淀一匙，新汲水一盏，调服。

小儿热丹用蓝淀傅之。

口鼻急疳数日欲死。以蓝澱傅之令遍，日十度，夜四度。

误吞水蛭青靛调水饮，即泻出。

【附 青黛】即淀花，一名青蛤粉。时珍曰：波斯青黛，亦是外国淀花，既不可得，则中国淀花亦可用，若干淀充，须去石灰。性寒，味咸。

主治：泻肝，散五脏郁火，解热，消食积，去热烦、吐血、咯血，解诸药毒。小儿诸热惊痫，发热，天行头痛寒热，并水研服之。亦磨，傅热疮恶肿，金疮下血，蛇犬等毒。解疳热，杀恶虫、丹热，和水服之。同鸡子白、大黄末，傅疮痈、蛇虺螫毒，瘵斑疮、阴疮。有一妇人，患脐下、腹上、下连二阴，遍生湿疮，状如马爪疮，他处并无，痒痛甚，二便涩，出黄水，食减，面肿。作恶疮治，用鳗鱼、松脂、黄丹涂之，热痛更甚。问其人，嗜酒喜食鱼蟹动风等物。急命洗去前药，以马齿苋四两，杵烂，入青黛一两，研匀，涂之，即时痛痒俱减。仍以八正散，日三服之，分散客热，药干即上，如此，三日减半，二十日痊愈。此盖中下焦蓄风热毒气也，若不出，当作肠痈内痔。仍须戒酒色厚味。

【附方】

心口热痛姜汁调青黛一钱，服之。

内热吐血青黛二钱，新汲水下。

肺热咯血青饼子，用青黛一两，杏仁（以牡蛎粉炒过）一两，研匀，黄蜡化和，作三十饼子。每服一饼，以干柿半个夹定，湿纸裹，煨香，嚼食，粥饮送下，日三服。

小儿惊痫青黛量大小，水研服之。

小儿夜啼方同上。

小儿疳痢《宫气方歌》云：孩儿杂病变成疳，不问强羸女与男。烦热毛焦鼻口燥，皮肤枯槁四肢瘫。腹中时时更下痢，青黄赤白一般般。眼涩面黄鼻孔赤，谷道开张不可看。此方便是青黛散，孩儿百病服之安。

耳疳出汁青黛、黄檗末，干搽。

烂弦风眼青黛、黄连泡汤，日洗。

产后发狂四物汤加青黛，水煎服。

伤寒赤斑青黛二钱，水研服。

豌豆疮毒未成脓者。波斯青黛一枣许，水研服。

瘰疬未穿靛花、马齿苋同捣，日日涂傅，取效。

诸毒虫伤青黛、雄黄等分研末，新汲水服二钱。

三白草

生田泽畔。三月生苗，高二三尺，茎如蓼，叶如青葙。四月其巅三叶面上，三次变白色，余叶仍青。俗云一叶白，食小麦；二叶白，食梅杏；三叶白，食黍子。五月开花成穗，始蓼花状，色白微香，结细子。根长白，虚软有节须，状如泥菖蒲根。

性寒，味甘辛。

主治：水肿脚气，利大小便，消痰，破癖，除积聚，消疔肿。捣，绞汁服，令吐，除疟及胸膈热痰，小儿痞满。

【根】

疗脚气，风毒胫肿，捣酒服。又煎汤，洗癣疮。

虎　杖

又有苦杖、斑杖诸名。时珍曰：茎似荭蓼，叶圆似杏，枝黄似柳，花状似菊，色似桃花，合而观之，未常不同也。

【根】采得，细剉，用叶包一夜，晒干用。

性微温，味甘微苦。暑月以根同甘草煎为饮，色如琥珀，甚甘美。瓶置井中，令冷如冰，人呼为冷饮子，极解暑毒。其汁染米作糜糕，益美。捣末浸酒常服，破女子经脉不通，腹内积聚，有孕勿服。

主治：通经破血，去癥瘕，除大热烦躁，止渴，利小便，压一切丹热毒。渍酒服，主暴瘕，风在骨节间，及血瘀。煮作酒服之，产后血晕，恶血不下，心腹胀满，血痛，及坠扑昏闷。研末，酒服之，并主疮疖，排脓，破风毒结气。烧灰，贴诸恶疮。焙，研，炼蜜为丸陈米饮服，治肠痔下血。

【附方】

小便五淋虎杖为末，每服二钱，用饭饮下。

月水不利虎杖三两，凌霄花、没药一两为末，热酒每服一钱。又方，治月经不通，腹大如瓮，气短欲死。虎杖一斤去头，曝干，切，土瓜根汁、牛膝汁二斗，水一斛，浸虎杖一宿，煎取二斗，入二汁同煎如饧。每酒服一合，日再，夜一宿，血当下。

时疫流毒攻手足，肿痛欲断。用虎杖根剉，煮汁渍之。

腹中暴癥硬如石，痛刺，不治，百日内死。取虎杖根，勿令影临水上，可得石余，洗干，捣末，黍米五升，炊饭，纳入搅之，好酒五斗渍之，封。候药消饭浮。可饮一升半，勿食鲑鱼及盐。但取一斗干者，薄酒浸饮，从少起，日三服亦佳，癥当下也。此方治癥，大胜诸药也。

气奔怪病人忽遍身皮底混混如波浪声，痒不可忍，抓之，血出不能解，谓之气奔。以苦杖、人参、青盐、细辛各一两，作一服，水煎，细饮尽，便愈。

消渴引饮虎杖烧过、海浮石、乌贼鱼骨、丹砂等分，为末，渴时以麦门汤温服二钱，日三次。忌酒色、鱼面、鲊酱、生冷。

萹蓄

又有粉节草、道生草诸名。处处有之，春中布地，生道旁。苗似石竹，叶细绿如竹，三月开细红花，如蓼蓝花。炉火家烧炼灰用。

性平，味苦。

主治：霍乱、黄疸，利小便，疗浸淫疥瘙疽痔，杀三虫，女子阴蚀。煮饮，小儿去蛔虫。

【附方】

热淋涩痛萹蓄煎汤，频饮。

热黄疸疾萹蓄捣汁，顿服一升。多年者，日再服之。

霍乱吐利萹蓄入豉汁中，下五味，煮羹食。

丹石冲眼服丹石人，毒发冲眼，肿痛。萹蓄根一握，洗，捣汁服之。

蛔咬心痛食疗，治小儿蛔咬心痛，面青口中沫出，临死者。取萹蓄十斤剉，以水一石，煎至一斗，去滓，煎如饴，隔宿勿食，空心服一升，虫即下也。仍常煮汁作饭食。《海上歌》云：心头急痛不能当，我有仙人海上方。萹蓄醋煎通口咽，管教时刻便安康。

虫食下部虫状如蜗牛，食下部，作痒。取萹蓄一把，水二升，煮熟。五岁儿，空腹服三五合。

痔疮肿痛萹蓄捣汁，服一升。一二服未瘥，再服。亦取汁和面作馎饦煮食，日三次。

恶疮痂痒作痛。萹蓄捣，封，痂落即瘥。

谷精草

又有戴星草、文星草诸名。收谷后，荒田中生之。一科丛生，叶似嫩谷秧，抽细茎，高四五寸，茎头有小白花，点点如乱星。九月采花，阴干。

花

性温，味辛。可结水银成砂子。

主治：明目退翳，痘后生翳，去头风痛，止血，疗喉痹齿疼，诸疮疥。

【附方】

脑痛眉痛谷精草二钱，地龙三钱，乳香一钱为末，每用半钱，烧烟筒中，随左右熏鼻。

鼻衄不止谷精草为末，熟面汤服二钱。

目中翳膜谷精草、防风等分为末，米饮服之，甚效。

痘后目翳隐涩泪出，久而不退。用谷精草为末，以柿或猪肝片蘸食。一方加蛤粉等分，同入猪肝内煮熟，日食之。又方见夜明砂。

小儿雀盲至晚，忽不见物。用羯羊肺一具，不用水洗，竹刀剖开，入谷精草一撮，瓦罐煮熟，日食之，屡效。忌铁器。如不肯食，炙熟，捣作丸，绿豆大，每服三十丸，茶下。

小儿中暑吐泄烦渴。谷精草烧存性，用器覆之，放冷，为末，每令米饮服半钱。

半边莲

小草，生阴湿塍堑边，就地细梗引蔓，节节而生细叶，秋开小花，淡红紫色，止有半边，如莲花状，故名。又名急解索。

性平，味辛。

主治：蛇虺伤，捣汁饮，以滓围涂之。又治寒齁气喘，及疟疾寒热，同雄黄各二钱，捣泥，碗内覆之，待色青以饭丸梧子大。每服九丸，空心盐汤下。

紫花地丁

又有箭头草、独行虎、羊角子诸名。处处有之。叶似柳而微细，夏开紫花结角，平地生者起茎，沟壑边生者起蔓。

性寒，味苦辛。

主治：一切痈疽发背，疔肿瘰疬，无名肿毒，恶疮。

【附方】

黄疸内热地丁末，酒服三钱。

稻芒粘咽不得出者。箭头草，嚼，咽下。

痈疽恶疮紫花地丁连根，同苍耳叶等分，捣烂，酒一钟，搅汁服。

痈疽发背无名诸肿，贴之如神。紫花地丁草，三伏时收，以白面和成，盐、醋浸一夜，贴之。昔有一尼发背，梦得此方，数日而痊。

一切恶疮紫花地丁根日干，以罐盛，烧烟对疮熏之，出黄水，取尽即愈。

瘰疬疔疮发背诸肿。紫花地丁根去粗皮，同白蒺藜为末，油和涂，神效。

疔疮肿毒《千金方》用紫花地丁草捣汁服，虽极者，亦效。《杨氏方》用紫花地丁草、葱头、生蜜共捣，贴之。若瘤疮，加新黑牛屎。

喉痹肿痛箭头草叶，入酱少许，研膏，点入取吐。

卷六上

水火土金石部

人非水火不生活，不可一日缺者也。第水有雨露霜雪，河海井泉。流止寒温，气之所钟既异；甘淡咸苦，味之所入不同。是以昔人分别九州水土，以辨人之美恶寿夭。盖水为万化之源，土为万物之母。饮资于水，食资于土。饮食者，人之命脉也，而营卫赖之，故曰水去则营竭，谷去则卫亡。然则水之性味，尤慎疾卫生者之所宜潜心也。

昔太古燧人氏，上观下察，钻木取火，教民熟食，使无腹疾。尧命祝融以掌火政；周官司烜氏以燧取明火于日，鉴取明水于月，以供祭祀；司爟氏掌火之政令，四时变国火以救时疾。《曲礼》云，圣王用水火金木，饮食必时。则古先圣王之于火政，天人之间，用心亦切矣，而后世慢之，何哉？

至于土者，五行之主，坤之体也。具五色而以黄为正色，具五味而以甘为正味。是以《禹贡》辨九州之土色，《周官》辨十有二壤之土性。盖其为德，至柔而刚，至静有常，兼五行，生万物而不兴，其能坤之德，其至矣哉。在人则脾胃应之，故诸土入药，皆取其裨助戊己之功也。

若夫金银，虽山居罕有，然铜青铁锈，亦可治病。姑述数种，以备五行之全耳。且金本土生，石亦同类，矾石、雄黄，山居所需，聊以附之。大约此书，多宗《本草纲目》所载，然《纲目》以食盐列在石部，愚意盐本咸水煎成，宜列水部为当，因移入之。

以上所述，皆寻常日用之物，第不可日用而不知其故耳。格物君子，又岂仅知而已哉！

雨　水

地气升为云，天气降为雨。雨赐时若，人、物咸受其福泽焉。

立春雨水，夫妻各饮一杯，还房，常令有子。宜煎补中益气及发散药。

【液雨水】立冬后十日为入液，至小雪为出液，得雨谓之液雨，亦曰药雨。百虫饮此皆伏蛰，至来春雷鸣起蛰乃出也。

主治：杀百虫，宜煎杀虫消积之药。

【潦水】久雨骤雨，皆谓之潦。

宜煎调脾胃、去湿热之药。

【神水】五月五日午时有雨，急伐竹竿，中必有神水，沥取为药。

性寒，味甘。主治：心腹积聚，及虫病，和獭肝为丸服。又饮之，清热化痰，定惊安神。

【附上池水】《纲目》作半天河。此竹篱头水，及空树穴中水也。《战国策》云：长桑君饮扁鹊以上池之水，洞见脏腑。注云：上池水，半天河也。然别有法。性微寒，味甘。

主治：鬼疰，狂，邪气，恶毒。洗诸疮，主蛊毒，杀鬼精。恍惚妄语，与饮之，勿令知之。槐树间者，主诸风及恶疮、风瘙、疥痒。

【附方】

辟禳时疫半天河水，饮之。

身体白驳取树木孔中水，洗之，捣桂末，唾和傅之，日再上。

露　水

露者，阴气之液，夜气着物，而施润泽也。

秋令繁时，以盘收取，煎如饴服，令人延年不饥。禀肃杀之气，宜煎润肺杀祟之药，及调疥癣虫癞诸散。

【百草头上露】

未晞时收取，愈百疾，止消渴，令人身轻不饥。八月朔日收取，磨墨，点太阳穴，止头痛；点膏肓穴，治劳瘵，谓之天灸。

【百花上露】

令人好颜色。

【柏叶上露、菖蒲上露】

并能明目，旦旦洗之。

【韭叶上露】

去白癜风，旦旦涂之。凌霄花上露，入目损目。凡秋露、春雨着草，人素有疮及破伤者触犯之，疮顿不痒痛。乃中风及毒水，身必反张似角弓之状，急以盐豉和面作碗子，于疮上灸一百壮，出恶水数升，知痛痒乃瘥。

冬　霜

阴盛则露，露凝为霜，霜能杀物，露能滋物，性随时异也。《乾象占》云：天气下降而为露，冷风薄之而成霜。霜所以杀万物，消祲沴。当降而不降，当杀物而不杀物，皆政弛而慢也。不当降而降，不当杀物而杀物，皆政急而残也。秋霜不用，冬时方收，以鸡羽扫之，瓶中密封阴处，久亦不坏。

性寒，味甘。食之解酒热，伤寒鼻塞，酒后诸热，面赤。和蚌粉，傅暑沸疮，及腋下赤肿。

【附方】

寒热疟疾秋后霜一钱半，热酒服之。

腊　雪

雪，洗也，洗除瘴疠、虫蝗也。雪花六出，阴之成数也。冬至后第三戊为腊。腊前三雪，大宜菜麦，又杀虫蝗。密封阴处，久亦不坏。洒几筵，可逐蝇；淹藏果食，不蛀。春雪不中用。

性冷，味甘。解一切毒，治天行时气温疫，小儿热痫狂啼，大人丹石发动，酒后暴热，黄疸，仍小温服之。洗目，退赤。煎茶煮粥，解热止渴。抹痱亦良。宜煎伤寒火暍之药。

流　水

流水者，大而江河，小而溪涧是也。其外动而性静，其质柔而气刚。与湖泽陂塘之止水不同，然江河之水浊，而溪涧之水清。复有不同焉，观浊水、流水之鱼，与清水、止水之鱼，性色迥别。淬剑染帛，色各不同；煮粥烹茶，味亦有异。则其入药，岂可无辨乎？

【千里水 东流水 甘澜水】一名劳水，即扬泛水。以流水二斗，将勺高扬千万遍，有沸珠相逐是也。

性平，味甘。

主治：病后虚弱。扬之万遍，煮药禁神，最验。主五劳七伤，肾虚脾弱，阳盛阴虚，目不能瞑，及霍乱吐利，伤寒后欲作奔豚。

【逆流水】洄澜倒旋之水也。

主治：中风卒厥，头风虚疾，咽喉诸病，宣吐痰饮。

【附方】

目不得瞑乃阳气盛，不得入于阴，阴气虚，故目不得瞑。治法饮以半夏汤，用流水（千里外者）八升，扬之万遍，取其清五升，煮之。炊苇薪火，置秫米一升，半夏五合，徐炊令竭为一升，去滓，饮汁一小杯。日三饮，以知为度。详半夏下。

汗后奔豚茯苓桂枝汤，治发汗后脐下悸，欲作奔豚者。茯苓一两，炙甘草二钱半，桂枝三钱，大枣二枚。以甘澜水二升，煮茯苓减半，服之，日再。

服药过剂烦闷。东流水饮一二升，良。

井泉水

凡井以黑铅为底，能清水散结，人饮之无疾，入丹砂镇之，令人多寿。新汲疗病，利人。平旦第一汲为井华水，尤佳。凡井水有从远地脉来者，为上；有从近处江湖渗来者，次之。其城市近沟渠，污水杂入者，成咸，用须煎滚，停一时候，澄清用之，否则气味俱恶，不堪用。雨后水浑，须擂入桃杏仁，澄之。时珍曰：井之水一也，有数名焉。及酌而倾，曰倒流；出甃未放，曰无根；无时初出，曰新汲；将旦首汲，曰井华。夫一井之水，而功用不同，岂可烹煮之间，将行药势，独不择夫水哉？昔有患小溲闭者，众不能瘥，张子和易之以长川之急流煎前药，一饮立溲。凡与千里水同意，曾以为法。

【井华水】

性平，味甘。

主治：酒后热痢，洗目中肤翳，治人大惊，九窍、四肢、指歧皆出血。以水噀面，和朱砂服，令人好颜色，镇心安神，治口臭。堪炼诸药石。投酒醋，令不腐。宜煎补阴药，及一切痰火血气药。

【新汲水】

主治：消渴，及胃热痢，热淋，小便赤涩。却邪调中，下热气，并宜饮之。射痈肿令散，洗漆疮。治坠损肠出，冷喷其身面，则肠自入也。又解闭口椒毒，下鱼骨哽，解马刀毒，解砒石、乌喙、烧酒、煤炭毒，治热闷、昏瞀、烦渴。

【附方】

九窍出血方见主治下。

衄血不止叶氏用新汲水，随左右洗足，即止。累用有效。一方用冷水噀面。一方冷水浸纸，贴囟上，以熨斗熨之，立止。一方用冷水一瓶，淋射顶上，及哑门上，或以湿纸贴之。

金疮出血不止。冷水浸之，即止。

犬咬血出以水洗至血止，绵裹之。

蝎虿螫伤以水浸故布，搨之，暖即止。

马汗入疮或马毛入疮肿，入腹，杀人。以冷水浸之，频易水。仍饮好酒，立瘥。

鱼骨哽咽取水一杯，合口向水，张口取水气，哽当自下。

中砒石毒多饮新汲井水，得吐利佳。

中乌喙毒方同上。

中蒙汗毒饮冷水即安。

中煤炭毒一时晕倒，不救杀人。急以清水灌之。

服药过剂卒呕不已，饮新汲水一升。

烧酒醉死急以新汲水浸其发，外以故帛浸湿，贴其胸膈，仍细细灌之，至苏乃已，神妙。

饮酒齿痛井水频含漱之。

破伤风病用火命妇人，取无根水一盏，入百草霜调，捏作饼，放患处，三五换，如神。此蒋亚香方也。

坠损肠出方见主治下。

眼睛突出一二寸者。以新汲水灌渍睛中，数易之，自入。

时行火眼患人每日于井上，视井旋匝三遍，能泄火气。

心闷汗出不识人。新汲水和蜜饮之，甚效。

呕吐阳厥卒死者。饮新汲水三升，佳。

霍乱吐泻勿食热物，饮冷水一碗，仍以水一盆浸两足，立止。

厌禳瘟疫腊旦除夜，以小豆、川椒各七七粒，投井中，勿令人知，能却瘟疫。又法，元旦以大麻子三七粒，投井中。

口气臭恶正旦含井华水，吐弃侧下，数度即瘥也。

心腹冷痛男子病，令女人取水一杯，饮之；女人病，令男子取水一杯，饮之。

寒热注病有妇人病经年，世谓寒热注病。十一月，华佗令坐石槽中，平旦用冷水灌，云当至百。始灌七十，冷颤欲死，灌者惧，欲止，佗不许。灌至八十，热气乃蒸出，嚣嚣然高二三尺。满百灌，乃使燃火温床，厚覆而卧，良久冷汗出，以粉扑之而愈。

火病恶寒将军房伯玉，服五石散十许剂，更患冷疾，夏月常复衣。徐嗣伯诊之，曰：乃伏热也，须以水发之，非冬月不可。十一月冰雪大盛时，令伯玉解衣坐石上，取新汲冷水，从头浇之，尽二十斛，口噤气绝。家人啼哭请止，嗣伯执檛①谏者，又尽水百斛，伯玉始能动，背上彭彭有气，俄而起坐，云热不可忍，乞冷饮，嗣伯以水一升，饮之，遂愈。自尔常发热，冬月犹单衣衫，体更肥壮。

丁毒疽疮凡手指，及诸处有疮起，发痒，身热恶寒，或麻木，此极毒之疮也。急用针刺破，挤去恶血，候血尽，口噙凉水吮之，水温再换，吮至痛痒皆住，即愈，此妙法也。

妇人将产井华水服半升，不作晕。

初生不啼取冷水灌之，外以葱白茎细鞭之，即啼。

温　泉

《纲目》作温汤，又名沸泉。有处甚多。多作硫黄气，故主诸疮，浴之袭人肌肤。惟新安黄山是朱砂泉，水微红色，可煮茗。长安骊山是沓石泉，不堪作气也。

性热，味辛。此系硫黄泉言之。朱砂泉性平，味甘。

主治：诸风，筋骨挛缩，及肌皮顽痹，手足不遂，无眉发，疥癣诸疾。在皮肤骨节者，入浴，浴讫，当大虚惫，可随病与药，及饮食补养。非有病人，勿轻入。朱砂泉，可常浴。

阿井泉

在山东兖州府阳谷县，即古东阿县也。古说济水伏流地中，今历下凡发地下，皆是流水。东阿亦济水所经，取井水煮胶，谓之阿胶。其性趋下，清而且重，故能治逆上之痰也。陆羽烹茶，辨天下之水性

---

① 檛（zhuā 抓）：鞭子。《程史》：“屏息庭槐下，执檛候晨。”

美恶，煎药者反不知辨此，岂不戾哉！

性平，味甘咸。

主治：下膈，疏痰止吐。

节气水

一年二十四节气，一节主半月，水之气味，随之变迁，此乃天地之气候相感，又非疆域之限也。《月令通纂》云：正月初一至十二日止，一日主一月。每旦以瓦瓶秤水，视其轻重，重则雨多，轻则雨少。观此，虽一日之内尚且不同，况一月乎？

立春、清明二节贮水，谓之神水。宜浸造诸风、脾胃虚损诸丹、丸散及药酒，久留不坏。

寒露、冬至、小寒、大寒四节及腊日水，宜浸造滋补五脏及痰火、积聚、蛊毒诸丹丸，并煮酿药酒，与雪水同功。

立秋日，五更井华水，长幼各饮一杯，能却疟痢百病。

重午日，午时水。宜造疟痢、疮疡、金疮、百虫蛊毒诸丸。

惟小满、芒种、白露三节内水，并有毒，不宜酿造，亦易败坏，饮之亦生脾胃疾。

山岩泉水

此山岩土石间所出泉，流为溪涧者也。《尔雅》云：水正出，曰槛泉；悬出，曰沃泉；反出，曰汛泉。其泉源远清冷，或山有玉石美草木者为良，其山有黑土毒石恶草者，不可用。陆羽云：凡瀑涌漱湍之水，饮之令人有颈疾。

性冷，味甘。

主治：霍乱烦闷，呕吐腹空，转筋，恐入腹，宜多服之，名曰洗肠，勿令腹空，空则更服。人皆惧此，然常试之有效。但身冷力弱者，防致脏寒，宜慎之。

地　浆

又名土浆。此掘黄土地作坎，深三尺，以新汲水沃入搅浊，少顷取清用之。

性平，味甘。

解中毒，烦闷，及一切鱼肉、果菜、药物、诸菌毒。枫上菌，食之令人笑不休，饮此即解。疗霍乱及中暍卒死者，饮一升效。

【附方】

热渴烦闷地浆一盏，饮之。

干霍乱病不吐不利，胀痛欲死。地浆三五盏服即愈。大忌米汤。

服药过剂闷乱者。地浆饮之。

闭口椒毒吐白沫，身冷欲死者。地浆饮之。

中野芋毒土浆饮之。

黄鲿鱼毒食此鱼，犯荆芥，能害人。服地浆解之。

中砒霜毒地浆调鈆粉服之，立解。

热　汤

又有百沸汤、麻沸汤、太和汤诸名。须百沸者佳。若半沸者，饮之反伤元气，作胀。热汤漱口损齿病目，人勿以热汤洗欲冻僵人，勿以热汤濯足，能脱指节。铜器煎汤服，损人声音。

性平，味甘。

主治：助阳气，行经络，熨霍乱转筋入腹，及客忤死。热汤能通经络，患风冷气痹人，以汤淋脚至膝上，厚覆取汗周身，虽别有药，亦假阳气而行尔。四时暴泄痢，四肢冷，脐腹疼，深汤中坐，浸至腹上，频频作之，生阳诸药，无速于此。虚人宜慎。治寒湿，加艾煎汤；治风虚，加五枝或五加皮煎汤淋洗，觉效更速也。张从正曰：凡伤寒、伤风、伤食、伤酒，初起无药，便饮太和汤碗许，以手揉肚，觉恍惚，再饮再揉，至无所容，探吐，汗出则已。齑水同功。

【附方】

伤寒初起取热汤饮之，候吐则止。

初感风寒头痛憎寒者。用水七碗，烧锅令赤，投水于内，取起，再烧再投，如此七次，名沸汤，乘热饮一碗，以衣被覆头取汗，神效。

忤恶卒死铜器或瓦器盛热汤，隔衣熨其腹上，冷即易，立愈。

霍乱转筋以器盛汤熨之，仍令蹋器，使足底热彻，冷则易。

暑月暍死以热汤徐徐灌之，小举其头，令汤入腹，即苏。

火眼赤烂紧闭目。以热汤沃之，汤冷即止，频沃取安，妙在闭目。或加薄荷、防风、荆芥，煎汤沃之，亦妙。

金疮血出不止。以故布蘸热汤畲之。

代脂肿痛麻沸汤渍之，即安。

痈肿初起以热汤频沃之，即散也。

冻疮不瘥热汤洗之。

马汗入疮肿痛欲死。沸汤温洗，即瘥。

蝎虿螫伤温汤渍之，数易，至旦愈。

蛇绕不解热汤淋之，即脱。

生熟汤

又名阴阳水。以新汲水、百沸汤各半盏，合一盏和匀，故曰生熟，今人谓之阴阳水。

性平，味甘咸。

主治：调中消食。凡饮疟，及宿食毒恶之物，胪胀欲作霍乱者，即以盐投汤中，进一二升，令吐尽痰食，便愈。凡霍乱及呕吐，不能纳食及药，危甚者，先饮数口即定。凡大醉，及食瓜果过度者，以汤浸身浴之即解。

齏 水

乃作黄齏菜水也。凡伤风寒，与酒食，初起无药，如热汤法，饮之探吐。

吐诸痰饮宿食，风寒初起，得汗则已。

浆　水

浆酢也。炊粟米热，投冷水中，浸五六日，味酢，生白花，类浆，故名。若浸至败者，害人，勿用。

性微温，味甘酸。不可同李食，令人霍乱吐利。妊妇勿食，醉后饮之，失音。

主治：调中引气，宣和强力，通关开胃，止渴，霍乱泻利，消宿食。宜作粥，薄暮啜之，解烦去睡，调理脏腑。煎令酸，止呕哕，利小便。

【附方】

霍乱吐下酸浆水，煎干姜屑，呷之。

过食脯腊筋痛闷绝。浆水煮粥，入少鹰屎，和食。

滑胎易产酸浆水和水少许，顿服。

手指肿痛浆水入少盐，热渍之，冷即易之。

面上黑子每夜以暖浆水洗面，以布揩赤，用白檀香磨汁，涂之。

骨哽在咽磁石（火煅，醋淬）、陈橘红（焙）、多年浆水脚（炒）等分为末，别以浆水脚和丸芡子大，每含咽一丸。

甑气水

蒸饭回津也。

以器承取，沐头，长毛发，令黑润；朝朝用梳摩小儿头，久觉有益也。

【附方】

小儿诸疳遍身或面上生疮，烂成孔，口如大人杨梅疮，用蒸糯米时甑蓬四边滴下气水，以盘承取，扫疮上，不数日即效。百药不效者，用之神妙。

磨刀水

洗手则生癣。

性寒，味咸。

主治：利小便，消热肿。

【附方】

小便不通磨刀交股水一盏，服之效。

肛门肿痛欲作痔疮。急取屠刀磨水服，甚效。

盘肠生产肠干不上者。以磨刀水少润肠，煎好磁石一杯，温服，自然收上，乃扁鹊方也。

蛇咬毒攻入腹。以两刀于水中相摩，饮其汁。

耳中卒痛磨刀铁浆，滴入即愈。

浸蓝水

用靛水也。蓝水、染布水，皆取蓝及石灰，能杀虫解毒。昔有人因醉饮田中水，误吞水蛭，胸腹胀痛，面黄，遍医不效。因宿店中，渴甚，夜饮此水，大泻数行，平旦视之，水蛭无数，其病顿愈。

性寒，味苦辛。

主治：除热，解毒，杀虫。治误吞水蛭，成积，胀痛，黄瘦，饮之取下，则愈。染布水，疗咽喉病及噎疾，温服一钟，良。

洗手足水

主治：病后劳复，或因梳头，或食物复发，取一合饮之，效。

洗儿汤

主治：胎衣不下，服一盏，勿令本妇知之。

碧海水

东方朔《十洲记》云：夜行海中，拨之有火星者，咸水也。色既碧，故曰碧海。时珍曰：海乃百川之会。天地四方，皆海水相通，而地在其中。其味咸，其色黑，水行之正也。

性温，味咸，有毒。

主治：煮浴，去风瘙癣。饮一合，吐下宿食胪胀。

【附食盐】又名鹾，音嵯。时珍曰：黄帝之臣宿沙氏，初煮海水为盐。《本经》大盐，即今解池颗盐也。《别录》重出食盐，今并为一。其品甚多。海盐，取海卤煎鍊而成，今辽冀、山东、两淮、浙闽、广南所出是也。井盐，取井卤煎鍊而成，今四川、云南所出是也。池盐，出河东安邑、西夏灵州，今惟解州种之，即颗盐是也。上供国课，下济民用，其利溥哉。凡盐，或以矾、硝、灰、石、细砂之类杂之，用时须以水化，澄去脚渣，煎炼白色，乃良。

性寒，味咸。多食伤肺，作咳，令人失色，肤黑，损筋力。

主治：助水脏，坚筋骨，滋五味，调和脏腑，止心腹卒痛，霍乱心痛，明目，止风泪，邪气，除肠胃结热，喘逆，胸中病，治金疮，疗疝气，消宿物，杀鬼蛊，邪疰毒气，下部䘌疮，一切虫伤，疮肿，火灼伤。长肉，补皮肤，解毒，凉血润燥，定痛，止痒。吐一切时气，伤寒寒热，风热痰澼，宿食停饮，关格诸病。空心揩牙齿，吐水洗目，夜见小字。用一大匙，熬令黄，入童便一升，合和温服，治干霍乱，不吐利，冷汗出，气欲绝者，灌之，少顷吐下，即愈。

【附方】

炼盐黑丸崔中丞炼盐黑丸方：盐末一升纳粗瓷瓶中，实筑泥头。初以塘火烧，渐渐加炭火，勿令瓶破，候赤彻，盐如水汁，即去火，待凝，破瓶取出，豉一升熬煎，桃仁一两和麸炒熟，巴豆二两去心、膜，纸中炒令油出，须生熟得所，熟即少力，生又损人。四物捣匀，入蜜和丸梧子大。每服三丸，平旦时服。天行时气，豉汁及茶下；心痛，酒下，入口便止；血痢，饮下，初变水痢，后便止；鬼疟，茶饮下；骨蒸，蜜汤下。忌久冷浆水。合药久则稍加之。凡服药后吐利，勿怪。吐利若多，服黄连汁止之。或遇杀药人，药久不动者，更服一两丸。药后忌口二三日。其药腊月合之，瓷瓶密封，勿令泄气。一剂可救百人。或在道途，或在村落，无药可求，但用此药，即敌大黄、朴硝数两，曾用有效。小儿、女子不可服，被搅作也。

卒中尸遁其状腹胀急冲心，或块起，或牵腰脊者是。服盐汤，取吐。

尸疰鬼疰下部蚀疮。炒盐布裹，坐熨之。

鬼击中恶盐一盏，水二盏，和服，以冷水噀之，即苏。

中恶心痛或连腰脐。盐如鸡子大，青布裹，烧赤，纳酒中，顿服。当吐恶物，愈。

中风腹痛盐半斤，熬水干，着口中，饮热汤二斤，得吐即愈。

脱阳虚证四肢厥冷，不省人事，或小腹紧痛，冷汗气喘。炒盐熨脐下气海，取暖。

心腹胀坚痛闷欲死。盐五合，水一升，煎服。吐下即定，不吐更服。

腹胀气满黑盐，酒服六铢，神效。

酒肉过多胀满不快。用盐花擦牙，温水漱下二三次，即如汤沃雪也。

干霍乱病上不得吐，下不得利。一法用盐一大匙，熬令黄，童子小便一升，合和温服，少顷吐下，即愈也。

霍乱腹痛炒盐一包，熨其心腹，令气透，又以一包熨其背。

霍乱转筋欲死气绝，腹有暖气者。以盐填脐中，灸盐上七壮，即苏。

肝虚转筋肝脏气虚，风冷搏于筋，遍体转筋，入腹，不可忍者。用热汤三斗，入盐半斤，稍热渍之。

一切脚气盐三升，蒸熟分裹，近壁，以脚踏之，令脚心热。又和槐白皮蒸之，尤良。夜夜用之。

脚气疼痛每夜用盐擦腿膝至足甲，淹少时，以热汤泡洗。有一人病此曾用，验。

胸中痰饮伤寒、热病、疟疾须吐者，并以盐汤吐之。

病后胁胀天行病后，两胁胀满，熬盐熨之。

妊娠心痛不可忍。盐烧赤，酒服一撮。

妊妇逆生盐摩产妇腹，并涂儿足底，仍急爪搔之。

妇人阴痛青布裹盐，熨之。

小儿疝气并内吊肾气。以葛袋盛盐，于户口悬之，父母用手捻料尽即愈。

小儿不尿安盐于脐中，以艾灸之。

小便不通湿纸包白盐，烧过，吹少许入孔中，立通。

气淋脐痛盐和醋服之。

二便不通盐和苦酒傅脐中，干即易。仍以盐汁灌肛内，并内用纸裹盐投水中，饮之即通也。

漏精白浊雪白盐一两，并筑紧固济，杀一日，出火毒，白茯苓、山药各一两为末，枣肉和蜜丸梧子大，每枣汤下三十丸。盖甘以济咸，脾肾两得也。

下痢肛痛不可忍者。熬盐包，坐熨之。

血痢不止白盐，纸包，烧研，调粥吃，三四次即止也。

中蛊吐血或下血如肝。盐一升，苦酒一升，煎化顿服，得吐即愈。乃支太医方也。

金疮血出甚多，若血冷则杀人。宜炒盐三撮，酒调服之。

金疮中风煎盐令热，以匙抄，沥却水，热泻疮上。冷更着，一日勿住，取瘥，大效。

小儿撮口盐头捣贴脐上，灸之。

病笑不休沧盐煅赤，研，入河水煎沸，啜之，探吐热痰数升，即愈。《素问》曰：神有余，笑不休。神，心火也。火得风则焰，笑之象也。一妇病此半年，张子和用此方，遂愈。

饮酒不醉凡饮酒，先食盐一匕，则后饮必倍。

明目坚齿去翳，大利老眼。海盐，以百沸汤泡散，清汁于银石器内，熬取雪白盐花，新瓦器盛。每早揩牙漱水，以大指甲点水洗目，闭坐良久，乃洗面。名洞视千里法，极神妙。

风热牙痛槐枝煎浓汤二碗，入盐一斤，煮干炒研，日用揩牙，以水洗目。

齿䘌齿动盐半两，皂荚两挺，同烧赤，研。夜夜揩齿，一月后并瘥，其齿牢固。

齿龈宣露每旦噙盐，热水含百遍，五日后齿即牢。

齿疼出血每旦盐末厚封龈上，有汁沥尽乃卧，其汁出时，叩齿勿住。不过十夜，疼血皆止。忌猪、鱼、油菜等，极验。

喉中生肉绵裹筯头，拄盐揩之，日五六度。

帝钟喉风垂长半寸。煅食盐，频点之，即消。

风病耳鸣盐五升，蒸热，以耳枕之，冷复易之。

耳卒疼痛方同上。

目中泪出盐点目中，冷水洗数次，瘥。

目中浮翳遮睛。白盐生研，少许频点，屡效，小儿亦宜。

小儿目翳或来或去，渐大侵睛。雪白盐少许，灯心蘸点，日三五次。不痛不碍，屡用有效。

尘物眯目以少盐并豉置水中，视之立出。

酒皶赤鼻白盐常擦之，妙。

口鼻急疳蚀烂腐臭。斗子盐、白面等分为末。每以吹之。

面上恶疮五色者。盐汤浸绵搨疮上，五六度即瘥。

体如虫行风热也。盐一斗，水一石，煎汤浴之三四次。亦疗一切风气。

疮癣痛痒初生者。嚼盐，频擦之，妙。

手足心毒风气毒肿。盐末、椒末等分，酢和，傅之，立瘥。

手足疣目盐傅上，以舌舐之，不过三度，瘥。

热病生䘌下部有疮。熬盐，熨之，不过三次。

一切漏疮故布裹盐，烧赤为末，每服一钱。

臁疮经年盐中黑泥，晒研，搽之。

蠼螋尿疮盐汤浸绵，搨疮上。

蜈蚣咬人嚼盐涂之，或盐汤浸之，妙。

蚯蚓咬毒形如大风，眉鬓皆落。惟浓煎盐汤，浸身数遍即愈。浙西军将张韶病此，每夕蚯蚓鸣于体，一僧用此方而安。蚓，畏盐也。

蜂虿螫叮嚼盐涂之。

解黄蝇毒乌蒙山峡多小黄蝇，生毒蛇鳞中，啮人，初无所觉，渐痒为疮。勿搔，但以冷水沃之，擦盐少许，即不为疮。

毒蛇伤螫嚼盐涂之，炙三壮，仍嚼盐涂之。

虱出怪病临卧浑身虱出，约至五升，随至血肉俱坏，每宿渐多，痛痒不可言状，惟吃水，卧床昼夜号哭，舌尖出血不止，身齿俱黑，唇动鼻开。但饮盐醋汤十数日，即安。

解狼毒毒盐汁，饮之。

药箭毒气盐贴疮上，炙三十壮，良。

救溺水死以大凳卧之，后足放高，用盐擦脐中，待水自流出，切勿倒提出水。

溃痈作痒以盐摩其四围，即止。

盐胆水

即卤水。乃盐初熟，槽中沥下黑汁也。味咸苦，不堪食。今人用此收豆腐。六畜饮一合，当时死，人亦然。凡疮有血者，不可涂之，能烂肌肉。

性温，味咸苦，有大毒。

主治：蚀䘌，疥癣，瘘疾虫咬，及马牛为虫蚀，毒虫入肉生子。又灌痰厥不省，取吐良。

附：诸水有毒

井水沸溢，不可饮。但于三十步内，取青石一块，投之，即止。

古井、眢井不可入，有毒，杀人。夏月，阴气在下，尤忌之。但以鸡毛投入，盘旋而舞，不下者，必有毒也。以热醋数斗投之，则可入。古冢亦然。

阴地流泉，有毒，二、八月行人饮之，成瘴疟，损脚力。

泽中停水，五、六月有鱼鳖精，人饮之，成瘕病。

水中有赤脉，不可断之。

沙河中水，饮之，令人瘖。

花瓶水，饮之杀人。腊梅尤甚。

炊汤洗面，令人无颜色；洗体，令人成癣；洗脚，令人疼痛生疮。

铜器上汗，入食中，令人生疽，发恶疮。

冷水沐头，热泔沐头，并成头风，女人尤忌。

水经宿，面上有五色者，有毒，不可洗手。

时病后，浴冷水，损心胞。

盛暑浴冷水，成伤寒。

汗后入冷水，成骨痹。

产后洗浴，成痓风，多死。

酒中饮冷水，成手颤。

酒后饮茶水，成酒癖。

饮水便睡，成水癖。

小儿就瓢及瓶饮水，令语讷。

夏月远行，勿以冷水濯足。

冬月远行，勿以热汤濯足。

阳火阴火

李时珍曰：五行皆一，惟火有二。二者，阳火、阴火也。其纲凡三，其目凡十有二。所谓三者，天火也，地火也，人火也。所谓十有二者，天之火四，地之火五，人之火三也。试申言之，天之阳火二：太阳，真火也；星精，飞火也。天之阴火二：龙火也，雷火也。地之阳火三：钻木之火也，击石之火也，戛金之火也。地之阴火二：石油之火也，水中之火也。人之阳火一：丙丁君火也。人之阴火二：命门相火也，三昧之火也。合而言之，阳火六，阴火亦六，共十二焉。

诸阳火遇草则焫，得木而燔，可以湿伏，可以水灭。诸阴火不焚草木而流金石，得湿愈焰，遇水益炽。以水折之，则光焰诣天，物穷方止；以火逐之，以灰扑之，则灼性自消，光焰自灭。故人之善反于身者，上体于天，而下验于物，则君火相火、正治从治之理，思过半矣。

炭　火

烧木为炭。木久则腐，而炭入土久不腐者，经火炼过也，砖瓦亦然。古人冬至、夏至前二日，垂土炭于衡两端，轻重令匀，阴气至则土重，阳气至则炭重也。

烁炭火，宜锻炼一切金石药。

烰炭火，宜烹煎焙炙百药丸散。

白炭，治误吞金银铜钱在腹，烧红，急为末，煎汤呷之；甚者，刮末三钱，井水调服，未效再服。又解水银、轻粉毒。带火炭纳水底，能取水银出也。上立炭，带之辟邪恶鬼气。除夜立之户内，亦辟邪恶。

【附方】

卒然咽噎炭末蜜丸，含咽。

白虎风痛日夜走注，百节如啮。炭灰五升，蚯蚓屎一升，红花七捻，和熬。以醋拌之，用故布包二包，更互熨痛处，取效。

久近肠风下血。用紧炭三钱，枳壳（烧存性）五钱为末，每服三钱，五更米饮下一服，天明再服，当日见效。忌油腻、毒物。

汤火灼疮炭末，香油调涂。

白癞头疮白炭烧红，投沸汤中，温洗之，取效。

阴囊湿痒麸炭、紫苏叶末，扑之。

芦火竹火

宜煎一切滋补药。

时珍曰：凡服汤药，虽品物专精，修治如法，而煎药者鲁莽造次，水择欠良，火候失度，则药亦无功。观夫茶味之美恶，饭味之甘餲①，皆系于水火、烹饪之得失，即可推矣。是以煎药，须用小心老成人，以深罐密封，新水活火，先武后文，如法服之，未有不效者。火用陈芦、枯竹，取其不强，不损药力也；桑柴火，取其能助药力，煎炼膏子所必用，已见桑下；烰炭，取其力慢；烁炭，取其力紧；温养，用糠者，取其暖暖而能使药力匀遍也。

艾　火

主治：灸百病。详针灸家。若灸诸风冷疾，入硫黄末少许，尤良。

神针火

五月五日，取东引桃枝为木针，如鸡子大，长五六寸，干之。用时以绵纸三五层，衬于患处，将针蘸麻油点着，吹灭，乘热针之。又有雷火针法，用熟蕲艾末二两，乳香、没药、穿山甲、硫黄、雄黄、川乌、草乌、桃树皮末各一钱，麝香五分为末，拌艾，以厚纸裁成条，铺药艾于内，紧卷如指大，长三四寸，收贮瓶内，埋地中，七七日取出。用时，于灯火上点着，吹灭，隔纸十层，乘热针于患处，热气直入病处，其效更速。并忌冷水。

主治：心腹冷痛，风寒湿痹，附骨阴疽。凡在筋骨，隐痛者，

---

① 餲（ài 爱）：食物经久而变味。

针之，火气直达病所，甚效。又有火针，须知穴者用之。差则无功，故不收载。

灯　火

惟麻油、苏子油，点者能明目治病。其菜油、豆油、桐油、棉花子油、鱼油、禽兽油、石脑油诸灯烟，皆能损目，亦不治病也。

主治：小儿惊风、昏迷、搐搦、窜视诸病。又治头风胀痛，视头太阳络脉盛处，以灯心蘸麻油，点灯焠之，良。外痔肿痛者，亦焠之。油能去风解毒，火能通经也。小儿初生，因冒风寒欲绝者，勿断脐，急烘絮包之，将胎衣烘热，用灯炷于脐下，往来燎之，暖气入腹内，气回自苏。又烧铜匙柄，熨烙眼弦内，去风退赤，甚妙。

【附方】

搅肠沙痛阴阳腹痛，手足冷，但身上有红点。以灯草蘸油，点火，焠于点上。

小儿诸惊仰向后者，灯火焠其囟门、两眉际之上下。眼翻不下者，焠其脐之上下。不省人事者，焠其手足心、心之上下。手拳不开，口往上者，焠其顶心、两手心。撮口出白沫者，焠其口上下、手足心。

百虫咬伤以灯火熏之，出水妙。

杨梅毒疮方广《心法附余》用铅汞、结砂、银朱各二钱，白花蛇一钱为末，作纸捻七条。初日用三条，自后日用一条，香油点灯于烘炉中，放被内盖卧，勿透风。须食饱，口含椒茶，热则吐去，再含。神灯熏法：用银朱二钱，孩儿茶、龙挂香、皂角子各一钱，为末，以纸卷作灯心大，长三寸。每用一条，安灯盏内，香油浸点，置水桶中，以被围坐，用鼻吸烟，咽之，口含冷茶，热则吐去。日熏二次。三日后，口中破皮，以陈酱水漱之。神灯照法：治杨梅疮，年久破烂坑陷者。用银朱、水粉、线香各三钱，乳香、没药各五分，片脑二分为末，以纸卷作捻，浸油，点灯照疮，日三次，七日见效。须先服通圣散数帖，临时口含椒茶，以防毒气入齿也。

年深疥癣遍身延蔓者。硫黄、艾叶研匀作捻，浸油点灯，于被中熏之。以油涂口鼻耳目，露之。

灯 花

昔陆贾言灯花爆而百事喜，《汉书·艺文志》有占灯花术，则灯花固灵物也。钱乙用治夜啼，其亦取此义乎？明顺王孙嗜灯花，但闻其气，即哭索不已。时珍诊之，曰：此癖也。以杀虫治癖之药丸，服一料而愈。

傅金疮，止血生肉。小儿邪热在心，夜啼不止，以二三颗灯心汤调，抹乳，吮之。

烛 烬

惟蜜蜡、柏油烛可用，虫蜡、牛油俱不可用。

主治：疔肿。同胡麻、针砂等分为末，和醋傅之。治九漏，同阴干马齿苋等分为末，以泔水洗净，和腊猪脂傅之，日三上。

黄 土

土以黄为正色。凡用，当去上恶物，勿令入客水。土气久触，令人面黄。掘土犯地脉，令人土气身肿。掘土犯神杀，令人生肿毒。按《钱乙传》云：皇子病瘛疭，国医未能治，长公主举乙入，进黄土汤而愈。神宗召见，问状，乙对曰：以土胜水，水得其平，则风自退尔。上悦，擢太医丞。又《夷坚志》云：吴少师得疾，数月消瘦，每日饮食入咽，如万虫攒攻，且痒且痛，皆以为劳瘵，明医张锐诊之。令明旦勿食，遣卒诣十里外，取行路土，至则以温酒二升搅之，投药百粒饮之。觉痛，几不堪，及登溷，下马蝗千余，宛转，其半已困死，吴亦惫甚，调理三日乃安。因言夏月出师，燥渴，饮涧水一杯，似有物入咽，遂得此病。锐曰：虫入人脏，势必孳生，饥则聚咂精血，饱则散处脏腑。苟知杀之而不能扫尽，终为患也。故请公枵腹诱之，虫久不得土味，又喜酒，故乘饥毕集，一洗而空之耳。公喜，厚谢之，以礼送归。

性平，味甘。

主治：泄痢，冷热赤白，腹内热毒，绞结痛，下血。取干土，水煮三五沸，绞去渣，暖服一二升。又解诸药毒，中肉毒，合口椒毒，野菌毒。

【附方】

小儿吃土用干黄土一块，研末，浓煎黄连汤调下。

乌纱惊风小儿惊风，遍身都乌者。急推向下，将黄土一碗捣末，入久醋一钟，炒热包定熨之，引下至足，刺破为妙。

卒患心痛画地作王字，撮取中央土，水和一升服，良。

目卒无见黄土搅水中，澄清，洗之。

牛马肉毒及肝毒。取好土三升，水煮，清一升，服即愈。一方，入头发寸截和之，发皆贯肝而出也。

肉痔痛肿朝阳黄土、黄连末、皮硝各一两。用猪胆汁同研如泥，每日旋丸枣大，纳入肛内，过一夜，随大便去之。内服乌梅、黄连二味丸药。

颠扑欲死一切伤损，从高坠下，及木石所迮，落马扑车，瘀血凝滞，气绝欲死者亦活。用净土五升，蒸热，以故布重裹作二包，更互熨之。勿大热，恐破肉，取痛止则已，神效之方。

杖疮未破干黄土末、童尿入鸡子清，调涂刷上，干即上，随以热水洗去，复刷复洗，数十次，以紫转红为度。仍刷两胯，以防血攻阴也。

汤火伤灼醋调黄土，涂之。

蜈蚣螫伤画地作王字，内取土，掺之，即愈。

蜂蚁叮螫反身取地上土傅之，或入醋调。

蠼螋尿疮画地作蠼螋形，以刀细取腹中土，唾和涂之，再涂即愈。孙真人云，余得此疾，经五六日不愈，或教此法，遂瘳。乃知万物相感，莫晓其由也。

【铸钟黄土】

治卒心痛，疰忤恶气。温酒服一钱。

【铸铧锄孔中黄土】

治阴囊湿痒及阴汗，细末扑之。

白　土

《纲目》作白垩，音恶。又有白善泥、白土粉、画粉诸名。时珍曰：处处有之。用烧白瓷器坯者。凡使，勿用色青并底白者，捣，筛末，以盐汤飞过，晒干用，或烧过用，勿久用。

性温，味微苦辛。

主治：鼻洪、吐血、痔瘘、泄精，男子水脏冷，女子子宫寒，寒热癥瘕，月闭积聚，阴肿痛，漏下，无子，血结，涩肠止痢。合王瓜等分为末，汤点二钱服，治头痛。

【附方】

衄血不止白土末五钱，井华水调服，二服除根。

水泄不化日夜不止。白垩（煅）、干姜（炮）各一两，楮叶（生，研）二两为末，糊丸绿豆大。每米饮下二十丸。

翻胃吐食男妇皆治。白善土煅赤，以米醋一升淬之，再煅再淬，醋干为度，取一两研，干姜二钱半炮，为末，每服一钱，调下。服至一斤以上为妙。

卒暴咳嗽白善土粉、白矾一两为末，姜汁糊丸梧子大。临卧，姜汤服二十丸。

风赤烂眼倒睫拳毛。华陀方，用白土一两，铜青一钱为末每以半钱泡汤，洗。《乾坤生意》，加焰硝半两为末，汤泡杏仁，杵，和丸皂子大。每用凉水浸一丸，洗眼。

小儿热丹白土一分，寒水石半两为末，新水调涂。

痱子瘙痒旧屋梁上刮赤白垩末，傅之。

代指肿痛猪膏和白善土，傅之。

臁疮不干白善土煅，研末，生油调搽。

甘　土

出土底，澄取之，洗腻服如灰。水和涂衣，去油垢。

治草药及诸菌毒，热汤调末服之。

赤　土

性温，味甘。主汤火伤，研末，涂之。

【附方】

牙宣疳䘌赤土、荆芥叶同研，揩之，日三次。

风疹瘙痒甚不能忍者。赤土研末，空心温酒服一钱。

身面印文刺破。以醋调赤土，傅之，干又易，以黑灭为度。

东壁土

此屋之东壁上土也，常先见日，得太阳真火烘炙，故能温中治病。时珍曰：昔一女，忽嗜河中污泥，日食数碗。玉田隐者以壁间败土调水，饮之，遂愈。

主治：霍乱烦闷。凡脾胃湿，多霍乱吐泻者，以东壁土，新汲水搅化，澄清，服之，即止。除温疟，点目去翳，止泻痢，下部疮，脱肛，疗小儿风脐。摩干、湿二癣，极效。同蚬壳为末，傅豌豆疮。

【附方】

急心痛五十年陈壁土、枯矾二钱为末，蜜丸，艾汤服。

霍乱烦闷向阳壁土，煮汁服。

药毒烦闷欲死者。东壁土，调水三升，顿饮之。

解乌头毒不拘川乌、草乌毒。用多年陈壁土，泡汤服之。冷水亦可。

六畜肉毒东壁土末，水服一钱，即安。

目中翳膜陈壁土细末，日点之，泪出佳。

肛门凸出故屋东壁上土一升，研末，以长皂荚挹末粉之，仍炙皂荚，更互熨之。

痱子瘙痒干壁土末傅之，随手愈。

耳疮唇疮东壁土和胡粉傅之。

疠破经年脓水不绝。用百年茅屋厨中壁土为末，入轻粉调傅，半月即干愈。

诸般恶疮拔毒散：东墙上土、大黄等分为末，用无根井华水调搽，干即上。

发背痈疖多年烟熏壁土、黄檗等分为末，姜汁拌调，摊贴之，更以茅香汤调服一钱匕。

太阳土

人家动土犯禁，主小儿病气喘，但按九宫，看太阳在何宫，取其土，煎汤饮之，喘即定。

【附录 执日天星上土】

取和薰草、柏叶，以涂门户，方一尺，令盗贼不来。

【执日六癸上土】

《抱朴子》云：常以执日取六癸上土、市南门土、岁破土、月建土，合作人，着朱鸟地上，辟盗。

【二月上壬日土】

泥屋之四角，宜蚕。

【清明日戌上土】

同狗毛作泥，涂房户内孔穴，蛇鼠诸虫永不入。

【神后土】

正月起申，顺行十二辰是也。逐月旦日取泥屋之四角，及塞鼠穴，一年鼠皆绝迹，此李处士禁鼠法也。

道中热土

夏月暍死，以土积心口，少冷即易，气通则苏。亦可以热土围脐旁，令人尿脐中；仍以热土、大蒜等分，捣水去渣，灌之，即活。

十字街上土

主治头面黄烂疮，同灶下土等分傅之。

车辇土

主治恶疮，出黄水汁，取盐车边脂角上土，涂之。行人暍死，取车轮土五钱，水调，澄清服，一碗即苏。又小儿初生，无肤，色赤，因受胎未得土气者，取车辇土研，傅之，三日后生肤。

市门土

为市之处门栅土也。

主治：妇人易产，入月带之。产时，酒服一钱。

户限下土

限，即门阈也。

主治：产后腹痛，热酒服一钱。又治吹奶，和雄黄雀粪，暖酒服方寸匕。

千步峰

此人家行步，地上高起土也，乃人往来鞋底沾积而成者。技家言人家有此，主兴旺。

主治：便毒初发，用生姜蘸醋，磨泥涂之。

鞋底下土

适他方不伏水土，刮下，和水服，即止。

柱下土

主治：腹痛暴卒，水服方寸匕。胎衣不下，取宅中柱下土，研末，鸡子清和服之。

床脚下土

主治：猘犬咬，和水傅之，灸七壮。

桑根下土

主治：中恶风、恶水而肉肿者，水和傅上，灸二三十壮，热气透入，即平。

胡燕窠土

同屎作汤，浴小儿，去惊邪。主治风瘙瘾疹，及恶刺疮，浸淫瘑疮遍身，至心者死，并水和傅之，三两日瘥。治口吻白秃诸疮。

【附方】

湿瘑疥疮胡燕窠大者，用托子处土为末，以淡盐汤洗，拭干，傅之，日一上。

黄水肥疮燕窠土一分，麝香半分，研，傅之。

浸淫湿疮发于心下者，不早治，杀人。用胡燕窠中土研末，水和傅之。

口角烂疮燕窠泥傅之，良。

白秃头疮百年屋下燕窠泥、蠼螋窠研末，剃后，麻油调搽。

蠼螋尿疮绕身汁出。以燕窠中土，和猪脂、苦酒傅之。

瘭疽恶疮着手足肩背，累累如赤豆，出汁。剥痂，以温醋、米泔洗净，用胡燕窠土和百日男儿屎，傅之。

皮肤中毒名瘷疰。用醋和燕窠土，傅之。

风瘙瘾疹胡燕窠土，水和傅之。

小儿丹毒向阳燕窠土为末，鸡子白和傅。

一切恶疮燕窠内外泥粪，研细，油调搽。一加黄檗末。

百舌窠中土

主治：蚯蚓及诸恶虫咬疮，醋调傅之。

土蜂窠

又名蠮螉窠。即细腰蜂也。

性平，味甘。

主治：痈肿风，头下肿，乳蛾。小儿霍乱吐泻，炙，研，乳汁服一钱。醋调，涂肿毒，蜂虿毒，蜘蛛咬。又治妇人难产。

【附方】

女人难产土蜂儿窠，水泡汤，饮之。取时逢单是男，双是女，最验。

肿毒焮痛陈藏器《本草》用醋和泥蜂窠涂之。《直指》加川乌头等分，云未结则散，已结则破也。

疔疮肿痛土蜂窠（煅）、蛇皮（烧）等分，酒服一钱。

咽喉乳蛾土蜂窠一个为末，先用楮叶擦破病人舌，令血出，以醋和末，用翎点之，令痰涎出为效，后用竹根擂水服数口，取利。

手足发指毒痛不可忍。用壁间泥蜂窠为末，入乳香少许研匀，以醋调涂，干即以醋润之。

蠼螋尿疮螟蛉窠，水调，傅之。

蜣螂转丸

又名土消，乃蜣螂所推丸也。藏在土中，掘地得之，正圆如人捻作，弥久者佳。

性寒，味咸苦。

汤淋绞汁服，疗伤寒时气，黄疸烦热，及霍乱吐泻。烧存性，酒服，治项瘿。涂一切瘘疮。

鼠壤土

柔而无块曰壤。

主治：中风，筋骨不随，冷痹骨节疼，手足拘急，风掣痛，偏枯死肌，多收曝干，蒸热袋盛，更互熨之。小儿尿和，涂疔肿。

鼢鼠壤土

此是田中尖嘴小鼠也。阴穿地中，不能见日。

主治：鬼疰气痛，秫米泔汁和作饼，烧热，绵裹熨之。又主肿毒，和醋傅之，立效。治孕妇腹内钟鸣，研末，二钱，麝香汤下，即止。

屋内壖下虫尘土

壖音软，河边地及垣下地，皆谓之软。

主治：恶疮久不干，油调傅之。

蚁垤土

又名蚁封。垤，音迭，高起也。封，聚土也。

主治：狐刺疮，取七粒，和醋搽。又死胎在腹，及胞衣不下，炒三升，囊盛，搨心下，自出也。

白蚁泥

主治：恶疮肿毒，用松木上者，同黄丹，各炒黑，研，和香油涂之，取愈乃止。

蚯蚓泥

又名蚓蝼、六一泥。即蚯蚓穴上土也。

性寒，味甘酸。

主治：赤白久热痢。取一升炒烟尽，沃汁半升，滤净，饮之。小儿阴囊忽虚热肿痛，以生甘草汁入轻粉末调涂之。以盐研傅疮，去热毒，及蛇犬伤，狂犬伤，出犬毛，神效。

【附方】

断截热疟邵氏《青囊方》用五月五日午时取蚓粪，粪以面和丸梧子大，朱砂为衣，每服三丸，无根水下。忌生冷，即止，皆效。或加菖蒲末、独头蒜同丸。

伤寒谵语蚯蚓屎，凉水调服。

小便不通蚯蚓粪、朴消等分，水和傅脐下，即通。

小儿吐乳取田中地龙粪一两研末，空心以米汤服半钱，不过二三服，效。

小儿卵肿地龙粪，以薄荷汁和，涂之。

妇人吹乳用韭地中蚯蚓屎，研细筛过，米醋调，厚傅，干则换，三次即愈。凉水调亦可。

时行腮肿柏叶汁调蚯蚓泥涂之。

一切丹毒水和蛐蟮泥傅之。

脚心肿痛因久行久立致者。以水和蚯蚓粪，厚傅，一夕即愈。

耳后月蚀烧蚯蚓粪，猪脂和傅。

聤耳出水成疮。蚯蚓粪为末，傅之，并吹入。

齿龈宣露蚯蚓泥，水和成团，煅赤，研末，腊猪脂调傅之，日三。

咽喉骨哽五月五日午时韭畦中，面东勿语，取蚯蚓泥藏之，每用少许，擦喉外，其骨自消，名六一泥。

蜈蚣螫伤蚯蚓泥傅之，效。

金疮困顿蚯蚓泥末，水服方寸匕，日三服。

解射罔毒蚯蚓屎末，井水服二方寸匕。

吐血不止石榴根下地龙粪研末，新汲水服三钱。

反胃转食地龙粪一两，木香三钱，大黄七钱为末，每服五钱，无根水调服。忌煎煿、酒醋、椒姜、热物。一二服，其效如神。

燕窝生疮韭地蛐蟮屎，米泔水和，煅过，入百草霜等分研末，香油调涂之。

小儿头热鼻塞不通。湿地龙粪捻饼，贴囟上，日数易之。

足臁烂疮韭地蚯蚓泥，干研，入轻粉，清油调傅。

外肾生疮蚯蚓泥二分，绿豆粉一分，水研涂之，干又上之。

螺蛳泥

性凉。主反胃吐食，取螺蛳一斗，水浸，取泥，晒干用，每服一钱，火酒调下。

白鳝泥

主治：火带疮，水洗，取泥，炒研，香油调傅。

粪坑底泥

主治：发背，诸恶疮，阴干为末，新水调傅，其痛立止。

【附方】

疗肿粪下土、蝉蜕、全蝎等分，捣作钱大饼，香油煎滚，温服。以滓傅疮四围，疔自出也。

田中泥

主治：马蝗入人耳，取一盘枕耳边，闻气自出。人误吞马蝗入腹者，酒和一二升服，当利出。

井底泥

主治：妊娠热病，取傅心下及丹田，可护胎气。涂汤火疮。

【附方】

头风热痛井底泥和大黄、芒硝末，傅之。

胎衣不下井底泥，一鸡子大，井华水服，即下。

卧忽不寤勿以火照，但痛啮其踵及足拇趾甲际，而多唾其面，以井底泥涂其目，令人垂头入井中，呼其姓名，便苏也。

小儿热疖井底泥，傅其四围。

蜈蚣螫人井底泥，频傅之。

弹丸土

主妇人难产，热酒服一钱。

伏龙肝

又名灶心土。此灶中对釜月下黄土也。须十年积久，火气结如肝色者良。取得研细，以水飞过用。按《广济历·作灶忌日》云：伏龙在，不可移作。则伏龙者，乃灶神也。《后汉书》言阴子方“腊日晨炊而灶神见形”。注云：宜市买猪肝泥灶，令妇孝。则伏龙肝之名义，又取此也。临安陈与言砌灶时，纳猪肝一具于上，俟其日久，与土为一，乃用之，始与名符。盖本于此。

性热，味辛。

主治：心痛狂癫，风邪蛊毒，反胃中恶，吐血衄血，止咳逆，血肠风，尿血泄精，妊娠护胎，催生下胞，崩中带下，小儿夜啼，脐疮重舌，风噤卒魇，诸疮。醋磨，涂痈肿毒气。

【附方】

卒中恶气伏龙肝末一鸡子大，水服，取吐。

魇寐暴绝灶心对锅底土研末，水服二钱，更吹入鼻。

中风口噤不语，心烦恍惚，手足不随，或腹中痛满，或时绝而复苏。伏龙肝末五升，水八升，搅，澄清濯之。

狂癫谬乱不识人。伏龙肝末水服方寸匕，日三服。

小儿夜啼伏龙肝末二钱，朱砂一钱，麝香少许为末，蜜丸绿豆大。每服五丸，桃符汤下。

小儿重舌釜下土，和苦酒涂之。

重舌肿木伏龙肝末，牛蒡汁调，涂之。

冷热心痛伏龙肝末方寸匕，热以水温，冷以酒服。

反胃吐食灶中土年久者为末，米饮服三钱，经验。

卒然咳嗽釜月土一分，豉七分，捣丸梧桐子大，每饮下四十丸。

吐血衄血伏龙肝末半斤，新汲水一升，淘汁，和蜜服。

吐血泻血心腹痛。伏龙肝、地垆土、多年烟壁土等分，每服五钱，水二碗，煎一碗，澄清，空心服，白粥补之。

妇人血漏伏龙肝半两，阿胶、蚕沙炒各一两，为末，每空肚，酒服二三钱，以知为度。

赤白带下日久黄瘁，六脉微涩。伏龙肝（炒令烟尽）、棕榈灰、屋梁上尘（炒烟尽）等分为末，入龙脑、麝香各少许，每服三钱，温酒或淡醋汤下。一年者，半月可安。

产后血气攻心痛，恶物不下。用灶中心土研末，酒服二钱，泻出恶物，立效。

妊娠热病伏龙肝末一鸡子许，水调服之，仍以水和涂脐方寸，干又上。

子死腹中母气欲绝。伏龙肝末三钱，水调下。

横生逆产灶中心对锅底土，细研，每服一钱，酒调，仍搽母脐中。

胞衣不下灶下土一寸，醋调，纳脐中，续服甘草汤三四合。

中诸蛊毒伏龙肝末一鸡子大，水服，取吐。

六畜肉毒方同上。

阴冷发闷冷气入腹，肿满杀人。釜月下土，和鸡子白，傅之。

男阴卒肿方同上。

诸腋狐臭伏龙肝末，频傅之。

聤耳出汁绵裹伏龙肝末，塞之，日三易。

小儿脐疮伏龙肝末，傅之，良。

小儿丹毒多年灶下黄土末，和屋漏水傅之，新汲水亦可，鸡子白或油亦可，干即易之。

小儿热疖釜下土、生椒末等分，醋和，涂之。

臁疮久烂灶内黄土年久者，研细末），黄檗、黄丹、赤石脂、轻粉末等分，清油调入，油绢中贴之。勿动，数日愈，纵痒，忍之良。

发背欲死伏龙肝末，酒调，厚傅之，干即易，平乃止。

一切痈肿伏龙肝，以蒜和作泥，贴之，干再易。或鸡子黄和亦可。

杖疮肿痛釜月下土为末，油和涂之，卧羊皮上，频涂。

灸疮肿痛灶中黄土末，煮汁，淋之。

土　墼

音急。又名煤赭。此是烧石灰窑中流结土渣也，轻虚而色赭。

主治：妇人鳖瘕，及头上诸疮。凡人生痰核如指大，红肿者，为末，以菜子油调搽，其肿即消，或出脓，以膏药贴之。

【附方】

白秃腊梨灰窑内烧过红土墼四两，百草霜一两，雄黄一两，胆矾六钱，榆皮三钱，轻粉一钱为末，猪胆汁调，剃头后搽之，百发百中，神方也。

销金银锅

又名甘锅。人收瓷器屑，碓舂为末，筛澄取粉，呼为滓粉，用胶水和剂作锅，以销金银者。

主治：偏坠疝气，研末，热酒调服二钱。又主炼眉疮、汤火疮，研末，入轻粉少许傅之。锅上黝，烂肉。

砂　锅

沙土埏埴烧成者。

主治：消积块、黄肿，用年久者研末，水飞过作丸，每酒服五钱。

白瓷器

此以白土为坯，坯烧成者，古人以代白垩用。今饶州者，亦良。

主治：妇人带下白崩，止呕吐，破血止血。水磨，涂疮灭瘢。研末，傅痈肿，可代针。又点目，去翳。

【附方】

鼻衄不止定州白瓷细末，吹少许，立止。

吐血不止正色白瓷器末二钱，皂荚子仁煎汤下，连服三服，即愈。

小便淋痛真定瓷器（煅，研）二两，生、熟地黄末各一两，每用二钱，木通煎汤服。

一切齁船处州瓷器为末，发时用二钱，以手指点津液蘸药，点舌下，咽之，即效也。

目生翳膜用细料白瓷器钟一个，大火煅过，研末，纸筛，加雄黄二分为末，早晚各点少许，不可多用，牛角簪拨出翳膜为妙。若红，用人退末点四角，即愈。

身面白丹白瓷瓦末，和猪脂涂之。

赤黑丹疥或痒或燥，不急治，遍身即死。白瓷末，猪脂和涂之。

汤火伤灼《多能鄙事》用青瓷碗片为末，水飞过，和桐油傅，数次瘥。《活幼口议》用景德镇瓷器，打碎，埋灶内，炭火铺上，一夜取出，去火毒，为末，入黄丹少许傅之，立愈。

乌古瓦

夏桀始以泥坯烧作瓦砖。

性寒，味甘淡。

取屋上年深者良。以水煮及渍汁饮，止消渴，解人心中大热，止小便，治折伤，接骨。研末，涂汤火伤。

【附方】

暑月暍死屋上两畔瓦，热熨心头，冷即易之。

折伤筋骨秘传神效散，治跌扑伤损，骨折骨碎，筋断，痛不可忍。此药极能理伤续断，累用累验。用路上墙脚下，往来人便溺处，久碎瓦片一块，洗净，火煅，米醋淬五次，黄色为度，刀刮细末。每服三钱，好酒调下，在上食前，在下食后。不可以轻易而贱之，诚神方也。

汤火伤灼取多年屋上吻兽为末，油和涂之，立效。

灸牙痛法取土底年深既古且润三角瓦一块，令三姓童子，候星初出时，指第一星，下火于瓦上灸之。

唇吻生疮新瓦为末，生油调涂。

瘢痕凸起热瓦频熨之。

蜂虿螫伤瓦摩其上，唾二七遍，置瓦于故处。

古　砖

主治：哕气，水煮汁服之。久下白痢虚寒者，秋月小腹多冷者，并烧热，布裹，坐之，令热气入腹，良。又治妇人五色带下，以面作煎饼七个，安于烧赤黄砖上，以黄瓜楼傅面上，安布两重，令患者坐之，令药气入腹熏之，当有虫出如蚕子，不过三五度，瘥。

【附方】

寒湿脚气砖烧红，以陈臭米泔水淬之，乘热布包三块，用膝夹住，绵被覆之，三五次愈。

赤眼肿痛新砖浸粪池中，年久取放阴处，生花，刷下，入脑子，和点之。

臀主湿疮日以断砖坐之，能主湿气。

烟　胶

乃熏硝牛皮灶上，及烧瓦窑上黑土也。

主治：头疮白秃，疥疮风癣，痒痛流水。取牛皮灶岸为末，麻油调涂，或和轻粉少许。

【附方】

牛皮血癣烟胶三钱，寒水石三钱，白矾二钱，花椒一钱半为末，腊猪脂调搽。

消渴引饮瓦窑突上黑煤（干似铁屎者）半斤为末，入生姜四两，同捣，绢袋盛，水五升，浸汁，每饮五合。

胞衣不下灶突后黑土，三指撮，五更酒下。

墨

又有乌金、陈玄、玄香、乌玉玦诸名。古者以黑土为墨，故字从黑、土。造法甚多。今以新安有熊胆、冰片，顶烟造成，年久者良，余勿用。

主治：止血，生肌肤，利小便，通月经，合金疮，消痈肿，止血痢。治产后血晕，崩中卒下血，醋磨服之。小儿客忤，捣筛，温水服之。又眯目，物芒入目，点摩瞳子上。

【附方】

吐血不止金墨磨汁，同莱菔汁饮。或生地黄汁亦可。

衄血不止眩冒欲死。浓墨汁滴入鼻中。

热病衄血出数升者。取好墨为末，鸡子白丸梧子大，用生地黄汁下一二十丸，少顷再服，仍以葱汁磨墨，滴入鼻内，即止。

大小便血好墨细末二钱，阿胶化汤调服。热多者尤相宜。

卒淋不通好墨烧一两，为末，每服一字，温水服之。

赤白带下姜墨丸，用干姜、好墨各五两为末，醋浆和丸梧子大。每服三四十丸，米饮下，日夜六七服，愈。

崩中漏下青黄赤白，使人无子。好墨一钱，水服，日二服。

堕胎血溢不止。墨三两，火烧，醋淬三次，出火毒，没药一两为末，每服二钱，醋汤下。

妇人难产墨一寸，磨之，水服，立瘥。

胎死腹中新汲水磨金墨，服之。

胞衣不出痛引腰脊。好墨，温酒服二钱。

痈肿发背醋磨浓墨涂四围，中以猪胆汁涂之，干又上，一夜即消。

客忤中恶多于道间、门外得之，令人心腹绞痛，胀满，气冲心胸，不即治杀人。捣墨，水和服二钱。

飞丝入目磨浓墨点之，即出。

尘物入目方同上。

产后血晕心闷气绝。以丈夫小便研浓墨一升服。

釜脐墨

又有釜月中墨、铛墨、釜炲、锅底墨诸名。古方治伤寒用之。

主治：中恶蛊毒，吐血血运，以酒或水温服二钱。消食积，舌肿喉痹，口疮，阳毒发狂。亦涂金疮，止血生肌。

【附方】

卒心气痛铛墨二钱，热小便调下。

中恶心痛铛墨五钱，盐一钱，研匀，热水一盏调下。

转筋入腹釜底墨末，和酒服一钱。

霍乱吐下锅底墨煤半钱，灶额上墨半钱，百沸汤一盏，急搅数千下，以碗覆之，通口服一二口，立止。

吐血咯血锅底墨炒过，研细，井华水服二钱，连进三服。

妇人逆产以手中指取釜下墨，交画儿足下，即顺。

产血不下锅底墨烟，热酒服二钱。

舌卒肿大如猪脬状，满口，不治杀人。釜墨和酒涂之。

鼻气壅塞水服釜墨一钱，神效。

鼻中息肉方同上，三五日愈。

聤耳脓血月下灰，吹满耳，深入无苦，即自出。

小儿口疮釜底墨，时时搽之。

手搔疮肿作脓。用锅脐墨研细，清油调搽。

百草霜

又有灶突墨、灶额墨诸名。此乃灶额及烟炉中墨烟也，其质轻细，故谓之霜。

性温，味辛。

主治：消化积滞，入下食药中用。止上下诸血，妇人崩中带下、胎前产后诸病，伤寒阳毒发狂，黄疸，疟痢，噎膈，咽喉、口舌一切诸疮。

【附方】

衄血不止百草霜末吹之，立止也。

衄血吐血《刘长春经验方》治吐血，及伤酒食醉饱，低头掬损肺脏，吐血汗血，口鼻妄行，但声未失者。用乡外人家百草霜末，糯米汤服二钱。一方，百草霜五钱，槐花末二两，每服二钱，茅根汤下。

齿缝出血百草霜末掺之，立止。

妇人崩中百草霜二钱，狗胆汁拌匀，分作二服，当归酒下。

胎动下血或胎已死。百草霜二钱，棕灰一钱，伏龙肝五钱为末，每服一二钱，白汤入酒及童尿调下。

胎前产后逆生，横生，瘦胎，产前产后虚损，月候不调，崩中。百草霜、白芷等分为末，每服二钱，童子小便、醋各少许调匀，热汤化服，不过二服。

妇人白带百草霜一两，香金墨半两研末，每服三钱，猪肝一叶，批开入药在内，纸裹煨熟，细嚼，温酒送下。

脏毒下血百草霜五钱，以米汤调，露一夜，次早空心服。

暴作泻痢百草霜末，米饮调下二钱。

一切痢下初起，一服如神，名铁刷丸。百草霜三钱，金墨一钱，半夏七分，巴豆煮十四粒，研匀，黄蜡三钱同香油化开，和成剂。量大小，每服三五丸，或四五十丸，姜汤下。

小儿积痢驻车丸，用百草霜二钱，巴豆（煨，去油）一钱研匀，以飞罗面糊和丸绿豆大，每服三五丸。赤痢，甘草汤下；白痢，米饮下；红白，姜汤下。

挟热下痢脓血。灶突中墨、黄连各一两为末，每酒下二钱，日二服。

寒热疟疾方见铅丹下。

魇寐卒死锅底墨，水灌二钱，并吹鼻。

尸厥不醒脉动如故。灶突墨，弹丸浆水和饮，仍针百会、足大趾、中趾甲侧。

咽中结块不通水食，危困欲死。百草霜，蜜和丸芡子大，每新汲水化一丸，灌下。甚者不过二丸，名百灵丸。

鼻疮脓臭百草霜末，冷水服二钱。

白秃头疮百草霜，和猪脂涂之。

头疮诸疮以醋汤洗净，百草霜入腻粉少许，生油调涂，立愈。

瘭疽出汁着手足肩背，累累如米。用灶突墨、灶屋尘、釜下土研匀，水一斗，煮三沸，取汁，洗，日三四度。

梁上尘

倒挂尘，名乌龙尾，又名烟珠。凡用，烧令烟尽，筛取末入药。

性平，味苦辛。

主治：腹痛，噎膈，中恶，鼻衄，牙宣，食积，止金疮血出，小儿软疮。

【附方】

翻胃吐食梁上尘，黑驴尿调服之。

霍乱吐利屋下倒挂尘，滚汤泡，澄清服，即止。

小便不通梁上尘二指撮，水服之。

大肠脱肛乌龙尾（即梁上尘），同鼠屎烧烟于桶内，坐上熏之数次，即不脱也。

喉痹乳蛾乌龙尾、枯矾、猪牙皂荚（以盐炒黄）等分为末，或吹或点皆妙。

牙疼嗃鼻壁上扫土，用盐炒过，为末。随左右嗃鼻。

鼻中息肉梁尘吹之。

夜卧魇死勿用火照，急取梁尘纳鼻中，即活。

卒自缢死梁上尘如豆大，各纳一筒中，四人同时极力吹两耳及鼻中，即活。

经血不止乌龙尾（炒烟尽）、荆芥穗各半两为末，每服二钱，茶下。

妇人胎动十月未足，欲产。梁上尘、灶突墨等分，酒服方寸匕。

横生逆产梁上尘，酒服方寸匕。

妇人妒乳醋和梁上尘，涂之。

石痈不脓梁上尘灰、葵根茎灰等分，用醋和，傅之。

发背肿痛厨内倒吊尘，为末。以生葱极嫩心同捣膏，傅之，留顶，一日一换，干则以水润之。

无名恶疮梁上倒尘二条，韭地蚯蚓泥少许，生蜜和捻作饼如钱大，阴干，用蜜水调，频傅之。

小儿头疮浸淫成片。梁上尘和油瓶下滓，以皂荚汤洗后，涂之。

小儿赤丹屋尘和腊猪脂，傅之。

老嗽不止故茅屋上尘（年久着烟火者），和石黄、款冬花、妇人月经衣带为末，水和涂茅上，待干，入竹筒中烧烟，吸咽，无不瘥也。

门臼尘

主治：止金疮出血。又诸般毒疮，切蒜蘸擦，至出汗即消。

寡妇床头尘土

治耳上月割疮，和油涂之。

瓷瓯中白灰

烧时相隔以灰为泥，然后烧之。但为瓷里有灰，收之备用。

治游肿，醋磨，傅之。

香炉灰

治跌扑金刃伤损，罨之，止血生肌。

锻灶灰

此乃锻铁灶中灰，兼得铁力故也。

治癥瘕坚积，去邪恶气。

【附方】

产后阴脱铁炉中紫尘、羊脂，二味和匀，布裹炙热，熨推纳上。

冬　灰

乃冬月灶中所烧薪柴之灰也。今人以灰淋汁，取碱浣衣，发面令皙，治疮蚀恶肉，浸蓝靛，染青色。

性温，味辛。

治去黑子、疣、息肉、疽，蚀疥瘙。煮豆食，大下水肿。醋和热灰，熨心腹冷气痛，及气血绞痛，冷即易。治犬咬，热灰傅之。又治溺死、冻死，蚀诸痈疽恶肉。

【附方】

人溺水死用灶中灰一石埋之，从头至足，惟露七孔，良久即苏。

堕水冻死只有微气者，勿以火炙，用布袋盛热灰，放在心头，冷即换，待眼开，以温酒与之。

阴冷疼闷冷气入腹，肿满杀人。醋和热灰，频熨之。

汤火伤灼饼炉中灰，麻油调傅，不得着水，仍避风。

犬咬伤人苦酒和灰傅之，或热汤和之。

石　碱

又有灰碱、花碱诸名。出山东济宁诸处。凝淀如石，货之四方，浣衣、发面、入靛用之。

治湿热，止心痛，消痰，磨积块，去食滞，杀齿虫，去目翳，治噎膈反胃。同石灰烂肌肉，溃痈疽瘰疬，去瘀肉，点痣黡疣赘、痔核，神效。洗涤垢腻，量虚实用，过服损人。

【附方】

多年反胃方见铅下。

消积破气石碱三钱，山楂三两，阿魏五钱，半夏（皂荚水制过）一两为末，以阿魏化醋煮糊丸服。

一切目疾白碱拣去黑碎者，厚纸七层包，挂风处，四十九日取，研极细，日日点之。

拳毛倒睫用刀微划动，以药泥眼胞上，睫自起也。石碱一钱，石灰一钱，醋调涂之。

虫牙疼痛花碱填孔内，立止。

痣黡疣赘花碱、矿灰（以小麦秆灰汁煎二味，令干）等分为末，以针刺破，水调点之，三日三上，即去，须新合乃效。

金

又有黄芽、太真之名。山居虽少有，纵有亦无所用之。具备五行之全，姑载之。云然百鍊不改，亦足以见刚正之气。性最坚久沉重，是可取也。有山金、沙金二种。其色七青、八黄、九紫、十赤，以赤为足色。和银者性柔，试石则色青；和铜者性硬，试石则有声。《宝货辨疑》云：马蹄金象马蹄，难得；橄榄金出荆湖岭南；胯子金象带胯，出湖南北；瓜子金大如瓜子，麸金如麸片，出湖南及高丽；沙金细如沙屑，出蜀中；叶子金出云南。余载《宝藏论》。

【金屑】

性平，味辛。生者有毒，熟者无毒。必须烹炼煅屑，或为箔，方可用。如中金毒者，惟鹧鸪肉可解。性恶锡，畏水银，得余甘子则体柔。时珍曰：洗金以盐，骆驼、驴、马脂，皆能柔金。遇铅则碎，翡翠石能屑金，亦物性相制也。

主治：镇精神，坚骨髓，通利五脏邪气，破冷气，除风，疗小儿惊，伤五脏，风痫失志，镇心，安魂魄。治癫痫风热，上气咳嗽，伤寒肺损，吐血骨蒸，劳极作渴，并以箔入丸散服。

【附方】

风眼烂弦金环烧红，掠上下睑肉，日数次，甚妙。

牙齿风痛火烧金钗，针之，立止。

轻粉破口凡水肿及疮病，服轻粉后，口疮龈烂。金器煮汁，频频含漱，能杀粉毒，以愈为度。

水银入耳能蚀人脑。以金枕耳边，自出也。

水银入肉令人筋挛。惟以金物熨之，水银当出蚀金，候金白色是也，频用取效，此北齐徐玉方也。

银

又有白金、鋈之名。闽、浙、荆、湖、饶、信、广、滇、贵州交趾，日本诸处，山中皆产银，有矿中炼出者，有砂土中炼出者，有铅中炼出者，其生银，俗称银笋、银芽，又曰出山银。《管子》曰：上有铅，下有银。《地镜图》云：山有葱，下有银。银之气，入夜正白，流散在地，其精变为白雄鸡。余载《宝藏论》

【银屑】入药只用银箔，易细。

性平，味辛。

主治：安五脏，定心神，止惊悸，除邪气，定志，去惊痫，治小儿癫疾狂走。银箔，坚骨，镇心明目，去风热癫痫。入丸散用。

【附方】

妊娠腰痛如折者。银一两，水三升，煎一升，服之。

胎动欲堕痛不可忍。银五两，苎根二两，清酒一盏，水一大盏，煎一盏，温服。

胎热横闷生银五两，葱白三寸，阿胶炒半两，水一盏，煎服。亦可入糯米，作粥食。

风牙疼痛纹银一两烧红，淬烧酒一盏，热漱饮之，立止。

口鼻疳蚀穿唇透颊。银屑一两，水三升，铜器煎一升，日洗三四次，神效。

身面赤疵常以银揩，令热，久久自消。

铜

又有赤铜、红铜、赤金诸名。时珍曰：铜有赤铜、白铜、青铜。赤铜出川、广、云、贵诸处山中，土人穴山采矿，炼取之。白铜出云南，青铜出南番，惟赤铜为用最多，且可入药。人以炉甘石炼为黄铜，砒石炼为白铜，杂锡炼为响铜。《山海经》言出铜之处四百六十七，余载《宝藏论》。

【赤铜屑】又有铜落、铜末、铜花、铜粉、铜砂诸名。即打铜落下屑也。或以红铜火煅水淬，亦自落下。以水淘净，用好酒入砂锅内炒，见火星，取，研末用。

性平，味苦，微毒。苍术粉铜，牛脂、巴豆软铜，荸荠润铜，慈菇、乳香哑铜，物相制也。

主治：明目，疏风眼。接骨，定州崔务坠马折足，取铜末和酒服之，遂瘥。**鉀齿，疗女人血气及心痛，治贼风反折，熬使极热，投酒中，服五合，日三。或以五斤烧赤，纳二斗酒中百遍，如上服之。又主腋臭，以醋和麦饭，袋盛，先刺腋下脉，去血，封之，神效。同五倍子，能染须发。**

【附方】

腋下狐臭《崔氏方》用清水洗净，又用清酢浆洗净，微揩破，取铜屑和酢热揩之，甚验。

自然铜

又名石髓铅。其色青黄如铜，不从矿炼，故名。以火煅醋淬七次，研细，水飞过用。

性平，味辛。

主治：消瘀血，排脓，续筋骨折伤，散血止痛，破积聚。治产后血邪，安心，止惊悸，以酒磨服。

【附方】

心气刺痛自然铜火煅，醋淬九次，研末，醋调一字服，即止。

项下气瘿自然铜贮水瓮中，逐日饮食，皆用此水，其瘿自消。或火烧烟气，久久吸之，亦可。

暑湿瘫痪四肢不能动。自然铜（烧红，酒浸一夜）、川乌头（炮）、五灵脂、苍术（酒浸）各一两，当归二钱（酒浸）为末，酒糊丸梧子大。每服七丸，酒下，觉四肢麻木即止。

铜青

一名铜绿，乃铜之精华也。时珍曰：近时人以醋制铜生绿，取收晒干，淘洗用之。

性平，味酸，微毒。

主治：明目，去肤赤息肉，风烂眼泪出，吐风痰，合金疮止血，治妇人血气心痛，杀虫，治恶疮、疳疮。

【附方】

风痰卒中碧林丹治痰涎潮盛，卒中不语，及一身风瘫。用生绿二两，乳细，水化去石，慢火熬干，取辰日、辰时、辰位上修合，再研入麝香一分，糯米粉糊和丸弹子大，阴干。卒中者，每丸作二服，薄荷酒研下；余风，朱砂酒化下。吐出青碧涎，泻下恶物，大效。治小儿用绿云丹，铜绿不计多少，研粉，醋面糊丸芡子大。每薄荷酒化服一丸，须臾吐涎如胶，神效。

烂弦风眼铜青，水调涂碗底，以艾熏干，刮下，涂烂处。

赤发秃落油磨铜钱末，涂之，即生。

面黡黑痣以草划破，铜绿末傅之，三日勿洗水，自落。厚者，再上之。

走马牙疳铜青、枯矾等分，研，傅之。又方，人中白一钱，铜绿三分，研，傅之。

杨梅毒疮铜绿醋煮研末，烧酒调搽，极痛，出水，次日即干。或加白矾等分，研掺。

臁疮顽癣铜绿七分研，黄蜡一两化熬，以厚纸拖过，表里别以纸隔贴之，出水妙。亦治杨梅疮，及虫咬。

肠风痔瘘方见密陀僧下。

诸蛇螫伤铜绿傅之。

百虫入耳生油调铜绿滴入。

头上生虱铜青、明矾末，掺之。

铅

又有青金、黑锡、金公、水中金诸名。有银坑处皆有之。生山穴石间，乃五金之祖，以其能伏五金而死八石也。雌黄乃金之苗，而中有铅气，是黄金之祖矣；银坑有铅，是白金之祖矣；信铅杂铜，是赤金之祖矣；与锡同气，是青金之祖矣。朱砂伏于铅而死于硫，硫恋于铅而伏于硇，铁恋于磁而死于铅，雄恋于铅而死于玉。故其变化最多，一变而成胡粉，再变而成黄丹，三变而成密陀僧，四变而为白霜也。凡用，以铁铫溶化，泻瓦上，滤去渣脚，如此数次，收用。其黑锡灰，则以铅沙取黑灰。白锡灰不入药。

性寒，味甘。

主治：镇心安神，治伤寒毒气，反胃呕哕，坠痰，去噎膈、消渴、风痫，瘿瘤，鬼气，疰忤。消瘰疬痈肿，明目固齿，乌须发，治实女，杀虫，解金石毒。错为末，和青木香，傅疮肿恶毒，蛇蝎所咬，炙熨之。

【黑锡灰】

主治：积聚，杀虫，同槟榔末等分，五更米饮服。

【附方】

乌须明目黑铅半斤，锅内镕鎔汁，旋入桑条灰，柳木搅成沙，筛末，每早揩牙，以水漱口洗目，能固牙明目，黑须发。

揩牙乌髭黑铅消化，以不蛀皂荚寸切，投入，炒成炭，入盐少许，研匀，日用揩牙。摘去白髭，黑者更不白也。又方，黑锡一斤，炒灰埋地中五日，入升麻、细辛、诃子同炒黑，日用揩牙，百日效。

牙齿动摇方同上。

乌须铅梳铅十两，锡三两，婆罗得三个，针砂、熟地黄半两，茜根、胡桃皮一两，没石子、诃黎勒皮、硫黄、石榴皮、磁石、皂矾、乌麻油各二钱半为末，先化铅锡，入末一半，柳木搅匀，倾入梳模子，印成修齿，余末同水煮梳三日三夜，水耗加之，取出，故帛重包五日。每以熟皮衬手，梳一百下，须先以皂荚水洗净，拭干。

肾脏气发攻心，面黑欲死，及诸气奔豚，喘急。铅二两，石亭脂二两，木香一两，麝香一钱。先化铅，炒干，入亭脂急炒，焰起以醋喷之，倾入地坑内，覆住，待冷取，研，粟饭丸芡子大。每用二丸，热酒化服，取汗，或下或通气，即愈。如大便不通，再用一丸，入玄明粉五分，服。

妇人血气冷痛攻心。方同上。

风痫吐沫反目抽掣，久患者。黑铅、水银（结砂①）、南星（炮）各一两。为末，糯饭丸绿豆大。一岁一丸，乳汁下。

反胃哕逆黑铅（化汁，以柳木捶研成粉）一两，入米醋一升，砂锅熬膏，入蒸饼末少许，捣丸小豆大。每服一丸，姜汤下。

多年反胃不止。紫背铅二两，石亭脂二两，盐卤汁五两，烧铅，以卤汁淬尽，与亭脂同炒，焰起，挑于水上，焰止，研匀，蒸饼和丸

---

① 砂：原作“炒”，据《本草纲目·金石部·铅》卷八“附方”引《普济方》改。

梧子大。每服二十丸，煎石莲干柿汤下。

消渴烦闷黑铅、水银等分，结如泥，常含豆许，吞津。

寸白虫病先食猪肉一片，乃以砂糖水调黑铅灰四钱，五更服之，虫尽下，食白粥一日。许学士病嘈杂，服此下二虫，一寸断，一长二尺五寸，节节有斑纹也。

水肿浮满乌锡五两，皂荚一挺，炙，酒二斗，煮六沸，频服，至小便出二三升，即消。

小便不通黑铅（错末）一两，生姜半两，灯心一握，井水煎服，先以炒葱贴脐。

卒然咳嗽炉中铅屑、桂心、皂荚等分为末，蜜丸梧子大。每饮下十五丸，忌葱。

瘰疬结核铅三两，铁器炒，取黑灰，醋和涂上，故帛贴之，频换，去恶汁。如此半月，不痛不破，内消为水而愈。

痈疽发背黑铅一斤，甘草三两微炙，瓶盛酒一斗，浸甘草，乃镕铅投酒中，如此九度，去滓饮酒，醉卧即愈。

金石药毒黑铅一斤镕化，投酒一升，如此十余次，待酒至半升，顿饮。

取轻粉毒出山黑铅五斤，打壶一把，盛烧酒十五斤，纳土茯苓半斤，乳香三钱，封固，重汤煮一日夜，埋土中，出火毒。每日早晚任性饮数杯，后用瓦盆接小便，自有粉出为验。服至筋骨不痛，乃止。

解砒霜毒烦躁如狂，心腹疼痛，四肢厥冷，命在须臾。黑铅四两，磨水一碗灌之。

解硫黄毒黑锡煎汤服，即解。

铅　霜

又名铅白霜。以铅打成钱，穿成串，瓦盆盛生醋，以串横盆中，离醋三寸，仍以瓦盆覆之，置阴处，候生霜，刷下，仍合住。

性冷，味甘酸。涂木瓜，则失酸，金克木也。

主治：消痰，止惊悸，解酒毒，去胸膈烦闷，中风痰实，止渴，去膈热涎塞，吐逆，镇惊去怯，乌须发。

【附方】

小儿惊热心肺积热，夜卧多惊。铅霜、牛黄各半分，铁粉一分研匀，每服一字，竹沥调下。

惊风痫疾喉闭牙紧。铅白霜一字，蟾酥少许为末，乌梅肉蘸药于龈上揩之，仍吹通关药，良久便开。

消渴烦热铅白霜、枯白矾等分为末，蜜丸梧子大，绵裹，含化，咽汁。又方，铅白霜一两，根黄、消石各一两为末，每冷水服一钱。

喉痹肿痛铅白霜、甘草半两，青黛一两为末，醋糊丸芡子大。每含咽一丸，立效。

悬痈肿痛铅白霜一分，甘草半生半炙一分为末，绵裹含咽。

口疳龈烂气臭血出，不拘大人小儿。铅白霜、铜绿各二钱，白矾豆许为末，扫之。

鼻衄不止铅白霜末，新汲水服一字。

痔疮肿痛铅白霜、白片脑各半字，酒调涂之，随手见效。

室女经闭恍惚烦热。铅霜半两，生地黄汁一合调下，日三服。

梳发令黑铅霜包梳，日日梳之，胜于染者。

胡粉

《纲目》作粉锡。又有官粉、定粉、水粉、白粉、光粉、瓦粉、铅粉、铅华、解锡诸名。金陵、杭州制者尤多。韶州者，为韶粉；辰州者，为辰粉。辰粉带青为佳。

性寒，味甘辛。能制硫黄。又雌黄得胡粉而失色，胡粉得雌黄而色黑，盖相恶也。入酒中去酸味，收蟹不沙。

主治：食复劳复，坠痰消胀，止泄痢、久积痢，积聚不消，疗呕逆，去鳖瘕，止小便利，堕胎，治疥癣恶疮，伏尸，毒螫，杀三虫，除狐臭，黑须发。炒焦，止小儿疳痢。

【附方】

劳复食复欲死者。水服胡粉少许。

小儿脾泄不止。红枣二十个，去核，将官粉入内，以阴阳瓦焙干，去枣，研粉，每服三分，米汤下。

赤白痢下频数，肠痛。定粉一两，鸡子清和，炙焦为末。冷水服一钱。

小儿无辜疳，下痢赤白。胡粉熟蒸，熬令色变，以饮服半钱。

小儿腹胀胡粉，盐熬色变，以摩腹上。

腹皮青色不速治，须臾死。方同上。

小儿夜啼水服胡粉三豆大，日三服。

身热多汗胡粉半斤，雷丸四两为末，粉身。

妇人心痛急者。好官粉为末，葱汁和丸小豆大，每服七丸，黄酒送下，即止。粉能杀虫，葱能杀气故也。

寸白蛔虫胡粉（炒燥）方寸匕，入肉臛中，空心服，大效。

服药过剂闷乱者。水和胡粉，服之。

鼻衄不止胡粉炒黑，醋服一钱，即止。

齿缝出血胡粉半两，麝香半钱为末，卧时揩牙。

坠扑瘀血从高落下，瘀血抢心，面青，气短欲死。胡粉一钱，和水服，即安。

折伤接骨官粉、硼砂等分为末，每服一钱，苏木汤调下，仍频饮苏木汤，大效。

杖疮肿痛水粉一两，赤石脂（生）一钱，水银一分，以麻油杵成膏，摊油纸贴之。肉消者，填满紧缚。

抓伤面皮香油调铅粉搽之，一夕愈。

食梅牙齼韶粉揩之。

染白须发胡粉、石灰等分，水和涂之，以油纸包，烘令温暖，候末燥，间洗去，以油润之，黑如漆也。

腋下狐臭胡粉常粉之。或以胡粉三合，和牛脂煎稠，涂之。

阴股常湿胡粉粉之。

干湿癣疮方同上。

黄水脓疮官粉（煅黄）、松香各三钱，黄丹一钱，飞矾二钱为末，香油二两熬膏，傅之。

小儿耳疮月蚀。胡粉，和土涂之。

小儿疳疮熬胡粉，猪脂和涂。

小儿舌疮胡粉，和猪鹘骨中髓，日三傅之。

燕口吻疮胡粉（炒）一分，黄连半两为末，傅之。

痘疮瘢痕或凸或凹。韶粉一两，轻粉一定，和研，猪脂调傅。

妒精阴疮铅粉二钱，银杏仁七个，铜铫内炒至杏黄，去杏取粉，出火毒，研，搽，效。

反花恶疮胡粉一两，胭脂一两为末，盐汤洗净傅之，日五次。

疮似蜂窠愈而复发。胡粉、朱砂等分为末，蜜和涂之。

血风臁疮《孙氏集效方》用官粉四两，水调入碗内，以蕲州艾叶烧烟熏干，入乳香少许同研，香油调作隔纸膏，反覆贴之。《杨氏简便方》用官粉炒过，桐油调作隔纸，贴之。

小儿丹毒唾和胡粉，从外至内傅之，良。

汤火烧疮胡粉，羊髓和，涂之。

疮伤水湿胡粉、炭灰等分，脂和涂孔上，水即出也。

蠼螋尿疮酢和胡粉涂之，良。

诸蛇螫伤胡粉和大蒜捣涂。

误吞金银及钱。胡粉一两，猪脂调，分再服，令消烊出也。

三年目翳胡粉涂之。

口中干燥烦渴无津。雄猪胆五枚，酒煮皮烂，入定粉一两研匀，丸芡子大，每含化一丸，咽汁。

腹中鳖癥胡粉、黍米，淋汁温服，大效。

接骨续筋止痛活血。定粉、当归各一钱，硼砂一钱半为末，每服一钱，苏木煎汤调下，仍频饮汤。

发背恶疮诸痈疽。好光粉二两，真麻油三两，慢火熬，以柳枝急搅，至滴水成珠，入白胶末少许，入器，水浸两日，油纸摊贴，名神应膏。

黄　丹

《纲目》作铅丹。又有丹粉、朱粉诸名。以土硫黄、消石、盐、醋，炒铅而成。用时须以水漂净，微炒用之。

性寒，味辛咸。

主治：镇心安神，止吐血及咳，治疟及久积，吐逆反胃，惊痫癫疾，除热下气，坠痰杀虫，去怯，除忤恶，止痢，明目，止小便，除毒热脐挛，金疮血溢，惊悸狂走，消渴。煎膏用，止痛生肌，傅疮长肉，及汤火疮。染须。

【附方】

消渴烦乱黄丹，新汲水服一钱，以荞麦粥压之。

吐逆不止碧霞丹，用北黄丹四两，米醋半升，煎干，炭火三秤，就铫内煅红，冷定为末，粟米饭丸梧子大。每服七丸，醋汤下。

伏暑霍乱水浸丹，见木部巴豆下。

小儿吐逆不止，宜此清镇。烧针丸，用黄丹研末，小枣肉和丸芡子大，每以一丸，针签于灯上烧过，研细，乳汁调下。一加朱砂、枯矾等分。

反胃气逆胃虚。铅丹二两，白矾二两，生石亭脂半两，以丹、矾研匀，入坩锅内，以炭半秤煅赤，更养一夜，出毒两日，入亭脂同研，粟米饭和丸绿豆大。每日米饮下十五丸。

泄泻下痢赤白。用枣肉捣烂，入黄丹、白矾各皂子大，粳米饭一团和丸弹子大，铁线穿，于灯上烧过，为末。米饮服之。

赤白痢下黄丹（炒紫）、黄连（炒）等分为末，以糊丸麻子大。

每服五十丸，生姜甘草汤下。

妊娠下痢疼痛。用乌鸡卵一个，开孔，去白留黄，入铅丹五钱，搅匀，泥裹煨干，研末。每服二钱，米饮下。一服愈，是男；二服愈，是女。

吐血咯血咳血。黄丹，新汲水服一钱。

寒热疟疾体虚汗多者。黄丹、百草霜等分为末，发日，空心米饮服三钱，不过二服愈。或糊丸，或蒜丸，皆效。《肘后方》用飞炒黄丹一两，恒山末三两，蜜丸梧子大，每服五十丸，温酒下。平旦及未发、将发时，各一服，无不效。《普济方》：端午日，用黄丹（炒）二两，独蒜一百个，捣丸梧子大，每服九丸，空心长流水面东下。二三发后乃用，神效。亦治痢疾。《三因方》用黄丹（炒）、建茶等分为末，温酒服二钱。又方，黄丹，飞焙，面糊丸芡子大，每枣子一枚去核，包一丸，纸裹煨熟，食之。

温疟不止黄丹（炒）半两，青蒿（童尿浸）二两为末，每服二钱。寒多酒服，热多茶服。

小儿瘅疟壮热不寒。黄丹二钱，蜜水和服，冷者酒服，名鬼哭丹。

风痫发止驱风散用铅丹二两，白矾二两为末，用三角砖相斗，以七层纸铺砖上，铺丹于纸上，矾铺丹上，以十斤柳木柴烧过为度，取研。每服二钱，温酒下。

客忤中恶道间、门外得之，令人心腹刺痛，气冲心胸，胀满，不治害人。真丹方寸匕，蜜三合，和灌之。

一切目疾昏障，治；只障，不治。蜂蜜半斤，铜锅熬起紫色块，入飞过真黄丹二两，水一碗，再炼，至水气尽，以细生绢铺薄纸一层，滤净，瓶封埋地内三七，每日点眼七次，药贴则洗之。一方，入诃子肉四个。

赤眼痛黄丹，蜂蜜调贴太阳穴，立效。

赤目及翳铅丹、白矾等分为末，点之。又方，铅丹、乌贼骨等分，合研，白蜜蒸，点之。

眼生珠管铅丹半两，鲤鱼胆汁和如膏，日点三五次。

痘疹生翳黄丹、轻粉等分为末，吹少许入耳内，左患吹右，右患吹左。

小儿重舌黄丹一豆大，安舌下。

小儿口疮糜烂。黄丹一钱，生蜜一两，相和蒸黑，每以鸡毛蘸搽，甚效。

腋下狐臭黄丹入轻粉，唾调，频掺之。

妇人逆产真丹，涂儿足下。

蚰蜒入耳黄丹、酥、蜜、杏仁等分熬膏，绵裹包，塞之，闻香即出，抽取。

蝎蠆螫人醋调黄丹，涂之。

金疮出血不可以药速合，则内溃伤肉。只以黄丹、滑石等分为末，傅之。

外痔肿痛黄丹、滑石等分为末，新汲水调，日五上之。

血风臁疮黄丹一两，黄蜡一两，香油五钱，熬膏，先以葱椒汤洗，贴之，

远近臁疮黄丹（飞，炒）、黄檗（酒浸七日，焙）各一两，轻粉半两，研细，以苦茶洗净，轻粉填满，次用黄丹护之，外以檗末摊膏贴之，勿揭动，一七见功。

密陀僧

又名没多僧、炉底。原取银冶者，今既难得，乃取煎销银铺炉底用之。造黄丹者，以脚渣炼成，其似瓶形者是也。凡使，捣细，安瓷锅中，重纸袋盛，柳蛀末焙之，次下东流水浸满，火煮一伏时，去柳末、纸袋，取用。

性平，味辛咸。

主治：镇心，定惊痫、咳嗽、呕逆、吐痰，疗反胃、消渴、疟疾、下痢。止血，杀虫，消积，治诸痔，消肿毒，五痔，金疮，除狐臭，染髭发，去面上瘢、皯面，膏药用之。

【附方】

痰结胸中不散。密陀僧一两，醋、水各一盏，煎干为末。每服二钱，以酒、水各一小盏，煎一盏，温服，少顷，当吐出痰涎为妙。

消渴饮水神效丸用密陀僧二两，研末，汤浸，蒸饼丸梧子大，浓煎蚕茧盐汤，或茄根汤，或酒下，一日五丸，日增五丸，至三十丸止，不可多服。五六服后，以见水恶心为度。恶心时，以干物压之，日后自定，甚奇。

赤白下痢密陀僧三两，烧黄色，研粉，每服一钱，醋、茶下，日三服。

肠风痔瘘铜青、密陀僧各一钱，麝香少许为末，津和涂之。

小儿初生遍身如鱼脬，又如水晶，破则成水，流渗又生者。密陀僧生研，摩之，仍服苏合香丸。

惊气失音惊气入心，络瘖不能言语者，用密陀僧末一匕，茶调服，即愈。昔有人伐薪，为狼所逐，而得是疾，或授此方而愈。又一有军校采藤逢恶蛇，病此，亦用之而愈。此乃惊则气乱，密陀僧之重，以去怯而平肝也，其功力与铅丹同，故膏药中用代铅丹云。

腋下狐臭浆水洗净，油调密陀僧涂之。以一钱，用热蒸饼一个，切开，掺末夹之。

香口去臭密陀僧一钱，醋调，漱口。

大人口疮密陀僧（锻，研）掺之。

小儿口疮不能吮乳。密陀僧末，醋调涂足心，疮愈洗去。蔡医博方也。

鼻内生疮密陀僧、香白芷等分为末，蜡烛油调，搽之。

鼻皶赤皰密陀僧二两细研，人乳调，夜涂旦洗。

痘疮瘢黡方同上。

皯黯斑点方同上。

夏月汗斑如疹。用密陀僧八钱，雄黄四钱，先以姜片擦热，仍以姜片蘸末擦之，次日即焦。

骨疽出骨一名多骨疮，不时出细骨，乃母受胎未及一月，与六亲骨肉交合，感其精气，故有多骨之名。以密陀僧末，桐油调匀，摊贴之，即愈。

血风臁疮密陀僧，香油入粗碗内磨化，油纸摊膏，反覆贴之。

阴汗湿痒密陀僧末傅之。又方加蛇床子末同傅。

锡

又有白鑞、鈏贺诸名。出云南、衡州、两广等处。

性寒，味甘。羚羊角、五灵脂、伏龙肝、马鞭草皆能缩贺，硇砒能硬锡，巴豆、蓖麻、姜汁、地黄能制锡，松脂銲锡。锡矿缩银。

主治：恶毒风疮。

【附方】

解砒霜毒锡器，于粗石上磨水，服之。

杨梅毒疮黑铅、广锡各二钱半，结砂)，蜈蚣二条，为末，纸卷作小捻，油浸一夜，点灯，日照疮二次，七日即见效。

古镜

又名鉴及照子。始于尧臣尹寿，年久者良。

主治：惊痫邪气，小儿诸恶犯，煮汁，和诸药煮服，文字弥古者佳。辟一切邪魅，女人鬼交，飞尸蛊毒，催生，及治暴心痛，并火烧，淬酒服。百虫入耳鼻中，将镜就敲之，即出。小儿疝气肿硬，煮汁服。

【附方】

小儿夜啼明鉴挂床脚上。

【锡铜镜鼻】锡铜相和，得水浇之极硬，故铸镜用之。《考工记》云：金锡相半，谓之鉴燧之剂，是也。

主治：伏尸邪气，女人血闭癥瘕，伏阳绝孕，产后余疹刺痛，三十六候。取七粒投醋中熬，呷之。亦可入当归、芍药煎服。

【附方】

小儿客忤面青惊痛。铜照子鼻烧赤，少酒淬过，与儿饮。

【镜锈】即镜上绿也。俗名杨妃垢。

主治：腋臭，又疗下疳疮，同五倍子末等分，米泔洗后，傅之。

古文钱

又有泉孔方兄、上清童子、青蚨诸名。但得五百年之外者，即可用也。

性平，味辛，有毒。同胡桃嚼即碎，相制也。

主治：翳障，明目，疗风赤眼，盐卤浸用。妇人生产横逆，心腹痛，月膈，五淋。烧，以醋淬，用大青钱煮汁服，通五淋。磨入目，主盲障，肤赤。和薏苡根煮服，止心腹痛。

【附方】

时气欲死大钱百文，水一斗，煮八升，入麝香末三分，稍饮至尽，或吐或下愈。

时气温病头痛，壮热，脉大，始得一日者。比轮钱一百五十七文，水一斗，煮取七升，服汁，须臾复以水五升，更煮一升，以水二升投中，合得三升，出钱饮汁，当吐，毒出也，即愈。

心腹烦满及胸胁痛，欲死者。比轮钱二十枚，水五升，煮三升，分三服。

急心气痛古文钱一个打碎，大核桃三个，同炒热，入醋一碗冲服。

霍乱转筋青铜钱四十九枚，木瓜一两，乌梅炒五枚，水二盏，煎，分温服。

慢脾惊风利痰奇效。用开元通宝钱（背后上下有两月痕者，其色淡黑，颇小），以一个放铁匙上，炭火烧四围，上下各出珠子，取出，候冷，倾入盏中，作一服，以南木香汤送下，或人参汤亦可。钱虽利痰，非胃家所好，须以木香佐之。

下血不止大古钱四百文，酒三升，煮二升，分三服。

赤白带下铜钱四十文，酒四升，煮取二升，分三服。

小便气淋比轮钱三百文，水一斗，煮取三升，温服。

沙石淋痛古文钱，煮汁服。

伤水喘急因年少饮冷水，惊恐所致者。古文钱七枚洗净，白梅七个，水一钟，同浸三宿，空心一呷，良久得吐，效。

唇肿黑痛痒不可忍。四文大钱，于石上磨猪脂汁涂之，不过遍愈。

口内热疮青钱二十文，烧赤，投酒中，服之，立瘥。

眼赤生疮连年不愈。古钱一文，生姜石一个，洗净，以钱于石上磨蜜，取浓汁三四滴在盏，覆瓦上，以艾灸瓦内七壮熏蜜，取点之，效。

赤目浮翳古钱一文，盐方寸匕，治筛，点之。

目卒不见钱于石上磨汁，注眦中。

目生珠管及肤翳。铜钱青一两，细墨半两为末，醋丸白豆大。每以一丸，同乳汁、新汲水各少许，浸化点之。

腋下狐臭古文钱十文，铁线串烧，醋淬十次，入麝香，研末，调涂。

跌扑伤损半两钱五个火煅，醋淬四十九次，甜瓜子五钱，珍珠二钱研末。每服一字，好酒调，随上下，食前后。

误吞铁钱古文铜钱十个，白梅肉十个，淹过即烂，捣丸绿豆大。每服一丸，流水吞下，即吐出。

百虫入耳青钱十四文，煎猪膏二合，少少滴之。

便毒初起以胡桃同古文钱嚼食二三枚，能消便毒。便毒属肝，以金伐木也。

铜弩牙

黄帝始作弩，弩牙，机发性动，用以通利。

主治：难产，血闭，月水不通，阴阳隔塞。烧赤，纳酒中，饮汁，古者弥胜。

【附方】

误吞珠钱哽在咽者。铜弩牙烧赤，纳水中，冷饮汁，立愈。

诸铜器

铜器盛饮食、茶、酒，经夜有毒，煎汤损人声。铜器上汗有毒，令人发恶疮、内疽。

主治：霍乱转筋，肾堂及脐下疰痛，并炙器隔衣熨其脐腹肾堂。古铜器畜之，辟邪祟。

【铜钴鉧】一作钴锛，熨斗也。

主治：折伤接骨，捣末研飞，和少酒服，不过二方匕。又盛灰火，熨脐腹冷痛。

【铜秤锤】

治难产横生，烧赤，淬酒服。

【铜匙柄】

治风眼赤烂，及风烧赤眼，翳膜，烧热烙之，频用妙。

铁

又有黑金、乌金之名，皆取矿土炒成。秦晋、淮楚、湖南、闽广诸山中皆产，以广铁为良。甘肃土锭铁，色黑，性坚，宜作刀剑。西番出宾铁尤胜。《管子》云：上有赭，下有铁。余见《宝藏论》。

【熟铁】柔铁也，经用辛苦者，曰劳铁。性平，味辛，有毒。畏磁石、火炭，能制石亭脂毒。遇神砂，如泥似粉。又畏皂荚、猪犬脂、乳香、朴硝、硇砂、盐卤、荔枝。獏食铁而蛟龙畏铁。凡诸草木药皆忌铁器，而补肾药尤忌之，否则反消肝肾，上肝伤气，母气愈虚矣。

主治：坚肌耐痛，劳铁疗贼风，烧赤，投酒中饮。

【生铁】

治痫疾，散瘀血，消丹毒，黑鬓发。疗下部及脱肛。除癣及恶疮疥，蜘蛛咬，蒜磨，生油调傅。

【附方】

脱肛历年不入者。生铁二斤，水一斗，煮汁五升，洗之，日再。

热甚耳聋烧铁投酒中，饮之，仍以慈石塞耳，日易，夜去之。

小儿丹毒烧铁淬水，饮一合。

小儿燥疮一名烂疮。烧铁淬水中二七遍，浴之二三，起作浆。

打扑瘀血在骨节及胁外不去。以生铁一斤，酒三升，煮一升服。

熊虎伤毒生铁煮令有味，洗之。

钢　铁

又名跳铁。有三种：有生铁夹熟铁炼成者，有精铁百炼出钢者，有西南海中生成者。儿铁内有硬处不可打者，名铁核，以香油涂烧之，即散。

主治：金疮，烦满热中，胸膈气塞，食不化。

【铁粉】乃钢铁飞炼而成者。人多取杂铁作粉屑飞之，其体重。真钢者，不尔也。

主治：化痰镇心，抑肝邪，坚骨髓，合和诸药，各有所主。

【附方】

惊痫发热铁粉，水调少许，服之。

急惊涎潮壮热闷乱。铁粉二钱，朱砂一钱为末，每服一字，薄荷汤调下。

伤寒阳毒狂言妄语，乱走，毒气在脏也。铁粉二两，龙胆草一两为末，磨刀水调服一钱，小儿五分。

头痛鼻塞铁粉二两，龙脑半分研匀，每新汲水服一钱。

雌雄疔疮铁粉一两，蔓菁根三两，捣如泥封之，日二换。

风热脱肛铁粉研，同白敛末傅上，按入。

【针砂】此作针家磨鑢细末也。须真钢砂乃可用，人多以柔铁砂杂和之，须辨明。亦染皂。

功同铁粉。消积聚肿满，黄疸，平肝气，散瘿。和末食子，染须至黑。

【附方】

风湿脚痛针砂、川乌头为末和匀，炒热，绵包熨之。

风痹暖手针砂四两，硇砂三钱，黑脚白矾六钱，研末，以热醋或水拌湿，油纸裹，置袋内，任意执之，冷再拌。

脾劳黄病针砂四两，醋炒七次，干漆烧存性二钱，香附三钱，平胃散五钱为末，蒸饼丸梧子大。任汤使下。

湿热黄疸助脾去湿。针砂丸用针砂不拘多少，擂尽锈，淘洗白色，以米醋于铁铫内浸过一指，炒干，再炒三五次，候通红取出，用陈粳米半升，水浸一夜，捣粉作块，煮半熟，杵烂，入针砂二两半，百草霜炒一两半，捣千下，丸梧子大。每服五十丸，用五加皮、牛膝根、木瓜浸酒下。初服若泄泻，其病源去也。

水肿尿少针砂（醋煮，炒干）、猪苓、生地龙各三钱为末，葱涎研和，傅脐中约一寸厚，缚之，待小便多为度，日二易之。入甘遂更妙。

泄泻无度诸药不效。方同上，不用甘遂。

虚寒下痢肠滑不禁。针砂七钱半，官桂一钱，枯矾一钱为末，以凉水调摊脐上下，缚之，当觉大热，以水润之。可用三四次，名玉胞肚。

项下气瘿针砂入水缸中浸之，饮食皆用此水，十日一换砂，半年自消散，甚良。

染白须发针砂（醋炒七次）一两，诃子、白及各四钱，百药煎六钱，绿矾二钱为末，用热醋调，刷须发，菜叶包住，次早酸浆洗去。此不坏须，亦不作红。又方，针砂、荞面各一两，百药煎为末，茶调，夜涂旦洗。再以诃子五钱，没食子（醋炒）一个，百药煎少许，水和，涂一夜，温浆洗去，黑而且光。

铁　屑

《纲目》作铁落，又有铁液、铁蛾之名。生铁打铸，皆有花出，如兰如蛾，故俗谓之铁蛾，今烟火家用之。铁末浸醋书字于纸，背后涂墨，如碑字也。

性平，味辛。

主治：平肝去怯，治善怒发狂。饮以生切落，金制木也，肝木平止，其症自愈。**除胸膈中热气，食不下，止烦，去风热恶疮，疡疽疮痂，疥气在皮肤中。去黑子，可以染皂。治惊邪癫痫，小儿客忤，消食及冷气，并煎服之。主鬼打鬼疰邪气，水渍沫出，澄清，暖饮一二杯。炒热投酒中饮，疗贼风痉。又裹以熨腋下，疗狐臭。**

【附方】

小儿丹毒锻铁屎研末，猪脂和，傅之。

铁　精

又名铁花，铁之精华也。出煅灶中，如尘，紫色，轻者佳，亦以磨莹铜器用之。

主治：明目，化铜，疗惊悸，定心气，小儿风痫，阴溃，脱肛。

【附方】

下痢脱肛铁精粉之，良。

女人阴脱铁精、羊脂，布裹，炙热，熨，推之。

男子阴肿铁精粉，傅之。

疔肿拔根铁渣一两，轻粉一钱，麝香少许为末，针画十字口，点药入内，醋调面糊傅之，神效。

食中有蛊腹内坚痛，面目青黄，淋露骨立，病变无常。用炉中铁精研末，鸡肝和丸梧子大，食前酒下五丸，不过十日愈。

蛇骨刺人毒痛。铁精粉豆许，吹入疮内。

铁华粉

又有铁胤粉、铁艳粉、铁霜诸名。作粉法：取钢锻作叶，如笏或团，平面磨错，令光净，以盐水洒之，于醋瓮中，阴处埋一百日，铁上衣生，则成粉矣。刮取细捣，筛，入乳钵，研如面，和合诸药为丸散，此铁之精华，功胜粉也。或悬于酱瓿上生霜者，名铁胤粉。淘去粗滓咸味，烘干用。

主治：安心神，坚骨髓，强志力，除风邪，止惊悸虚痫，镇五脏，去邪气，除健忘，冷气心痛，痃癖癥结，脱肛痔瘘，宿食等。去百病，随所冷热，和诸药用，枣膏为丸。傅竹木刺入肉。

【附方】

妇人阴挺铁胤粉一钱，龙脑半钱，研，水调刷产门。

铁　锈

又名铁衣。此铁上赤衣也，刮下用。

主治：平肝坠热，消疮肿、口舌疮。恶疮疥癣，和油涂之。蜘蛛虫咬，蒜磨涂之；蜈蚣咬，醋磨涂之。

【附方】

风瘙瘾疹锈铁磨水，涂之。

汤火伤疮青竹烧油，同铁锈搽之。

疔肿初起多年土内锈钉，火锻，醋淬，刮下锈末，不论遍次，煅取收之，每用少许，人乳和，挑破傅之。仍炒研二钱，以齑水煎滚，待冷，调服。

脚腿红肿热如火炙，俗名赤游风。用铁锈水，解之。

重舌肿胀铁锈锁烧红，打下锈，研末。水调一钱，噙咽。

小儿口疮铁锈末，用水调，傅之。

内热遗精铁锈末，冷水服一钱，三服止。

妇人难产杂草烧镬锈、白芷等分为末。每服一钱，童尿、米醋各半，和服，见效。

铁 𨭏

又名刀烟、刀油。以竹木燃火，于刀斧刃上烧之，津出如漆者是也。江东人多用之。

主治：恶疮蚀䘌，金疮毒物伤皮肉，止风水不入，入水不烂，手足软折，疮根结筋，瘰疬毒肿。染髭发，令永黑，及热未凝时涂之，少顷当硬，用之须防水。又杀虫，效。

【附方】

项边疬子以桃核于刀上烧烟，熏之。

铁 浆

以生铁渍水，服饵者，旋入新水，日久生黄者，则力愈胜。

主治：镇心明目。主癫痫发热，急黄狂走，六畜癫狂，人为蛇、犬、虎、狼、毒刺、恶虫等啮，服之毒不入肉也。兼解毒入腹。

【附方】

时气生疮胸中热。铁浆饮之。

一切疔肿铁浆，日饮一升。

发背初起铁浆饮二升，取利。

蛇皮恶疮铁浆频涂之。

漆疮作痒铁浆频洗，愈。

诸铁器

旧本铁器条繁，今集为一。大抵皆是借其器平木解毒重坠，无他义也。

【铁杵】即捣药杵也。

主治：横产，胞衣不下。烧赤，淬酒饮。

【铁秤锤】

治贼风。止产后血瘕，腹痛，及喉痹热塞。烧赤，淬酒，热饮。又治男子疝痛，女子心腹妊娠胀满，漏胎，卒下血。

【附方】

喉痹肿痛菖蒲根嚼汁，烧秤锤，淬一杯，饮之。

舌肿咽痛咽生息肉，舌肿。秤锤烧赤，淬醋一盏，咽之。

误吞竹木秤锤烧红，淬酒，饮之。

便毒初起极力提起，令有声。以铁秤锤摩压一夜，即散。

【铁铳】

烧赤，淋酒入内，孔中流出，乘热饮之，催生，易产。旧铳尤良。

【铁斧】

治产难横逆，胞衣不出。烧赤，淬酒服。亦治产后血瘕，腰腹痛。怀妊三月，名曰始胎，血脉未流，象形而变，可转女为男，用斧置床底，系刃向下，勿令本妇知之。

【铁刀】

治蛇咬，毒入腹。取两刀于水中相磨，饮其汁。百虫入耳，以两刀于耳门上摩敲作声，自出。磨刀水，服，利小便。涂脱肛痔核，产肠不上，耳中卒痛。

【大刀环】

治产难，数日不出。烧赤，淬酒一杯，顿服。

【剪刀股】

治小儿惊风。钱氏有剪刀股丸，用剪环头研破，煎汤服药。

【铁锯】

治误吞竹木入咽。烧故锯令赤，渍酒，热饮。

【布针】

治妇人横产。取二七枚，烧赤，淬酒七遍，服。

【附方】

眼生偷针布针一个，对井睨视，已而折为两段，投井中。勿令人见。

【铁镞】

治胃热呃逆。用七十二个煎汤，啜之。

【铁甲】

治忧郁结滞，善怒狂易。入药煎服。

【铁锁】

治齆鼻，不闻香臭。磨石上，取末，和猪脂，绵裹塞之。经日肉出，瘥。

【钥匙】

治妇人血噤失音，冲恶。以生姜、醋、小便同煎服。弱房人亦可煎服。

【铁钉】

治酒醉齿漏，出血不止。烧，注孔中即止。

【铁铧】即钟也。

治心虚风邪，精神恍惚，健忘。以多使者四斤，烧赤，投醋中七次，打成块，水二斗，浸三七日。每食后服一小盏。

【附方】

小儿伤寒百日内患壮热。用铁铧一斤，烧赤，水二斗，淬三七次，煎一半，入柳叶七片，浴之。

积年齿䘌旧铁铧头一枚，炭火烧赤，捻硫黄一分，猪脂一分，于上熬沸，以绵包柳杖，揾药，热烙齿缝，数次愈。

灌顶油法治脑中热毒风，除目中翳障，镇心明目。生油二斤，故铁铧五两（打碎），硝石半两，寒水石一两，马牙硝半两，曾青一两，绵裹入油中，浸七日。每以一钱顶上摩之，及滴少许入鼻内，甚妙。此大食国胡商方。

【铁犁镵尖】

得水，制朱砂、水银、石亭脂毒。

【车辖】即车轴铁辖头，一名车缸。

治喉痹，及喉中热塞。烧赤，投酒中，热饮。又治小儿大便下血，烧赤，淬水服。

【附方】

小儿下血方见上。

妊娠咳嗽车缸一枚，烧赤，投酒中，冷饮。

走注气痛车缸烧赤，湿布裹，熨病上。

【马衔】即马勒口铁也，古旧者好。

治小儿痫。妇人难产，临时持之，并煮汁，服一盏。治马喉痹，肿连颊，吐血气数，煎水服之。

【马镫】

治田野燐火，人血所化，或出或没，来逼夺人精气。但以马镫相戛作声，即灭。故张华云：金叶一振，游光敛色。

雄　黄

又名石黄、薰黄。时珍曰：雄黄入点化黄金用，故名黄金石，非金苗也。以米醋入萝卜汁。煮干用。

性平，味苦辛，有毒。

主治：疟疾寒热，伏暑泄痢，酒饮成癖，惊痫，头风眩运。化腹中瘀血，杀劳虫疳虫，搜肝气，泻肝风，消涎积，杀精物、恶鬼、邪气，中恶腹痛，鬼疰，疗恶疮，鼠瘘，疽痔，一切蛇虫伤，杀诸蛇虺毒。

【附方】

卒中邪魔雄黄末，吹鼻中。

鬼击成病腹中烦满欲绝。雄黄粉，酒服一刀圭，日三服，化血为水也。

辟禳魇魔以雄黄带头上，或以枣许系左腋下，终身不魇。

家有邪气用真雄黄三钱，水一碗。以东南桃枝咒洒满屋，则绝迹。勿令妇人见知。

女人病邪女人与邪物交通，独言独笑，悲思恍惚者。雄黄一两，松脂二两，溶化，以虎爪搅之，丸如弹子，夜烧于笼中，令女坐其上，以被蒙之，露头在外，不过三剂，自断。仍以雄黄、人参、防风、五味子等分为末，每旦井水服方寸匕，取愈。

小丹服法雄黄、柏子仁各二斤，松脂（炼过）十斤，合捣为丸，每旦北向服五丸，百日后，拘魂制魄，与神人交见。

转女为男妇人觉有妊，以雄黄一两，绛囊盛之，养胎，转女成男。取阳精之全于地产也。

小儿诸痫雄黄、朱砂等分为末，每服一钱，猪心血入齑水调下。

骨蒸发热雄黄末一两，入小便一升，研如粉，乃取黄理石一枚方圆一尺者，炭火烧之三食顷，浓淋汁于石上，置薄毡于上，患人脱衣坐之，衣被围住，勿令泄气，三五度瘥。

伤寒咳逆服药无效。雄黄二钱，酒一盏，煎七分，乘热嗅其气，即止。

伤寒狐惑虫蚀下部，痛痒不止。雄黄半两，烧于瓶中，熏其下部。

偏头风病至灵散。用雄黄、细辛等分为末，每以一字吹鼻，左痛吹右，右痛吹左。

五尸注病发则痛变无常，昏恍沉重，缠结脏腑，上冲心胁，即身中尸鬼，接引为害也。雄黄、大蒜各一两，杵丸弹子大，每热酒服一丸。

腹胁痞块雄黄一两，白矾一两为末，面糊调膏，摊贴，即见功效。未效，再贴，待大便数百斤之状，乃愈。此方秘传也。

胁下痃癖及伤饮食。煮黄丸用雄黄一两，巴豆五钱同研，入白面二两，滴水为丸梧子大。每服二十四丸，浆水煮三十沸，入冷浆水，沉冷吞下，以利为度，如神。

饮酒成癖酒癥丸治饮酒过度，头旋，恶心呕吐，及酒积停于胃间，遇饮即吐，久而成癖。雄黄（皂角子大）六个，巴豆（连皮、油）十五个，蝎梢十五个，同研，入白面五两半，滴水丸豌豆大，将干，入麸内炒香。将一粒放水试之，浮则取起，收之。每服二丸，温酒下。

发癥饮油有饮油五升以来方快者，不尔则病，此是发入于胃，气血裹之，化为虫也。雄黄半两为末，水调服之，虫自出。

癥瘕积聚去三尸，益气，延年，却老。雄黄二两为末，水飞九度，入新竹筒内，以蒸饼一块塞口，蒸七度，用好粉脂一两，和丸绿豆大。每服七丸，酒下，日三服。

小腹痛满不得小便。雄黄末，蜜丸，塞阴孔中。

阴肿如斗痛不可忍。雄黄、矾石各二两，甘草一尺，水五升，煮二升，浸之。

中饮食毒雄黄、青黛等分为末，每服三钱，新汲水下。

中毒蛊毒雄黄、生矾等分，端午日研化，蜡丸梧子大，每服七丸，念药王菩萨七遍，熟水下。

结阴便血雄黄（不拘多少）入枣内，线系定，煎汤。用铅一两化汁，倾入汤内同煮，自早至晚，不住添沸汤。取出为末，共枣杵，和丸梧子大，每服三十丸，煎黑铅汤，空心下。只三服，止。

暑毒泄痢用雄黄水飞九度，竹筒盛，蒸七次，研末，蒸饼和丸梧子大，每甘草汤下七丸，日三服。

中风舌强正舌散，用雄黄、荆芥穗等分为末，豆淋酒服二钱。

破伤中风雄黄、白芷等分为末，酒煎，灌之，即苏。

风狗咬伤雄黄五钱，麝香二钱为末，酒下，作二服。

百虫入耳雄黄烧捻熏之，自出。

马汗入疮雄黄、白矾各一钱，乌梅三个，巴豆一个，合研，以油调半钱，傅之，良。

蜘蛛伤人雄黄末，傅之。

金疮内漏雄黄半豆大，纳之，仍以小便服五钱，血皆化为水。

杖疮肿痛雄黄二分，密陀僧一分研末，水调，傅之，极妙。

中药箭毒雄黄末，傅之，沸汁出，愈。

解藜芦毒水服雄黄末一钱。

小儿痘疔雄黄一钱，紫草三钱为末，胭脂汁调，先以银簪挑破，搽之，极妙。

白秃头疮雄黄、猪胆汁，和，傅之。

眉毛脱落雄黄末一两，醋和，涂之。

筋肉化虫有虫如蟹，走于皮下，作声如小儿啼，为筋肉之化。雄黄、雷丸各一两为末，掺猪肉上，炙熟，吃尽，自安。

风痒如虫成炼雄黄、松脂等分研末，蜜丸梧子大，每饮下十丸，日三服，百日愈。忌酒、肉、盐、豉。

疔疮恶毒《千金方》刺四边及中心，以雄黄末傅之，神效。《积德堂方》用雄黄、蟾酥各五分为末，葱蜜捣丸小米大，以针刺破疮顶，插入，甚妙。

广东恶疮雄黄一钱半，杏仁三十粒去皮，轻粉一钱，为末，洗净，以雄猪胆汁调上，二三日即愈。百发百中，天下第一方，出武定侯府内。

蛇缠恶疮雄黄末，醋调，傅之。

缠喉风痹雄黄磨新汲水一盏，服，取吐下，愈。

风热痛用雄黄、干姜各等分为末，嗃鼻，左痛嗃右，右痛嗃左。

牙齿虫痛雄黄末和枣肉丸，塞孔中。

走马牙疳臭烂出血。雄黄豆大七粒，每粒以淮枣去核包之，铁线串，于灯上烧化，为末，每以少许掺之，去涎，以愈为度。

小儿牙疳雄黄一钱，铜绿二钱为末，贴之。

疳虫蚀鼻雄黄、葶苈等分研末，腊猪胆和，用槐枝点之。

耳出臭脓雄黄、雌黄、硫黄等分为末，吹之。

臁疮日久雄黄二钱，陈皮五钱，青布卷作大捻，烧烟熏之，热水流出，数次愈。

鼻准赤色雄黄、硫黄各五钱，水粉二钱。用头生乳汁调傅，不过三五次，愈。

【薰黄】

治恶疮疥癣，杀虫虱。和诸药，熏嗽。

【附方】

小便不通薰黄末豆许，纳孔中，良。

卅年呷嗽薰黄、木香、莨菪子等分为末，羊脂涂青纸上，以末铺之，竹筒烧烟，吸之。

咳嗽熏法薰黄一两，以蜡纸调卷，作筒十枚，烧烟吸咽，取吐止，一日一熏，惟食白粥，七日后，以羊肉羹补之。

水肿上气咳嗽，腹胀。薰黄一两，款冬花二分，熟艾一分，以蜡纸铺艾，洒二末于上，荻管卷成筒，烧烟吸咽。三十日则瘥，三日尽一剂。百日断盐、醋。

手足甲疽薰黄、蛇皮等分为末，以米泔洗净，割去甲入肉处，傅之。一顷痛定，神效。

石　膏

又名细理石。取色白者良，青色杂者，剔去。略煅带生用，多煅则性敛体腻矣。醋调，封丹炉，甚于脂膏。可收豆腐。

性凉，味淡，带微辛。色白属金，故名白虎。体重性凉而主降，能清内蓄之热；味淡带辛而主散，能祛肌表之热。因内外兼施而入阳明经，为退热驱邪之神剂。一切谵语发狂，发斑疹毒，齿痛脾热，胃火，皆能奏效。如时气，壮热头痛，或身热有汗不解，及汗后脉洪而渴，或暑月中热，体疼头痛，汗多大渴，或疟久，热极渴甚，咽痛，口干舌焦，是皆肠胃热邪内盛，蒸发于肌表，藉此通解，而行清肃之气。若无汗而渴，及小便不利，并腹痛，呕泻饱闷，皆所忌也。

【附方】

伤寒发狂逾垣上屋。寒水石二钱，黄连一钱为末，煎甘草，冷服。名鹊石散。

风热心躁口干，狂言，浑身壮热。寒水石半斤，烧半日，净地坑内，盆合四面，湿土拥起，经宿取出，入甘草末、天竺黄各二两，龙脑二分，糯米糕丸弹子大，蜜水磨下。

解中诸毒方同上。

乳石发渴寒水石一块，含之。以瘥为度。

男女阴毒寒水石不拘多少为末，用两馏饭捣丸栗子大，日干，每用一丸，炭火煅红，烧研，以滚酒调服，饮葱醋汤投之，得汗愈。

小儿丹毒寒水石末一两，和酒涂之。

小儿身热石膏一两，青黛一钱为末，糕糊丸龙眼大，每服一丸，灯心汤化下。

骨蒸劳病外寒内热，附骨而蒸也，其根在五脏六腑之中，必因患后得之，骨肉日消，饮食无味，或皮燥而无光，蒸盛之时，四肢渐细，足趺肿起。石膏十两，研如乳粉，水和服方寸匕，日再。以身凉为度。

热盛喘嗽石膏二两，甘草炙半两，为末，每服三钱，生姜、蜜调下。

痰热喘嗽痰涌如泉。石膏、寒水石各五钱为末，每人参汤服三钱。

食积痰火泻肺火、胃火。白石膏（火煅，出火毒）半斤为末，醋和丸梧子大，每服四五十丸，白汤下。

胃火牙疼好软石膏一两，火煅，淡酒淬过，为末，入防风、荆芥、细辛、白芷五分，为末。日用揩牙，甚效。

老人风热内热目赤，头痛，视不见物。石膏三两，竹叶五十片，砂糖一两，粳米三合，水三大盏，煎石膏、竹叶，去滓，取二盏，煮粥，入糖，食。

风邪眼寒乃风入头系，败血凝滞，不能上下流通，故风寒客之，而眼寒也。石膏（锻）二两，川芎二两，甘草（炙）半两为末，每服一钱，葱白茶汤调下，日二服。

头风涕泪疼痛不已。方同上。

鼻衄头痛心烦。石膏、牡蛎一两为末，每新汲水服二钱，和并滴鼻内。

筋骨疼痛因风热者。石膏三钱，飞罗面七钱，为末，水和，煅红，冷定，滚酒化服。被盖取汗，连服三日，即除根。

雀目夜昏百治不效。石膏末每服一钱，猪肝一片，薄批，掺药在上，缠定，沙瓶煮熟，切食之。一日一服。

泾温多汗妄言烦渴。石膏、炙甘草等分为末，每服二钱匕，浆水调下。

小便卒数非淋，令人瘦。石膏半斤捣碎，水一斗，煮五升，每服五合①。

小儿吐泻黄色者，伤热也。玉露散用石膏、寒水石各五钱，生甘草二钱半为末，滚汤调服二钱。

水泻腹鸣如雷，有火者。石膏火煅，仓米饭和丸梧子大，黄丹为衣，米饮下二十丸，不二服，效。

乳汁不下石膏三两，水二升，煮三沸，三日饮尽，妙。

妇人乳痈一醉膏，用石膏煅红，出火毒，研，每服三钱，温酒下。添酒尽醉，睡觉再进一服。

油伤火灼痛不可忍。石膏末傅之，良。

金疮出血寒水石、沥青等分为末，干掺，勿经水。

刀疮伤湿溃烂，不生肌。寒水石（煅）一两，黄丹二钱为末，洗傅。甚者加龙骨一钱，孩儿茶一钱。

疮口不敛生肌肉，止疼痛，去恶水。寒水石（烧赤，研）二两，黄丹半两为末，掺之。名红玉散。

口疮咽痛上膈有热。寒水石（煅）三两，朱砂三钱半，脑子半字为末，掺之。

滑　石

又有画石、液石、脱石、冷石、番石、共石、菅石诸名。取色白细腻者良，刮去浮黄，水澄去粗渣用。

性凉，味淡。体滑，主利窍，味淡，主渗热，能荡涤六腑，而无克伐之弊。

主治：暑气烦渴，胃中积滞，便浊涩痛，女人乳汁不通，小儿疹毒发渴，皆利窍渗热之力也。如天令湿淫太过，小便癃闭，

---

① 每服五合：此4字原脱，据《本草纲目·金石部·石膏》卷八“附方”引《肘后方》之文补。

入益元散，佐以朱砂，利小肠最捷要。以口作渴、小便不利两症并见，为热在上焦肺胃气分，以此利水下行，烦渴自止。若渴而小便自利者，自内津液少也；小便不利而口不渴者，是热在下焦血分也，均不宜用。且体滑，胎前亦忌之，傅痘疮溃烂良，为石淋要药。

【附方】

益元散又名天水散、太白散、六一散。解中暑，伤寒疫疠，饥饱劳损，忧愁思虑，惊恐悲怒，传染，并汗后遗热，劳复诸疾。兼解两感伤寒，百药酒食邪热毒。治五劳七伤，一切虚损内伤，阴痿，惊悸健忘，痫瘛烦满，短气痰嗽，肌肉疼痛，腹胀闷痛，淋闭涩痛，服石，石淋。疗身热，呕吐泄泻，肠澼下痢赤白。除烦热，胸中积聚，寒热。止渴，消畜水。妇人产后损液，血虚，阴虚，热甚。催生下乳，治吹乳乳痈，牙疮齿疳。此药大养脾肾之气，通九窍六腑，去留结，益精气，壮筋骨，和气，通经脉，消水谷，保真元，明耳目，安魂定魄，强志轻身，驻颜益寿，耐劳役饥渴，乃神验之仙药也。白滑石水飞过六两，粉甘草一两为末，每服三钱，蜜少许，温水调下。实热，用新汲水下；解利，用葱豉汤下；通乳，用猪肉面汤调下；催生，用香油浆下。凡难产或死胎不下，皆由风热燥涩，结滞紧敛，不能舒缓故也。此药力至，则结滞顿开而瘥矣。

膈上烦热多渴，利九窍。滑石二两捣，水三大盏，煎二盏，去滓，入粳米煮粥食。

女劳黄疸日晡发热，恶寒，小腹急，大便溏黑，额黑。滑石、石膏等分研末，大麦汁服方寸匕，日三，小便大利，愈。腹满者难治。

伤寒衄血滑石末，饭丸梧子大，每服十丸，微嚼破，新水咽下，立止。汤晦叔云：鼻衄乃当汗不汗所致，其血紫黑时，不以多少，不可止之。且服温和药，调其营卫，待血鲜时，急服此药止之也。

乳石发动烦热，烦渴。滑石粉半两，水一盏，绞白汁，顿服。

暴得吐逆不下食。生滑石末二钱匕，温水服，仍以细面半盏押定。

气壅关格不通，小便淋结，脐下烦①闷兼痛。滑石粉一两，水调服。

小便不通滑石末一升，以车前汁和，涂脐之四畔，方四寸，干即易之。冬月水和。

妇人转脬因过忍小便而致。滑石末，葱汤服二钱。

妊娠子淋不得小便。滑石末，水和，泥脐下二寸。

伏暑水泻白龙丸，滑石火煅过一两，硫黄四钱为末，面糊丸绿豆大，每用淡姜汤，随大小服。

伏暑泻或吐，或泄，或疟，小便赤，烦渴。玉液散用桂府滑石（烧）四两，藿香一钱为末，米汤服二钱。

霍乱及疟方同上。

痘疮狂乱循衣摸床，大热引饮。用益原散加朱砂二钱，冰片三分，麝香一分，每灯草汤下，二三服。

风毒热疮遍身出黄水。桂府滑石末傅之，次日愈。先以虎杖、豌豆、甘草等分煎汤洗后，乃搽。

阴下湿汗滑石一两，石膏（煅）半两，枯白矾少许，研，掺之。

脚指缝烂方同上。

杖疮肿痛滑石、赤石脂、大黄等分为末，茶汤洗净，贴。

热毒怪病目赤鼻胀，大喘，浑身出斑，毛发如铁，乃因中热，毒气结于下焦。用白矾、滑石各一两为末，作一服，水三碗，煎减半，不住饮之。

石　灰

又有石垩、垩灰、希灰、锻石诸名。烧青石为灰也，风化不夹石

---

①　烦：原作“妨”，据《本草纲目·金石部·滑石》卷八“附方”引《广利方》条改。

者良。

性温，味辛，有毒。

主治：散血定痛，止水泻血痢，白带白淫，收脱肛阴挺，消积聚结核，贴口㖞，黑须发，疗骨疽，恶疮金疮，杀痔虫，解酒酸，治酒毒，堕胎。

【附方】

人落水死裹石灰纳下部中，水出尽，即活。

痰厥气绝心头尚温者。千年石灰一合，水一盏，煎滚，去清水，再用一盏煎极滚，澄清，灌之。少顷，痰下自苏。

中风口㖞新石灰醋炒，调如泥，涂之。左涂右，右涂左，立便牵正。

风牙肿痛二年石灰、细辛等分，研，擦即止。

虫牙作痛矿灰，炒糖，和，塞孔中。

风虫牙痛百年陈石灰（为末）四两，蜂蜜三两，和匀，盐泥固济，火煅一日，研末。擦牙神效。名神仙失笑散。

干霍乱病千年石灰，砂糖水调，服二钱，或淡醋汤亦可。名落盏汤。

偏坠气痛陈石灰（炒）、五倍子、山栀子等分为末，面和醋调，傅之，一夜即消。

产后血渴不烦者。新石灰一两，黄丹半钱，渴时浆水调服一钱。名桃花散。

白带白淫风化石灰一两，白茯苓三两为末糊丸梧子大，每服二三十丸，空心米饮下，绝妙。

水泻不止方同上。

酒积下痢石灰五两，水和作团，黄泥包，煅一日夜，去泥，为末，醋糊丸梧子大。每服三十丸，姜汤空心下。

血痢十年石灰三升，熬黄，水一斗投之，澄清，一服一升，日三服。

虚冷脱肛石灰烧热，故帛裹坐，冷即易之。

产门不闭产后阴道不闭，或阴脱出。石灰一斗熬黄，以水二斗投之，澄清，熏。

产门生合不开。用铜钱磨利，割开，以陈石灰傅之，即愈。

腹胁积块风化石灰半斤，瓦器炒极热，入大黄末一两，炒红取起，入桂末半两，略烧，入米醋和成膏，摊绢上，贴之。内服消块药，甚效。

疟疾寒热一日一发或二三发，或三日一发。古城石灰二钱，头垢、五灵脂各一钱，研末，饭丸皂子大，每服一丸，五更无根水下，即止。

老小暴嗽石灰一两，蛤粉四钱为末，蒸饼丸豌豆大，焙干，每服三十丸，温齑汁下。

卒暴吐血石灰于刀头上烧，研，井水下二钱。

发落不止乃肺有劳热，瘙痒。用石灰三升，水拌，炒焦，酒三升浸之，每服三合，常令酒气相接，则新发更生，神验。

染发乌须矿灰一两，水化开，七日，用铅粉一两研匀，好醋调搽，油纸包一夜，先以皂角水洗净，乃用。

身面疣目苦酒浸石灰六七日，取汁，频滴之，自落。

面黡疣痣水调矿灰一盏，好糯米全者，半插灰中，半在灰外，经宿米色变如水精，先以针微拨动，点少许于上，经半日汁出，剔去药，不得着水，二日而愈也。

疣痣瘤赘石灰一两，用桑灰淋汁熬成膏，刺破点之。

痈疽瘀肉石灰半斤，荞麦秸灰半斤，淋汁煎成霜，密封，每以针划破，涂之，自腐。

疔疮恶肿石灰、半夏等分为末，傅之。

脑上痈疖石灰入饭内捣烂，合之。

痰核红肿寒热，状如瘰疬。石灰火煅为末，以白果肉同捣，贴之。蜜调亦可。

痄腮肿痛醋调石灰，傅之。

多年恶疮多年石灰研末，鸡子清和成块，煅过，再研，姜汁调傅。

瘘疮不合古冢中石灰，厚傅之。

痔疮有虫古石灰、川乌头（炮）等分为末，烧饭丸梧子大，每服二三十丸，白汤下。

疥疮有虫石灰淋汁，洗之数次。

血风湿疮千年陈石灰研搽，痛即止，疮即愈，神效。

火焰丹毒醋和石灰，涂之，或同青靛涂。

卒发风疹醋浆，和石灰涂之，随手灭。元希声侍郎秘方也。

夏月痱疱石灰（煅）一两，蛤粉二两，甘草一两，研，扑之。

汤火伤灼年久石灰，傅之。或加油调。

杖疮肿痛新石灰，麻油调搽，甚妙。

刀口金疮石灰裹之，定痛止血，又速愈。疮深不宜速合者，入少滑石，傅之。

误吞金银或钱在腹内不下。用石灰、硫黄一皂子大，同研为末，酒调服之，良。

马汗入疮石灰傅之。

蝼蛄咬人醋和石灰，涂之。

蚯蚓咬人其毒如大风，眉须皆落。以石灰水浸之，良。

【古墓中石灰】

名地龙骨。

主治：顽疮瘘疮，脓水淋漓，敛诸疮口。棺下者尤佳。

【舱船油石灰】

名水龙骨。

主治：金疮跌扑，伤损破皮，出血，及诸疮瘘，止血杀虫。

【附方】

软疖不愈烂船底油石灰，研末，油调傅之。

下体癣疮艌船灰、牛粪，烧烟熏之，一日一次，即安。

血风臁疮船上旧油灰，将泥作釜，火煅过，研末，入轻粉少许，苦茶洗净，傅之。忌食发毒物。

水中白石

处处溪涧中有之。入药用白小者。

治背上忽肿如盘，不识名者。取一二碗，烧热，投水中，频洗之，立瘥。食鱼鲙多，胀满成瘕，痛闷，日渐羸弱。取数十枚，烧赤，投五升水中，七次，热饮。如此三五度，当利出瘕也。又烧，淬水中，纳盐三合，洗风瘙瘾疹。时珍曰：昔人有煮石为粮法，即用此石也。其法用胡葱汁或地榆根等煮之，即熟如芋，谓之石羹。

河　砂

砂，小石也。字从少石，会意。

治石淋，取细白砂三升，炒热，以酒三升淋汁，服一合，日再服。又主绞肠沙痛，炒赤，冷水淬之，澄清，服一二合。风湿顽痹不仁，筋骨挛缩，冷风瘫缓，血脉断绝。六月取河砂，烈日曝令极热，伏坐其中，冷即易之。取热彻通汗，随病用药。切忌风冷劳役。

【附方】

人溺水死白砂，炒，覆死人面上下，惟露七孔，冷湿即易。

勺上砂

此淘米勺也。木勺、瓢勺，皆可用。

治面上风粟，或青或黄赤，隐暗涩痛，及人唇上生疮者，本家勺上刮去唇砂一二粒，即安。又妇人吹乳，取砂七粒，温酒送下，更以炊帚枝通乳孔，瘥。

硫　黄

《纲目》作石硫黄，又有黄硇砂、黄芽、阳侯、将军诸名。秉纯阳火石之精气而结成，性质通硫，赋色中黄，故名。凡用入丸散，须以萝卜剜空，入硫在内，合定，稻糠火煨熟，去其臭气；以紫背浮萍同煮过，消其火毒；以皂荚汤淘之，去其黑浆。一法，打碎，以绢袋盛，用无灰酒煮三伏时用。又消石能化硫为水，以竹筒盛硫埋马粪中一月，亦成水，名硫黄液。

性大热，味淡酸，有毒。以黑锡煎汤解之，及食冷猪血。《类编》云：仁和县一吏，早衰，齿落不已。一道人令以生硫黄入猪脏中煮熟，捣丸，或入蒸饼丸梧子大，随意服之。饮啖倍常，步履轻捷，年逾九十犹康健。后醉误食牛血，遂洞泄如金水，尪悴而死。管范云：猪肪能制硫黄，此用猪脏尤妙，服忌诸血。

主治：虚寒久痢，滑泄霍乱，补命门不足，壮阳道，长肌肤，益气力，除风劳劳损，老人风秘，下气止嗽，治腰肾久冷，冷风顽痹，寒热，心腹积聚，邪气冷癖在胁，咳逆上气，脚冷疼弱无力，阳气暴绝，阴毒伤寒，小儿慢惊，妇人血结，阴蚀恶疮。生用，治疥癣。

【附方】

硫黄杯此杯配合造化，调理阴阳，夺天地冲和之气，乃水火既济之方。不冷不热，不缓不急，有延年却老之功，脱胎换骨之妙。大能清上实下，升降阴阳。通九窍，杀九虫，除梦泄，悦容颜，解头风，开胸膈，化痰涎，明耳目，润肌肤，添精髓，蠲疝坠。又治妇人血海枯寒，赤白带下。其法用瓷碗以胡桃擦过，用无砂石硫黄生熔成汁，入明矾少许，则尘垢悉浮，以杖掠去，绵滤过，再入碗熔化，倾入杯内，荡成杯，取出，埋土中一夜，木贼打光用之。欲红入朱砂，欲青则入萝卜，研匀同煮成。每用热酒二杯，清早空心温服，则百病皆除，无出此方也。

紫霞杯叶石林《水云录》云：用硫黄袋盛，悬罐内，以紫背浮萍同水煮之，数十沸取出，候干，研末十两。用珍珠、琥珀、乳香、雄黄、朱砂、羊起石、赤石脂、片脑、紫粉、白芷、甘松、三柰、木香、血竭、没药、韶脑、安息香各一钱，麝香七分，金箔二十片为末，入铜勺中，慢火熔化。以好样酒杯一个，周围以粉纸包裹，中开一孔，倾硫入内，旋转令匀，投冷水中，取出。每旦盛酒饮二三杯，功同上方。昔中书刘景辉因遘劳瘵，于太白山中遇一老仙，亲授是方，服之果愈。人能清心寡欲而服此，仙缘可到也。

金液丹固真气，暖丹田，坚筋骨，壮阳道。除久寒痼冷，补劳伤虚损。治男子腰肾久冷，心腹积聚，胁下冷痛，腹中诸虫，失精遗尿，形羸力劣，腰膝痛弱，冷风顽痹，上气衄血，咳逆寒热，霍乱转筋，虚滑下利。又治痔瘘，虫䘌生疮，下血不止，及妇人血结寒热，阴蚀疽痔等。用石硫黄十两，研水，用瓷盒盛，以水和赤石脂封口，盐泥固济，日干，地内先埋一小罐，盛水令满，安盒在内，用泥固济，慢火养七日七夜，候足加顶火一斤，煅，俟冷，取出研末，每一两，用蒸饼一两，水浸为丸如梧子大。每服三十丸，空心米饮服。又治伤寒身冷脉微，或吐或利，或自汗不止，或小便不禁，并宜服之，得身热脉出为度。

暖益腰膝王方平通灵玉粉散，治腰膝，暖水脏，益颜色，其功不可具载。硫黄半斤，桑柴灰五斗，淋取汁，煮三伏时。以铁匙抄于火上试之，伏火即止，候干，以大火煅之。如未伏更煮，以伏为度，煅子研末，穿地坑一尺二寸，投水于中，待水清，取和硫末，放锅内煎如膏，铁钱抄出，细研，饭丸麻子大，每空心盐汤下十丸，极有效验。乡人王昭遂服之，年九十，颜貌如童子，力倍常人。

风毒脚气痹弱。硫黄末三两，钟乳五升。煮沸入水，煎至三升，每服三合。又法，牛乳三升，煎一升半，以五合调硫黄末一两服，厚盖取汗，勿见风。未汗再服，将息调理数日，更服。北人用此多效。亦可煎为丸服。

阴证伤寒极冷，厥逆，烦躁，腹痛，无脉，危极甚者。舶上硫黄为末，艾汤服三钱，就得睡，汗出而愈。

阴阳二毒黑龙丹，用舶上硫黄一两，柳木捶研二三日，巴豆一两，和壳，计个数，用三升铛子一口，将硫黄铺底，安豆于上，以酽米醋半斤浇之，盏子紧合定，醋纸固缝，频以醋润之，文武火熬，候豆作声，可一半为度，急将铛子离火，即便入臼中捣细，再以醋同茶脚洗铛中药入臼旋下，蒸饼捣丸鸡头子大。若是阴毒，用椒四十九粒，葱白二茎，水一盏，煎六分，热吞下一丸；阳毒，用豆豉四十九粒，葱白一茎，水一盏，煎同前，吞下不得嚼破。经五六日方可服之。若未传入，或未及日数，不可服。有孕妇人吐泻，亦可服。

一切冷气积块作痛。硫黄、焰硝各四两（结砂），青皮、陈皮各四两为末，糊丸梧子大，每空心米饮下三十丸。

元脏久冷腹痛，虚泄，里急。玉粉丹，用生硫黄五两，青盐一两，细研，以蒸饼丸绿豆大，每服五丸，空心热酒下，以食压之。

元脏冷泄腹痛，虚极。硫黄一两。黄蜡化丸梧子大，每服五丸，新汲水下。一加青盐二钱，蒸饼和丸，酒下。

气虚暴泄日夜三二十行，腹痛不止，夏月路行，备急最妙。朝真丹，用硫黄二两，枯矾半两，研细，水浸蒸饼丸梧子大，朱砂为衣，每服十五丸至二十丸，温水下，或盐汤任下。

伏暑伤冷二气交错，中脘痞结，或泄或呕，或霍乱厥逆。二气丹，硫黄、消石等分研末，石器炒成沙，再研，糯米糊丸梧子大，每服四十丸，新井水下。

伤暑吐泻硫黄、滑石等分为末，每服一钱，米饮下，即止。

霍乱吐泻硫黄一两，胡椒五钱为末，黄蜡一两化，丸皂子大，每凉水下一丸。

小儿吐泻不拘冷热，惊吐反胃，一切吐利，诸治不效者。二气散用硫黄半两，水银二钱半，研不见星，每服一字至半钱，生姜水调下，其吐立止。或同炒结砂为丸，方见灵砂下。

反胃呕吐方见水银。

脾虚下白脾胃虚冷，停水滞气，凝成白涕下出。舶上硫黄一两研末，炒面一分，同研，滴冷热水丸梧子大。每米汤下五十丸。

下痢虚寒硫黄半两，蓖麻仁七个为末，糊丸如梧子大，每服十五丸，米饮下。

老人冷秘风秘或泄泻，暖元脏，除积冷，温脾胃，进饮食，治心腹一切痃癖冷气。硫黄柳木槌研细、半夏（汤泡七次，焙，研）等分，生姜自然汁调，蒸饼和，杵百下，丸梧子大，每服十五丸至二十丸，空心温酒或姜汤下，妇人用醋汤下。

久疟不止鲍氏方，用硫黄、朱砂等分为末，每服二钱，腊茶清，发日五更服。当日或大作或不作，皆其效也。寒多，倍硫；热多，倍砂。朱氏方，用硫黄、腊茶等分为末，发日早冷水服二钱，二服效。寒多加硫；热多加茶。

酒鳖气鳖嗜酒任气，血凝于气，则为气鳖。嗜酒痼冷，败血入酒，则为血鳖。摇头掉尾，大者如鳖，小者如钱。上侵人喉，下蚀人肛，或附胁背，或隐肠腹。用生硫黄末，老酒调下，常服之，甚效，如神。

咳逆打呃硫黄烧烟，嗅之立止。

头痛头风如神丹：光明硫黄、消石各一两，细研，水丸芡子大。空心嚼一丸，茶下。

肾虚头痛《圣惠方》用硫黄一两，胡粉半两①为末，饭丸梧子

---

① 半两：此2字原脱，据《本草纲目·金石部·石硫黄》卷八“附方”引《圣惠方》之文补。

大，痛时冷水服五丸，即止。《本事方》用硫黄末、食盐等分，水调生面糊丸梧子大，每薄荷茶下五丸。《普济方》用生硫黄六钱，乌药四钱为末，蒸饼丸梧子大，每服三五丸，食后茶清下。

鼻上作痛上等硫黄末，冷水调搽。

酒皶赤鼻生硫黄半两，杏仁二钱，轻粉一钱，夜夜搽之。《瑞竹堂方》用舶上硫黄、鸡心槟榔等分，片脑少许，为末，绢包，日日擦之，加蓖麻油更妙。

鼻面紫风乃风热上攻阳明经络，亦治风刺瘾疹。舶上硫黄、白枯矾等分为末，每以黄丹少许，以津液和，涂之，一月见效。

身面疣目蜡纸卷硫黄末少许点之，焠之有声，自去。

疬疡风病白色成片。以布拭醋摩硫黄、附子涂之，或硫黄、白矾擦之。

小儿聤耳硫黄末和蜡作挺，插之，日二易。

小儿口疮糜烂。生硫黄水调，涂手心、足心。效即洗去。

耳卒聋闭硫黄、雄黄等分研末，绵裹塞耳，数日即闻人语也。

诸疮胬肉如蛇出数寸。硫黄末一两，肉上薄之，即缩。

痈疽不合石硫黄粉，以筯蘸插入孔中，以瘥为度。

一切恶疮真君妙神散，用好硫黄三两，荞麦粉二两为末，井水和，捏作小饼，日干，收之。临用细研，新汲调傅之。痛者即不痛；不痛者则即痛而愈。

疥疮有虫硫黄末，以鸡子煎香油调搽，极效。

顽癣不愈倾过银有盖罐子，入硫黄一两熔化，取起，冷定打开，取硫同盖，研末，搽之。

疠风有虫硫黄末酒调少许，饮汁。或加大风子油，更好。

女子阴疮硫黄末傅之，瘥乃止。

玉门宽冷硫黄煎水，频洗。

小儿夜啼硫黄二钱半，铅丹二两，研匀，瓶固煅过，埋土中七日取出，饭丸黍米大，每服二丸，冷水下。

阴湿疮疱硫黄傅之，日三。

矾 石

又有羽涅、涅石、羽泽诸名。煅枯者名巴石，轻白者名柳絮矾。有五种：白洁者，入药；青黑者，疗疳及疮；黄者疗疮生肉，兼染皮；绿矾烧赤，又名绛矾，能治疸症。凡用，煅干汁，谓之枯矾；不煅者，为生矾。

性寒，味酸涩。

主治：吐下痰涎，饮癖，燥湿解毒追涎，止血定痛，除固热在骨髓，去鼻中息肉，寒热，泻痢，祛目痛，坚骨齿，食恶肉，生好肉，治痈疽，疔肿恶疮，癫痫疸疾，通大小便，口齿眼目诸病，虎犬蛇蝎百虫伤，治中风失音。和桃仁、葱汤浴，可出汗。生含咽津，治急喉痹，疗鼻衄，齆鼻，鼠漏，瘰疬，疥癣。枯矾贴嵌甲，牙缝中血出如衄。

【附方】

中风痰厥四肢不收，气闭膈塞者。白矾一两，牙皂角五钱为末，每服一钱，温水调下，吐痰为度。

胸中痰癖头痛不欲食。矾石一两，水二升，煮一升，纳蜜半合，频服，须臾大吐。未吐，饮少热汤引之。

风痰痫病化痰丸，生白矾一两，细茶五钱为末，炼蜜丸如梧子大。一岁十丸，茶汤下；大人五十丸。久服，痰自大便中出，断病根。

小儿胎寒躯啼发痫。白矾煅半日，枣肉丸黍米大，每乳下一丸，愈乃止，最良。

产后不语明氏孤凤散，用生白矾末一钱，熟水调下，日一。

牙关紧急不开者。白矾、盐化等分，搽之，涎出自开。

走马喉痹用生白矾末，涂于绵针上，按于喉中，立破。绵针者，用榆条，上以绵立作枣大也。

喉痈乳蛾《济生》帐带散，用矾三钱，铁铫内熔化，入劈开巴豆三粒，煎干去豆，研矾用之，入喉立愈，甚者以醋调灌之。亦名通关散。法制乌龙胆，用白矾末，盛入猪胆中，风干，研末，每吹一钱入喉，取涎出妙。

咽喉谷贼肿痛。生矾石末少少点肿处，吐涎，以痒为度。

风热喉痛白矾半斤，研末化水，新砖一片，浸透取晒，又浸又晒，至水干，入粪厕中浸一月，取洗，安阴处，待霜出扫收。每服半钱，水下。

悬痈垂长咽中烦闷。白矾（烧灰）、盐花等分为末，筯头频点，在上去涎。

小儿舌膜初生小儿有白膜皮裹舌，或遍舌根。可以指甲刮破，令血出，以烧矾末半绿豆许，傅之。若不摘去，其儿必哑。

牙齿肿痛白矾一两（烧灰，大露蜂房一两微炙，每用二钱，水煎含漱去涎。

患齿碎坏欲尽者。常以绵裹矾石含嚼，吐去汁。

齿龈血出不止。矾石一两烧，水三升，煮一升，含漱。

木舌肿强白矾、桂心等分为末，安舌下。

太阴口疮生甘草二寸，白矾一粟大，噙之，咽津。

口舌生疮下虚上壅。定斋方用白矾泡汤濯足。张子和用白矾（末）、黄丹（水飞，炒）等分，研，擦之，亦效。

小儿鹅口满口白烂。枯矾一钱，朱砂二分为末，每以少许傅之，日三次，神验。

小儿舌疮饮乳不得。白矾和鸡子置醋中，涂儿足底，二七日愈。

口中气臭明矾入麝香为末，擦牙上即愈。

衄血不止枯矾末吹之，妙。

鼻中息肉《千金》用矾烧末，猪脂和，绵裹塞之。数日息肉随药出。一方，用明矾一两，蓖麻仁七个，盐梅肉五个，麝香一字，杵丸，绵裹塞之，化水自下也。

眉毛脱落白矾十两，烧研，蒸饼丸梧子大，每空心温水下七丸，日加一丸，至四十九日减一丸，周而复始，以愈为度。

发斑怪症有人眼赤鼻张，大喘，浑身出斑，毛发如铜铁，乃热毒气结于下焦也。白矾、滑石各一两为末，作一服，水三碗，煎减半，不住服，尽即安。

目翳努肉白矾石，纳黍米大入目，令泪出，日日用之，恶汁去尽，其疾日减。

目生白膜矾石一升，水四合，铜器中煎半合，入少蜜调之，以绵滤过，每日点之，三四日即愈。

赤目风肿甘草水磨明矾，傅眼胞上效，或用枯矾，频擦眉心。

烂弦风眼白矾煅一两，铜青三钱，研末，汤泡澄清，点洗。

聤耳出汁枯矾一两，铅丹炒一钱，为末，日吹之。

卒死壮热矾石半斤，水一斗半，煮汤浸脚及踝，即得苏也。

脚气冲心白矾三两，水一斗五升，煎沸，浸洗。

风湿膝痛脚气风湿，虚汗，少力，多痛，及阴汗。烧矾末一匙头，投沸汤，淋洗痛处。

黄肿水肿推车丸，用明矾二两，青矾一两，白面半斤，同炒令赤，以醋煮米粉糊为丸，枣汤下三十丸。

女劳黄胆黄家，日晡发热而反恶寒，膀胱急，少腹满，身①尽黄，额上黑，足下热，因作黑疸。其腹胀如水状，大便必黑，时溏，此女劳之病，非水也。自大劳大热，交接后入水所致。腹满者难治。用矾石（烧）、消石（熬黄）等分为散，以大麦粥汁和服方寸匕。日

---

① 身：原作“日”，据《本草纲目·金石部·矾石》卷八“附方”引张仲景《金匮方》条改。

三服。病从大小便去，小便①正黄，大便正黑，是其候也。

妇人黄胆经水不调，房事触犯所致。白矾、黄蜡各半两，陈橘皮三钱为末，化蜡丸梧子大，每服五十丸，以滋血汤或调经汤下。

妇人白沃经水不利，子脏坚癖，中有干血，下白物。用矾石烧杏仁一分研匀，炼蜜丸枣核大，纳入肠中，日一易之。

妇人阴脱作痒。矾石烧研，空心酒服方寸匕，日三。

男妇遗尿枯白矾、牡蛎粉等分为末，每服方寸匕，温酒下，日三服。

二便不通白矾末填满脐中，以新汲水滴之，觉冷透腹内，即自然通。脐平者，以纸围环之。

霍乱吐泻枯白矾末一钱，百沸汤调下。

伏暑泄泻玉华丹，白矾煅为末，醋糊为丸，量大小，用木瓜汤下。

老人泄泻不止。枯白矾一两，诃黎勒（煨）七钱半，为末，米饮服二钱，取愈。

赤白痢下白矾飞过，为末，好醋、飞罗面为丸梧子大。赤痢，甘草汤下；白痢，干姜汤下。

气痢不止巴石丸，取白矾一大斤，以炭火净地烧令汁尽，其色如雪，谓之巴石。取一两研末，熟猪肝作丸梧子大，空腹，量人加减。水牛肝更佳。如素食人，以蒸饼为丸。或云白矾中青黑者名巴石。

冷劳泄痢食少，诸药不效。白矾三两烧，羊肝一具去脂，酽醋三升煮烂，擂泥和丸梧子大，每服二十丸，米饮下，早、夜各一服。

泄泻下痢白龙丹，用明矾（枯过）为末，飞罗面、醋打糊丸梧子大，每服二三十丸。白痢，姜汤下；赤痢，甘草汤下；泄泻，米

---

① 小便：此2字原脱，据《本草纲目·金石部·矾石》卷八“附方”引张仲景《金匮方》条补。

汤下。

疟疾寒热即上方，用东南桃心七个煎汤下。

反胃呕吐白矾、硫黄各二两，铫内烧过，入朱砂一分，为末，面糊丸小豆大，每姜汤下十五丸。又方，白矾（枯）三两，蒸饼丸梧子大，每空心米饮服十五丸。

化痰治嗽明矾二两，生参末一两，苦醋二升，熬为膏子，以油纸包收，旋丸豌豆大，每用一丸，放舌下，其嗽立止，痰即消。《定西侯方》只用明矾末，醋糊丸梧子大，每睡时茶下二三十丸。《摘要》用明矾（半生半烧）、山栀子（炒黑）等分为末，姜汁糊为丸，如上服。《杂兴方》用白明矾、建茶等分为末，糊丸服。

诸心气痛《儒门事亲》方用生矾一皂子大，醋一盏，煎七分服，立止。邵真人方用明矾一两（烧），朱砂一钱，金箔三个为末，每服一钱半，空心白汤下。

中诸蛊毒晋矾、建茶等分为末，新汲水调下二钱，泻吐即效。未吐再服。

蛇虫诸毒毒蛇、射工、沙虱等伤人，口噤目黑，手足直，毒气入腹。白矾、甘草等分为末，冷水服二钱。

驴马汗毒所伤疮痛，白矾（飞过）、黄丹（炒紫）等分，贴之。

虎犬伤人矾末，纳入裹之，止痛尤妙。

蛇咬蝎螫烧刀矛头令赤，置白矾于上，汁出热滴之，立瘥。此神验之方也。真元十三年，有两僧流南方，到邓州，俱为蛇啮，即用此法便瘥，更无他苦。

壁镜毒人必死。白矾涂之。

刀釜金疮白矾、黄丹等分为末，傅之，最妙。

折伤止痛白矾末一匙，泡汤一碗，帕蘸乘热熨伤处，少时痛止，然后排整筋骨，点药。

漆疮作痒白矾汤拭之。

牛皮癣疮石榴皮蘸明矾末，抹之。切勿用醋，即虫沉下。

小儿风疹作痒。白矾烧，投热酒中，马尾揾酒涂之。

小儿脐肿出汁不止。白矾烧灰，傅之。

干湿头疮白矾半生半煅，酒调涂上。

身面瘊子白矾、地肤子等分，煎水频洗之。

腋下狐臭矾石绢袋盛之，常粉腋下，甚妙。

鱼口疮毒白矾（枯）研，寒食面糊调，傅上，即消。

阴疮作臼取高昌白矾、麻仁等分研末，猪脂和膏，先以槐白皮煎汤洗过，涂之，外以楸叶贴上，不过三度愈。

足疮生虫南方地卑湿，人多患足疮，岁久生虫如蛭，乃风毒攻注而然。用牛或羊或猪肚，去屎不洗，研如泥，看疮大小，入煅过泥矾半两。已上研匀，涂帛上贴之。须臾痒入心，徐徐连帛取下，火上炙之，虫出，丝发马尾千万，或青白赤黑，以汤洗之。三日一作，不过数次，虫尽疮愈。

嵌甲作疮足趾甲入肉作疮，不可履靴。矾石烧灰，傅之。蚀恶肉，生好肉。细细割去甲角，旬日取愈，此方神效。

鸡眼肉刺枯矾、黄丹、朴硝等分为末，搽之。次日浴二三次，即愈。

冷疮成漏明矾（半生半飞，飞者生肉，生者追脓）、五灵脂（水飞）各半钱为末，以皮纸裁条，唾和末作小捻子，香油捏湿，于末拖过，剪作大小捻，安入漏，早安午换。候脓出尽后，有些小血出，方得干水，住药，自然生肉痊好也。

鱼睛疔疮枯矾末，寒食面糊调，贴。消肿无脓。

疔疮肿毒雪白矾末五钱，葱白煨熟，捣和丸梧子大，每服二钱五分，以酒送下，未效再服。久病、孕妇不可服。

痈疽肿毒《李迅痈疽方》云凡人病痈疽发背，不问老少，皆宜服黄矾丸。服至一两以上，无不作效，最止疼痛，不动脏腑，活人不可胜数。用明亮白矾一两生研，以好黄蜡七钱熔化，和丸梧子大。每服十丸，渐加至二十丸，熟水送下。如未破则内消，已破即便合。如服金石发疮者，引以白矾末一二匙，温酒调下，亦三五服见效。有人遍身生疮，状如蛇头，服此亦效。诸方俱称奇效，但一日中服近百粒，则有力。此药不惟止痛生肌，能防毒气内攻，护膜，止泻，托里化脓之功甚大，服至半斤尤佳，不可欺其浅近，要知白矾大能解毒也。今人名为蜡矾丸，用之委有效验。

阴汗湿痒枯矾扑之。又泡汤沃洗。

交接劳复卵肿或缩入腹，痛欲绝。矾石一分，消三分，大麦粥清服方寸匕，日三服，热毒从二便出也。

女人阴痛矾石三分（炒），甘草末半分，绵裹导之，取瘥。

疔肿恶疮二仙散，用生矾、黄丹临时等分，以三棱针刺血，待尽傅之，不过三上，决愈。乃太医李管勾方。

虫蛇兽毒及蛊毒。生明矾、明雄黄等分，于端午日研末，黄蜡和丸梧子大，每服七丸，念药王菩萨七遍，熟水送下。

汤瓶内碱

此煎汤瓶内，澄结成水碱，如细砂者也。

主治：止消渴。以一两为末，粟米烧饭丸梧子大，每人参汤送下二十丸。又小儿口疮，卧时以醋调末，画十字两足心，验。

【附方】

消渴引饮汤瓶内碱、葛根、水萍（焙）等分，每服五钱，水煎服。又方，汤瓶内碱、菝葜根（炒）各一两，乌梅（连核）二两（焙），为散，每服二钱，水一盏，石器煎七分，温呷，日一服。

卷六下

总论

古称神农尝百草，辨药性能入某经治某病，可谓灵奇矣！若无根据，何以详悉其义而时措皆宜耶？但上古论药或云本草，或云药性，捆载八十余种，大法虽具，犹未精详。赖有汉、唐、宋、明，历代医宗渐次立法，然又散载诸书，未获总集，订为规范，坐令议药者，悉皆悬断遥拟，无怪乎其多舛错也。今述诸贤所议，考订总论，以阐其义，俾谷菜果子、竹树花卉、水火土金，日用之物，扩而充之，俱可备使。则大地无不是药矣，惟在灵心酌用，神而明之。

凡药命名，俱有意义。或以体，或以色，或以味，或以形，或以性，或以能，或以力，或以地，或以时。惟格物者，先能辨此，则药之义理，思过半矣！

每药一品，须分八款，更有次序。曰体，曰色，曰气，曰味，此四者，乃天地产物生成之法象，必先辨明以备参考。曰形，曰性，曰能，曰力，此四者，藉明哲格物推测之义理，而后区别，以印生成。按此八法，交相详辨，庶不为古今诸书所误，以淆惑药理。列法如下。

辨药八法

体：燥润轻重滑腻干。

色：青绿黄白黑紫苍。

气：羶臊香腥臭雄和。

味：酸苦甘辛咸淡涩。

形：阴阳水火木金土。

性：寒热温凉清浊平。

能：升降浮沉定走破。

力：宣通补泻渗敛散。

上八款当验其体，观其色，嗅其气，嚼其味，是定法也。然有不能嗅其气、嚼其味者，须煎汁尝之。惟辨此四者为先，而后推其形，察其性，原其能，定其力，则凡厚薄清浊、缓急躁静、平和酷锐之性，及走经主治之义，无余蕴矣。

体质所主

根主升，与苗同。

梢主降，与尾同。

头主补中守，与身同。

茎主通。

叶属阳，发生，主散，性锐。

花属阴，成实，主补。

子主降，兼补，能生长。

仁主补，能生润利。

蒂主宣。

皮能降火，主散表。

肉主补。

汁主润利。

大性宽缓。

中性猛。

小性锐。

细性锐。

尖性锐。

通能行气。

薄轻能升。

厚重能降。

干燥能去湿。

湿润能去燥，主补。

滑腻能利窍。

油能润燥。

五色所主

青色主肝，红色主心，黄色主脾，白色主肺，黑色主肾。

五色所主，中有玄理。当知脏腑禀受乾父坤母。腑属阳，象天；脏属阴，象地。天垂五气，地布五行，故有气色、行色之别。五腑受父气色，五脏禀母行色，但父气色相同，惟母形色稍异，须验药体之色，配合脏腑，则攻邪补益之法，方得其宜。

胆腑属风色青，肝脏属木色青，木禀母水黑色，由黑化乎紫，故木色多紫。

小肠腑属热色红，心脏属火色红，火禀母木青色，故火色中青。

胃腑属湿色黄，脾脏属土色黄，土禀母火赤色，故土色多赤。

大肠腑属燥色白，肺脏属金色白，金禀母土黄色，故金色多黄。

膀胱腑属寒色黑，肾脏属水色黑，水禀母金白色，故水色多白。

须先明脏腑之色，以为用药配合。阅诸名方，古人良有深意。如犀角地黄汤，用地黄、黄连、黄芩清胃，配黄色也；丹皮、赤芍清脾，配赤色也。如沙参黄芪汤，用沙参、桑皮清大肠，配白色也；黄芪、甘菊清肺，配黄色也。用青龙汤主治少阳胆腑，配青色也。用白虎汤主治阳明大肠经，配白色也。体会古人之义，类推药色，入脏走腑，补母泻子，无不合法。

五气所入

羶气入肝。

臊气入心。

香气入脾。

腥气入肺。

臭气入肾。

五气所能

香能通气，能主散，能醒脾阴，能透心气，能和合五脏。①

上列羶臊香腥臭，此为体气。更有性气，为厚薄、缓急、躁静、猛烈、酷锐是也。如人身有先天虚无之气，有后天米谷之气，所以药亦有性气、体气之分。

五味所入

酸入肝，苦入心，甘入脾，辛入肺，咸入肾，淡入胃与膀胱。

五味所走

酸走筋，苦走血，甘走肉，辛走气，咸走骨，淡走膀胱利水。

五味所养

酸养筋膜，苦养血脉，甘养肌肉，辛养皮毛，咸养骨髓。

五味所主

辛主散，甘主缓，淡主渗，酸主收，苦主泄，咸主软，滑主利，涩主敛。

---

① 能和合五脏：下缺“羶、臊、腥、臭”四气，疑有脱文。

五味所能

凡药品之功，专在于味。一味之中，又有数能，如升降浮沉、定守走破之类。良工用药制方，错综变化之妙，全藉乎此，尤宜详悉。

辛能散结，能驱风，能横行，能利窍，能润燥。

甘能缓急，能上行，能发生，能润肠，能补气，能补阳。

淡能渗泄，能利窍，能下行。

酸能收缓，能收湿，能敛散，能敛热，能束表，能活血。

苦能坚脆，能燥湿，能直行，能降下，能涌泄，能去垢，能解毒，能开导，能养血，能补阴。

咸能软坚，能凝结，能沉下。

滑能利窍，能养窍。

涩能收脱。

五味所宜

肝宜食甘，心宜食酸，脾宜食咸，肺宜食苦，肾宜食辛。

五味所禁

肝病禁辛，心病禁咸，脾病禁酸，肺病禁苦，肾病禁甘。

肝病无多食酸，筋病无多食酸，酸多则肉病。

心病无多食苦，血病无多食苦，苦多则皮病。

脾病无多食甘，肉病无多食甘，甘多则骨病。

肺病无多食辛，气病无多食辛，辛多则筋病。

肾病无多食咸，骨病无多食咸，咸多则脉病。

药之阴阳属形款内

气属阳，气厚为纯阳，气薄为阳中之阴。

味属阴，味厚为纯阴，味薄为阴中之阳。

辛甘淡属阳。内甘、淡二味，其性有凉、有寒者，又属阴，更宜分辨。

酸苦咸属阴。

阳则升浮，清阳为天，出上窍，发腠理，实四肢。

阴则沉降，浊阴为地，出下窍，走五脏，归六腑。

考究药理，须有次序，由粗入精，故形之一款，列为第五，如体润有水，色赤有火，气香有金，味甘有土之类。此先贤略而未备，余不敢妄作，姑存五行之理，以俟后贤参入。

药性清浊

性凉为清，气味俱轻薄淡者为清中清品。

性温为浊，气味俱重厚浓者为浊中浊品。

清中清品，以清肺气，补助天真。如沙参、石斛、甘菊、山药、扁豆之类。

清中浊品，以健脾阴，荣华肤腠。如人参、黄芪、白术、芡实、甘草之类。

浊中清品，以补心血，宁养神志。如丹参、枣仁、生地、麦冬、紫菀之类。

浊中浊品，以滋肝肾，坚强筋骨。如熟地、当归、天冬、枸杞、苁蓉之类。

药性所养

温养肝胆。

热养心神。

湿养脾阴。湿即濡润之品。

清养肺气。清即性凉及轻淡之品。

寒养肾精。

药性所主

寒主于沉。

热主于浮。

温主于补。

凉主于清。

风主于升。

燥主于通。

湿主于润。

清主于和。

浊主于降。

药性所用

用热解表，用寒攻里，用辛甘发散，用淡渗泄，用酸苦涌泻，用咸沉下。寒热温凉，在天则为气，在药则为性。从来本草混误为气，今已订正。

药力所主能已见气味款内，故止论力

宣可去壅。

通可去滞。

补可去弱。

泻可去闭。

轻可去实。与虚同。

重可去怯。与实同。

滑可去着。与腻同。

涩可去脱。

燥可去湿。与干同。

湿可去枯。与润同。

寒可去实。

热可去寒。与温同。

雄可表散。

锐可下行。

和可安中。

缓可制急。

平可主养。

静可制动。

此古圣用药十八法，深入造化之窟，制方之义，必本于是。如云至静而能制群动，无形而能生有形，此太极妙机，在学者深心领会。

医家用药，如良将用兵。药，兵也。主将练兵，必先分别武艺，区别队伍，知其膂力伎俩，然后可使破敌立功。故用药亦须详细分别。昔方古菴微立其义，继而盛后湖始列其门，犹未稳妥。今则详悉参订，俾学者每用一味，先为辨别详明，则庶乎其不差矣！

稽历代明医治病神效，不在用药奇异，而在运意深远。况怪异草木，世所罕有；珍贵药石，坊多伪售。是欺世者之所为也。无奈世多厌常喜新，舍近图远，却易寻难。偶而一中，则诩诩矜夸，争羡神奇。不知幸难屡邀，误莫再挽，偏听任意，甘受其欺，可不惜哉！昔孙真人已入仙籍，久不上升，其弟子桓闿先蒙帝召，孙嘱桓询己不得上升之故。桓报曰：师功德已大，仅所著本草，备列禽兽虫鱼，功虽及人，害亦及物，伤生颇多，藉此之故耳。孙真人急取草木可以代禽兽虫鱼者，另为详著，书成上升矣。故凡谷菜果子，竹木花卉，水火土金之类，能如上法分别，便可以类推，互相代用，则大地无不是药也。《玄玄经》云：气足不思食，精足不思淫。服食之法，以服气为上，其次药饵果谷，若肉食重浊，昏神乱性，最为下品。燂炙脓鲜，皆能与阳助欲，生疔发背，有损无益也。故此集不载禽兽虫鱼者，恐伤生耳。况本身精气神已为三品上药，勤而行之，不须外求。谷菜果子，竹木花卉，水火土金，已足治病，更能清心寡欲，自臻上寿，又何须探奇索隐，以图珍异耶？

总书目

伤寒论类方
伤寒论特解
伤寒论集注（徐赤）
伤寒论集注（熊寿试）
伤寒微旨论
伤寒溯源集
订正医圣全集
伤寒启蒙集稿
伤寒尚论辨似
伤寒兼证析义
张卿子伤寒论
金匮要略正义
金匮要略直解
高注金匮要略
伤寒论大方图解
伤寒论辨证广注
伤寒活人指掌图
张仲景金匮要略
伤寒六书纂要辨疑
伤寒六经辨证治法
伤寒类书活人总括
张仲景伤寒原文点精
伤寒活人指掌补注辨疑

诊法

脉微
玉函经
外诊法
舌鉴辨正
医学辑要
脉义简摩
脉诀汇辨
脉学辑要
脉经直指
脉理正义
脉理存真
脉理宗经
脉镜须知
察病指南
崔真人脉诀
四诊脉鉴大全
删注脉诀规正
图注脉诀辨真
脉诀刊误集解
重订诊家直诀
人元脉影归指图说
脉诀指掌病式图说
脉学注释汇参证治

针灸推拿

针灸节要
针灸全生
针灸逢源
备急灸法
神灸经纶
传悟灵济录
小儿推拿广意
小儿推拿秘诀
太乙神针心法
杨敬斋针灸全书

本　草

药征
药鉴
药镜
本草汇
本草便
法古录
食品集
上医本草
山居本草
长沙药解
本经经释
本经疏证
本草分经
本草正义
本草汇笺
本草汇纂
本草发明
本草发挥
本草约言
本草求原
本草明览
本草详节
本草洞诠
本草真诠
本草通玄
本草集要
本草辑要
本草纂要
识病捷法
药性提要
药征续编
药性纂要
药品化义
药理近考
食物本草
食鉴本草
炮炙全书
分类草药性
本经序疏要
本经续疏证
本草经解要
青囊药性赋
分部本草妙用
本草二十四品
本草经疏辑要
本草乘雅半偈
生草药性备要
芷园臆草题药
类经证治本草
神农本草经赞
神农本经会通
神农本经校注
药性分类主治
艺林汇考饮食篇
本草纲目易知录
汤液本草经雅正
新刊药性要略大全

淑景堂改订注释寒热温平药性赋

方书

医便

卫生编

袖珍方

仁术便览

古方汇精

圣济总录

众妙仙方

李氏医鉴

医方丛话

医方约说

医方便览

乾坤生意

悬袖便方

救急易方

程氏释方

集古良方

摄生总论

摄生秘剖

辨症良方

活人心法（朱权）

卫生家宝方

见心斋药录

寿世简便集

医方大成论

医方考绳愆

鸡峰普济方

饲鹤亭集方

临症经验方

思济堂方书

济世碎金方

揣摩有得集

亟斋急应奇方

乾坤生意秘韫

简易普济良方

内外验方秘传

名方类证医书大全

新编南北经验医方大成

临证综合

医级

医悟

丹台玉案

玉机辨症

古今医诗

本草权度

弄丸心法

医林绳墨

医学碎金

医学粹精

医宗备要

医宗宝镜

医宗撮精

医经小学

医垒元戎

证治要义

松厓医径

扁鹊心书

素仙简要

慎斋遗书

折肱漫录

济众新编

丹溪心法附余

方氏脉症正宗

世医通变要法

医林绳墨大全

医林纂要探源

普济内外全书

医方一盘珠全集

医林口谱六治秘书

温　　病

伤暑论

温证指归

瘟疫发源

医寄伏阴论

温热论笺正

温热病指南集

寒瘟条辨摘要

内　　科

医镜

内科摘录

证因通考

解围元薮

燥气总论

医法征验录

医略十三篇

琅嬛青囊要

医林类证集要

林氏活人录汇编

罗太无口授三法

芷园素社痎疟论疏

女　　科

广生编

仁寿镜

树蕙编

女科指掌

女科撮要

广嗣全诀

广嗣要语

广嗣须知

孕育玄机

妇科玉尺

妇科百辨

妇科良方

妇科备考

妇科宝案

妇科指归

求嗣指源

坤元是保

坤中之要

祈嗣真诠

种子心法

济阴近编

济阴宝筏

秘传女科

秘珍济阴
黄氏女科
女科万金方
彤园妇人科
女科百效全书
叶氏女科证治
妇科秘兰全书
宋氏女科撮要
茅氏女科秘方
节斋公胎产医案
秘传内府经验女科

儿　　科

婴儿论
幼科折衷
幼科指归
全幼心鉴
保婴全方
保婴撮要
活幼口议
活幼心书
小儿病源方论
幼科医学指南
痘疹活幼心法
新刻幼科百效全书
补要袖珍小儿方论
儿科推拿摘要辨症指南

外　　科

大河外科
外科真诠
枕藏外科
外科明隐集
外科集验方
外证医案汇编
外科百效全书
外科活人定本
外科秘授著要
疮疡经验全书
外科心法真验指掌
片石居疡科治法辑要

伤　　科

正骨范
接骨全书
跌打大全
全身骨图考正
伤科方书六种

眼　　科

目经大成
目科捷径
眼科启明
眼科要旨
眼科阐微
眼科集成
眼科纂要
银海指南
明目神验方
银海精微补

医理折衷目科

证治准绳眼科

鸿飞集论眼科

眼科开光易简秘本

眼科正宗原机启微

咽喉口齿

咽喉论

咽喉秘集

喉科心法

喉科杓指

喉科枕秘

喉科秘钥

咽喉经验秘传

养　　生

易筋经

山居四要

寿世新编

厚生训纂

修龄要指

香奁润色

养生四要

养生类纂

神仙服饵

尊生要旨

黄庭内景五脏六腑补泻图

医案医话医论

纪恩录

胃气论

北行日记

李翁医记

两都医案

医案梦记

医源经旨

沈氏医案

易氏医按

高氏医案

温氏医案

鲁峰医案

赖氏脉案

瞻山医案

旧德堂医案

医论三十篇

医学穷源集

吴门治验录

沈芊绿医案

诊余举隅录

得心集医案

程原仲医案

心太平轩医案

东皋草堂医案

冰壑老人医案

芷园臆草存案

陆氏三世医验

罗谦甫治验案

临证医案笔记

丁授堂先生医案

张梦庐先生医案

养性轩临证医案

养新堂医论读本

祝茹穹先生医印

谦益斋外科医案

太医局诸科程文格

古今医家经论汇编

莲斋医意立斋案疏

医　史

医学读书志

医学读书附志

综　合

元汇医镜

平法寓言

寿芝医略

杏苑生春

医林正印

医法青篇

医学五则

医学汇函

医学集成

医学辨害

医经允中

医钞类编

证治合参

宝命真诠

活人心法（刘以仁）

家藏蒙筌

心印绀珠经

雪潭居医约

嵩厓尊生书

医书汇参辑成

罗氏会约医镜

罗浩医书二种

景岳全书发挥

新刊医学集成

寿身小补家藏

胡文焕医书三种

铁如意轩医书四种

脉药联珠药性食物考

汉阳叶氏丛刻医集二种